临床护理技术与人文关怀

LINCHUANG HULI JISHU YU RENWEN GUANHUAI

主编　陈　兰　蔡荣华　何雯雯　徐宁宁

魏贝贝　于林林　刘振勤

黑龙江科学技术出版社

HEILONGJIANG SCIENCE AND TECHNOLOGY PRESS

图书在版编目(CIP)数据

临床护理技术与人文关怀 / 陈兰等主编. -- 哈尔滨：黑龙江科学技术出版社，2023.2

ISBN 978-7-5719-1806-4

Ⅰ. ①临… Ⅱ. ①陈… Ⅲ. ①护理学②医学伦理学 Ⅳ. ①R47②R-052

中国国家版本馆CIP数据核字（2023）第029070号

临床护理技术与人文关怀

LINCHUANG HULI JISHU YU RENWEN GUANHUAI

主　　编　陈　兰　蔡荣华　何雯雯　徐宁宁　魏贝贝　于林林　刘振勤

责任编辑　包金丹

封面设计　宗　宁

出　　版　黑龙江科学技术出版社

地址：哈尔滨市南岗区公安街70-2号　邮编：150007

电话：（0451）53642106　传真：（0451）53642143

网址：www.lkcbs.cn

发　　行　全国新华书店

印　　刷　黑龙江龙江传媒有限责任公司

开　　本　787 mm×1092 mm　1/16

印　　张　30.75

字　　数　781千字

版　　次　2023年2月第1版

印　　次　2023年2月第1次印刷

书　　号　ISBN 978-7-5719-1806-4

定　　价　238.00元

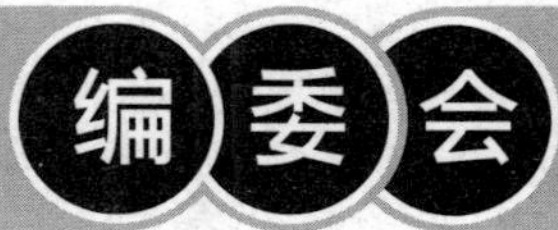

主　编

陈　兰　蔡荣华　何雯雯　徐宁宁

魏贝贝　于林林　刘振勤

副主编

张荣青　刘爱芬　李美玲　肖思孟

刘　倩　袁海燕

编　委（按姓氏笔画排序）

于林林（潍坊医学院附属医院）

刘　畅（上海市松江区中心医院）

刘　倩（河北省中医院）

刘　高（云南省精神病医院）

刘振勤（潍坊医学院附属医院）

刘爱芬（郓城县人民医院）

李科菀（广东省深圳市宝安区福永人民医院）

李美玲（河北省魏县中医医院）

肖思孟（河北省中医院）

何雯雯（汶上县人民医院）

张荣青（泰安市中心医院分院）

陆　丹（云南省精神病医院）

陈　兰（潍坊医学院附属医院）

陈　蛟（云南省精神病医院）

陈梦媛（湖北省荆门市第二人民医院）

袁海燕（山东省庆云县人民医院）

徐宁宁（潍坊医学院附属医院）

蔡荣华（曹县中医医院）

魏贝贝（潍坊医学院附属医院）

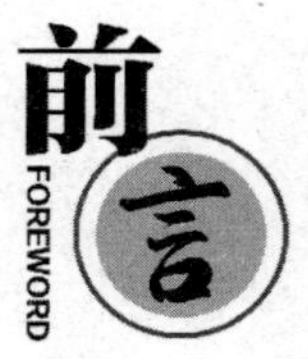

随着医学科学与相关科学的发展，许多护理专业的新知识、新技术和新方法相继问世，使护理学科面临着多元化的变更，在一定程度上加快了护理模式的转变，推动了护理学新理论、新技术的发展。再加上护理人员在临床中，既是提供照顾者、管理者、患者利益的维护者，又是咨询者、研究者，因此不仅要有规范的操作技能、敏锐的观察能力、机智灵活的应变能力、较强的综合分析问题和解决问题的能力，还要有获取新知识的意识和创新能力。临床护理工作是医疗卫生工作的重要组成部分，护理工作质量直接关系到患者的生命健康和安全。为了促进临床护理学发展和基层临床护理人员学习，加强人文素质培养，编者编写了这本《临床护理技术与人文关怀》。

本书内容紧扣现代临床护理发展动向，重点展现了呼吸内科、普外科、神经外科等科室常见疾病的病因、病机、临床表现、检查项目、护理诊断、护理措施等内容，同时展示了相关疾病在护理过程中使用的新理论、新方法，尽力做到贴近临床，力求向广大护理工作者全面而系统地介绍临床护理领域的实用内容，为他们提供一本临床工作参考用书。本书结构严谨、内容充实、重点突出，可供广大临床护理工作者、护理教育工作者、在校学生及其他医务工作者阅读并参考。

本书秉持整体护理理念并尽量反映最新的临床知识，但医学科学技术的发展日新月异，此书出版后难免其中有些护理技术或措施又有新的发展，若存在欠妥之处，恳切希望各位读者及时批评和指正。

《临床护理技术与人文关怀》编委会

2022年11月

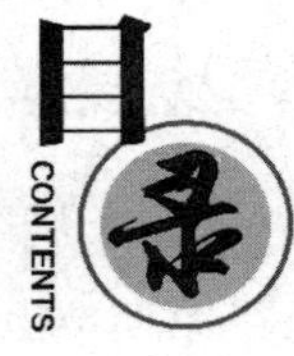
目
CONTENTS
录

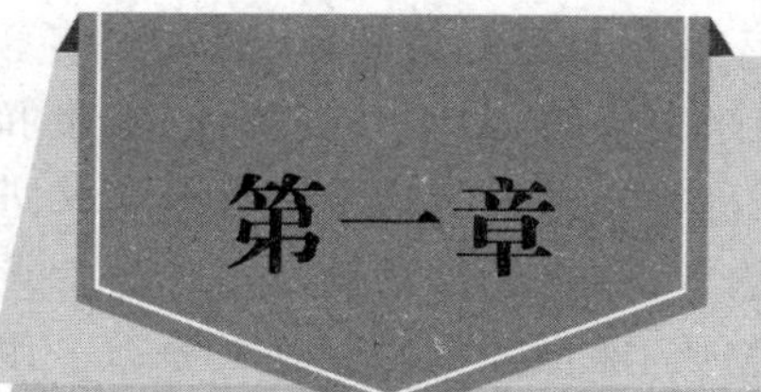

第一章 护理学理论

第一节　一般系统论

简单地说,系统是一群相互联系、相互依存的事物的集合体。系统作为一种思想,古代就已有萌芽。如我国古代劳动人民通过对日月星辰、天时地利的观察,总结出了天地中万物生存、更新之理,其中蕴藏了系统观点和方法。

系统作为一种科学术语、一种理论,则源于美籍奥地利生物学家路得维格·贝塔朗菲。1925年,贝塔朗菲提出应把有机体视为一个整体或系统来考虑。1937年,他又第一次提出了"一般系统论"的概念。1968年,他发表了《一般系统论——基础、发展与应用》,为系统科学提供了纲领性的理论指导,被称为一般系统论的经典之作。20世纪60年代以后,系统论得到了广泛的发展,其理论与方法已渗透到有关自然和社会的许多科学领域,包括工程、物理、管理及护理等,产生着日益重大而深远的影响。

一、一般系统论

(一)系统的基本概念

系统是指由若干相互联系、相互作用的要素所组成的具有一定功能的有机整体。这个定义涵盖了双重意义:一是指系统是由一些要素(子系统)所组成,这些要素间相互联系、相互作用;二是指系统中的每一个要素都有自己独特的结构和功能,但这些要素集合起来构成一个整体系统后,它又具有各孤立要素所不具备的整体功能。

(二)系统的分类

自然界与人类社会中存在着形形色色的千差万别的系统,人们试着从不同的角度对其进行分类。常见的分类方法如下。

1.按人类对系统是否施加影响分类

系统可分为自然系统和人为系统。自然系统是自然形成、客观存在的系统,如人体系统。人为系统是为某特定目标而建立的系统,如护理质量管理系统。现实生活中,大多数系统为自然系统和人为系统的综合,称复合系统,如医疗系统。

2.按系统与环境的关系分类

系统可分为开放系统和闭合系统。开放系统是指与周围环境不断进行着物质、能量和信息交换的系统。开放系统和环境的交往是通过输入、输出和反馈来完成的(图 1-1)。物质、能量和信息由环境流入系统的过程称输入,而由系统进入环境的过程称输出。系统的输出反过来又进入系统并影响系统的功能称系统的反馈。开放系统正是通过输入、输出及反馈同环境保持协调与平衡并维持自身的稳定。闭合系统是指不与周围环境进行物质、能量和信息交换的系统。绝对的闭合系统是不存在的,只有相对的、暂时的闭合系统。

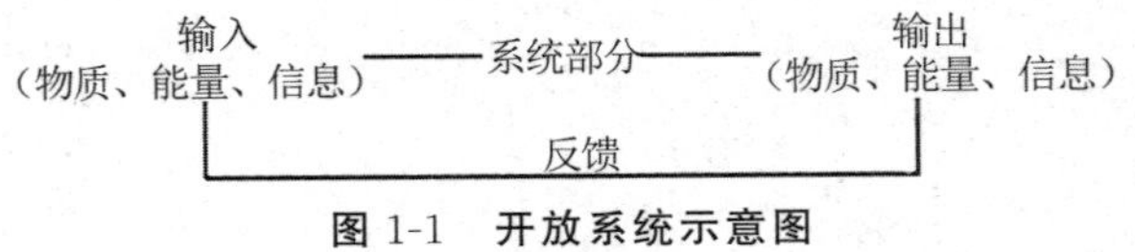

图 1-1 开放系统示意图

3.按组成系统的内容和要素的性质分类

系统可分为实体系统和概念系统。实体系统是指以物质实体构成的系统如机械系统。概念系统则是由非物质实体构成的系统如理论系统。但大多数情况下,实体系统和概念系统是相互联系,以整合的形式出现的。

4.按系统状态是否随时间变化而变化分类

可将系统分为动态系统和静态系统。动态系统即系统的状态会随时间的变化而变化,而静态系统则不随时间的变化而改变,它是具有相对稳定性的系统。不过,绝对的静态系统是不存在的。

(三)系统的基本属性

系统尽管形式多样、类型各异,但具有相同的基本属性。包括整体性、相关性、动态性和层次性。

1.整体性

系统的整体性主要表现为系统的整体功能大于系统各要素功能之和。这是因为系统将其要素以一定方式组织起来构成一个整体后,各要素之间相互联系,要素、整体和环境间相互作用,在局部服从整体、部分服从全局及优化原则支配下,整体就产生了孤立要素所不具备的特定功能。当然,系统的这种整体功能是建立在系统要素功能基础之上的。要增强系统的整体功效,就要提高每个要素的素质,充分发挥每个要素的作用;同时对系统中各要素的结合,以及要素、整体、环境间的相互作用,保持合理和优化。

2.相关性

系统的相关性是指系统各要素之间是相互联系、相互制约的,其中任何一要素发生了功能或作用的变化,都要引起其他各要素乃至于整体功能或作用的相应变化。各要素与整体系统间也是相互联系和影响的,各要素的变化都将影响整体功能的发挥。

3.动态性

动态性是指系统随时间的变化而变化,系统的运动、发展与变化过程是动态性的具体反映。如系统为了生存与发展,总在不断调整自己的内部结构,并不断与环境进行物质、能量和信息的交流。

4.层次性

任何系统都是有层次的。对于某一系统来说,它既是由一些子系统(要素)组成的,同时,它自身又是更大系统的子系统(要素)。例如,对于医院系统来说,它是由其子系统——各科室构成的,但它本身又是其更大系统——卫健委的子系统。这个更大的系统又叫超系统。因此,可以说,医院的子系统是科室,超系统是卫健委。同理,人是由器官组成的,但人又是家庭的组成部分(图 1-2)。系统的层次间存在着支配与服从的关系。高层次支配着低层次,起着主导作用。低层次从属于高层次,它往往是系统的基础结构。

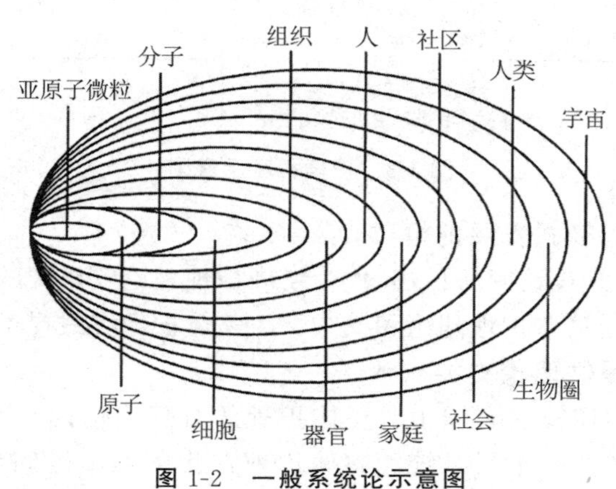

图 1-2 一般系统论示意图

二、一般系统论在整体护理中的应用

一般系统论的观点对护理领域产生了重要的影响。它激发和促进了整体护理思想的形成和发展,为整体护理实践提供了强有力的理论支撑。这些可从以下几方面得以体现。

(一)培育整体护理思想的产生

护理是对人的服务,根据一般系统论的观点,人是由生理、心理、社会、精神、文化组成的统一体,是一个系统。人的生理、心理、社会等方面相互依存、相互作用。人又总在不断与其周围环境进行着物质、能量和信息的交换,如人在不断地从外界摄入食物,并向外界排泄废物,不断地从外界获取信息,形成自己的思想并向外界表达自己的观点、立场和态度。可见,人是个开放系统。人的基本目标是维持自身内在的稳定及同周围环境的协调平衡,从而达到健康状态。当机体的某一器官或组织发生病变,表现出疾病征象时,护理应当如何介入和应对?是仅针对局部病变提供疾病护理,还是将局部病变视为人体系统的某部分的功能或结构改变,而提供既针对疾病又针对人体系统的包含生理、心理、社会等要素的整体护理?一般系统理论对此提供明确的理论支持。从人是个开放系统的观点出发,护理人员仅提供疾病护理是远远不够的。因为人体系统是一个包含生理、心理、社会等诸多要素的整体,它们彼此间相互联系、相互作用,机体的某一器官或组织的病变势必引起其他要素如心理、社会等的改变。因此,提供整体护理适应这种改变是十分必要的。由此可见,一般系统论培育了整体护理思想的产生,促进了整体护理思想的形成。

(二)作为护理程序发展的依据

护理程序是临床护理中一个完整的工作过程,包含估计、诊断、计划、实施和评价五个步骤。护理程序的发展基于许多理论基础,其中一个重要的理论即为一般系统论。护理程序可以看成是一个开放系统(图 1-3)。输入的信息是护士经过评估后的患者基本健康状况、护理人员的知识水平与技能、医疗设施条件等,经诊断、计划和实施后,输出的信息主要为护理后患者的健康状况。经评价后进行信息反馈，若患者尚未达到预定健康目标，则需要重新收集资料，修改计划及实施，直到患者达到预定健康目标。

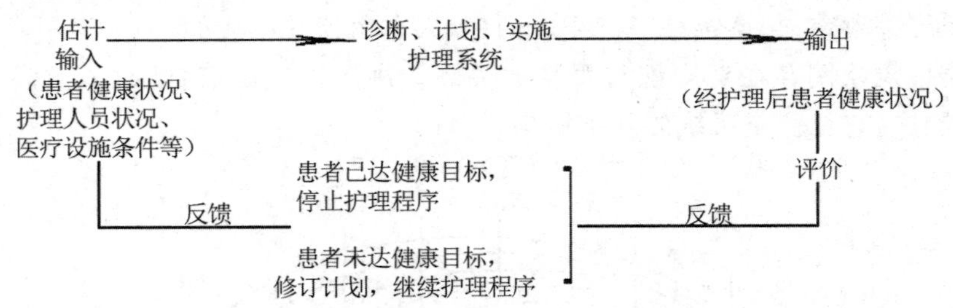

图 1-3　护理程序示意图

(三)作为护理理论或模式发展的框架

一般系统论为许多护理理论家所借用，作为发展护理理论或模式的基本框架，如罗伊的适应模式、纽曼的系统模式。而这些护理理论和模式又为整体护理实践提供了坚实的理论支撑。

(四)为护理管理者提供理论支持

一般系统论同样被护理管理者用于对整体护理的管理。借助于一般系统论，医院护理系统可被视为医院整体系统的一个子系统。整体护理在我国实施时间尚不长，要全面推行和实施整体护理，势必牵涉到医院的医疗子系统、后勤子系统、行政子系统等。因此，护理管理者们都清醒地认识到在进行自身改革的同时，需要争取医院行政领导支持、医疗部门理解、后勤部门配合。

（蔡荣华）

第二节　人类基本需要层次论

马斯洛是当代最著名的心理学家之一，享有“人本心理学之父”之称。他于 20 世纪 40 年代提出的人类基本需要层次论在社会心理学界产生了广泛的影响，并为护理专业理论体系的发展奠定了重要的基础。在该理论中，马斯洛认为人有许多基本需要。这些需要具有“缺乏它引起疾病；有了它免于疾病；恢复它治愈疾病”等特点，这些基本需要是人类所共有的。

一、马斯洛人类基本需要层次论理论内容

(一)马斯洛人类基本需要层次论

基于对人类行为动机的研究，马斯洛做了一个结论：人类受许多基本需要所支配，这些需要指引人类行为直至其获得满足。虽然这些基本需要是相关的，但它们却有先后层次的倾向。较低层次的需要须先获得满足，在较低层次需要获得最低限度的满足之前，较高层次的需要甚至根本不出现。

马斯洛认为引起人类行为动机的基本需要总体上包括生理需要和心理需要两方面，具体包括生理需要、安全需要、爱与归属感需要、自尊需要及自我实现的需要五个方面。根据这些需要对人体生存的重要性，马斯洛将其分为五个层次，并用金字塔结构排列(图 1-4)。

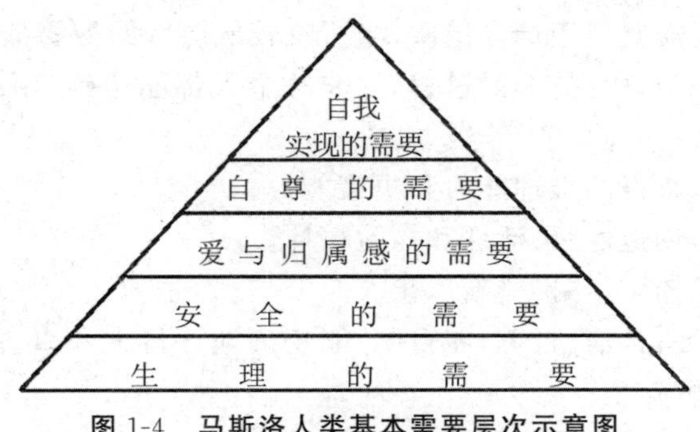

图 1-4 马斯洛人类基本需要层次示意图

1.生理的需要

生理的需要包括氧气、水、营养、排泄、体温维持、住宿、休息与睡眠、活动、性、免于疼痛和不适等需要。生理需要是人类维持生存最基本、最强烈和最明显的一种需要，虽属最低层次但常需最优先满足。通常，大多数健康儿童及成人都能自己满足其生理需要。但对于幼儿、老人、残疾者及患者来说，往往不能或不能完全由自己满足，故其应是护理照顾的重点。

2.安全的需要

安全的需要为第二层次的需要，包括生理的安全和心理的安全感两部分内容。生理的安全是指一个人希望受到保护以避免潜在或实际存在的身体上的伤害，即人需要处于安全的状态。心理的安全感是指一个人希望能够信任别人，并避免恐惧、焦虑和忧愁等不良情绪，即人需要对其所处的生理环境和人际关系在心理上感到安全。通常，人们在熟悉的环境和常规作息状态下比较有安全感；而进入一个陌生环境或接触完全不同的经验（如第一次住院、检查、手术等）时较易产生心理不安全感。

3.爱与归属感的需要

爱与归属感的需要属于情感上的需求，为第三层次的需要，包括以下两方面的内容：①希望爱别人和被别人爱；②希望感到自己属于别人或某个团体，如家庭、朋友、同事、邻居、同辈、俱乐部、协会、社区及宗教团体等。每一个人都希望有亲近的人与其分享快乐、痛苦和忧伤，并希望在某些特定团体内拥有立足之地。如果一个人感到爱与归属感的需要未满足，则会产生孤独感、自卑感和挫折感，甚至对生活感到绝望。他们可能会与他人疏远，也可变得过分苛求。马斯洛发现：一个人潜在的生长和发展能力会因缺乏爱而受阻。

4.自尊的需要

自尊的需要为第四层次的需要，马斯洛将其分为：①自尊和自重，即一个人希望感到自己能够自立、称职、有成就、有用和有价值。②他人的尊敬和尊重，即一个人希望得到他人的肯定、赞赏、敬重和重视。尊重的需要对促进健康，尤其是心理健康非常重要。满足自尊需要能够使人坚强、有成就感和控制感、有能力、充满自信心、并具有独立性和自主性。反之则会产生自卑感、无助感和挫折感，还可表现为沮丧、依赖性、缺乏自信心、感到无法胜任和缺乏能力。每一个人都带着不同程度的自尊与自重来到医院，让每个人保持他的自尊与自重，并带着相同或更高程度的自尊与自重离开医院是很重要的。如在做护理时告知："您既是我的患者，同时又是一个很重要的人。"将会成为满足患者自尊需要的一个良好开端。

5.自我实现的需要

自我实现是指将个人的能力和潜能发挥到最大限度，实现自己在工作和生活上的希望，并能从中得到满足。自我实现需要位于最高层次，当所有较低层次的需要都得到满足后，才能达到此境界。自我实现过程是一个终身持续的过程，并非每个人都能达到自我实现。通常自我实现者具有以下特征。

(1)有敏锐的感知力，较强的推理能力和决策能力。

(2)有高度的感知力，创造性、灵活性和探险精神。

(3)能不断学习，追求知识，并接受新思想。

(4)有完整的人格特征：自信、自尊，能自制；能正确地评价人和事；能献身于自己的事业；能清醒地面对生活、面对失败。

(5)有解决问题的能力，且在解决问题时能以问题为中心。

各种需要中，生理需要是最基本的。若一个或多个生理需要未获得最低限度满足，一个人将无法满足其他较高层次的需要。如一个因窒息而缺氧的人，其自尊及安全需要同样不能得到满足，但与生理需求相比，这些他都不会在意，直至其氧气供应不再短缺，可以不费力地呼吸为止。生理需要一旦获得满足，安全需要便接着出现，当生理及安全需要均获得满足时，归属感及爱的需要会出现，接踵而至的还有自尊和自我实现需要。虽然基本需要通常是以上述次序出现的，但它们并不形成绝对的层次，其中尚有例外，如一个共产主义者在敌人的威逼利诱下，能够不顾自己的性命，为实现自己的共产主义理想而献身；一个严重精神障碍者，即使其生理需要、安全需要及爱的需要都被很好地满足了，但其仍然不会产生自尊或自我实现的愿望。

尽管马斯洛认为人类的基本需要就像金字塔，必须最低层次的生理需要获得满足后才能不断地追求更高层次的需要，但是他同时强调：虽然人类为了生存必须先满足最低层次的需要，但较高层次的需要也有其存在的价值。马斯洛指出：更高层次需要的生活，意味着更大的生物效能，更长的寿命，更少的疾病，更佳的睡眠、食欲等。身心关系的研究者一再证明：焦虑、惧怕，缺乏爱、自主等，易于引起不良的生理和心理反应。更高层次需要的满足，拥有生存和成长的双重价值。

(二)人类基本需要层次论的特点

(1)生理需要为最重要，位于最低层次；在基本的生理需要被满足后，才考虑其他的需要。

(2)有些需要需立即和持续给予满足(如氧气)，而有的则可以暂缓(如食物、水、睡眠)。不过即使暂缓，这些需要也始终存在。

(3)通常在一个层次的需要被满足后，更高一层的需要才出现，并逐渐明显、强烈。

(4)各层次需要之间是相互联系、相互影响的。

(5)随着需要层次向上移动，各种需要的意义因人而异，并受到个人信仰、社会文化背景和个人身心发展等因素的影响。

(6)层次越高的需要，满足的方式越有差异。

(7)人类基本需要满足的程度与健康状况成正比。

(三)帮助需要未获得满足的人

人为了生存、生长和发展，必须满足其需要。当一个人的大部分需要获得满足时，他将处于恒定平衡的状态(图 1-5)。当需要未满足时，会造成内环境不平衡状态而导致疾病(图 1-6)。

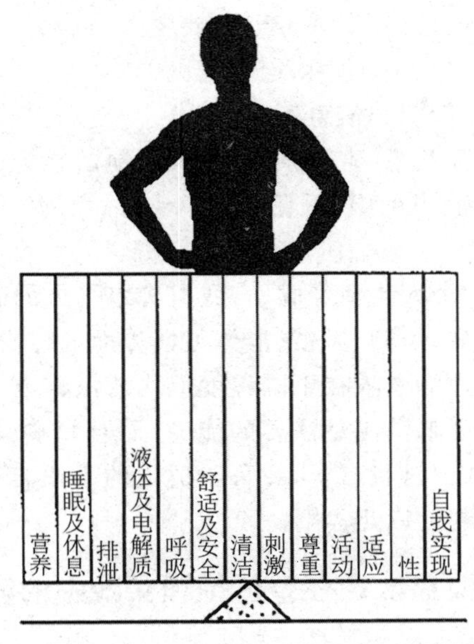

图 1-5 当一个人的大部分需要获得满足时，其体内将处于恒定平衡的状态

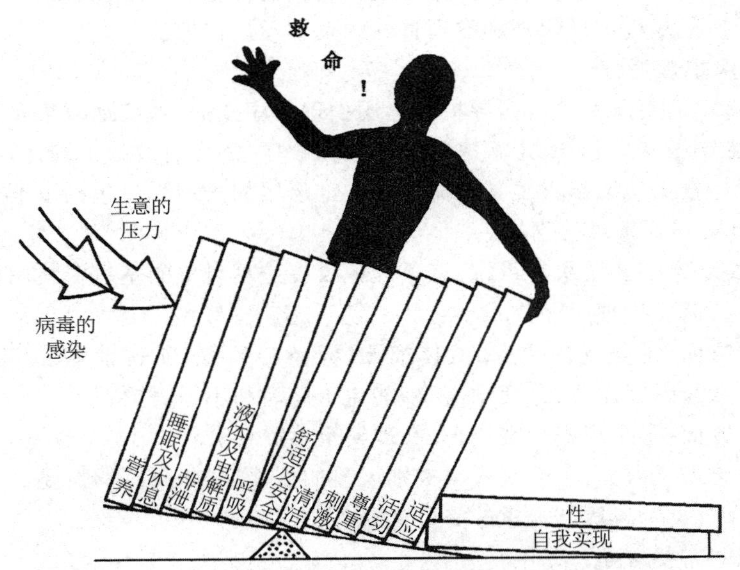

图 1-6 当一个人需要未满足时会造成体内环境不平衡状态

健康时，每个人都能自己维持基本需要的满足，但在生病或处于危机时，则有些基本需要无法获得满足，因而产生现存或潜在的健康问题。护理的目标就是在人们无法满足其需要时帮助他们满足基本需要，解决他们的健康问题。护士可能通过以下三个途径帮助人们满足需要。

(1)帮助需暂时性或永久性依赖他人的人，满足他们基本的生理、心理需要。

(2)帮助人们达到最佳独立状态，使其尽可能自护，并满足自己的需要。

(3)消除或减少妨碍需要获得满足的因素，避免未获满足的需要和问题继续恶化。

(四)影响需要满足的因素

人在需要未获满足时会产生健康问题，影响需要满足的因素包括以下几方面。

(1)生理障碍:如疾病、伤残、疲倦、失眠、疼痛、缺少活动等。

(2)情绪障碍:如紧张、焦虑、兴奋、恐惧、绝望等。

(3)知识障碍:如缺乏资料、知识和信息等。

(4)社会障碍:如紧张的人际关系、害怕某人、受人威胁的感觉、害羞、不适当的社交圈等。

(5)环境障碍:如环境中不适当的温度、陌生的环境(如医院、手术室、ICU)、空气及水质污染等。

(6)个人障碍:如源于习惯、个人生活经验、自我概念水平方面的障碍。

(7)文化障碍:如源于价值观、信仰、风俗、群体习惯方面的障碍。

(8)发展阶段:如婴儿及年迈的老人在不同程度上均需依靠他人满足其需要。

(9)个体自我概念:它不仅影响其满足需要的能力,而且影响其对需求是否满足的感知。自我概念水平较高者,多能正确认识自我需求,并采取适当的手段自己满足之;而自我概念低下者则因缺乏自信心而多依赖他人帮助满足需要。

二、马斯洛人类基本需要层次论在整体护理实践中的应用

(一)指导制订哲理与护理目标

马斯洛关于人不仅有生理需要,而且有心理、社会、精神、文化和发展需要的观点与整体护理观相一致,可作为护士制订护理哲理和护理目标的基本理论框架。

(二)指导运用护理程序

马斯洛人类基本需要层次论可指导护士运用护理程序全面、系统地收集患者的健康资料,识别护理问题及其影响因素,同时确定解决问题的优先顺序,制订有效的护理计划满足患者身心需要,提高护理质量。根据马斯洛人类基本需要层次论运用的护理程序包括以下几方面。

1.评估各项基本需要满足的程度

按马斯洛人类基本需要层次有系统、有条理地收集护理对象的基本资料,有利于护士识别患者哪些需要未满足,需要护理照顾。

(1)生理需要方面:①氧气需要;②液体需要;③营养需要;④排泄需要;⑤体温调节需要;⑥住宿需要;⑦休息与睡眠需要;⑧活动需要;⑨免于疼痛和不适需要。

(2)安全需要方面:①生理安全需要;②心理安全感需要。

(3)爱与归属感需要方面:①爱别人与被别人爱的需要;②归属感的需要。

(4)自尊需要方面:①自尊与自重的需要;②他人的尊敬和尊重需要。

(5)自我实现的需要方面。

2.确定未获满足的需要及满足需要的优先顺序

(1)确定护理问题:除判断哪些需要未获满足外,还必须找出造成需要无法满足的障碍因素,才能为制订有效的护理计划提供可靠依据。

(2)确定解决问题的先后次序:优先顺序排列应遵循两个原则。①按未满足需要对护理对象生存造成威胁或对其生活质量造成影响程度大小来排列满足需要的优先顺序;②如果不易区分,则参考马斯洛的需要层次由低层次到高层次排列。

3.制订护理目标

针对各项护理问题(即未满足的需要)制订相应的护理目标,目的在于尽快帮助患者满足未满足的需要,促进康复。

4.实施

根据护理目标，同时针对未满足需要及其障碍因素制订相应的护理措施计划，并落实到患者身上。目的在于减轻或消除需要满足的障碍因素，帮助患者尽快满足需要。在实施护理活动的过程中，护士应注意尽量让患者及其家属共同参与护理活动，因护理的最终目的是使护理对象达到自我照顾。

5.评价

护理措施执行后，按照各项护理目标中所陈述的行为结果评价患者各种需要的满足程度。如果需要已满足，则可停止护理程序；如需要尚未满足或仅部分满足，则应重新实施护理程序，调整护理计划，以满足患者的需要。

总而言之，人们所需要的不仅是有关其生存需要的护理，然而，护理经常只做到了满足个人的生存需要，而忽略了对人的心理社会需求的满足。我们都渴望并需要得到爱与尊重，也都努力要达到自我实现。即使是濒死的人，也希望有尊严地活到生命的最后一刻。虽然我们人类的能力有限，但是我们都想拥有一个完整的生命。作为人类生命的保护神，护士理当竭尽全力维护人们生物、心理、社会诸方面的完整性，此为整体护理的精髓和目的所在。

（陈　兰）

第三节　交流理论

生活在社会的人，是独立的个体，但他们又有一定的关系，必然要相互接触、相互联系、相互作用，即进行人际交往。交流是人际交往最主要的形式。良好的交流是保证护理工作顺利进行的基本条件，护理人员应掌握好交流与沟通的有关知识和技巧，与患者及其家属、同行建立良好的人际关系，提供优质的护理服务。

一、概述

（一）交流的定义

交流又称沟通，是用各种不同的方法，传递和接收理解信息的过程。交流的信息包括知识、思想、观点、情感、意见等。交流是人类最基本、最重要的活动之一。

（二）交流的特点

1.交流是客观存在的，不以人的意志为转移的

有人认为，只要他不说话，不告诉别人他的想法，别人也就不知道，交流也就没有进行。事实上，这是一种误解。只要在人的感觉能力可及的范围内，人与人之间就会自然地产生相互作用，发生交流。例如，在护理工作中，有的护士为了避免和患者或患者家属发生冲突，干脆避而远之，不与他们交谈，以为这样就能防止冲突的发生。事实上，护士的这一行为传递着对患者漠不关心和冷淡的信息，常导致或增加患者和家属的不满。在这一过程中，护士虽然没有说一句话，但她的面部表情、举止行为同样在向患者传递着内在的信息。

2.交流是一个循环往复的动态过程

交流过程并不是单纯的从信息发出者发出信息开始，到信息接收者收到信息结束，而是信息

接收者通过反馈维持交流的继续进行。因此,信息发出者和接收者的位置在不停地交换,所以交流是一个循环往复的动态过程。

3.交流信息包含着一定的内容并确定着一定的关系

在交流的过程中,在传递信息内容的同时,还指示了沟通者之间的关系。“请您跟我过来,好吗?”和“请你跟我过来”,这两句话包含着同样的内容信息,但显示着不同的相互关系状态。第一句是一种协商式的语气,显示双方的关系平等;第二句是一种命令式的语气,显示信息发出者的位置高于信息接收者。在交流的过程中,内容和关系必须保持一致,才能实现有效的交流。在护患交流中,护士和患者之间的关系是平等的。因此,在护患交流过程中,应禁用或慎用命令式的语言或非语言的方式进行交流。如“你必须……”“你应该听我的”等语句。或不给患者或家属任何解释,直接对患者实施某些处理。

(三)交流的功能

交流是人与人建立关系的起点,是改善和发展人际关系的重要手段,它具有以下功能。

1.传递信息

这是交流的最基本的功能。通过交流能传递观点、情感、知识和意见等信息。

2.施加影响

通过交流,使别人接受自己的想法、做法和支持自己。医师、护士等都通过一定的交流方式来影响患者和家属,使患者改变其不良的生活方式和行为,达到恢复、维持和促进健康的目的。

3.自我满足功能

人都具有自然属性和生物属性,都有归属的需要,都想同他人进行交往,而人际交流是满足这种需要的主要途径。在与他人进行交流的过程中,个体可以表达自己的情感,倾诉自己的苦闷,以得到别人的理解、支持和同情,分享快乐,分担痛苦。

4.协调和改善人际关系

人际关系一经建立,需要不断的沟通交流来维持、巩固和发展。护理工作中,护士通过交流,与患者建立起融洽的工作关系,使患者对护士产生信任感。

5.社会整合功能

人际沟通可以把分散的个体联合起来,组成不同的社会群体,形成各种不同的社会关系。

(四)交流的方式

1.语言性交流

语言性交流包括有声语言(说话)和无声语言(书写)两种形式。人与人之间的交流,约有35%是使用语言这种形式。语言沟通具有精简、清楚的特点,而且能将信息迅速地传递给对方。如整体护理的评估阶段,护士通过询问患者病史,收集患者的健康资料,为分析和解决患者健康问题打下基础。

2.非语言性交流

非语言性交流又称身体语言交流,约占所有交流形式的65%。这种形式能更精确表达个人内心的真实感受。包括面部表情、眼神、手势、姿势、声调、语速、人与人之间的位置、距离等。如护士在迎接新患者时,发现患者面部表情痛苦异常,烦躁不安,双手紧护腹部,提示患者可能有腹部严重不适。

二、交流的过程模式和影响因素

(一)交流的过程

在交流发生之前,信息发出者首先将存在于头脑中的一些观念、思想、知识等信息转换为信号的形式(编码),如语言、文字、图形、表情等,然后通过媒介物(通道),将信息传递给信息接收者,由信息接收者将接收到的信号转译回来(解码)。这样,信息就从一个人传递到了另外一个人。此外,信息接收者通过反馈来核实信息内容的准确性,使信息交流进行下去。交流过程可用图 1-7 表示。

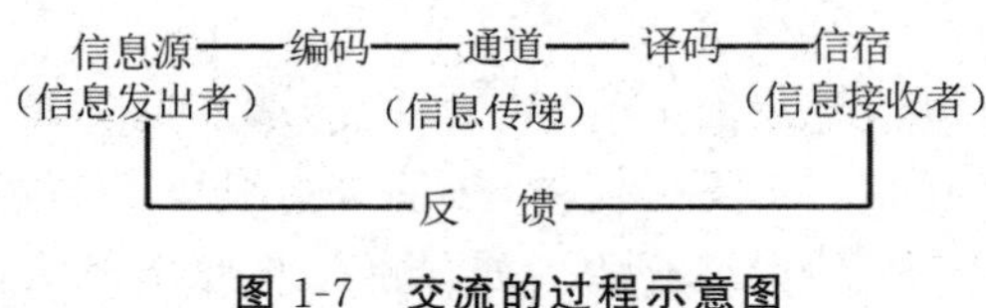

图 1-7 交流的过程示意图

1.信息发出者

其是主动因素,他将信息收集处理后传递出去。但信息发出者的位置不是不变的,他经常和信息接收者的位置互换。

2.编码

将信息转换为一定的信号,以利于传递,如语言、文字、图像、表情等。

3.信息的传递

信息发出者采用一定的途径将信息传递给接收者。

4.解码

信息接收者将接收到的信号进行理解。

5.信息接收者

接收信息,理解信息的内容。

6.反馈

其是接收者对信息的反应,并且将这种反应传递给信息发出者。

(二)影响交流的因素

1.信息发出者和接收者的个人因素

(1)生理因素:人在处于疲劳和疼痛状态时,注意力会受到影响,妨碍交流的正常进行;如有听力、视力、发音功能等方面的缺陷,也会影响沟通;年龄、性别也可能是沟通的影响因素。

(2)情绪因素:情绪是沟通过程中的感情色彩因素,具有感染力,可以直接影响沟通的有效性。沟通双方中的任何一方情绪处于不稳定的状态,如过度兴奋、焦虑、悲伤、愤怒、惊吓等,都会影响交流的过程和结果。

(3)智能因素:沟通双方的智力、知识水平,都将影响个体对信息的理解、传递和判断。

(4)社会文化方面的因素:沟通双方的社会背景,如种族、民族、文化程度、风俗习惯、职业、生活环境、社会阶层等的不同,也将影响交流双方对信息的发出、接收和理解。

(5)其他:如对非专业人员过多地使用专业术语,使用不同的语言,也要影响双方的交流。

2.环境因素

(1)物理因素:①交流场所与时间、温度、音响、光线等因素将影响交流,如温度过高或过低,使人感到压抑或紧张，影响人的情绪；噪声过大，使人感到烦躁；光线过暗，影响非语言交流的效果。在医院，患者刚手术结束时，睡眠时间、会客时间等，都不利于交流。②位置，交流双方之间的位置、距离、姿势也将影响交流。如交流双方的位置不平等、距离过远、患者处于强迫体位等。

(2)社会环境因素：交流涉及个人隐私，交流需借助其他设备和工具的辅助将影响交流。如喉切除患者需借助发音器方能发音时，将大大影响交流。

三、交流的层次

美国护理专家鲍伟尔认为沟通交流分为五个层次。

(一)礼节式的沟通

在礼节式的沟通中，双方只谈论表面上的、肤浅的、应酬性的话题，如“今天天气真不错”“你好吗?”此类沟通没有实质性的内容，不需任何考虑，使人感到安全、放松，为进一步沟通做铺垫。护士初次见到患者，往往是从一般性沟通开始。如“您好，欢迎您来到我们医院/病房”。

(二)陈述式的沟通

陈述式的沟通是一种客观性的叙述事实的方法，不参与个人意见或涉及人与人之间的关系。如患者陈述自己的病情，护士向患者介绍病室环境、陪伴探视制度等。这是护患沟通的必经过程。在这个阶段，双方都注意不要打断对方的陈述，而要鼓励对方表达他想表达的事实。

(三)交流个人的想法和判断

这时双方已建立起了一定程度的信任，从而进行有关个人想法与判断的沟通。如护理工作中，患者就对一些治疗方案的看法或想法与护士进行的单方面沟通属于这层次的沟通。

(四)分享感觉

双方在产生了比较深入的信任感以后，愿意把自己内心的感受告诉对方，与对方分享。

(五)尖峰式的沟通

尖峰式的沟通是一种短暂的合成一体的感觉，有时候在第四层时就自然发生了。

在护患交流中，可能会出现各种层次的沟通，只要达到交流的目的，且双方感到舒适，并不强求进入较高层次。护士应经常评价自己的沟通方式，可避免因本身行为的原因而使交流停留在表面的无意义的层面上。

四、交流的技巧

(一)第一印象的建立

良好的第一印象是建立良好护患关系的关键。第一印象是指个体在第一次与他人接触时，根据对方的外表、神态、言谈、行为所得的综合性判断。这一印象可能使你喜欢，也可能使你厌恶，虽然是肤浅的、表面的，但对以后的交往具有很大的影响，并会影响交往中认知的判断。例如，凭护士的外貌、衣着、谈吐和对患者的态度等有限信息，患者就会形成对护士的第一印象。为了给患者留下良好的第一印象，护士在与患者第一次见面时应注意做到以下几方面。

1.自我介绍

热情接待患者，主动向患者介绍自己的姓名、职务和工作职责等。

2.恰当地称呼患者

在临床工作中，很多护士用床号来称呼患者，这是不恰当的。应根据患者的背景选择适当的称呼，如某老师、师傅、先生、女士。有时可征求患者的意见，让患者说出自己喜爱的称呼。一般不称呼患者的职位，如“某局长、某主任”等，这样不利于患者的角色转变和适应，同时也增加护理人员的心理压力。

3.护理单元的介绍

包括病室的环境，病房设施的使用，陪伴探视制度等，帮助患者尽快熟悉环境，消除对陌生环境的恐惧感和减轻患者的焦虑心理。

4.注重外在形象

护士的仪表举止是一种无声的语言，传递着护士的信息。护理人员应做到仪表端正、举止大方、服饰整洁、面带微笑、语调轻柔。

在整体护理工作中，护士必须重视初次印象的建立，力争为患者树立良好的第一印象，这是护士与患者达到良好交往的关键之一。

（二）交谈

1.正式交谈

正式交谈是有计划、有准备地与患者面谈。护士为制订护理计划等目的而收集资料，需与患者进行正式交谈。正式交谈分以下三个阶段。

（1）准备和计划阶段：护士应制订交谈提纲，选择恰当的时间和地点，营造合适的气氛，以提高交谈的效果。

（2）交谈阶段：护士首先要介绍自己，并交代谈话的目的和大概需要的时间。交谈的内容应限制在专业范围内，为制订护理计划收集资料，涉及患者的隐私时要慎重。交谈中应适当穿插提问，以核实信息是否准确。及时给予反馈信息，采用语言和非语言形式，鼓励患者继续交谈下去。交谈时提问的方法：①开放式提问，这种提问方式比较笼统，患者可随意回答，可了解更多的信息，但较费时。如“你病了好长时间了？”“你有哪儿不舒服？”②封闭式提问，由提问者提供答案，被问者在备选答案中选择。最常见的备选答案为“是”和“否”。这种提问方式清楚，易于回答，通常用于核实情况，但有一定的误导性。如“你头痛时伴有恶心吗？”“近来你是否感到疲倦？”“腹痛时伴有腹泻吗？”

（3）结束阶段：整理和分析所收集到的资料，正式交谈结束。

2.非正式交谈

护士在查房和为患者做护理时与患者的随意交谈属非正式交谈。可及时了解患者的病情变化和心理状况，并及时给予处理和心理护理。

（三）聆听

聆听是交流者的一个重要行为，恰当地使用聆听，可以促进交流的有效进行。聆听的具体技巧如下。

（1）集中注意力，全神贯注地聆听。

（2）及时给予信息，表示你在聆听。可以轻声地以“是”“哦”等表示，也可以以点头、微笑、眼神等非语言的形式表示。

（四）核实和澄清

为得到准确的信息，倾听者除应专心倾听外（包括聆听信息发出者的语言信息和观察非语言的信息外），还应注意应用一些方法，来核实和澄清所得到的信息内容是否准确。

（1）复述：重复对方谈话的内容和所说的话。

（2）意译：用不同的词语复述对方的话，但要保持原意。如“是不是可以这样说……”“请问，你是不是这个意思……?”“可以这样理解吧？……”

(3)提问:对意思含糊不清、模棱两可的语句,采用提问的方式进行澄清。

(五)触摸

1.意义

触摸可以传递温暖和关怀的感觉,帮助患者正视现实。

2.注意事项

(1)在一定的时间、情景、场所,对一定的对象使用。触摸结果的产生可能与年龄、性别、社会、文化因素等有关,注意避免误解的产生。

(2)注意患者对触摸的反应,如患者是否表现松弛或拒绝。

(六)沉默

沉默可以给对方思考时间,尤其是在对方焦虑时。利用沉默的这段时间,护士可观察患者的非语言行为。

五、交流技巧在整体护理工作中的应用

在日常护理工作中,交流技巧被应用到整体护理工作中的各个环节,从患者入院到出院,在评估患者的过程中,在实施护理的过程中及在对服务对象进行健康教育等过程中,都需要与患者进行良好的沟通。

(一)治疗性沟通

治疗性沟通是通过信息交流帮助人们应激,调整适应,与他人和睦相处的一种技巧。其重点在于帮助服务对象进行身心的调试,以促进健康的恢复和维持。治疗性沟通的双方分别是护士和患者。

1.一般性沟通和治疗性沟通的区别

一般性沟通与治疗性沟通在沟通目的、沟通双方位置、沟通结果、场所和内容方面均有所不同,详见表 1-1。

表 1-1 一般性沟通和治疗性沟通的区别

	一般性沟通	治疗性沟通
目的	加强了解,建立关系,增进友谊	了解患者的情况,确定患者的问题
位置	双方平等	以患者为中心
结果	可有可无	建立良好的护患关系,促进患者康复
场所	无限定	医疗机构
内容	无限定	与健康有关的护理学范畴内的信息

2.护患治疗性沟通的目的

(1)建立良好的护患关系:通过交流,建立良好的护患关系,为提供有效的护理奠定基础。

(2)收集有关资料,为制订护理计划提供依据。

(3)提供健康知识,促进患者建立健康信念,采取健康行为,提高患者的自我照顾和保健能力。

(4)提供心理支持,促进患者身心健康。

(二)一般情况下与患者的交流

在通常情况下与患者交流时应注意以下几点。

1.真诚对待患者

真诚对待患者才能赢得患者的信任,与患者建立良好的护患关系,利于护理工作的开展。较深程度信任感的建立,才能达到较高层次的交流。

2.倾听患者的谈话

如需进行正式谈话,应事先安排合适的时间,不要让其他事情分散你的注意力。交谈过程中应仔细倾听患者的诉说,不轻易打断患者的陈述。用你的眼睛、面部表情、话语传递你对患者的关注。同时,在交谈时应注意观察患者的面部表情、姿势、动作、说话的语调等,有时患者的身体语言更能表达患者的真实意思。

3.保护患者的隐私,为谈话内容保密

谈话内容涉及患者的隐私,不要传播给与患者治疗和护理无关的医务人员,更不能当笑料或趣闻四处播散。如要转达给他人时,应告诉患者并征得他的同意。如患者告诉护士她的人工流产情况,若与治疗方案的选择有关,需转告医师时,护士要告诉患者她将把这一信息告诉医师及其必要性。

4.设身处地为患者着想,理解他们的感觉

人是经验主义的,对于别人的理解高度依赖于自己的直接经验,人的思维常常是以自我为中心的,没有切身体验过的事往往觉得难以理解。只有当别人的情感是自己曾经体验过或正在体验的,才能真正理解。因此,自我经验的丰富无疑是理解和同情的前提。但是,由于受年龄、阅历和生活视野所限,我们亲身体验、亲眼所见的事物总是不够的,这就需要靠“移情”来补偿。移情不是指情感的转移,而是更高一层的对人的理解与同情,它的含义:①用别人的眼来看世界;②用别人的心来体会世界。在护理队伍中,绝大多数护士都很年轻,不曾体会疾病缠身对人身心的折磨,也未曾遭遇更多的人生坎坷与磨难,故对患者的某些要求及表现缺乏同情和理解。如果我们能设身处地地从患者的角度理解患者的疾苦,倾听他们的诉说并给予真诚的关怀,充满爱心与耐心、诚心,就能使护理工作更有成效。患者也是一群普通的人,他们也有一般人群的需要,需要理解和尊重。护士应从患者的角度出发,理解他们,尊重他们,善待他们。

5.对患者的需要及时做出反应

在绝大多数情况下,护士与患者交谈都带有一定的目的性。患者的一般需要和情感需要将得到回应。如患者诉说某处疼痛,护士应立即评估患者的疼痛情况,并给予及时处理;如问题严重,护士不能单独处理时,应及时通知医师进行处理,不能因有其他事情而怠慢患者。随时让患者感到他被关心着,他的需要被医务人员所重视。

6.向患者提供信息,解答患者的咨询

一般情况下,护士应尽量利用和患者接触的时间,向患者提供有关信息,解答患者的疑问。在向患者提供信息时,应使用通俗易懂的语言,尽量不用或少用医学专业术语。在进行健康教育前,应先评估患者现有的相关知识水平、接受能力等,做到有针对性地进行健康教育,达到预期目标。对一时不能解答的问题,护士应如实告诉并及时、努力地寻求答案,切忌对患者说谎或胡乱解答。对一些可能医师才了解的信息,护士可告诉患者她会去问医师,或建议患者直接去问医师。为了了解患者是否真正理解和记住其应知道的信息,护士可让患者复述所讲内容或演示需掌握的技巧。如请糖尿病患者复述饮食中的注意事项,演示自我注射胰岛素的操作等。

(三)特殊情况下与患者的交流

1.与愤怒的患者进行交流

在临床护理工作中,难免会遇到一些非常愤怒的患者。他们大声喊叫,无端地指责护士和医师,甚至摔东西。遇到这种情况,有的护士采取不理睬、回避的态度,这种态度有时会更加激化患者的愤怒情绪。对待这类患者,护士应认真倾听患者的诉说,分析患者愤怒的原因,安抚患者,尽量满足他们的要求。有时患者愤怒的原因是因为他们被诊断患了严重的疾病,他们一时难以接受,而通过愤怒来发泄他们的坏情绪。

2.与抑郁的患者进行交流

抑郁患者具有反应慢、说话慢、动作慢和注意力不集中的特点。护士在与这类患者交流时应注意语速要慢,句子要简短,必要时可多重复几次,对患者的反应及时给予回应,让患者感到温暖和被关注。

3.与悲哀的患者进行交流

应鼓励患者倾诉悲哀的原因,并允许患者哭泣。哭泣有时是一种有效的、有利于健康的反应。在患者哭泣时,护士可静静地陪伴在患者的身边,递上一条毛巾、一杯水,或轻轻触摸患者的肩部、握住患者的手。如果患者想独自安静地呆一会儿,应给他们提供适当的环境。

4.与不断抱怨的患者进行交流

患者表现为连续不断地抱怨,对周围的一切事物都不满。护士应允许他们抱怨,认真倾听患者的意见,对患者合理的要求,应及时给予满足或转达给有关部门或人员;对不合理的部分,应耐心地给予解释。

5.与病情严重的患者进行交流

一般来说,病情严重的患者身体都较虚弱。护士在与他们交谈时,话语要简短,根据患者的体力情况,一次谈话时间不能超过 10 分钟。谈话时注意观察患者的病情变化,体力能否支撑。对意识不清的患者,可以用同样一句话反复地与之交谈,强化刺激。对昏迷患者,触摸是一种较好的沟通方法,无论他是否能感知到,是否有反应,都应该反复地、不断地试图与其交流。

6.与感知觉有障碍的患者进行交流

感知觉能力的下降或丧失会影响交流能力。视力下降会影响患者对对方身体语言的感知,所以当护士进入或离开病房时,应告诉患者,并说出自己的姓名。给患者做任何操作前,都应向患者做较详尽的解释。对周围的声响,护士应加以说明;对他们应避免或尽量少用非语言表达方式。

听力下降的患者,同样也感知不到旁人的到来,故护士应轻轻触摸患者,让他知道你已经来到,在让他看到护士的面部和口型时,才开始说话。与听力下降的患者进行交流,交谈时应与患者距离靠近,略提高声音,必要时贴近患者外耳;如患者视力尚好,可用写字板、卡片写字或画一些图画、符号、标识传递信息,辅助以身体语言,如手势、面部表情等;如患者的视力损害明显,则需触摸患者,帮助患者料理日常生活。

总地来说,交流是一门艺术,是护理工作的重要环节和必需手段。在整体护理工作中,护士应通过有效的交流与患者建立起良好的护患关系,以保证护理工作的顺利进行,促进患者身心健康的恢复和保持。

(陈　兰)

第四节 角色理论

角色理论是把现实社会比作戏剧舞台，运用戏剧舞台中的概念来研究和解释人类的社会结构、社会关系及社会行为。在社会学中，患者和护士被认为有各自不同的角色。护士如何履行好自己的角色并帮助患者适应角色，这是整体护理中护士需要考虑的问题。

一、角色的基本概念

（一）角色

角色一词原为戏剧、电影中的名词，指剧本中的人物。美国学者米德首先将它运用到社会心理学中，他认为“自我”是各种角色的总和，它代表着对占有一定社会地位的人所期望的行为。人的角色，确切地说，应该是人的社会角色，是指人在社会关系中的位置要求、行为规范和行为模式。所谓社会关系中的位置，就是指具体人在社会关系中所处的社会地位，而社会角色就是与这种特定社会地位相联系的行为规范和行为模式。一方面，角色和地位是不可分割的，另一方面，角色的成功又需要通过互动才能实现。即每个角色都是在同与之相关的角色伙伴发生互动关系过程中表现出来的。如一个护士角色，只有在与医师、患者等角色伙伴发生互动关系的过程中才能表现护士角色的义务、权利和行为。不同的社会角色有着其各自不同的权利和义务。护士有护士的权利和义务，患者也有他的权利和义务。

（二）角色集

角色集是指由一种地位所配合着的一连串复杂的角色。例如，一个中年女性，对于丈夫她是妻子，对子女她是母亲，对她的父母，她又是女儿，在工作单位，她是护士长，又是护士，对其他同志，她则是同事、领导。多种角色集于一身，如妻子、母亲、女儿、护士长、护士等，称为角色集。

（三）角色的扮演

1.角色期待

角色期待又称角色期望，是指社会对某一角色行为模式的期望和要求，也就是说社会对处于一定社会地位的角色的权利和义务的规范，是角色行为的依据。为了更好地扮演角色，人们应尽可能地正确了解社会对某一角色的要求与期望。根据期望的来源不同，可分为以下几种情况。

（1）剧本期望：原意是指剧本对演员演技的要求。社会系统中每个角色都有其被规定的行为，占据这个位置，就应该表现特定的行为。

（2）演员伙伴期望：一场戏需由不同的角色相互配合才能演好。这些相互配合的演员被称为角色伙伴。演员伙伴期望就是指在互动情景下，角色伙伴的期望和要求。如作为一名护士，她的角色伙伴医师、患者、家属都对她有期望和要求。

（3）观众期望：是指不直接参加互动的观众的有意或无意的期望，这种期望构成一个参考框架，也影响着角色行为。在通常情况下，以上三个层次的期望是一致的，但有时也会出现冲突。

2.角色领悟

角色领悟也称角色认知，是指角色扮演者对其角色规范和角色要求的认识和理解。如果说期待是一种外在的力量，那么角色领悟则是一种个人内在的力量。正是由于个人对角色领悟的不同，就形成了不同的角色行为。

3.角色行为

角色行为又称角色实践，是角色扮演者依据自身对角色期望的认识和理解，在角色扮演过程中所表现的具体行为方式。由于个体和理解的不同，表现的角色行为也有差异。

4.角色扮演与角色学习

角色通过角色扮演才能得以实现，而角色扮演能否取得成功则取决于扮演者的角色扮演技能及其对角色期望的把握是否正确，也就是说取决于扮演者的角色扮演能力。角色扮演能力需通过角色学习来形成和发展。角色学习包括两个步骤，即角色概念的形成和角色技能的学习。

5.角色紧张

一个人同时承担着多种角色，而每种角色都有各自的角色要求，使得个人在时间和精力上的分配发生矛盾，在时间和精力上感到紧张，这就是角色紧张。

6.角色冲突与角色冲突的协调

一个角色的行为方式妨碍了另一个角色履行其义务，即在角色之间或角色内部发生了矛盾、对立和抵触，使其角色的扮演不能顺利进行，就产生了角色冲突。角色冲突有以下两种基本的类型。

(1)角色内冲突：社会学家和社会心理学家认为，角色内冲突一般是指两个以上团体对同一角色有不同的期待，使角色扮演者无所适从时的情绪心理状态。例如，作为母亲，有做慈母的义务，当子女有过失时，她又必须严格管教。这就出现了角色内的冲突。

(2)角色间冲突：角色间冲突是由于角色之间的紧张所造成的。具体地说就是指个体必须扮演过多的不同角色，由于缺乏充分的时间和精力，无法满足这些角色的期望，特别是这些角色期望彼此矛盾时，个体会产生更大的角色间冲突。

二、护士角色

随着人类的发展，社会的进步，人们由过去的单纯注重生命的数量即寿命的长短，转向对生命质和量并重的追求，即长的寿命和高的生活质量。健康是人们生活质量高低的一个重要指标，与生活质量密切相关。作为健康工作者队伍中的一员，护士应如何扮演好自己的角色以满足人们的健康需要，提高人们的健康水平，这是每一位护理人员需要重视的问题。因此，护理人员应认真学习护士角色，明确自身使命，努力履行好自己的职责。

(一)护士角色的概念

一个健康服务团队通常包括医师、护士、药师、实验室技术员、X线技术员、营养师、理疗师及医院行政人员等。其中护士和患者接触最密切，是医疗服务队伍中最重要的角色之一。在《现代汉语词典》中护士被解释为“在医疗机构中担任护理工作的人员”。

(二)现代护士角色

传统的护理以保姆似的生活护理为主，护理处于医疗的从属地位，有言道“医师的嘴，护士的腿”。护士只是简单地执行医嘱，提供生活照顾，是医师的助手，处于医疗工作的辅助地位。现代护理为适应社会发展和人们的健康需求，其角色范围也相应扩大，由单一的照顾者角色，向复合角色变化。护士是医师的合作者，犹如飞机的两个机翼，缺一不可。护士与医师一道，共同完成对患者的治疗护理工作，促进患者的康复。

现代护士的主要角色为提供照顾者、护理措施的决策者、患者权益的保护者、管理者、促进康复者、安慰者、协调者、健康教育者等。在大多数护理实践中，护士扮演了上述角色。另一方面，职业角色是护士受雇在特定的职位上所扮演的。由于护士受教育的机会增多，护理专业化的发展和护士职业受到关注，护理的专业角色也在扩大，提供了更多的机会选择职业。护士可担任的职业角色还包括护理教师、临床护理专家、开业护士、护理麻醉师、护理研究者等。非临床角色包括质量保证护士、服务顾问等。随着护理事业和护理学科的发展，护士的专业角色还将进一步扩大，护士们将在增进人类健康的工作中做出更大的贡献。

(三)护士角色的权利与义务

任何社会角色都是一定的权利和义务的行为模式的表现，护士角色也有其相应的权利和义务。

1.护士的权利

权利是权力和利益的总称。有公民享有的法律上规定的权利，有党员、团员等团体章程上规定的权利，护士作为一个社会角色，也有其特有的权利。护士的权利如下。

(1)有要求患者听从护嘱并给予配合的权利。

(2)有要求提供适宜的工作环境和接受合理劳动报酬的权利。

(3)有进一步学习、深造，提高知识和技能水平的权利。

(4)有要求同行合作的权利。

(5)有维护自我职业形象的权利。

(6)有向医师提出合理建议的权利。

2.护士的义务

义务是指国家法律上、团体章程上和伦理道德上应尽的责任。这种义务体现了个人对国家、对社会、对他人应负的责任和承担的使命。护士的义务，大体可归纳如下。

(1)有为患者提供平等护理的义务：对所有患者，不论其民族、职业、职务、文化程度、地域或经济状况，皆应一视同仁。

(2)有为患者保密的义务：保护患者的隐私和秘密，同时应严格执行医疗性保护制度。

(3)有维护患者合法权益的义务：当出现有损于患者的行为时，护士应挺身而出，维护患者的合法权益不受侵害。

(4)有向患者进行健康教育的义务：护士应向大众宣传有关健康保健知识，提高大众的卫生保健意识，养成良好的生活习惯，保持和促进大众的健康。

(5)有为提高护理质量，为护理学科的专业发展做出贡献的义务：要求护士不仅要完成一般的护理工作，而且要不断学习、钻研，为学科的发展做出自己应做的努力。

(四)护士角色期望

角色期望是社会对处于一定社会地位的角色的权利和义务所做的规范，是角色行为赖以产生的依据。护士作为一种社会角色，具有其特殊的行为。人们也对其社会角色给予了特殊的期望。

1.患者对护士角色的期望

(1)具有爱心、耐心和高度的责任心。

(2)具有丰富的护理专业知识和熟练的操作技能。

(3)尊重患者的人格尊严，不损伤患者的自尊心。

(4)能不断地学习新知识，选择最恰当的方法护理不同的患者。

(5)从患者的利益出发,随时为患者着想。

(6)工作中精益求精,一丝不苟。

(7)当患者需要时,能随时给予关心和支持。

(8)能密切地观察病情,并能将患者的问题有效地传达给医师。

(9)以真诚的态度对待患者及其家属,与患者及家属建立良好的人际关系。

(10)仪态端庄,举止文雅,经常面带笑容。

2.医师对护士角色的期望

(1)热爱护理专业,有敬业精神,爱护患者。

(2)具有较丰富的医学、护理学和人文科学方面的知识。

(3)具有娴熟的护理操作技能。

(4)具有高度的责任心。

(5)具有敏锐的观察力,能及时发现患者的病情变化并通知医师。

(6)具有良好的人际沟通能力,与医师建立起良好的合作关系。

(7)准确及时地执行医嘱。

(8)有能力对患者的治疗提出建议。

三、患者角色

(一)患者角色的概念

每个人在现实中都扮演着多重角色。当他生病的时候,就开始扮演患者角色。患者这一术语通常是指患有疾病或处于病痛之中的人。患者又分为有求医行为和无求医行为两种。通常人们患病以后都要寻求医疗帮助,但有部分人可能由于各种原因,并未求医,但他确实是患者。其原因可能是患者自己不知道自己已患病。如某些初期糖尿病患者、抑郁症患者、慢性开角型青光眼患者等,由于症状隐蔽,不容易被患者察觉,故患者无求医行为。或者患者已知自己患病,但未求医。这类患者可能是由于工作太忙、就医不方便、经济原因、自己认为病情不重等,也不寻医治疗。此外,还存在这样一类人——自己确实无病,但为了逃避自己角色所要承担的义务或是由于其他目的,而采取一些非正当的手段,使自己患病或装病。随着医学模式由生物-医学向生物-心理-社会医学模式的转变,护理工作的服务范围也随之发生变化。除主动寻医的患者外,还包括未求医的患者和健康人,所以在国外,近年来将护理的服务对象由患者改称为顾客。

著名的美国社会学家帕森斯将患者角色概括为以下四个方面。

(1)患者可以免除正常的社会角色所应承担的义务。根据所患疾病的性质和严重程度,相应地减少其平时所承担的责任。

(2)患者对其所陷入的疾病状态没有责任,因为他无法控制自己生病或不生病。生病的人应该受到照顾和帮助,以促使其早日恢复。

(3)患者有恢复健康的义务。因为生病是不符合社会的期望和利益的,患者应主动力求恢复健康。

(4)患者应寻求医疗技术的帮助,并在医疗护理过程中与医师护士合作,以早日恢复到健康状态。

(二)影响患者角色适应的因素

一个患者对角色的适应常由患者对疾病的反应所决定,而患者对疾病的反应常由下列因素所决定。

1.年龄

老年人的患者角色易强化，尤其是退休后的老人。有些老人希望通过患者角色来引起别人的关注。

2.性别

女性易引起角色行为的冲突和消退。

3.患者的性格

个性是一个人特有的、稳定的心理特征。有的人对疾病的反应很平静，有的人则强烈的否认，拒绝。

4.病情

疾病的性质、严重程度、是否影响运动功能或生活自理能力、进展和预后将影响患者的角色适应。

5.周围环境

包括患者生活的环境和周围人群对疾病的反应。如一方面住院患者较未住院患者容易适应，是因为在他的周围都是患者。另一方面，医院规章制度的约束，又使患者难以适应患者角色；周围人群，尤其是家庭成员等与患者接触密切的人员对疾病的态度也影响患者的角色适应问题。如对艾滋病，大多数人都有恐惧、厌恶和退避的心理，所以艾滋病患者往往都拒绝承认自己患病。

（三）患者角色的权利和义务

权利和义务是相对应的，是相互联系、不可分割的方面。在享受权利的同时，必须承担一定的义务。

1.患者的权利

患者权利是指患者患病以后应享有的合法、合理的权力和利益。美国医院协会在1972年制定了包括12个方面的《患者权利章程》。我国目前尚无关于患者权利的法规，根据我国的国情，患者权利应包括以下方面。

(1)有享有医疗、护理、保健和康复的权利：从WHO“2000年人人享有卫生保健”的目标来看，享有健康是每个人的基本权利。无论是常人还是俘虏、犯人，或是被剥夺了政治权利的人，也不论其民族、地位、经济状况和职务，都有同等享受医疗、护理、保健和康复的权利。

(2)有知情同意的权利：患者有权了解其诊断、病情、治疗、护理和预后等与自己疾病有关的信息，并且在完全知情的基础上作出是否同意接受某项处理的决定。

(3)有自由选择的权利：患者有权根据自己的病情、经济状况，以及医院的医疗技术水平和条件选择医院、医护人员与治疗护理方案。

(4)有要求保密的权利：患者有权要求医务人员将其由于治疗疾病而泄露出来的个人隐私或其他秘密进行保密。如生理缺陷、性病、未婚怀孕、经济状况、夫妻生活及患者认为是秘密的内容。对于影响患者治疗信心的病情、诊断等，仍按保护性医疗制度的要求，酌情保密。

(5)有免除部分社会责任和义务的权利：减少或免除社会责任和义务的程度要根据患者的疾病性质、病情轻重、所承担的工作等来确定。

(6)有监督的权利：患者有监督医院工作的权利。对由于义务人员的过失所造成的损害，有权追究有关人员的责任，并可以要求赔偿。

2.患者的义务

权利和义务是相伴随的，患者在享有权利的同时，应尽以下的义务。

(1)主动求医、遵医的义务：患者生病后，有义务寻求医务人员的帮助，积极配合治疗及护理，并遵从有关要求。如按时服药，按要求进食等。

(2)有维持及促进健康的义务：养成良好的生活习惯，发挥自己在预防疾病和增进健康方面的主观能动性。

(3)有尊重医务人员的义务：患者尊重医务人员，有利于调动医务人员的积极性，更好地为患者服务。

(4)有支持医学科学发展的义务：在保证患者安全的前提下，患者有义务支持医疗护理的发展，如新方法、新技术、新药的使用。

(四)患者角色的求医和遵医行为

1.患者角色的求医行为

求医行为是指人们察觉到自己身体不适或出现某些症状体征之后，寻求医疗帮助的行为和活动。

(1)求医行为的分类：根据求医行为的态度，可分为主动求医和被动求医两类。①主动求医：患者出现症状体征或不适感后，主动采取行动，寻求医疗帮助。多数求医行为属于此类。②被动求医：是指患者家属和/或亲友，单位领导和/或同事，或社会机构等为维护社会群体或患者个体的健康、安全而对某些不愿或不能求医的患者，采取的强制性求医行为。如精神病患者的强制收容治疗，传染患者的隔离治疗，车祸、自然灾害等造成的意外伤害患者的护送求医等。

(2)产生求医行为的原因：①生理性原因，身体的不适感或器质性病变，如疼痛、咳嗽，或出现包块。②心理性原因，患者自感焦虑不适、心理紧张而求医。一般查体和实验室检查无阳性发现。③社会性原因，因病患者对社会产生现实的或潜在的威胁而求医，如传染病、精神病等；因健康保健而需要进行的定期或不定期的专门检查、预防；因从事某些特殊的职业而进行的检查，如厨师及其他从事与食品生产有关的职业；个人为了某种社会需要而求医，如升学、参军进行体检等。④混合性原因，同时具有以上两种或三种原因。

(3)影响求医行为的因素：在现实生活中，并非所有患有疾病的人都有求医行为，他们中的一些人由于这样或那样的原因未去寻求医务人员的帮助。其原因归纳如下：①患者对疾病的感受，疾病初期，症状不明显，患者无病感；或患者有病感，但认为病情不严重，无寻医的必要。②患者的以往的经验和医学知识水平，俗话说："久病成良医"，或患者本身具有一定的医学知识，认为可以自行解决一些常见病或小病。③经济因素，求医要花钱，患者的经济能力不能承受。④交通原因，住所离医疗机构太远，或交通不便。⑤宗教迷信，认为生病乃上天的惩罚而无须求医，或经求神拜佛保佑即可。⑥工作方面，工作太忙，抽不出时间去医院；或不愿让上司、下级或同事知道自己患病而影响形象，影响晋升，甚至失去饭碗。⑦羞耻感或恐惧心理，患者不愿意接受妇科、性病等方面的检查；患者害怕手术、抽血或其他侵入性检查治疗手段；担心一经检查，发现"绝"症。⑧医务人员的服务态度和医院的医疗设施，服务态度不好，医术不高明，或医疗设施陈旧、落后等，均可影响患者的求医行为。⑨其他，如患者自己无能力独立到医院求医，而又无陪同人员，或陪同人员无时间等都可影响患者的求医行为。

2.患者角色的遵医行为

遵医行为是指患者按医护人员的指导进行的自我保健、服药和治疗行为。1974 年国际"遵医研讨会"对"遵医"定义为患者的行为(服药、饮食和改变其他的生活方式)与临床医嘱的符合程度。多数学者认为,患者的遵医行为不良是影响防治效果极为重要的因素。许多因素可影响患者的遵医行为,包括以下几种。

(1)患者对医护人员的信任度:医护人员的服务态度、医疗技术水平及其他患者对医护人员的评价,都将影响患者对医护人员的信任度。患者对医护人员的信任度越高,患者的遵医率就越高,反之则低。另外,信任关系建立后,患者会经常请教同一位医护人员,其遵医率也较高。

(2)患者对医嘱的理解和记忆程度:患者对医嘱的正确理解和记忆是遵医行为的前提。如药品种类多、剂量不等、时间不一、用法各异时易造成误用或漏用。患者的年龄、文化程度等将影响患者对医嘱的理解和记忆。有人做过这样的调查研究:门诊老年患者中,50%的患者至少有一种药物使用错误,其中26%甚至达到可能造成严重后果的剂量。

(3)经验因素:有的患者长期患病,"久病成良医",常自行调节用药时间、药物剂量,甚至用法;周围环境的影响,如别人的治疗体验、大众传媒的宣传也将影响患者的遵医行为。

(4)医-患关系的影响:有资料表明,患者对医护人员的第一印象及满意度与遵医行为呈正相关。良好的第一印象,真诚地对待患者,关心患者的利益,将利于提高患者的遵医率。

(5)经济因素:经济因素也将影响患者的遵医行为。如药物或治疗措施花费较高,患者难以承受,将出现遵医行为不良。

(6)疗效和不良反应:疗效是直接影响遵医行为的重要因素。良好治疗效果的获得,将激励患者继续遵医。若出现较严重的不良反应,将降低患者的遵医率。

(7)其他:如疾病的严重程度,对患者功能的影响,患者的文化程度,亲属的态度,医嘱改变生活方式的程度等,都将影响患者的遵医行为。

护理工作中应随时注意这些因素对患者遵医行为的影响,并积极采取措施避免、消除或降低这种影响,以提高患者的遵医率,达到配合治疗护理的目的。

四、角色理论在整体护理实践中的应用

角色理论同样也被用于指导护士的整体护理实践。由于在开展整体护理过程中,十分强调护士对患者提供包含生理、心理、社会等全方位的整体服务,需要护士对患者可能出现的生理、心理、社会问题有较深入的认识。传统的护理教育对护士掌握患者的生理问题提供了较为详尽的信息,对心理问题也比较重视,而对患者生病后的社会角色适应问题、遵医行为问题乃至于护士自身的角色冲突问题却较少涉及。角色理论在这些方面正好可以提供帮助。学习角色理论可使护理人员理解护士及其角色伙伴的权利、义务、行为规范;预测和发现在角色适应过程中可能出现的角色冲突问题;寻求缓解角色冲突的途径等。

(一)患者角色适应不良及其对策

"患者"这个特殊的暂时的社会角色,有着特定的权利与义务。个体生病以后,需要进入这个角色,以寻求恰当的治疗护理,以期尽快恢复健康。护理工作中,有时可见一些患者由于某种原因,而出现角色适应问题,这时需要护士不失时机地提供恰当、有效的帮助。

1.患者角色适应不良

(1)角色缺如:表现为患者没有进入患者角色,不承认自己是患者,也就不能很好地配合治疗与护理。

(2)角色强化:表现为患者安于"患者"角色,自理自主性受到影响和削弱,对自我能力表示怀疑,对承担的角色感到不安;或借口生病逃避某些责任,获得某些权利等。当发生患者角色强化

时，患者恢复健康的愿望多不强烈，反而希望继续生病，扮演患者的角色而享受特权。

(3)角色消退：是指一个人已经适应了患者角色，但由于某些原因，不得不减弱或终止患者角色而承担其他角色。

(4)角色冲突：指在扮演患者角色的同时，与其所扮演的其他角色发生冲突。

2.患者角色适应不良的护理对策

(1)根据患者的年龄、文化程度、职业及个性特点，预测其可能出现的角色适应问题。

(2)了解、分析患者角色适应不良的原因。

(3)帮助患者充分认识正确扮演患者角色的重要性，强化求医和遵医行为。

(4)在帮助患者适应患者角色的过程中，护士还将注意患者家属、朋友等对患者扮演患者角色的影响，促进患者角色的适应。

(二)护士角色的冲突和协调

护士同其他个体一样，扮演着多重角色，而其不同的角色伙伴对他的不同期望，可能造成角色冲突，影响护士的身心健康，最终影响护理质量。护理人员可使用以下措施处理角色冲突。

(1)通过角色学习，提高角色的扮演能力，使护士对各种不同的角色期望能较好地实现。

(2)协调护士角色与其他角色的关系。取得家人、朋友等角色伙伴的理解、支持和帮助。

(3)协调角色伙伴的期望，使他们的期望适合护士个体的实际情况。

(4)划分角色，授权他人。适当授权他人，例如，护士长可以采取角色划分的方式，将一部分工作交给他人完成，而将主要精力用于病房管理，保证护理质量。

(三)了解患者的遵医行为，提高患者遵医率

患者的遵医行为，常常决定着疾病的疗效和转归，故要积极采取措施防止患者的不遵医或遵医不良的行为。

(1)加强患者教育：加强有关疾病知识的宣传教育，尤其是遵医对恢复健康的重要性和必要性，调动患者的积极性，使之主动配合治疗。健康教育可采取口头宣教和宣传小册子的发放方法。

(2)改善医疗的各个环节：①提高医疗技术水平，改善服务态度，建立良好的医患关系和护患关系；②耐心解释，向患者解释整个治疗程序，用药方法，用量及时间，必要时，请患者复述一遍，强化患者的理解和记忆；③在保证疗效的情况下，尽量减少用药种类和统一用药时间，或减少用药的次数，如使用长效制剂取代每天用药剂型；④对不良反应要预先解释说明，让患者有充分的思想准备，遇有特殊或严重情况要及时处理，防止意外。

(3)选用适当的治疗方案，减少患者的经济负担：如对疗效不明显或不确定，费用高的药物，尽量不用；不做不必要的检查；尽量缩短住院时间等。

(4)社会和家庭的支持：社会和家庭成员的支持对帮助患者遵医用药具有积极的作用。患者亲属要关心、体贴患者，监督、鼓励和提醒患者遵医，对遵医行为良好者，应给予表扬和激励来强化遵医行为。

(5)加强对患者角色行为的研究，分析不遵医的原因，从而提高遵医率。

总之，在临床整体护理工作中，护士要认真地履行护士角色的职责和义务，全心全意为患者服务。分析患者遵医行为不良的原因，促进患者角色的适应，以利于患者早日康复。

(蔡荣华)

第二章　护理指标

第一节　护　患　比

一、概述

护患比反映护理服务需求和护理人力的匹配关系。计算护患比能够帮助管理者了解当前护理人力配备状况，进而建立一种以护理服务需求为导向的科学调配护理人力的管理模式，让需要照护的患者获得护理服务，保障患者的安全和护理服务质量。

二、指标的定义和意义

(一)指标定义

1.护患比

统计周期内当班责任护士人数与其负责照护的住院患者数量之比。

2.当班责任护士人数

统计期间内在岗直接看护患者的责任护士总人数，不包括治疗护士(配药护士)、办公班(主班)护士、护士长等其他岗位护士。

(二)指标的意义

患者护理结局的好坏与护理人力的配备有直接关系。护患比反映护理服务的有效人力投入，反映执业护士直接照护患者数量情况，而护理人力的合理配置，是护理服务的规范化的基本保障，属于护理质量的结构指标。无论是从逻辑还是实证研究的结果上看，合理护理人力配备与护理质量密切相关。如护患比过高，代表每个护士照护患者数量增加，护士的护理工作量超负荷，将影响护理质量、患者结果及护理队伍稳定。患者安全隐患、医患矛盾、护理质量、护理人员因工作压力而离职等问题，都与护理人力配备不足密切相关。

然而，何为“合理”，却一直困扰着国内的护理管理者。到目前为止，能够指引管理者配备护理人力的工具依旧十分缺乏。对于护理人力配置而言，我们也一直在探求以患者需要为导向的指标，“护患比”便是其中之一。国内有些医院已经开始探索使用这一指标进行护理人力的调配。本节通过研讨护患比的测算和应用方法，为管理者提供一种从完善人力配备出发提升护理质量的参考路径。

从护患比的定义可以看出，如果需要接受照护的患者数固定，提供护理服务的执业护士人数越多，护患比越高。例如，国家卫健委颁布的“三级医院评审标准”主张每个责任护士平均看护患者数量不超过8个。假定某个护理单元通过实践表明，当护患比达到1∶8时，护理服务质量能够得到保障，那么，其他类似的护理单元若护患比低于此值，应当考虑增加护理人力的配置。再如，当管理者发现不同班次之间护患比的差异很大，夜班的护患比明显低于此值，则应根据患者护理工作量需求配备护士人数，达到合适护患比。

值得注意的是，不同护理单元收治的患者类型不同，所以，即便患者数量相同，护理工作量的差异可能很大。管理者应该监控全院各护理单元护患比情况，根据患者疾病严重程度和护理依赖度合理调配护理人员，必要时增加护士人数。同时，考量各护理单元、各班次患者护理需求的差异性，保持护士与患者的合适比例。重症监护病房(ICU)、母婴同室等收治危重患者等护理工作服务强度明显高于普通病房的护理单元，则需配备的护理人力也较多。故此，测量护患比时，可以计算一个医院各个时段平均的护患比，也可以根据管理的需要，计算不同护理单元、不同时段的护患比，如各护理单元护患比、白班护患比、夜班护患比等。

三、测量方法

(一)计算公式

平均每天护患比＝1×(统计周期内每天各班次责任护士数之和/同期每天各班次患者数之和)。

“统计周期”是质量管理者关注的时间段，如某年、某月、某一天或某个班次等。其中，每个班次或每天“收治患者总数”包含统计时期起始收治在院患者总数与新转入患者数之和，例如，该班次起始时点在院患者20人，到该班次结束，转出2人，转入3人，则“收治患者总人数”为23人。

(二)数据及来源

1.涉及的变量

统计周期、统计周期内收治患者总人数及在岗责任护士人数。

2.数据来源及采集方式

某一班次及每一天在岗责任护士的总人数，通常可以从各专业临床科室护理单元排班表中获得；收治患者总人数可以从统计报表中获得。

四、指标的使用方法

从护理质量管理的角度出发，护患比至少可以应用于护理人力配置的预判和护理质量与护理人力配置关联推断这两个方面。无论应用在哪个方面，只要应用得当，都有助于一线护理服务规范、有序地开展，进而有助于防范护理不良事件的发生，提升护理质量。

(一)护理人力配置的预判

如前所述，护患比是一个引导管理者“基于患者的护理需要”配置护理人力的工具。管理者根据不同护理单元收治患者的情况，从患者安全出发，应当对这些护理单元最低并合理的护患比之“理论值”做到心中有数。管理者通过采集相关的变量信息，计算当前不同护理单元实际的护患比，与护患比的“理论值”对比，便可以预先判断护理单元人力配置是否恰当、尚可、不足、过多。继而，便可以考虑护理人力的增减和/或存量调配。即便短期内无法改进人力配置，至少让管理者明了潜在的风险。

事实上，一方面每当护理对象发生显著变化时，管理者都可以通过护患比的计算来指引护理人力的配置。另一方面，管理者有必要定期分析各个护理单元护患比（有条件的医疗机构，甚至可以把护患比作为一个日常监测的指标），通过护患比的变化识别护理人力的配置是否合理，进而提前进行护理质量风险的预判，做好应对和预案，以保障患者的安全和护理质量。

（二）护理质量与护理人力配置关联的推断

当管理者同时掌握护理单元护患比和该护理单元其他护理质量指标的情况，或者同时掌握多个护理服务内容和强度相似的护理单元的这两类信息，那么，管理者就可以通过分析护患比与另外一个或几个护理质量指标值的关联，来推断护患比与其他护理质量指标的关联特性，甚至得出护患比与其他指标的关联规律（如护患比每提高 1%，某指标值升高或降低 2%等）。

关联推断的方法，假定管理者除了护患比以外还掌握另一个护理质量结局指标的数值（图 2-1），随着护患比的增加，另一个指标值也随之增加，说明两者之间呈正相关关系；如果随着护患比的增加，另一个指标值随之下降，说明两者之间呈负相关关系；如果随着护患比的增加，另一个指标值并无显著的变化或变化趋势不明朗，说明两者之间无相关关系。如果分析结果发现护患比与某一护理结局指标关联密切，那么，一线护理人力配置的问题很可能就是导致这个不良事件的原因，管理者应当考虑通过人力调配进行质量改善。

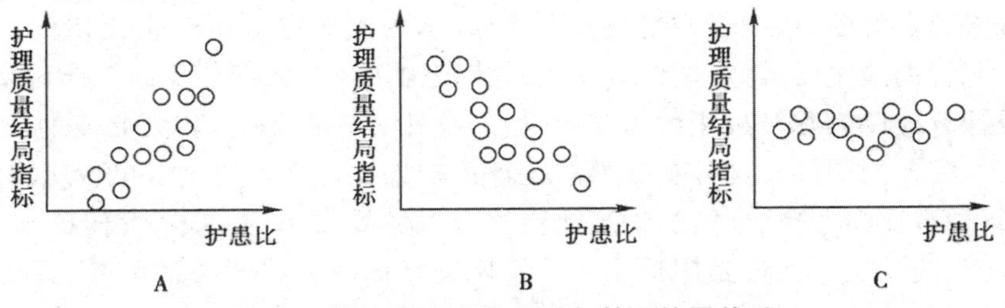

图 2-1　推断护理人力配置与护理结局关系

A.表示护理结局指标值与护患比呈正相关关系；B.表示护理结局指标值与护患比呈负相关关系；C.表示护理结局指标值与护患比没有相关关系

可见，关联分析能够给管理者直接的证据，把通过关联分析获得的证据及时反馈给院长、护理部主任、科主任、护士长、人力资源部门或其他护理单元的决策者，有助于他们快速把握问题，有理有据地进行决策。

五、评述

护患比之所以能够作为护理质量的敏感指标，是因为患者能否获得与其病情相应的规范的护理服务，取决于有多少一线护理人员能够为患者提供服务。如若人手不足，护理服务的数量和质量都会大打折扣，继而有损患者的安全和护理结局。

世界上有些地区甚至对护患比进行了法律上的强制规定。例如，美国的加利福尼亚州早在 1999 年就强制执行最低护患比，规定 ICU 的最少护患比为 1∶2、分娩及产后综合病房为 1∶3、儿科为 1∶4、普通专科病房为 1∶5（2008 年调整为 1∶4）等。许多研究对加利福尼亚州强制执行最小护患比的政策进行了评估，结果发现此项政策的实施确实有助于降低护理不良事件和提升护士工作满意度。到 2010 年，美国已有 15 个州和哥伦比亚地区采用了这种“最低护患比”规定或者签署了相关法案。

澳大利亚的维多利亚州是另一个较早实行“最小护患比”制度的地区。初期，维多利亚州要求辖区内的公立医院最小护患比达到1∶4。到了2004年，在澳大利亚护士联盟的推动下，维多利亚州政府将最小护患比调整为“5∶20”。尽管从数值上看，5∶20＝1∶4，但在操作层面，政策调整后，护理单元的人力配备较过去灵活了。这是因为一个护理单元有多个护士时，有些护士护理患者病情严重，从绝对数量上看，这些护士人均护理的患者可能不到4个，而另一些护士护理的患者病情较轻，他们人均护理的患者可能超过4个。但只要从总体上看，这个护理单元不违反5∶20的护患比，便不会违规。因此，新的模式把护士人力配置的决定权交回给了病区管理者，使他们可以根据患者的病情和护士的能级情况来决定护士数量，再次强调了护理工作是一个团队的工作，护理工作是由整个病区的护理团队来共同承担的。

日本针对床位数计算出24小时内平均护士人数，还明确规定了夜班护士配置的最低比例。如果患者病情突然变化或有紧急入院等情况而引起护理工作量突然增加时，护理人员的呼叫制度可以保证迅速调集在家备班的护士前来补充；如果配置的护理人力超过了实际工作需要，也可随时安排部分上班护士回家，以减少当班的剩余人力。

目前，我国已经在三级医院评审时引入了护患比的概念，对三级医院提出了“每位责任护士照护患者不超过8人”的基本要求，中国台湾地区护士工会联合会发布的数据显示，2011年台湾地区白班护患比为1∶(6～13)，小夜班为1∶(10～20)，大夜班为1∶(13～20)。

作为护理人力资源配置、护理质量结构性指标，国内更多地采用床护比指标，是把床位数量作为护理人员配置的最主要因素，国内大多数医疗机构实际开放床位比编制床位要多，因此床护比指标的床位计算应以实际开放床位为基数，但床护比并未考虑患者数量、病情变化需要，因此存在一定的人力配备局限性。国外更成熟的是评价护患比。护患比是以患者所需的护理工作量为主要因素的，护患比概念更合理化；护患比更符合卫健委提出的“每名责任护士平均负责患者数量不超过8例”的要求。无论是床护比或护患比进行护理人力资源的配备、评价，除与患者的病情、床位使用率有关外，还与病房的条件设施、相关配套设施，如配液中心、护理人员的工作效率及当地的风俗习惯等相关。

六、应用此指标可能遇到的问题和应对方法

(一)统计期间内收治患者总人数

(1)某统计时间点的住院患者人数。

(2)统计期间内收治患者总人次，包括转出、出院、收入患者人数。

(二)护士总人数的确定

统计期间内在岗看护患者的责任护士总人数。

(三)护患比的评价频次

护患比指标主要是评价责任护士与看护患者的比例，评价每位护士看护患者的数量，可测量一段时间的平均护患比，或某班次的平均护患比，或某特定班次的护患比。有条件的医院可利用信息化系统，常规测量每班次护患比。

七、此指标与其他敏感指标的关联和联合应用

(1)护患比与护理时数：护患比是合理护士人力配备指标。合理护患比指标的测算基础是收治患者所需护理时数。

(2)护患比是根据患者的护理需要而配备护士,更符合患者实际需求。但也应考虑影响护理人力配备的基础设施建设、设备配备等因素。

(于林林)

第二节 床 护 比

一、概述

床护比反映开放床位和护理人力的匹配关系。计算床护比能够帮助管理者了解当前开放床位所配备的护理人力状况,进而建立一种以开放床位为导向的护理人力配备管理模式,保障一定数量开放床位护理单元的基本护理人力配备,是医疗机构及其护理单元护理人力的配备参考、评价指标。

二、指标的定义和意义

(一)指标定义

1.床护比

统计周期内提供护理服务的单位实际开放床位与所配备的执业护士人数比例,反映平均每张开放床位所配备的执业护士数量。根据护理服务单位的类型,可分为医疗机构总床护比、普通病房护理单元床护比及特殊护理单元床护比等。

2.相关名词定义

(1)实际开放床位数:医疗机构实际收治患者的长期固定床位数,有别于医疗机构执业注册的"编制床位数"。

(2)特殊护理单元床位数和普通病房护理单元床位数:特殊护理单元床位数包括重症医学科、手术室、产房、层流病房、母婴同室床位数。除这些特殊护理单元外,其他护理单元均为普通护理单元,其床位数计为普通病房护理单元床位数。

(3)执业护士总人数:在护理岗位工作的执业护士总人数,含助产士。

(二)指标的意义

患者护理结局的好坏与护理人力的配备有直接关系。床护比正是反映护理服务的人力投入。床护比过低,表明护理人力不足,而当受到护理人力不足的掣肘时,护理服务的规范化便失去了基础的保障。护理人员的工作强度很可能超负荷,进而影响护理队伍的稳定。

护理服务的需要是配置护理人力的准绳。不同护理单元收治的病例类型不同,需要的护理服务内容和强度也有区别,故此,应用床护比作为人力配置或护理质量结构性指标时,有必要对不同护理单元区别对待。重症医学科(各类 ICU)、手术室、产房、层流病房、母婴同室等护理单元的护理工作服务强度通常明显高于普通病房,这些单元的床护比一般也比较高。

三、测量方法

(一)计算公式

床护比＝1×(统计周期内实际开放床位数/同期执业护士人数)。

(1)根据测量不同类别床护比,护士总人数为统计周期内相应医疗机构或护理单元的总执业护士人数(包含所有护理岗位注册执业护士),但如果某护理单元有非开放床位配置的全院性专科护士,则在测算护理单元床护比时应排除。

(2)统计周期可根据质量管理评价部门的要求确定统计,如每月、每季、每年等,也可以测量某个时点的床护比。为了便于统计,统计周期内执业护士总人数可以通过期初和期末的执业护士人数算得。

(二)数据及来源

计算床护比涉及全院及各护理单元的实际开放床位数和在岗的执业护士数。从“医院统计报表”可以获得实际开放床位数;从医院的人事部门或护理部可以获得在护理岗位的执业护士人数。从临床科室的执业护士名单和排班表,也可以获得各护理单元的在岗护士人数。

数据采集方式:医院的统计和病案部门通常每天都会统计当天实际开放床位。通过医院人力资源管理信息系统和/或护理排班信息系统,可以提取统计期间内医院或各病区护理单元护理岗位的执业护士人数,依据这些信息可以计算医院和各护理单元的床护比。如果医院的信息系统尚不能便利地采集和汇总上述信息,可以通过病案科、人事部门、护理部采集上述开放床位和护理人力信息,汇总成“报表”(表 2-1),进行医院和各护理单元床护比的计算。

表 2-1　医疗机构和护理单元床护比信息报表举例

统计单位	统计周期(统计时间)	实际开放床位数	执业护士总数
医院			
普通病房			
手术间			
重症监护室			
母婴同室			
层流病房			
产房			
某护理单元			

四、指标的使用方法

床护比是一个引导管理者基于开放床位数配置护理人力的工具。管理者应当对这些护理单元最低和合理的床护比的“理论值”做到心中有数。理论值可以参考国家卫生行政部门或行业组织的相关推荐,也可以参考国外权威机构发布的推荐值。区域医护服务管理者和医院的管理者还可以结合收治患者的类型、医院的定位和发展方向等因素,拟定自身的床护比标准值。

管理者通过采集相关的变量信息,计算当前不同护理单元实际的床护比,比对床护比的“理论值”,可以预先判断护理单元人力配置是否恰当、尚可、不足、过多。继而管理者可以考虑护理人力的增减和/或存量调配。即便短期内无法改进人力配置,至少让管理者了解潜在的风险。

事实上，一方面每当开放床位数发生显著变化时，管理者都可根据床护比的计算来指引护理人力的配置。另一方面，管理者可以定期分析各个护理单元床护比，通过床护比的变化识别护理人力的配置是否合理，进而提前进行护理质量风险的预判，做好应对和预案，以保障患者的安全和护理质量。

医院质量管理通常是医院（质控办）、护理部、护理单元三级管理。护理单元床护比不达标时，及时向护理部汇报，护理部首先进行人力资源调配。如无法完成人力资源调配，护理部应向医院人事部门和质控部门汇报，提交院委会解决。医院院委会在质控办、护理部、人力资源部汇报的数据和目标基础上，给予政策支持，督促执行干预措施，保证最低床护比配备，并实施床护比指标质量持续保持方案。

五、评述

在很长一段时间内，床护比几乎是我国卫生行政部门指导医疗机构配置护理人力的唯一一个量化指标。1978 年，原卫生部发布的《综合医院组织编制原则试行草案》便提出了不同床位规模医疗机构床护比的指导意见，例如，床位数为 100～200 张的机构，推荐床护比为 1∶(0.46～0.49)；床位数为 300 张的机构，推荐床护比为 1∶(0.50～0.53)；床位数达 500 张的机构，推荐床护比为 1∶(0.58～0.61)。2011 年底，原卫生部颁发的《中国护理事业发展规划纲要(2011－2015 年)》提出，到 2015 年，全国三级综合医院、部分三级专科医院的医院床护比不低于 1∶0.8，病区床护比不低于 1∶0.6。2014 年，国家卫健委颁布的《优质护理服务评价细则》，也使用床护比作为护理质量的结构性指标。

以床护比作为指标，最大的优势是涉及的变量和计算方法简单，便于操作。这也是这一指标得到广泛应用的原因。然而，值得注意的是，床护比实际上是以“实际开放床位数”代表护理服务的需要，以“执业护士数”代表护理服务的提供。这既忽略了床位使用率对护理服务需要的影响，也没有细致区分护士中有多少人是真正从事护理相关工作、有多少人是从事非护理工作。可见，床护比无论是对护理服务的需要还是提供的测量，都比较粗糙。

作为护理质量的结构性指标，护患比和护理时数要比床护比敏感。国内有学者研究了国内外护理人力资源的配置现状与方法，其中包括以护理时数推算护理人力配备，然后评判目前业内流行的床护比标准的恰当性。

此外，影响护理服务需要和提供的因素复杂，应用床护比时应当结合患者的病情、病房的条件设施、相关配套设施（如是否设有配液中心）、护理人员的工作效率及当地的风俗习惯等进行综合考虑。翁卫群等根据收治患者病情危重程度、临床专业、护理工作量不同，将各临床专业病区分为 A、B、C 三类，测算得出 A 类病区床护比为 1∶0.75，B 类病区 1∶0.68，C 类病区 1∶0.57。也有学者以医院等级代表医院收治患者的护理服务需要，提出三级综合医院床护比为 1∶(0.63～0.77)，二级医院床护比为 1∶(0.49～0.51)，一级医院床护比为 1∶(0.4～0.44)。

总而言之，应用床护比时，应综合考虑床位使用率、平均住院日、危重患者占比等影响护理实际工作量的因素。如能结合护患比、护理时数、基础设施建设、设备配备等做全面分析，则能更好地控制偏差。

（刘爱芬）

第三节 住院患者约束率

一、概述

患者身体约束带来很多负性质量问题。通过对住院患者身体约束率的监测，医院或护理部门能够及时获得约束具使用率、约束具使用导致的不良事件和约束具使用的其他相关信息。通过根本原因分析，找到过度使用约束具的影响因素。通过医院管理团队和医务人员的共同努力，找到有效的替代措施，努力减少身体约束率或使身体约束更具合理化，从而提高住院患者的安全性，提高人文护理质量。

二、指标的定义和意义

（一）指标定义

1.身体约束率

住院患者在医疗机构任何场所，任何徒手或采用物理的、机械的设备和材料，或者使用患者附近不易移动的设施，来限制患者活动或正常运用身体的自由。其使用率即统计周期内住院患者约束具使用天数占统计周期内住院患者人数的百分率。由于ICU、精神科、神经内科、神经外科等病区约束具使用较普遍，建议目前对这些特殊科室进行约束具使用的数据监测。

2.约束

一切用身体、药物、环境等措施来限制患者活动能力的行为。

3.身体约束

使用任何物理或机械性设备、材料或工具附加在或邻近患者的身体，患者不能轻易将其移除，限制患者的自由活动或使患者不能正常接近自己的身体。

4.药物约束

通过给药来限制患者活动或用于控制意外行为。但用于患者特殊病情或精神疾病治疗的情况除外。

5.隔离（环境约束）

隔离（环境约束）指把患者独立安置于单独的房间，防止他们离开，也可看作约束的一种形式。

6.约束用具

约束用具是指对自伤、可能伤及他人的患者限制其身体或机体某部位的活动，以达到维护患者安全，保证治疗、护理顺利进行的各种用具。身体约束的装置包括皮制或棉质的腕关节或踝关节约束带、约束大单、软带或背心、连指手套、骨盆带、衣服或背带、轮椅安全带和床栏等。

（二）指标的意义

临床护理服务质量是考评医疗机构质量的重要指标，各个环节的护理内容都需要严格进行质量控制，约束也不例外。以避免自我伤害、非计划拔管、坠床等保障患者安全为目的，身体约束是在我们国家医院部分护理领域经常采取的护理行为。在全球发达国家中，身体约束的使用已经是一个很有争议的问题，尽管是为了保护患者，但是约束却带来了更多负面问题，例如，导致皮肤创伤、压疮、便秘、抑郁、愤怒、功能下降等，这些问题可能增加患者的烦躁，甚至会让患者受到更严重的伤害，增加患者的病死率和住院费用。通过对住院患者身体约束率的监测，医院或部门能够及时获得约束具使用率、约束具使用导致的不良事件和约束具使用的关联信息。通过根本原因分析，找到过度使用约束具的因素，可采取一系列有效的预防策略和替代疗法，减少约束具的使用和克服约束具使用的不良反应。相关研究表明，护士是直接负责患者安全的主体，也是身体约束的直接实践者，护理人员在约束实践中扮有重要角色，只有拥有正确的认知才能作出正确的决策与实践。因此，监测活动首先起始于护理人员对约束具使用危害的认知，不然就有可能导致约束具的过度使用。

通过医院管理团队和医务人员的共同努力，找到有效的替代措施，努力减少约束具的使用，从而提高住院患者的安全性、减少患者的病死率和住院费用等。因此，以指标监测获得信息为引导的持续质量改进活动，是日常医院患者安全管理的重要内容。由于护理人员在患者身体约束中起着很重要的作用，以护理人员为主导、以团队合作为基础的住院患者身体约束率的监测具有非常重要的意义。

三、测量方法

(一)计算公式

住院患者身体约束率＝同期住院患者身体约束日数/统计周期内住院患者实际占用床日数×100％。

统计周期可根据质量管理评价部门要求确定统计周期，如每月、每季度、每年。“约束天数”每班由相关成员观察每位患者使用约束具情况，每位患者每天使用1次或1次以上计1天，约束一个部位或同时约束多个部位均计1次。

身体约束率的其他相关指标计算方法扩展：除了基本公式的统计方法，各医院也可以根据自己医院管理的需求采取不同的统计方法，如统计平均每位患者的约束时长等。

(二)数据及来源

1.涉及的变量

病区名称、日期、患者数、班次、当班护士人数；约束患者年龄、性别、主要诊断、APACHEⅡ评分；约束发生时的意识状态、是否镇静和镇静程度、是否机械通气、有无气管插管、各种导管置管情况；约束原因、约束部位、约束工具、约束开始和结束时间、有无约束医嘱、意外拔管等不良事件发生率、患者知情同意等。

2.数据来源

患者身体约束天数可来自护理病历记录、病程记录、医嘱单、患者约束观察表；住院患者实际占用床日数来源于病区的病案日报。如医院有信息系统，患者身体约束天数可直接从护理电子病历系统获取，住院患者实际占用床日数从病案系统直接获取。

四、指标的使用方法

住院患者身体约束率作为一个常用指标进行监测，通常用于使用约束具频率较高的科室，如ICU、精神科、神经内科、神经外科等病区。身体约束的使用受多因素影响，研究显示患者类型、治疗特征、医护人员对身体约束的认知及实践行为、医疗资源环境等都是影响临床使用身体约束的重要因素。

通过数据监测，可以了解住院患者约束具使用情况，同时可分析身体约束的相关因素，为制定合理使用约束、减少身体约束策略提供理论依据。因此，医院应建立身体约束的记录、分析、反馈和上报系统，建立完整的合理使用约束和减少患者身体约束的流程和制度，并对医护人员进行定期培训、教育和考核。

一旦患者给予约束，所有医务人员都应有记录和上报的习惯。护理部、病区每月进行全院和病区约束具使用数据的收集和统计分析，每季度向医院质量管理委员会汇报。根据监测结果，可以检验临床护理实践、组织体系、医护合作、规章制度是否合理，医护人员对于约束的认知是否到位、了解护理人员是否短缺、替代约束的措施有无落实到位，通过寻找相关原因并制定整改计划；按照计划实施落实；监测过程、维持改进。改进后的结果与基线比较，确认整改措施是否有效。如果无效，需要改变措施，进入下一轮的持续质量改进。

五、评述

(一)实施身体约束的争议

身体约束主要用于以下两个方面：①减少医疗干扰，降低医疗潜在风险，保证医疗和护理工作的顺利实施。②对意识障碍患者的肢体制动，减少伤害和自我伤害的发生，其中，最主要的是降低非计划拔管的发生率。但其使用指征和程度尚有争议。澳大利亚循证医学循证卫生保健中心(Joanna Briggs Institute，JBI)于 2013 年 7 月公布的身体约束原则中指出：尽量不使用约束，应尽早解除约束；尽可能地寻求替代性治疗方法。美国护理协会及其他相关护理和医疗组织表示，减少约束已经成为衡量护理质量的重要指标，也是持续质量改进的目标之一。国外很多医疗机构认为，身体约束会明显降低护理质量，属于不合格护理。强制约束患者只能作为其他方法都无效的情况下，被采用的最后一种不得已方法。目前，国外的很多医疗机构已制订了大量限制或禁止医务人员对患者使用身体约束的规定和鉴定标准，要求所有医院应制订相应规定，将约束的应用降低到最低。国内 ICU 人力资源相对不足，部分医护人员约束使用知识不够、约束具使用技能不熟练，缺乏有效的身体约束相关制度和流程，导致患者身体约束率居高不下。现状调查发现当前 ICU 身体约束主要存在以下问题：身体约束告知流程不规范、约束指征不明确、约束期间护理不到位、对患者及家属缺乏必要的人文关怀等。在患者法律观念和维权意识日益增强的今天，不恰当的身体约束的使用或将带来医患纠纷。研究发现身体约束可能引发下列不良后果。

(1)身体约束可能导致皮肤、血管、神经和肌肉骨骼的损伤，其原因可能是烦躁或意识模糊的患者在身体约束时挣扎、躁动引起的机械性损伤。

(2)身体约束也被认为是 ICU 患者不适感的主要来源。ICU 患者处在陌生环境，若同时身体约束，极有可能发生意识状态和精神心理因素的改变。Shehabi 等的一项大样本研究表明身体约束增加 ICU 谵妄的发生率。Tugay 等报道身体约束的患者可能遭受一系列不良的心理后果，从淡漠和拒绝到认知行为异常等。

(3)身体约束在一定程度上被认为侵犯患者的自主权和人格尊严。这个论点在国外伦理学和医学界被广泛争议。

(4)身体约束与 ICU 获得性肌无力(ICU acquired weakness，ICUAW)相关。ICUAW 是一项重要的重症相关性并发症，可引起较长时间的神经和肌肉功能障碍。

因此，保护性身体约束作为一项对患者干预治疗的方法，实际却是涉及生理、心理、法律和伦理等方面的复杂课题。但鉴于 ICU 等治疗单元患者病情的特殊性和多样性，以及专业护理人员缺乏等实际情况的存在，使身体约束在今后的临床工作中仍长期存在。

（二）正确评估对身体约束合理使用的作用

2007 年美国急症约束循证指南指出：身体约束的使用一定要在对患者生理、心理、医疗设备及环境充分评估后进行。用一定的评估工具来衡量是否有使用身体约束的指征，可以降低约束具使用率，而我国目前尚缺乏相关工具来评估身体约束使用的指征和时机，护理人员往往根据经验判断是否进行身体约束。

（三）身体约束使用的其他相关因素

临床上约束的使用与很多情况相关，多项研究显示患者因素、治疗因素、医护人员对约束的认知与态度及医疗环境等都是影响临床进行约束决策的重要因素。

1.患者因素

研究显示患者的疾病特征、治疗方式、药物使用特点、精神意识状态和人口统计学特征等都影响患者身体约束的使用。重症监护室病情危重和意识不清的患者较多，意识状态的影响和插管带来的不舒适都会导致意外拔管事件的发生，再加上护理工作量较大，监护室中缺少专人陪护，约束就成为最理想的保护措施。患者镇静程度越深身体约束使用越少，镇静越浅身体约束使用越多，但也越容易发生拔管。Martin 等建议身体约束和药物约束的选择应该根据治疗目的、疾病及医疗资源来综合考虑。

2.护士因素

护士是直接负责患者医疗设备完整和安全的主体，也是身体约束的直接实践者，他们对约束的认知、态度及相关行为都会对身体约束的使用产生影响。护理人员在约束实践中扮有重要角色，只有拥有正确的认知才能作出正确的决策与实践，但是许多临床护理人员缺乏对身体约束的正确认知，导致临床护士有滥用约束的倾向。目前临床约束存在的错误认知主要表现在两方面：夸大身体约束使用效果，忽视约束给患者带来的不良反应。法国的调查显示 85%的护士认为没有身体约束气管插管的患者是不可能有安全保证的，临床护士常常为了预防意外发生而对清醒尚合作的患者使用约束，增加了不必要的身体约束使用。在实践活动中护士是约束决策实践的主体，研究显示临床上约束使用的决策大部分是由护士决定，有些国家护士拥有医嘱权，而有些国家护士需将决定通知给医师，再由医师开医嘱执行，但护士的判断始终是影响约束使用最为重要的因素。

3.环境因素

环境因素主要是指影响身体约束使用的人力资源、管理、物理环境等方面的因素。人力资源包括人力数量、人才结构和职称结构，以及护理临床教学科研等功能发挥和利用的综合概念，特别是作为衡量人力资源数量指标的护患比和人力资源调配过程中护理工作量、每班护士人力及职称的构成都对身体约束的使用产生影响。在我国护患比普遍较低，护士没有能力全面、持续观察到患者的行为举动，不得不预防性使用身体约束来替代临床观察对患者的安全监视，从而潜在性地增加了身体约束的使用。管理方面，Hurlock-Chorostecki 等认为医院的组织构架与相关制度会直接影响约束的使用状况。例如在欧洲的研究调查发现，相关约束管理制度完善的 ICU 使用约束率比制度不完善的 ICU 低。物理环境已经被证实成为影响身体约束使用的重要因素。ICU 和普通病房相比，ICU 灯光长明、仪器报警、有创诊治操作、限制探视等都可能会使患者发生谵妄、焦虑、激怒等。隔离的环境可能保护了患者的尊严与隐私，但是也可能限制护士能够及时观察患者，护士会通过增加身体约束来保障患者的安全。

(四)通过多元化的干预减少身体约束率

通过管理、教育、身体约束的替代和正确使用约束具四个维度减少身体约束发生率。首先约束具使用时必须做好记录和相关数据的收集和分析,医院管理部门应规定约束相关内容的记录方式并指定相应责任人负责数据的整理和分析。通过对患者身体约束率的分析,明确与患者身体约束的相关的因素,积极使用替代约束的方法以减少约束的使用。建立和完善医院减少约束具使用的制度和流程,加强医务人员对约束认知的教育,提高护士人力资源配备。为减少身体约束的应用,医疗团队应做到:优化镇静策略、尽早脱离机械通气、早期开始运动康复训练等。护理方面需要注意以下几点。①维持患者定向力:要加强与患者的语言或非语言沟通,重视他们参与护理计划,安慰、抚触患者。②防止患者自行拔除治疗监护设备:可将管道等设备移到患者直接视野之外,如将胃管绕到前额,将微量泵放到患者身后,提供让患者抓在手里的物品。③环境疗法和其他分散注意力的方法,如音乐、按摩、推拿、针灸等。

六、此指标与其他敏感指标的关联和联合应用

(1)患者身体约束率的高低与其他指标密切相关。大量文献表明,护患比、住院患者每24小时平均护理时数可以影响约束率的高低。如果护患比、住院患者每24小时平均护理时数低下,则不能满足床旁护理的需求。为了保障患者安全和非计划拔管等不良事件的发生,很多医护人员会选择患者身体约束来替代护理人员对患者的床旁实时监护,导致约束的过度使用。

(2)本科及以上学历护士的占比、不同级别护士的合理配置等指标对降低住院患者身体约束率都起着非常大的作用。学历结构的高低决定护士对培训的接受度和对知识的理解能力,护理团队中如果低学历、低层级护士多,这些护理人员相对工作经验缺乏,对如何合理使用身体约束的判断能力较低,从而导致给患者盲目使用身体约束率增加。

(3)约束率的高低与非计划拔管之间存在一定的关联性。约束时段的镇静水平不合适,可以导致非计划拔管的发生。以减少非计划拔管的发生为目的产生的身体约束,虽然非计划拔管率有可能降低,也是约束率居高不下的原因之一。部分文献表明:使用约束并不能降低非计划拔管的发生率。

(4)约束具的使用与压疮发生率有关。约束状态下患者主动活动和被动活动均减少,护士由于担心约束的有效性加之约束状态下操作的不方便,间接减少了给患者被动活动的频率和活动时间,也可能改变给患者活动的方式如翻身不彻底,侧卧位时间减少等。患者约束状态下身体舒适度下降,主动活动减少,躁动的可能性增加,导致皮肤破损的危险,也可以成为压疮的诱因之一。

(张荣青)

第四节　住院患者跌倒发生率

一、概述

患者发生跌倒可能造成伤害,产生严重甚至危及生命的后果。通过对住院患者跌倒发生率指标的监测,了解所在医院或部门的跌倒发生率和伤害率。通过根本原因分析和有效的对策实

施，可以降低导致患者跌倒的风险及跌倒的发生率，保障患者安全。对患者跌倒风险的评估，可以帮助护理工作者建立患者分类管理的职业思维。预防患者跌倒的过程，充分体现了护理工作对患者的责任和关怀。

二、指标的定义和意义

(一)指标定义

1.跌倒

跌倒指住院患者在医疗机构任何场所，未预见性地倒于地面或倒于比初始位置更低的地方，可伴或不伴有外伤。所有无帮助及有帮助的跌倒均应包含在内，无论其由生理原因(如晕厥)或是环境原因(如地板较滑)造成。若患者是从一张较低的床上滚落至垫子(地面)上也应视其为跌倒并上报。

2.跌倒伤害

跌倒伤害指患者跌倒后造成不同程度的伤害甚至死亡。跌倒对患者造成的影响，根据美国护理质量指标国家数据库做出的分级定义。①无：没有伤害；②严重度 1 级(轻度)：不需或只需稍微治疗与观察的伤害程度，如擦伤、挫伤、不需要缝合的皮肤小撕裂伤等；③严重度 2 级(中度)：需要冰敷、包扎、缝合或夹板等医疗或护理处置与观察的伤害程度，如扭伤、大或深的撕裂伤、皮肤撕破或小挫伤等；④严重度 3 级(重度)：需要医疗处置及会诊的伤害程度，如骨折、意识丧失、精神或身体状态改变等；⑤死亡：患者因跌倒产生的持续性损伤而最终致死。

3.住院患者跌倒发生率

统计周期内住院患者跌倒发生例次数(包括造成或未造成伤害的)与统计周期内住院患者总日数的千分比称为住院患者跌倒发生率。

4.住院患者跌倒伤害率

统计周期内住院患者跌倒发生伤害例次数与统计周期内有记录的跌倒例次数的比例称为跌倒伤害率。

5.跌倒伤害严重度 1 级比率

统计周期内住院患者跌倒发生伤害严重度 1 级的例次数与同期住院患者有记录的跌倒发生伤害例次数的比率。

6.跌倒伤害严重度 2 级比率

统计周期内住院患者跌倒发生伤害严重度 2 级的例次数与同期住院患者有记录的跌倒发生伤害例次数的比率。

7.跌倒伤害严重度 3 级比率

统计周期内住院患者跌倒发生伤害严重度 3 级的例次数与同期住院患者有记录的跌倒发生伤害例次数的比率。

8.住院患者

住院患者包括所有住院患者和急诊观察室患者。

(二)指标的意义

住院患者跌倒是医院内患者不良事件之一，跌倒可能导致严重甚至危及生命的后果。

跌倒的发生与医院的整体管理、护理质量、患者教育、疾病因素和治疗方法等密切相关。跌倒发生率的高低是评价医院患者安全的重要指标之一。美国医疗机构联合委员会在患者安全目标中指出，跌倒是护理质量的核心指标，也是护理的一项敏感指标。采用某些工具来评估并辨别出具有较高跌倒风险的患者，实施跌倒预防措施，对发生的跌倒事件进行监测和上报，医院或部门能够及时获得跌倒发生的频率、严重度和跌倒发生相关联的其他信息。通过根本原因分析，使患者跌倒的相关危险因素得到及时识别，在医院管理团队和医务人员的共同努力下，找到有效的预防措施，努力减少跌倒不良事件的发生，借此提高住院患者的安全性。住院患者发生跌倒造成的伤害，不但给患者带来身体和精神上的痛苦，也给医院的整体利益带来损失，包括增加患者的住院时间和医疗费用、增加护理人员的工作任务、影响床位周转率等。因此，以指标监测获得的信息为基础引导的持续质量改进活动，是日常医院患者安全管理的重要内容。由于护理人员直接接触患者，是控制导致患者跌倒的不安全因素的主要实施者，这些活动包括及时正确评估患者跌倒的高危因素，通过循证获得预防跌倒的最佳措施予以实施，评估跌倒预防措施的落实率，防止责任缺陷。管理部门通过对跌倒发生率、伤害率和伤害程度的分析，得到造成患者跌倒的特异性因素，完善医院预防跌倒管理制度、优化预防流程、提高护士人力资源配备，将与跌倒关联的系统原因包括环境因素、设备因素、人员因素、治疗因素、患者教育因素等改进，防止类似的事件再次发生。因此，护理人员介导的以团队改进为基础的住院患者跌倒发生率的监测具有非常重要的意义。

三、测量方法

(一)计算公式

(1)住院患者跌倒发生率＝同期住院患者中发生跌倒患者例次数/统计周期内住院患者人数×1 000‰。

(2)住院患者跌倒伤害率＝同期住院患者中发生跌倒伤害例次数/统计周期内有记录的患者跌倒例次数×100％。

(3)跌倒伤害某等级比率＝同期住院患者中发生跌倒伤害某等级患者例次数/统计周期内住院患者中发生跌倒伤害例次数。

统计周期可根据质量管理部门要求确定，如每月、每季度、每年；“跌倒”的纳入标准：所有的住院患者、急诊观察室的患者发生的跌倒，同一患者多次跌倒每次都需要计一例。

(二)数据及来源

计算住院患者跌倒发生率，需要先确定统计的周期；然后根据不良事件报表或护理记录，获得统计周期内跌倒发生例数和跌倒造成不同程度伤害的例数。住院患者人数可以通过病区日报表获得。如果医院信息系统比较完善，跌倒发生例数和跌倒造成不同程度伤害的例数可直接从不良事件上报系统或护理记录系统获取，住院患者实际占用床日数从病案系统直接获取。

为了便于做分层分析，通常还会将患者的跌倒风险评分、个体特征(年龄、性别、诊断)等信息一并进行采集。如果要通过跌倒原因寻找病区或医院层面患者跌倒的危险因素，则可以根据跌倒的影响因素设计报表。

四、指标的使用方法

住院患者跌倒发生率和跌倒伤害率作为护理高度相关的常用安全指标进行监测。通过数据监测，可以了解住院患者跌倒发生率和跌倒伤害率的情况，同时可以分析发生跌倒和跌倒伤害的相关因素，是否与护理不当和照护缺失有关，为制定预防跌倒的改进策略提供理论依据。医院应建立护理不良事件上报系统；护理不良事件报告有上报—分析—责任确认—系统整改—落实反馈等完整流程和制度；相关制度与流程有利于主动报告；定期对护士进行安全警示教育。跌倒发生后护理人员除及时上报以外，还应在护理病历中及时记录跌倒的过程、跌倒的结果和处置。护理部、病区每月进行全院和病区跌倒数据的收集和统计分析，每季度向医院质量管理委员会汇报。根据监测结果，可以检验临床护理实践、组织体系、规章制度是否合理，预防跌倒的措施是否落实到位，了解患者跌倒的风险是什么、本医院护理工作的效力和效率如何、护理人员是否短缺、护理临床工作经验是否缺乏、护士防范患者跌倒的知识是否缺乏等问题。通过寻找相关原因并制定整改计划；按照计划实施落实；监测过程、维持改进；改进后的结果与基线比较，确认整改措施是否有效。如无效果，需要改变措施，进入下一轮的持续质量改进。

五、评述

据美国疾病控制与预防中心的调查数据显示，跌倒是老年人非致死性损伤和伤害死亡的主要原因，据估计，每年 65 岁以上的老年人跌倒的发生率为 33%，其中 20%～30%的人遭受中度到重度跌倒所致的损伤，包括骨折和头部创伤，从而导致死亡率上升、严重致残等；由于跌倒患者群体呈逐年上升趋势，给社会造成的经济负担也很严重。在美国，2000 年为 65 岁以上老年人治疗与跌倒有关的伤害，总费用超过 190 亿美元，到 2020 年达到近 550 亿美元。目前，我国每年至少有 2 000 万老年人发生2 500 万次跌倒，直接医疗费用在 50 亿元人民币以上。因此，跌倒已成为值得关注的公共卫生问题。很多国家已经或正在把住院患者跌倒发生率作为临床护理质量控制的一项指标。美国医疗机构联合委员会在患者安全目标中指出，跌倒是护理质量的核心指标，也是护理的一项敏感指标。

（一）多团队合作

Merrett 等认为跌倒的发生与患者的疾病、生理、心理、所用的药物和周围环境等密切相关，因此，跌倒的预防措施也是全面和多方位的，不能把预防跌倒的工作仅仅作为护理部门的职责，应该通过不同领域的专业人员合作来预防跌倒。文献报道，护理人力资源配置、外部环境、患者个体因素等都会对跌倒和跌倒造成的伤害产生影响。预防患者跌倒是一个系统工程，需要医师、护士、后勤服务等及家属等共同参与。Graham 等认为，一个完整的跌倒预防项目需要跨学科的团队去完成，这个团队成员包括每个护理单元的护士代表、药剂师、康复人员、风险管理者和管理员等。Wright 等于 2007 年提出，沟通、政策和程序、团队合作是成功进行跌倒管理的 3 个要素。Miake-Lye 等通过文献系统回顾（包括 4 个 Meta 分析涉及 19 项研究）表明，强调多元化策略预防跌倒，其中包括跌倒风险的评估、患者教育等在住院患者中的应用，可降低跌倒的相对风险高达 30%。Ireland 等针对各种各样患者的需求、复杂的临床实践环境和有限医疗资源，对传统的干预措施进行了改革，强调主动地利用证据、员工参与、专家咨询、政策和协议、员工和患者教育等措施，在 60 个临床中心的实施证实了能降低年跌倒率达 20%。Bonuel 等于 2011 年提出 CATCH 模型，建议跨学科团队成员每月定期召开会议，讨论跌倒的案例，并发挥头脑风暴提出可能有效减少跌倒发生的预防策略。包括制作住院患者跌倒预防宣传册和家庭预防跌倒小册子；重新评价医院的跌倒政策和程序是否与联合委员会及以证据为基础的跌倒预防实践相一致；为员工创建醒目的跌倒教育海报；制作适合本院的跌倒预防视频；开发患者跌倒报告的查检表；将一个新的患者跌倒风险评估模板和跌倒有关的文件模版结合到教育规划中；重新评估医院现有的跌倒预防能力；完成各学科间有关跌倒的教育等预防措施。

(二)跌倒风险评估量表的选择

为了减少患者因跌倒造成的伤害风险,JCAHO中指出,各医院应该建立降低患者跌倒的计划,其中包括评估患者的跌倒风险,并采取措施减少风险和降低跌倒导致的伤害风险。

Dana等指出需使用标准化的风险评估工具评估跌倒的风险。在国外用于预测住院患者跌倒的评估量表有许多种,如托马斯跌倒风险评估工具、Hendrich跌倒风险评估表、摩尔斯跌倒评估量表和约翰霍普金斯跌倒风险评估量表。4个量表研究较多,是相对较成熟的量表。

1.托马斯跌倒风险评估工具

托马斯跌倒风险评估工具是Oliver等在1997年研制的,量表主要包括5个条目:意识不清/躁动不安;步态不稳;曾发生过跌倒;常上厕所的需求;视觉不佳且造成日常生活功能障碍。评估总分≥2分表明跌倒高风险,需要实施防跌倒措施。Oliver等对托马斯跌倒风险评估工具进行测评,表明其敏感度为93%,特异度为87%,阳性预测率为62%,阴性预测率为98%。应用此量表评估患者的跌倒风险花费时间短,较容易完成,是专为老年人设计的跌倒风险评估量表,缺点是评估中考虑跌倒内在因素较多,而忽略了外在因素如环境因素等。

2.Hendrich跌倒风险评估表

Hendrich跌倒风险评估表是Ann Hendrich等在2003年研制的。研究者在一家三级综合医院,通过病例对照研究(355例/780例),从600多条跌倒危险因素中最终筛选出8个条目:意识模糊/定向力障碍/行为冲动;排泄状态/抑郁状态;头晕/眩晕;男性;服用抗癫痫类药物;服用苯二氮䓬类药物;起立一行走测试。量表总得分≥5分被认为是跌倒高危人群,提示护理人员应实施护理干预措施,预防患者跌倒。此量表是目前最新的跌倒风险评估量表,是专门应用于成年住院患者的跌倒风险评估,敏感度为74.9%、特异度为73.9%,评定者间信度为100%。量表简短,使用方便,3~5分钟即可完成跌倒风险的评估。

3.摩尔斯跌倒评估量表

摩尔斯跌倒评估量表是由Morse等在1989年研制的,包括6个条目:精神状态不佳;步态/移位障碍;曾发生跌倒;行走需辅具;次诊断;附加医疗设备(IV/检测器/导管)。得分0~24分为跌倒低危人群,25~44分为跌倒中危人群,45分以上为跌倒高危人群。研究者在加拿大的医院、护理院、康复中心的16个病房的2 689例患者做了测试研究,其中41%是65岁以上的老年人。当临界值为≥45分时敏感度为73%,特异度为75%,阳性预测率4%,阴性预测率为99%。此量表可以应用于社区、护理院及医院的所有患者。

4.约翰霍普金斯跌倒风险评估量表

约翰霍普金斯跌倒风险评估量表是由美国约翰·霍普金斯大学医学院在2003年研制的,包括7个条目:年龄;跌倒史;排泄(大、小便);使用高风险跌倒的药物;携带的导管;活动能力;认知。得分0~5分为低危跌倒风险值,6~13分为中危跌倒风险值,13分以上为高危跌倒风险值。有学者应用美国约翰霍普金斯大学医院跌倒危险评估表中文版对住院老年患者进行跌倒危险性的评估,将患者分为高度、中度和低度跌倒危险并给予相应的护理措施,结果经过1年的临床研究和效果观察,某老年病房跌倒发生率由预防跌倒分级管理方案实施前0.045%下降到0.015%。

对于跌倒评估的频次,JCAHO强调住院患者每天评估1次,患者转科、病情改变或跌倒后需再次评估。Gustafson等认为患者入院时即完成跌倒风险的评估,然后在评估的基础上,按照医院的政策和程序采取措施,降低跌倒的发生。

(三)跌倒重在预防

美国、英国、新加坡、日本、加拿大等发达国家,已在社区、医院、养老院等建立了不同规模的预防跌倒团队,团队成员包括医师、护士、药师、心理治疗师、康复治疗师、生物工程技术人员、社会工作者、社会学家、流行病学家、社区警察等。Cumming 报道,通过跌倒预防,养老院老年人跌倒率降低了 26%且两年内未发生与跌倒有关的入院事件。

跌倒是由环境、生理、病理和心理等因素综合作用的结果。国内外相关研究已证实,给予患者综合性预防,能有效降低住院患者跌倒发生率。然而,到目前为止,所有的研究都片面强调护士的作用,而忽略了其他医务人员(如医师、药师、康复治疗师、后勤、设备人员等)在患者跌倒防范中的作用。因此,以跌倒高危因素为切入点,以多学科合作、综合预防为核心,防患于未然,降低住院患者跌倒率和跌倒伤害率。

(四)数据的真实性和便捷性

据统计,每年有 20%的住院老年患者发生跌倒,其中 5%～15%的跌倒造成脑部损伤、软组织损伤、骨折、脱臼,但实际跌倒上报的发生率偏低。据国外报道,42%住院跌倒患者造成了伤害,8%住院跌倒患者造成了严重伤害。国内报道,70.28%住院跌倒患者造成了伤害,23.74%住院跌倒患者造成了严重伤害。那么高的伤害率有可能存在跌倒漏报的现象,尤其跌倒后没有造成伤害的案例可能被忽视了。目前,国内有关跌倒率和跌倒伤害率并没有统一的计算标准,如果分母、分子的纳入、排除标准不一致,本质上就没有可比性。不同医院收治的病种和病情严重度不一样,导致发生跌倒的风险因素就不一致,那么可比性也较差。因此,要加强教育,必须明确指标监测的意义,指标的监测并不是进行好坏的排序,而是为了自我前后对照、与标杆对照、与目标值对照,帮助机构找差距,找问题,进行持续质量改进。同时,要普及临床护理信息系统,把跌倒相关信息直接植入病历书写模块,那么,数据就可以直接从信息源头抓取,保证了数据的真实和便捷。

(五)关注过程指标

进行指标监测时,不能仅仅关注结果指标,还要关注导致该结果的相关要素(过程)指标,如跌倒的评估、个体化护理计划的制定、预防措施的落实,从而进行过程改进。

(六)跌倒指标计算

不同科室的跌倒指标要分别计算,尤其产科、康复科、儿科、精神科的住院患者跌倒发生率应单独计算,因其发生跌倒的原因和预防策略有其特殊性。

六、此指标与其他敏感指标的关联和联合应用

近年来,有研究提示护理单元的人员配置,尤其是专业护士的数量和专业水平,可能会影响跌倒事件的发生率。护士有责任识别出具有较高跌倒风险的患者,并且有义务制订相应的护理计划来将此风险最小化。护理人员短缺,经验不足,以及专业知识欠缺均可使患者受伤的风险增加。较高的跌倒发生率则提示医院管理部门需要对识别、预防"跌倒高危"患者相关的临床及组织过程进行检视,并考虑是否可能存在人员短缺的情况,包括是否存在护患比低下、护理时数不足、护理人员由于学历层次和教育水平不够导致的经验匮乏,以上因素可以导致组织对患者存在的跌倒风险感知能力和预防能力低下等。对住院患者跌倒发生率的监测可以有效评价医院患者安全管理水平和护理质量,能敏感地影响护理实践,指导护理工作者针对问题主导和进行持续质量改进工作。在一定程度内提高护患比、住院患者每 24 小时平均护理时数、本科及以上学历护

士的占比，改善不同级别护士的合理配置等指标，对降低住院患者跌倒发生率和伤害率都起着非常大的作用。

（于林林）

第五节　院内压疮发生率

一、概述

通过监控院内压疮发生率可分析院内压疮发生的趋势、特征及其影响因素，通过采取针对性的压疮护理措施与管理，进一步减少院内压疮的发生，减少皮肤损伤对患者造成的直接和间接伤害。

二、指标的定义和意义

（一）指标定义

1.压疮

美国国家压疮咨询委员会和欧洲压疮咨询会联合定义压疮：皮肤和皮下组织的局限性损伤，通常发生在骨隆突处，一般由压力或压力联合剪切力引起。因弥漫性蜂窝织炎、散在性的胶带撕脱伤、动静脉功能不全、糖尿病相关神经病变及失禁造成的皮肤损伤均为非压力因素导致，不属于压疮范畴。压疮包括医院获得性压疮和社区获得性压疮，这里重点阐述的是住院患者的压疮，通常以“院内压疮发生率”和“压疮现患率”来描述。

2.医院获得性压疮

医院获得性压疮又称院内压疮，是指患者在住院期间获得的压疮，即患者入院 24 小时后新发生的压疮，也包括社区获得性压疮患者在住院 24 小时后又发生了新部位的压疮。入院 24 小时内发生的压疮应纳入社区获得性压疮。

3.院内压疮发生率

院内压疮发生率是指统计周期内住院患者压疮新发病例数与周期内住院患者总数的百分比。

4.压疮现患率

压疮现患率是指在某一特定时点住院患者中已经发生压疮的总人数（包含医院获得性压疮和社区获得性压疮）与该时点住院患者总数的百分比。

（二）指标的意义

压疮的发生会增加患者的痛苦、住院时间、医疗费用和病死率，给患者、家庭和社会带来沉重负担，也增加护理工作量。在严重压疮治疗过程中，患者感受到的疼痛程度不亚于一般的癌性疼痛。在英国，每治愈 1 例Ⅰ期压疮需 1 064 英镑，Ⅳ期压疮需 10 551 英镑；在美国，每治愈 1 例压疮需要 2 000 美元～70 000 美元。压疮还延长患者住院时间，增加出院 30 天内的再住院率。院内压疮的发生，除了与患者自身因素（如疾病严重程度、年龄、营养状况）有关外，还与临床护士认知因素（如对压疮风险防范意识不强、专业知识掌握不全面）、行为因素（如专业护理不到位、健康宣教未落实、对患者的动态评估不及时、压疮护理措施不规范、针对个体的压疮防范重点不到位),以及其他因素(如护理人力不足、防范设施不完善、管理者监控的时效性滞后)密切相关,除患者因素外,护理人员认知、行为及人力等因素均是护理服务范畴内的活动。

护士是患者皮肤直接护理者和观察者。护理人员通过院内压疮发生率的监测,分析院内压疮发生的现状、趋势、特征及影响因素,为其预防、控制等管理活动提供科学依据,以进行历史性、阶段性的自身比较,或与国家、地区标杆水平进行横向比较,并进行目标性改善,可避免院内压疮发生,减轻患者痛苦,提高其生活质量。

三、测量方法

(一)计算公式

1.院内压疮发生率

院内压疮发生率=同期住院患者压疮新发病例数/统计周期内住院患者总数×100%。

该公式用于计算某时间段医疗机构院内压疮发生率,能较为客观地反映院内压疮发生情况和压疮管理质量,使用简单,可操作性强,国内外普遍使用。由于临床对Ⅰ期压疮的评估存在一定困难(如肤色较深的人群),以及对Ⅰ期压疮预期的乐观认识,存在不报和漏报的现象。为使压疮发生率能准确反映压疮发生情况,可通过现患率的调查来佐证发生率的准确和真实。同时在计算时分类统计出包含Ⅰ期压疮和不含Ⅰ期压疮两个数值更为客观。院内压疮发生是一个持续动态过程,通过早期干预,可以防止已发生的压疮进一步恶化。减少Ⅲ～Ⅳ期压疮的发生率是医院压疮管理的重要目标,可以更好地反映医院压疮的综合管理水平。

2.压疮现患率

压疮现患率=某一特定时点住院患者压疮病例数/该时点住院患者总数×100%。

该公式用于计算某一个特定时点的压疮现患率,能较为全面反映压疮的存在情况,包括社区获得性及医院获得性的压疮,国内外均较多使用。压疮现患率常用于分析压疮流行趋势、流行特征,也可以来佐证临床压疮发生率的真实性,了解压疮现存情况,可反映护理管理质量。

(1)不同分期压疮构成比:反映了某一特定时点不同分期的压疮构成情况。

某期压疮构成比=某一特定时点某期压疮个数/该时点压疮总个数×100%。

(2)不同部位压疮构成比:一般反映某一特定时点不同部位的压疮构成情况。

某部位压疮构成比=某一特定时点某部位压疮个数/该时点压疮总个数×100%。

(3)不同风险患者压疮构成比:反映了某一特定时点压疮风险患者发生压疮的情况。压疮风险患者是根据压疮风险评估量表评估的,对于普通病房的患者,采用患者确诊压疮前的最严重风险评分;而对于ICU患者,采用患者确诊压疮前的最后风险评分;然后根据评分来判断患者是否有发生压疮的风险及风险的级别(包括低危、中危、高危和极高危患者)。

某等级风险患者压疮构成比=某一特定时点某等级风险患者发生压疮病例数/该时点压疮总例数×100%

(二)数据及来源

计算院内压疮发生率涉及的信息包括统计周期内住院患者总人数及这些患者新发生压疮的例数。临床护士根据压疮风险评估工具对患者进行评估(24小时内),被确定为具有压疮风险或已发生压疮的患者,填写其基本资料、风险评分、压疮部位、分期及处理措施等信息,并持续动态评估(通过电子或手工上报表)。通过医院电子记录系统或手工报表的方法,提取统计周期始日

(取 0:00)仍留院人数,加上统计周期内新入院患者数,即为周期内住院患者总数(分母)。定期通过电子系统或手工上报表合计该周期内的压疮发生例数(分子)。随着医院电子系统管理日趋成熟,通过计算机统计一定周期内的压疮发生例数和住院患者人数也变得更简单、便捷,然后依据计算公式得出压疮发生率的数值。

四、指标的使用方法

院内压疮发生率主要用于护理质量的评价,也可以通过其与护理结构、过程指标的关联性来推断风险因素并提供相关的支持。无论应用在哪个方面,只要应用得当,都有助于临床护理工作的有序开展,进而预防院内压疮的发生、保障患者的安全。

(一)院内压疮发生率与护理质量的评价

评价一家医院的压疮护理质量,最客观的评价指标就是院内压疮发生率。实施院内压疮发生率的监控,可以帮助医疗机构及时监测该项患者安全指标,促进医院质量改进。持续开展院内压疮发生率的监测,可以了解医院院内压疮发生的现况、趋势,并与国家、地区标杆质量和基线水平相比,有助于发现自身存在的问题,从结构指标和过程指标中寻找致伤因素,以促进压疮护理质量的提升。持续监测、反馈信息,应纳入护理质控系统中,作为护理质量持续改进的一部分,以提高相关科室护理人员对压疮预防的认识,增强对压疮护理的重视程度,不断更新压疮相关知识,降低院内压疮发生率,改善压疮患者皮肤损伤的结局,提高压疮管理的效果。

(二)压疮护理质量与护理结构、过程指标的关联性推断

当管理者同时获取了医院/科室院内压疮发生率和其他护理结构、过程指标的数值,则可通过数据分析来推断它们的相关性和关联特征。例如,美国护理协会在 2004－2011 年对美国 733 所医院开展的一项研究发现,随着患者护理时数的增加,院内压疮发生率随之降低,即护理时数与院内压疮发生率存在负相关关系(OR＝1.04,P＜0.01)。由此分析出患者护理时数与压疮发生率的关联特征(图 2-2)。因而,若院内压疮发生率与患者护理时数密切关联,则护理时数很可能就是引起院内压疮发生率变化的原因之一,管理者应当考虑以患者的护理时数为切入点,改进护理质量,降低其发生率。

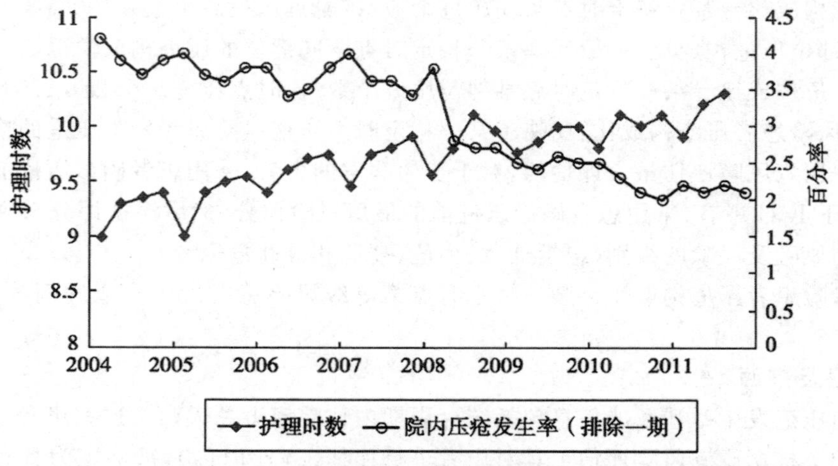

图 2-2　2004－2011 年美国 773 所医院患者护理时数与院内压疮发生率关系

由上得出,这样的关联性分析能够给上级部门提供科学的数据,将这些数据及时反馈给护士

长、科主任、护理部、院长或其他护理单元的决策者，有助于发现压疮发生的真实原因，有的放矢地进行质量改进。

五、评述

欧美国家于多年前就开展了院内压疮发生率的调查工作，并有统一的平台上传、汇总、公布调查数据，指导临床实践。这说明开展院内压疮监测、建立压疮护理质量监控数据库已是全球性趋势。如何降低压疮发生率、提高质量管理的效率，对压疮数据的监测还需注意以下工作。

(一)专业护理队伍合作以预防为主

美国多所医院纷纷开展了以"减少院内压疮至零发生"为目标的预防研究，循证依据认为需要采用多种形式、多种方法的预防护理(如建立多学科护理小组或项目)，才能达到较好的预防效果。美国迈阿密大学医院建立了由伤口造口失禁护理专科护士、临床护理专家、营养专家、临床教育者等组成的多学科护理小组，全员培训压疮预防知识、指导 Braden 量表评估方法、制定皮肤护理策略、更新床和床垫、选择和使用减压产品、每月调研一次压疮发生率，结果显示院内压疮发生率由干预前(2009 年)的 17.4%降至干预后(2012 年)的4.1%。McGuinness 等报道，建立由伤口造口失禁护理专科护士、临床护理专家等专业人员组成的皮肤和伤口评估小组，每周对所有患者进行一次全身皮肤检查，记录和测量所有压疮，指导护士如何实施预防计划和使用压疮预防及伤口护理产品等，结果院内压疮发生率在 3 年内下降了 61%。我国原南京军区总医院建立了以造口治疗师为督导、各专科护理骨干为组员的多学科伤口护理小组，设计并启动了压疮预警管理项目，包括制定全院预防压疮护理规范，培训护士正确使用 Braden 量表(表 2-2)和采取恰当的压疮预防护理措施，每月定期调研全院压疮发生率，有效提高了护士执行预防压疮护理的准确性和规范性。

表 2-2 Braden **压疮风险评估量表**

项目	评分			
感知 机体对压力所引起的不适感的反应能力	1 完全受限 对疼痛刺激没有反应(没有呻吟、退缩或紧握)或者绝大部分机体对疼痛的感觉受限	2 大部分受限 只对疼痛刺激有反应，能通过呻吟、烦躁的方式表达机体不适；或者机体一半以上的部位对疼痛或不适感感觉障碍	3 轻度受限 对其讲话有反应，但不是所有时间都能用语言表达不适感，或者机体的 1～2 个肢体对疼痛或不适感感觉障碍	4 没有改变 对其讲话有反应，机体没有对疼痛或不适的感觉缺失
潮湿 皮肤处于潮湿状态的程度	1 持久潮湿 由于出汗、排尿等原因皮肤一直处于潮湿状态，每当移动患者或给患者翻身时就可发现患者皮肤是湿的	2 经常潮湿 皮肤经常但不总是处于潮湿状态，床单每天至少每班换一次	3 偶尔潮湿 每天大概需要额外换一次床单	4 很少潮湿 皮肤通常是干的，只需按常规换床单即可

续表

项目	评分			
活动能力 躯体活动的能力	1.卧床不起 限制在床上	2.局限于轮椅活动 行动能力严重受限或没有行走能力	3.可偶尔步行 白天在帮助或无需帮助的情况下偶尔可以走一段路。每天大部分时间在床上或椅子上度过	4.经常步行 每天至少两次室外行走,白天醒着的时候至少每2小时行走一次
移动能力 改变/控制躯体位置的能力	1.完全受限 没有帮助的情况下不能完成轻微的躯体或四肢的位置变动	2.严重受限 偶尔能轻微地移动躯体或四肢,但不能独立完成经常的或显著的躯体位置变动	3.轻度受限 能经常独立地改变躯体或四肢的位置,但变动幅度不大	4.不受限 独立完成经常性的大幅度体位改变
营养 平常的食物摄入模式	1.重度营养摄入不足 从来不能吃完一餐饭,很少能摄入所给食物量的1/3,每天能摄入2份或以下的蛋白量(肉或者乳制品),很少摄入液体,没有摄入流质饮食,或者禁食和/或清液摄入或静脉输入大于5天	2.营养摄入不足 很少吃完一餐饭,通常只能摄入所给食物量的1/2,每天蛋白摄入量是3份肉或乳制品。偶尔能摄入规定食物量,或者可摄入低于理想量的流质或者管饲	3.营养摄入适当 可摄入供给量的一半以上。每天4份蛋白量(肉或者乳制品),偶尔拒绝肉类,如果供给食物通常会吃掉,或者管饲或TPN能达到绝大部分的营养所需	4.营养摄入良好 每餐能摄入绝大部分食物,从来不拒绝食物,通常吃4份或更多的肉和乳制品,两餐间偶尔进食。不需其他补充食物
摩擦和剪切力	1.有此问题 移动时需大量的帮助,不可能做到完全抬空而不碰到床单,在床上或椅子上经常滑落。需要大力帮助下重新摆体位。痉挛、挛缩或躁动不安通常导致摩擦	2.有潜在问题 躯体移动乏力,或者需要一些帮助,在移动过程中,皮肤在一定程度上会碰到床单、椅子、约束带或其他设施。在床上或椅子上可保持相对好的位置,偶尔会滑落下来	3.无明显问题 能独立在床上或椅子上移动,并且有足够的肌肉力量在移动时完全抬空躯体。在床上或椅子上总是保持良好的位置	

多项分析研究表明,通过专业的评估、追踪及多学科团队的综合预防和整体管理,可以有效预防患者住院期间发生的Ⅲ～Ⅳ期压疮。宏观上加强对院内压疮的预防、监测和管控,细节上做好个案管理和相关研究,将压疮预防的先进理念与实践相结合,可以有效降低院内压疮发生率。

(二)关于院内压疮发生率和现患率

院内压疮发生率和压疮现患率是反映住院患者压疮发生状况的两个指标,两者从不同角度诠释了医院压疮新的发生和在院患者压疮总体状况。压疮现患率是某一时间截面某一医疗机构压疮现况,容易收集和获取数据。在压疮数据统计中,目前大多数文献均采用了现患率调查,统计得出现有压疮患者数去除院外带入压疮数,可以粗略得出院内压疮发生率,这与发生率指标数值有出入,也难以准确反映院内压疮在一段时期内演变状况及特征。美国质量论坛将院内压疮发生率作为衡量护理质量的一个指标,若同级别医院院内压疮发生率越高,则表明其皮肤护理管理质量越差。

(三)数据来源准确性

目前国内在压疮管理过程中,由于研究对象、调查工具、数据收集过程等不同,导致数据的形成缺乏科学性、有效性。不同国家院内压疮现患率和发生率的结果存在差异,如我国的调查结果普遍低于欧美国家。这可能与国家医疗制度有关,如与住院人群、患者病情及所接受的治疗和预防措施等不同有关,还可能与不同地域人群的体型、生活习惯、饮食结构有关。美国住院患者多为病重、手术患者或卧床者,而我国分级诊疗未建立,住院患者病情轻重不一。随着我国医疗安全意识、不惩罚文化的建立,以及分级诊疗的深入,不同层级医院的压疮发生率会有一个更客观的数据。

国际联合委员会(JCI)护理敏感指标实施指南及国外部分研究将Ⅰ期压疮不纳入统计范畴,原因是对Ⅰ期压疮进行评估时存在一定困难(尤其是肤色较深的人群)、护士对Ⅰ期压疮认知的差异及乐观的预期,导致护士存在不报和漏报的现象。因此在监测时应分类统计,计算包含Ⅰ期压疮和不包含Ⅰ期压疮两个数值,使数据更为准确客观,利于比较和分析。此外,美国护理质量指标国家数据库及JCI护理敏感指标实施指南将在监测时不具备医学稳定性、无法进行评估的患者(如休克、疼痛无法控制、骨折待修复及濒死等患者压疮不再是治疗目标者)排除压疮监测范畴,但在当前国内护理工作中,出于对患者皮肤完整性、舒适、尊严及人文关怀等方面考虑,仍将其作为压疮管理的对象。

(四)压疮管理应关注重点对象

1.重点科室

Lahmann等对德国256所医院2002—2009年32 400例住院患者资料进行回顾性分析,比较ICU与普通病房患者压疮发生率,结果表明普通病房患者压疮发生率为3.9%,而ICU压疮发生率高达14.9%;国内对多所综合性医院压疮发生率的调研显示,院内压疮发生率前三位的科室排序分别为ICU、老年科、神经内科。因而,重点防控ICU、老年科等高发科室,可提高压疮管理效率。

2.重点人群

(1)风险患者:Delmore等的一项关于足跟部压疮的病例对照研究显示,压疮组患者入院时Braden评分平均为(15±3)分,而对照组平均为(20±3)分,差异具有统计学意义,通过Logistic回归分析得出:Braden评分≤18分是足跟部压疮发生的独立危险因素;Eberlein-Gonska等的研究表明,Braden评分每减少1分,院内压疮的发生率增加1.19倍。

(2)老年患者:Leijon等研究表明,年龄与压疮发生率密切相关。Sullivan等对59个压疮预防研究进行系统评价,发现老年是最常见的院内压疮发生人群;Lyder等的研究中,≥65岁的老年患者占院内压疮的82.9%。随着我国老龄人口比例的增加,重视对老龄患者及其照护者压疮预防的教育,早期对脆弱老化皮肤进行保护、个体化失禁控制、积极体位调整等,可有效降低压疮发生的风险。

(3)儿童患者:Schindler等对9所医院儿科重症监护病房(PICU)患儿的一项研究显示,≤2岁、住院时间≥4天、机械通气、体外膜肺治疗的患儿更易发生压疮,压疮的发生多因治疗所用的医学装置,如导管、氧饱和度探头、电极线等,增加了患儿压疮发生的可能性。因此,在压疮预防与管理中,婴幼儿患者作为高危人群应重点关注,如增加评估的频次、改善营养状态、选择合适的支撑面及保护装置等,均可减少压疮的发生。

(4)低营养状态患者:Desneves 等研究表明,体重减轻、蛋白质或能量摄入不足、脱水、低蛋白血症等低营养状态是压疮发生的独立危险因素;Stratton 等也认为,体重下降、低体重指数与营养摄入不足是导致压疮的重要危险因素。鉴于此,护士需使用有效而可靠的筛查工具,判断患者的营养风险,联系注册营养师或跨学科营养团队,并实施个体化营养支持计划,改善患者营养状态,有助于降低院内压疮发生率。

(5)病情危重患者:AlmirallSolsona 对医院 ICU 一年收治的患者调查结果显示,APACHE Ⅱ评分的增高会促使院内压疮的发生、发展;国内对 735 名 ICU 住院患者的调查结果表明,压疮发生风险与APACHEⅡ评分成正相关关系,表明患者病情越严重,发生压疮的风险性增加。所以,通过体位调整、更换支撑面及营养支持等措施,强化危重患者压疮的预防与护理,是压疮护理管理的重点。

(6)脊髓损伤患者:压疮是脊髓损伤后最常见的并发症,是导致患者死亡的主要因素之一,其发生与脊髓损伤无直接的因果关系,而是运动功能受损的后果。因此,对于脊髓损伤坐位患者,由于畸形会导致压力再分布,应让患者坐在可适合身体形态的、压力分散均匀、高陷入或可减压的座位支撑面上;对于卧床患者,提供适当的辅助设备,鼓励患者定期调整体位,协助其维持合适的体位,可有效预防压疮发生或促进已有的压疮愈合。

六、此指标与其他敏感指标的关联和联合应用

(一)与护理时数的关系

现有研究表明,护理时数的变化影响院内压疮的发生率。国外研究报道,当护理时数减少时,院内压疮呈上升趋势,当护理时数增加时,院内压疮呈下降趋势。调查结果也强调,院内压疮发生主要与护理时数有关,充足的护理时间有利于预防压疮。因此,增加住院患者的护理时数,有助于护士做好患者的细节护理,有效预防压疮发生。

(二)与约束具使用率的关系

医源性制动常需要约束,由此引起患者活动量下降、卧床时间延长,造成皮肤易损,压疮发生率增高。Manzano 等调查显示,由于机械通气患者的制动、感知觉丧失及频繁的血流动力学监测等原因,易发生压疮。当进行医源性制动时,会增加约束具的使用,而约束具的使用也在一定程度上增加了院内压疮的发生。

(何雯雯)

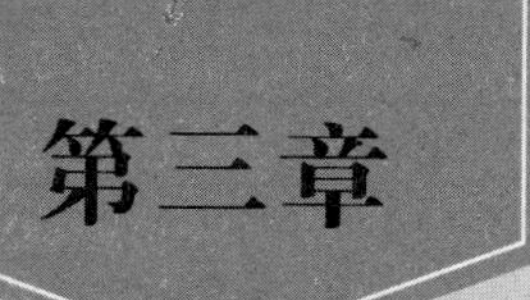

第三章 护理程序

第一节 概　述

护理程序是一种系统而科学地安排护理活动的工作方法，目的是确认和解决护理对象对现存或潜在健康问题的反应。是指在护理服务活动中，通过一系列有目的、有计划、有步骤的行动，为护理对象提供生理、心理、社会、文化及发展的整体护理。

一、护理程序的特征

护理程序作为护理人员照顾护理对象的独特工作方法，具有以下几个方面的特征。

（一）个体性

根据患者的具体情况和需求设计护理活动，满足不同的需求。

（二）目标性

以识别及解决护理对象的健康问题，以及对健康问题的反应为特定目标，全面计划及组织护理活动。

（三）系统性

以系统论为理论框架，指导护理工作的各个步骤系统而有序地进行，每一项护理活动都是系统中的一个环节，保证了护理活动的连续性。

（四）连续性

不限于某特定时间，而是随着护理对象反应的变化随时进行。

（五）科学性

综合了现代护理学的理论观点和其他学科的相关理论，如控制论、需要论等学说为理论基础。

（六）互动性

在整个过程中，护理人员与护理对象、同事、医师及其他人员密切合作，以全面满足服务对象的需要。

（七）普遍性

护理程序适合在任何场所、为任何护理服务对象安排护理活动。

二、护理程序的理论基础

护理程序在现代护理理论基础上产生，通过一系列目标明确的护理活动为服务对象的健康服务，可作为框架运用到面向个体、家庭和社区的护理工作中。相关的理论基础主要包括一般系统理论、需要层次论、生长发展理论、应激适应理论、沟通理论等，具体见表3-1。

表3-1　护理程序的理论基础与应用

理论	应用
一般系统理论	理论框架、思维方法、工作方法
需要层次论	指导分析资料、提出护理问题
生长发展理论	制订计划
应激适应理论	确定护理目标、评估实施效果
沟通理论	收集资料、实施计划、解决问题过程

三、护理程序的步骤

护理程序由评估、诊断、计划、实施和评价五个步骤组成，这五个步骤之间相互联系，互为影响（图3-1）。

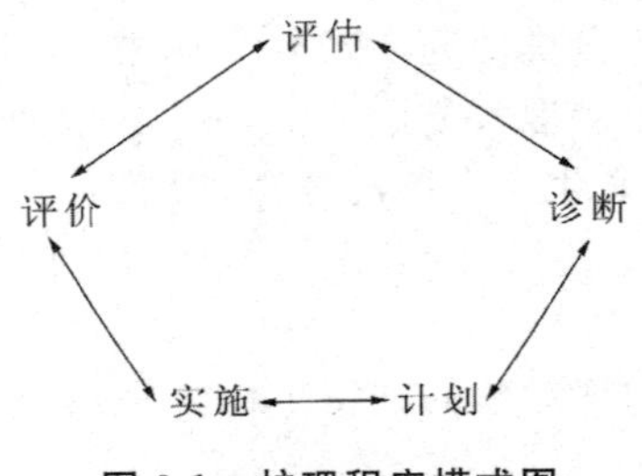

图3-1　护理程序模式图

（1）护理评估：是护理程序的第一步，收集护理对象生理、心理、社会方面的健康资料并进行整理，以发现和确认服务对象的健康问题。

（2）护理诊断：在评估基础上确定护理诊断，以描述护理对象的健康问题。

（3）护理计划：对如何解决护理诊断涉及的健康问题作出决策，包括排列护理诊断顺序、确定预期目标、制订护理措施和书写护理计划。

（4）护理实施：即按照护理计划执行护理措施的活动。

（5）护理评价：即将护理对象对护理的反应与预期目标进行比较，根据预期目标达到与否，评定护理计划实施后的效果。必要时，应重新评估服务对象的健康状况，引入护理程序的下一个循环（见图3-1）。

（陈　蛟）

第二节　护理评估

护理评估是有目的、有计划、有步骤地收集有关护理对象生理、心理、社会文化和经济等方面的资料，对此进行整理与分析，以判断服务对象的健康问题，为护理活动提供可靠的依据。具体包括收集资料、整理资料和分析资料三部分。

一、收集资料

(一)资料的来源

1.直接来源

护理对象本人是第一资料来源也是主要来源。

2.间接来源

(1)护理对象的重要关系人,也就是社会支持性群体,包括亲属、关系亲密的朋友、同事等。

(2)医疗活动资料,如既往实验室报告、出院小结等健康记录。

(3)其他医护人员、放射医师、化验师、药剂师、营养师、康复师等。

(4)护理学及其他相关学科的文献等。

(二)资料的内容

在收集资料的过程中,各个医院均有自己设计的收集资料表,无论依据何种框架,基本内容主要包括一般资料、生活状况及自理程度、健康检查及心理社会状况等。

1.一般资料

包括患者姓名、性别、出生日期、出生地、职业、民族、婚姻、文化程度、住址等。

2.现在的健康状况

包括主诉、现病史、入院方式、医疗诊断及目前用药情况。目前的饮食、睡眠、排泄、活动、健康管理等日常生活形态。

3.既往健康状况

包括既往史、创伤史、手术史、家族史、有无过敏史、有无传染病。既往的日常生活形态、烟酒嗜好、女性还包括月经史和婚育史。

4.护理体检

包括体温、脉搏、呼吸、血压、身高、体重、生命体征、各系统的生理功能及有无疼痛、眩晕、麻木、瘙痒等,有无感觉(视觉、听觉、嗅觉、味觉、触觉)异常,有无思维活动、记忆能力等障碍等认知感受形态。

5.实验室及其他辅助检查结果

包括最近进行的辅助检查的客观资料,如实验室检查、X线、病理检查等。

6.心理方面的资料

包括对疾病的认知和态度、康复的信心,病后情绪、心理感受、应对能力等变化。

7.社会方面的资料

包括就业状态、角色问题和社交状况;有无重大生活事件,支持系统状况等;有无宗教信仰;享受的医疗保健待遇等。

(三)资料的分类

1.按照资料的来源划分

包括主观资料和客观资料:主观资料指患者对自己健康问题的体验和认识。包括患者的知觉、情感、价值、信念、态度、对个人健康状态和生活状况的感知。主观资料的来源可以是患者本人,也可以是患者家属或对患者健康有重要影响的人。客观资料指检查者通过观察、会谈、体格检查和实验等方法得到或被检测出的有关患者健康状态的资料。客观资料获取是否全面和准确主要取决于检查者是否具有敏锐的观察能力及丰富的临床经验。

当护士收集到主观资料和客观资料后，应将两方面的资料加以比较和分析，可互相证实资料的准确性。

2.按照资料的时间划分

包括既往资料和现时资料：既往资料是指与服务对象过去健康状况有关的资料，包括既往病史、治疗史、过敏史等。现时资料是指与服务对象现在发生疾病有关的状况，如现在的体温、脉搏、呼吸、血压、睡眠状况等。

护士在收集资料时，需要将既往资料和现时资料结合起来分析。

（四）收集资料的方法

1.观察

观察是指护理人员运用视、触、叩、听、嗅等感官获得患者、家属及患者所处环境的信息并进行分析判断，是收集有关服务对象护理资料的重要方法之一。观察贯穿在整个评估过程中，可以与交谈同时进行。护士应及时、敏锐、连续的对服务对象进行观察，如患者出现面容痛苦、呈强迫体位，就提示患者是否有疼痛，由此进一步询问持续时间、部位、性质等。观察作为一种技能，护理人员在实践中需要不断培养和锻炼，以期得到发展和提高。

2.交谈

护患之间的交谈是一种有目的的医疗活动，使护理人员获得有关患者的资料和信息。一般可分为两种。①正式交谈：是指事先通知患者，有目的、有计划的交谈，如入院后的采集病史。②非正式交谈：是指护士在日常护理工作中与患者随意自然的交谈，不明确目的，不规定主题、时间，是一种“开放式交流”，以便及时了解到服务对象的真实想法和心理反应。交谈时护士应注意沟通技巧的运用，对一些敏感性话题应注意保护患者的隐私。

3.护理体检

护理人员运用体检技能，为护理对象进行系统的身体评估，获取与护理有关的生命体征、身高、体重等，以便收集与护理诊断、护理计划有关的患者方面的资料，以及时了解病情变化和发现护理对象的健康问题。

4.阅读

包括查阅护理对象的医疗病历（门诊和住院）、各种护理记录及实验室和辅助检查结果，以及有关文献等。也可以用心理测量及评定量表对服务对象进行心理社会评估。

二、整理资料

为了避免遗漏和疏忽相关和有价值的资料，得到完整全面的资料，常依据某个护理理论模式设计评估表格，护理人员依据表格全面评估，整理资料。

（一）按戈登的功能性健康形态整理分类

1.健康感知-健康管理形态

健康感知-健康管理形态指服务对象对自己健康状态的认识和维持健康的方法。

2.营养代谢形态

营养代谢形态包括食物的利用和摄入情况。如营养、液体、组织完整性、体温调节及生长发育等的需求。

3.排泄形态

排泄形态主要指肠道、膀胱的排泄状况。

4.活动-运动形态

活动-运动形态包括运动、活动、休闲与娱乐状况。

5.睡眠-休息形态

睡眠-休息形态指睡眠、休息及精神放松的状况。

6.认知-感受形态

认知-感受形态包括与认知有关的记忆、思维、解决问题和决策,以及与感知有关的视、听、触、嗅等功能。

7.角色-关系形态

家庭关系、社会中角色任务及人际关系的互动情况。

8.自我感受-自我概念形态

自我感受-自我概念形态指服务对象对于自我价值与情绪状态的信念与评价。

9.性-生殖形态

性-生殖形态主要指性发育、生殖器官功能及对性的认识。

10.应对-压力耐受形态

应对-压力耐受形态指服务对象压力程度、应对与调节压力的状况。

11.价值-信念形态

价值-信念形态指服务对象的思考与行为的价值取向和信念。

(二)按马斯洛需要层次进行整理分类

1.生理需要

体温 39 ℃,心率 120 次/分,呼吸 32 次/分,腹痛等。

2.安全的需要

对医院环境不熟悉,夜间睡眠需开灯,手术前精神紧张,走路易摔倒等。

3.爱与归属的需要

患者害怕孤独,希望有亲友来探望等。

4.尊重与被尊重的需要

如患者说:“我现在什么事都不能干了”“你们应该征求我的意见”等。

5.自我实现的需要

担心住院会影响工作、学习,有病不能实现自己的理想等。

(三)按北美护理诊断协会的人类反应形态分类

1.交换

交换包括营养、排泄、呼吸、循环、体温、组织的完整性等。

2.沟通

沟通主要指与人沟通交往的能力。

3.关系

关系指社交活动、角色作用和性生活形态。

4.价值

价值包括个人的价值观、信念、宗教信仰、人生观及精神状况。

5.选择

选择包括应对能力、判断能力及寻求健康所表现的行为。

6.移动

移动包括活动能力、休息、睡眠、娱乐及休闲状况，日常生活自理能力等。

7.知识

知识包括自我概念，感知和意念；包括对健康的认知能力、学习状况及思考过程。

8.感觉

感觉包括个人的舒适、情感和情绪状况。

三、分析资料

（一）检查有无遗漏

将资料进行整理分类之后，应仔细检查有无遗漏，并及时补充，以保证资料的完整性及准确性。

（二）与正常值比较

收集资料的目的在于发现护理对象的健康问题。因此护士应掌握常用的正常值，将所收集到的资料与正常值进行比较，并在此基础上进行综合分析，以发现异常情况。

（三）评估危险因素

有些资料虽然目前还在正常范围，但是由于存在危险因素，若不及时采取预防措施，以后很可能会出现异常，损害服务对象的健康。因此，护士应及时收集资料评估这些危险因素。

护理评估通过收集服务对象的健康资料，对资料进行组织、核实和分析，确认服务对象对现存的或潜在的健康问题或生命过程的反应，为作出护理诊断和进一步制订护理计划奠定了基础。

四、资料的记录

（一）原则

书写全面、整洁、简练、流畅，客观资料运用医学术语，避免使用笼统、模糊的词，主观资料尽量引用护理对象的原话。

（二）记录格式

根据资料的分类方法，根据各医院，甚至各病区的特点自行设计，多采用表格式记录。与患者第一次见面收集到的资料记录称入院评估，要求详细、全面，是制订护理计划的依据，一般要求入院后 24 小时内完成。住院期间根据患者病情天数，每天或每班记录，反映了患者的动态变化，用以指导护理计划的制订、实施、评价和修订。

（徐宁宁）

第三节 护理诊断

护理诊断是护理程序的第二个步骤，是在评估的基础上对所收集的健康资料进行分析，从而确定服务对象的健康问题及引起健康问题的原因。护理诊断是一个人生命过程中的生理、心理、社会文化发展及精神方面健康状况或问题的一个简洁、明确的说明，这些问题都是属于护理职责范围之内，能够用护理的方法解决的问题。

一、护理诊断的概念

1990 年，北美护理诊断协会（NANDA）提出并通过了护理诊断的定义：护理诊断是关于个人、家庭、社区对现存或潜在的健康问题及生命过程反应的一种临床判断，是护士为达到预期的结果选择护理措施的基础，这些预期结果应能通过护理职能达到。

二、护理诊断的组成部分

护理诊断有四个组成部分：名称、定义、诊断依据和相关因素。

（一）名称

名称是对服务对象健康状况的概括性的描述。应尽量使用 NANDA 认可的护理诊断名称，以有利于护士之间的交流和护理教学的规范。常用改变、受损、缺陷、无效或低效等特定描述语。例如，排便异常：便秘；有皮肤完整性受损的危险。

（二）定义

定义是对名称的一种清晰的、正确的表达，并以此与其他诊断相鉴别。一个诊断的成立必须符合其定义特征。有些护理诊断的名称虽然十分相似，但仍可从定义中发现彼此的差异。例如，“压力性尿失禁”的定义是“个人在腹内压增加时立即无意识地排尿的一种状态”“反射性尿失禁”的定义是“个体在没有要排泄或膀胱满胀的感觉下可以预见的不自觉地排尿的一种状态”。虽然两者都是尿失禁，但前者的原因是腹内压增高，后者的原因是无法抑制的膀胱收缩。因此，确定诊断时必须认真区别。

（三）诊断依据

诊断依据是作出护理诊断的临床判断标准。诊断依据常常是患者所具有的一组症状和体征，以及有关病史，也可以是危险因素。对于潜在的护理诊断，其诊断依据则是原因本身（危险因素）。

诊断依据依其在特定诊断中的重要程度分为主要依据和次要依据。

1.主要依据

主要依据是指形成某一特定诊断所应具有的一组症状和体征及有关病史，是诊断成立的必要条件。

2.次要依据

次要依据是指在形成诊断时，多数情况下会出现的症状、体征及病史，对诊断的形成起支持作用，是诊断成立的辅助条件。

例如，便秘的主要依据是“粪便干硬，每周排大便不到三次”，次要依据是“肠鸣音减少，自述肛门部有压力和胀满感，排大便时极度费力并感到疼痛，可触到肠内嵌塞粪块，并感觉不能排空”。

（四）相关因素

相关因素是指造成服务对象健康状况改变或引起问题产生的情况。常见的相关因素包括以下几个方面。

1.病理生理方面的因素

病理生理方面的因素指与病理生理改变有关的因素。例如，“体液过多”的相关因素可能是右心衰竭。

2.心理方面的因素

心理方面的因素指与服务对象的心理状况有关的因素。例如,"活动无耐力"可能是由疾病后服务对象处于较严重的抑郁状态引起。

3.治疗方面的因素

治疗方面的因素指与治疗措施有关的因素(用药、手术创伤等)。例如,"语言沟通障碍"的相关因素可能是使用呼吸机时行气管插管。

4.情景方面的因素

情景方面的因素指环境、情景等方面的因素(陌生环境、压力刺激等)。例如,"睡眠形态紊乱"可能与住院后环境改变有关。

5.年龄因素

年龄因素指在生长发育或成熟过程中与年龄有关的因素。如婴儿、青少年、中年、老年各有不同的生理、心理特征。

三、护理诊断与合作性问题及医疗诊断的区别

(一)合作性问题—潜在并发症

在临床护理实践中,护士常遇到一些无法完全包含在 NANDA 制订的护理诊断中的问题,而这些问题也确实需要护士提供护理措施,因此,1983 年有学者提出了合作性问题的概念。她把护士需要解决的问题分为两类:一类经护士直接采取措施可以解决,属于护理诊断;另一类需要护士与其他健康保健人员尤其是医师共同合作解决,属于合作性问题。

合作性问题需要护士承担监测职责,以及时发现服务对象身体并发症的发生和情况的变化,但并非所有并发症都是合作性问题。有些可通过护理措施预防和处理,属于护理诊断;只有护士不能预防和独立处理的并发症才是合作性问题。合作性问题的陈述方式是"潜在并发症:××××"。如"潜在并发症:脑出血"。

(二)护理诊断与合作性问题及医疗诊断的区别

1.护理诊断与合作性问题的区别

护理诊断是护士独立采取措施能够解决的问题;合作性问题需要医师、护士共同干预处理,处理决定来自医护双方。对合作性问题,护理措施的重点是监测。

2.护理诊断与医疗诊断的区别

明确护理诊断和医疗诊断的区别对区分护理和医疗两个专业、确定各自的工作范畴和应负的法律责任非常重要。两者主要区别见表 3-2。

表 3-2　护理诊断与医疗诊断的区别

项目	护理诊断	医疗诊断
临床判断的对象	对个体、家庭、社会的健康问题/生命过程反应的一种临床判断	对个体病理生理变化的一种临床判断
描述的内容	描述的是个体对健康问题的反应	描述的是一种疾病
决策者	护士	医疗人员
职责范围	在护理职责范围内进行	在医疗职责范围内进行

续表

项目	护理诊断	医疗诊断
适应范围	适用于个体、家庭、社会的健康问题	适用于个体的疾病
数量	往往有多个	一般情况下只有一个
是否变化	随病情的变化	一旦确诊不会改变

（陈　蛟）

第四节　护理计划

制订护理计划是如何解决护理问题的一个决策过程，计划是对患者进行护理活动的指南，是针对护理诊断制订具体护理措施来预防、减轻或解决有关问题。其目的是为了确认护理对象的护理目标及护士将要实施的护理措施，使患者得到合适的护理，保持护理工作的连续性，促进医护人员的交流和利于评价。制订计划包括四个步骤。

一、排列护理诊断的优先顺序

一般情况下，患者可以存在多个护理诊断，为了确定解决问题的优先顺序，根据问题的轻重缓急合理安排护理工作，需要对这些护理诊断包括合作性问题进行排序。

（一）排列护理诊断

一个患者可同时有多个护理问题，制订计划时应按其重要性和紧迫性排出主次，一般把威胁最大的问题放在首位，其他的依次排列，这样护士就可根据轻、重、缓、急有计划地进行工作，通常可按如下顺序排列。

1.首优问题

首优问题是指会威胁患者生命，需立即行动去解决的问题。如清理呼吸道无效、气体交换受阻等。

2.中优问题

中优问题是指虽不会威胁患者生命，但能导致身体上的不健康或情绪上变化的问题，如活动无耐力、皮肤完整性受损、便秘等。

3.次优问题

次优问题指人们在应对发展和生活中变化时所产生的问题。这些问题往往不是很紧急，如营养失调、知识缺乏等。

（二）排序时应该遵循的原则

（1）按马斯洛的人类基本需要层次论进行排列，优先解决生理需要。这是最常用的一种方法。生理需要是最低层次的需要，也是人类最重要的需要，一般来说，影响了生理需要满足的护理问题，对生理功能的平衡状态威胁最大的护理问题是需要优先解决的护理诊断。如与空气有关的“气体交换障碍”“清理呼吸道无效”、与水有关的“体液不足”、与排泄有关的“尿失禁”“潴留”，等等。

具体的实施步骤可以按以下方法进行：首先列出患者的所有护理诊断，将每一诊断归入五个需要层次，然后由低到高排列出护理诊断的先后顺序。

(2)考虑患者的需求。马斯洛的理论为护理诊断的排列提供了一个普遍的原则，但由于护理对象的复杂性、个体性，相同的需求对不同的人，其重要性可能不同。因此，在无原则冲突的情况下，可与患者协商，尊重患者的意愿，考虑患者认为最重要的问题予以优先解决。

(3)现存的问题优先处理，但不要忽视潜在的和有危险的问题。有时它们常常也被列为首要问题而需立即采取措施或严密监测。

二、制订预期目标

预期目标是指通过护理干预，护士期望患者达到的健康状态或在行为上的改变。其目的是指导护理措施的制订。预期目标不是护理行为，但能指导护理行为，并作为对护理效果进行评价的标准。每一个护理诊断都要有相应的目标。

(一)预期目标的制订

1.目标的陈述公式

时间状语＋主语＋(条件状语)＋谓语＋行为标准。

(1)主语：是指患者或患者身体的任何一部分，如体温、体重、皮肤等，有时在句子中省略了主语，但句子的逻辑主语一定是患者。

(2)谓语：指患者将要完成的行动，必须用行为动词来说明。

(3)行为标准：主语进行该行动所达到的程度。

(4)条件状语：指患者完成该行为时所处的特定条件。如“拄着拐杖”行走 50 m。

(5)时间状语：指主语应在何时达到目标中陈述的结果，即何时对目标进行评价，这一部分的重要性在于限定了评价时间，可以督促护士尽心尽力地帮助患者尽快达到目标，评价时间的确定，往往需要根据临床经验和患者的情况来确定。

2.预期目标的种类

根据实现目标所需时间的长短可将护理目标分为短期目标和长期目标两大类。

(1)短期目标：指在相对较短的时间内要达到的目标(一般指一周内)，适合于病情变化快、住院时间短的患者。

(2)长期目标：是指需要相对较长时间才能实现的目标(一般指一周以上甚至数月)。

长期目标是需要较长时间才能实现的，范围广泛；短期目标则是具体达到长期目标的台阶或需要解决的主要矛盾。如下肢骨折患者，其长期目标是“三个月内恢复行走功能”，短期目标分别为：“第一个月借助双拐行走”“第二个月借助手杖行走”“第三个月逐渐独立行走”。短期目标与长期目标互相配合、呼应。

(二)制订预期目标的注意事项

(1)目标的主语一定是患者或患者的一部分，而不能是护士。目标是期望患者接受护理后发生的改变，达到的结果，而不是护理行动本身或护理措施。

(2)一个目标中只能有一个行为动词。否则在评价时，如果患者只完成了一个行为动词的行为标准就无法判断目标是否实现。另外，行为动词应可观察和测量，避免使用含糊的不明确的词语；可运用下列动词：描述、解释、执行、能、会、增加、减少等，不可使用含糊不清、不明确的词，如了解、掌握、好、坏、尚可等。

(3)目标陈述的行为标准应具体,以便于评价。有具体的检测标准;有时间限度;由护患双方共同制订。

(4)目标必须具有现实性和可行性,要在患者的能力范围之内,要考虑其身体心理状况、智力水平、既往经历及经济条件。目标完成期限的可行性,目标结果设定的可行性。患者认可,乐意接受。

(5)目标应在护理工作所能解决范围之内,并要注意医护协作,即与医嘱一致。

(6)目标陈述要针对护理诊断,一个护理诊断可有多个目标,但一个目标不能针对多个护理诊断。

(7)应让患者参与目标的制订,这样可使患者认识到对自己的健康负责不仅是医护人员的责任,也是患者的责任,护患双方应共同努力以保证目标的实现。

(8)关于潜在并发症的目标,潜在并发症是合作性问题,护理措施往往无法阻止其发生,护士的主要任务在于监测并发症的发生或发展。潜在并发症的目标陈述为:护士能及时发现并发症的发生并积极配合处理。如"潜在并发症:心律失常"的目标是"护士能及时发现心律失常的发生并积极配合抢救"。

三、制订护理措施

护理措施是护士为帮助患者达到预定目标而制订的具体方法和内容。规定了解决健康问题的护理活动方式与步骤,是一份书面形式的护理计划,也可称为"护嘱"。

(一)护理措施的类型

护理措施可分为依赖性护理措施、协作性护理措施和独立性护理措施三类。

1.依赖性的护理措施

即来自医嘱的护理措施,它描述了贯彻医疗措施的行为。如医嘱"每晨测血压 1 次"每"小时巡视患者 1 次"。

2.协作性护理措施

协作性护理措施是护士与他健康保健人员相互合作采取的行动。如患者出现"营养失调:高于机体的需要量"的问题时,为帮助患者达到理想体重的目标,需要和营养师一起协商、讨论,制订护理措施。

3.独立性护理措施

独立性护理措施是护士根据所收集的资料,凭借自己的知识、经验、能力,独立思考、判断后作出的决策,是在护理职责范围内。这类护理措施完全由护士设计并实施,不需要医嘱。如长期卧床患者存在的"有皮肤破损的危险",护士每天定时给患者翻身、按摩受压部位皮肤,温水擦拭等措施都是独立性护理措施。

(二)护理措施的构成

完整的护理措施计划应包括护理观察措施、行动措施、教育措施三部分。

例如,护理诊断胸痛与心肌缺血、缺氧致心肌坏死有关。

护理目标:24 小时内患者主诉胸痛程度减轻。

制订护理措施如下。

1.观察措施

(1)观察疼痛的程度和缓解情况。

(2)观察患者心律、心率、血压的变化。

2.行动措施

(1)给予持续吸氧,2～4 L/min。(依赖性护理措施)

(2)遵医嘱持续静脉滴注硝酸甘油 15 滴/分。(依赖性护理措施)

(3)协助床上进食、洗漱、大小便。(独立性护理措施)

3.教育措施

(1)教育患者绝对卧床休息。

(2)保持情绪稳定。

(三)制订护理措施应注意的注意事项

1.针对性

护理措施针对护理目标制订,一般一个护理目标可通过几项措施来实现,措施应针对目标制订,否则即使护理措施没有错误,也无法促使目标实现。

2.可行性

护理措施要切实可行,措施制订时要考虑以下几方面。①患者的身心问题:这也是整体护理中所强调的要为患者制订个体化的方案。措施要符合患者的年龄、体力、病情、认知情况及患者自己对改变目前状况的愿望等。如对老年患者进行知识缺乏的健康教育时,让患者短时间内记忆很多教育内容是困难的。护理措施必须是患者乐于接受的。②护理人员的情况:护理人员的配备及专业技术、理论知识水平和应用能力等是否能胜任所制订的护理措施。③适当的医院设施、设备。

3.科学性

护理措施应基于科学的基础上,每项护理措施都应有措施依据,措施依据来自护理科学及相关学科的理论知识。禁止将没有科学依据的措施用于患者。护理措施的前提是一定要保证患者的安全。

4.一致性

护理措施不应与其他医务人员的措施相矛盾,否则容易使患者不知所措,并造成不信任感,甚至可能威胁患者安全。制订护理措施时应参阅其他医务人员的病历记录、医嘱,意见不一致时应共同协商,达成一致。

5.指导性

护理措施应具体,有指导性,不仅使护理同一患者的其他护士很容易地执行措施,也有利于患者。如对于体液过多需进食低盐饮食的患者,正确的护理措施:①观察患者的饮食是否符合低盐要求。②告诉患者和家属每天摄盐<5 g。含钠多的食物除咸味食品外,还包括发面食品、碳酸饮料、罐头食品等。③教育患者及家属理解低盐饮食的重要性,等等。

不具有指导性护理措施:①嘱患者每天摄盐量<5 g。②嘱患者不要进食含钠多的食物。

四、护理计划成文

护理计划成文是将护理诊断、目标、护理措施以一定的格式记录下来而形成的护理文件。不仅为护理程序的下一步实施提供了指导,也有利于护士之间及护士与其他医务人员之间的交流。护理计划的书写格式,因不同的医院有各自具体的条件和要求,所以书写格式也是多种多样的。大致包括日期、护理诊断、目标、措施、效果评价几项内容,见表 3-3。

表 3-3 护理计划

日期	护理诊断	护理目标	护理措施	评价	停止日期	签名
2006—02—19	气体交换受阻	1、	1、			
		2、	2、			
			3、			
2006—02—22	焦虑	1、	1、			
		2、	2、			
			3、			

护理计划应体现个体差异性，一份护理计划只对一个患者的护理活动起作用。护理计划还应具有动态发展性，随着患者病情的变化，护理的效果而调整。

（陆　丹）

第五节　护理实施

实施是为达到护理目标而将计划中各项措施付诸行动的过程。实施的质量如何与护士的专业知识、操作技能和人际沟通能力三方面的水平有关。实施过程中的情况应随时用文字记录下来。

实施过程包括实施前准备、实施和实施后记录三个部分，一般来讲，实施应发生于护理计划完成之后，但在某些特殊情况下，如遇到急诊患者或病情突变的住院患者，护士只能先在头脑中迅速形成一个初步的护理计划并立即采取紧急救护措施，事后再补上完整的护理计划。

一、实施前的准备

护士在执行护理计划之前，为了保证护理效果，应思考安排以下几个问题，即“五个 W”。

（一）“谁去做”

对需要执行的护理措施进行分类和分工，确定护理措施是由护士做，还是辅助护士做；哪一级别或水平的护士做；是一个护士做，还是多个护士做。

（二）“做什么”

进一步熟悉和理解计划，执行者对计划中每一项措施的目的、要求、方法和时间安排应了如指掌，以确保措施的落实，并使护理行为与计划一致。此外，护士还应理解各项措施的理论基础，保证科学施护。

（三）“怎样做”

（1）三分析所需要的护理知识和技术：护士必须分析实施这些措施所需要的护理知识和技术，如操作程序或仪器设备使用的方法，若有不足，则应复习有关书籍或资料，或向其他有关人员求教。

（2）明确可能会发生的并发症及其预防：某些护理措施的实施有可能对患者产生一定程度的损伤。护士必须充分预想可能发生的并发症，避免或减少对患者的损伤，保证患者的安全。

（3）如患者情绪不佳，合作性差，那么需要考虑如何使措施得以顺利进行。

（四）“何时做”

实施护理措施的时间选择和安排要恰当，护士应该根据患者的具体情况、要求等多方面因素来选择执行护理措施的时机，例如，健康教育的时间，应该选择在患者身体状况良好、情绪稳定的情况下进行以达到预期的效果。

(五)“何地做”

确定实施护理措施的场所，以保证措施的顺利实施。在健康教育时应选择相对安静的场所；对涉及患者隐私的操作，更应该注意选择环境。

二、实施

实施是护士运用操作技术、沟通技巧、观察能力、合作能力和应变能力去执行护理措施的过程。在实施阶段，护理的重点是落实已制订的措施，执行医嘱、护嘱，帮助患者达到护理目标，解决问题。在实施中必须注意既要按护理操作常规规范化地实施每一项措施，又要注意根据每个患者的生理、心理特征个性化地实施护理。

实施是评估、诊断和计划阶段的延续，需随时注意评估患者的病情及患者对护理措施的反应及效果，努力使护理措施满足患者的生理、心理需要、促进疾病的康复。

三、实施后的记录

实施后，护士要对其所执行的各种护理措施及患者的反应进行完整、准确的文字记录，即护理病历中的护理病程记录，以反映护理效果，为评价做好准备。

记录可采用文字描述或填表，在相应项目上打“√”的方式。常见的记录格式有PIO记录方式，PIO即由问题(problem，P)、措施(intervention，I)、结果(outcome，O)组成。“P”的序号要与护理诊断的序号一致并写明相关因素，可分别采用PES、PE、SE三种记录方式。“I”是指与P相对应的已实施的护理措施。即做了什么，但记录并非护理计划中所提出的全部护理措施的罗列。“O”是指实施护理措施后的结果。可出现两种情况：一种结果是当班问题已解决；另一种结果是当班问题部分解决或未解决，若措施适当，由下一班负责护士继续观察并记录；若措施不适宜，则由下一班负责护士重新修订并制订新的护理措施。

记录是一项很重要的工作，其意义在于：①可以记录患者住院期间接受护理照顾的全部经过；②有利于其他医护人员了解情况；③可作为护理质量评价的一个内容；④可为以后的护理工作提供资料；⑤是护士辛勤工作的最好证明。

(徐宁宁)

第六节 护 理 评 价

评价是有计划的、系统的将患者的健康现状与确定的预期目标进行比较的过程。评价是护理程序的第五步，但实际上它贯穿于整个护理程序的各个步骤，如评估阶段，需评估资料收集是否完全，收集方法是否正确；诊断阶段，需评价诊断是否正确，有无遗漏，是否是以收集到的资料为依据；计划阶段，需评价护理诊断的顺序是否合适，目标是否可行，措施是否得当；实施阶段，需评价措施是否得到准确执行，执行效果如何，等等。评价虽然位于程序的最后一步，但并不意味着护理程序的结束，相反，通过评价发现新问题，重新修订计划，而使护理程序循环往复地进行下去。

评价包括以下几个步骤。

一、收集资料

收集有关患者目前健康状态的资料，资料涉及的内容与方法同第二节评估部分的相应内容。

二、评价目标是否实现

评价的方法是将患者目前健康状态的资料与计划阶段的预期目标相比较，以判断目标是否实现。经分析可得出三种结果：①目标已达到；②部分达到目标；③未能达到目标。

例如，预定的目标为"一个月后患者拄着拐杖行走 50 m"，一个月后评价结果如下。

患者能行走 50 m——目标达到。

患者能行走 30 m——目标部分达到。

患者不能行走——目标未达到。

三、重审护理计划

对护理计划的调整包括以下几种方式。

(一)停止

重审护理计划时，对目标已经达到，问题已经解决的，停止采取措施，但应进一步评估患者可能存在的其他问题。

(二)继续

问题依然存在，计划的措施适宜，则继续执行原计划。

(三)修订

对目标部分实现或目标未实现的原因要进行探讨和分析，并重审护理计划，对诊断、目标和措施中不适当的内容加以修改，应考虑下述问题：收集的资料是否准确和全面；护理问题是否确切；所定目标是否现实；护理措施设计是否得当及执行是否有效，患者是否配合等。

护理程序作为一个开放系统，患者的健康状况是一个输入信息，通过评估、计划和实施，输出患者健康状况的信息，经过护理评价结果来证实计划是否正确。如果患者尚未达到健康目标，则需要重新收集资料、修改计划，直到患者达到预期的目标，护理程序才告停止。因此，护理程序是一个周而复始，无限循环的系统工程(图 3-2)。

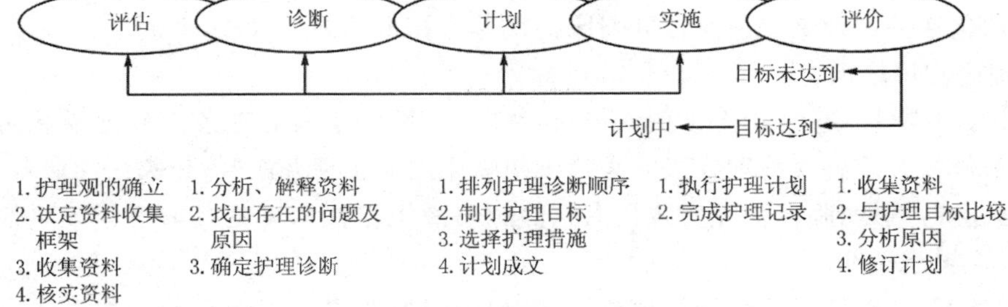

图 3-2　护理程序的循环过程

护理程序是一种系统地解决问题的程序，是护士为患者提供护理照顾的方法，应用护理程序可以保证护士给患者提供有计划、有目的、高质量、以患者为中心的整体护理。因此它不仅适用于医院临床护理、护理管理，同时它还适用于其他护理实践，如社区护理、家庭护理、大众健康教育等，是护理专业化的标志之一。

(蔡荣华)

第四章 护理管理

第一节 护理人员培训

一、新入职护士培训

新入职护士培训培训对象为院校毕业后新进入护理岗位工作的护士。培训目的主要是在规定的时间内对新毕业护士进行有计划的系统培训，帮助新护士从护生向能胜任临床工作能力的护士进行角色转变，明确护理职业发展规划，使其具备良好的职业道德素养、沟通交流能力、应急处理能力和落实责任制整体护理所需的专业照顾、病情观察、协助治疗、心理护理、健康教育等护理服务能力，掌握从事临床护理工作的基本理论、基本知识和基本技能，增强人文关怀和责任意识，能够独立、规范地为患者提供护理服务。

医院应遵照原国家卫生计生委 2016 年《新入职护士培训大纲(试行)》制订院内培训计划。可采取理论知识培训和临床实践能力培训相结合的方式，采用课堂讲授、讨论、临床查房、情景模拟、个案护理等教学方法。内容主要包括基础培训和专业培训。

(一)基础培训

基础培训包括基本理论知识及常见临床护理操作技术培训，一般为 2 周～1 个月。

1.基本理论知识培训

(1)法律法规规章：熟悉《护士条例》《侵权责任法》《医疗事故处理条例》《传染病防治法》《医疗废物管理条例》《医院感染管理办法》《医疗机构临床用血管理办法》等相关法律法规规章。

(2)规范标准：掌握《临床护理实践指南》《静脉输液操作技术规范》《护理分级》《临床输血操作技术规范》等规范标准。

(3)规章制度：掌握护理工作相关规章制度、护理岗位职责及工作流程。如患者出入院管理制度、查对制度、分级护理制度、医嘱执行制度、交接班制度、危重症患者护理管理制度、危急值报告及处置制度、病历书写制度、药品管理制度、医院感染管理制度、职业防护制度等。熟悉医院相关工作流程、规章制度等。

(4)安全管理：掌握患者安全目标、患者风险(如压疮、跌倒/坠床、管路滑脱等)的评估观察要点及防范护理措施、特殊药物的管理与应用、各类应急风险预案、护患纠纷预防与处理、护理不良事件的预防与处理等。

(5)护理文书:掌握体温单、医嘱单、护理记录单、手术清点记录单等护理文书的书写规范。

(6)健康教育:掌握患者健康教育的基本原则与方法。健康教育主要内容包括出入院指导、常见疾病康复知识、常用药物作用与注意事项、常见检验或检查的准备与配合要点等。

(7)心理护理:掌握患者心理特点、常见心理问题如应激反应、焦虑、情感障碍等识别和干预措施,不同年龄阶段患者及特殊患者的心理护理。护士的角色心理和角色适应、护士的工作应激和心理保健等。

(8)沟通技巧:掌握沟通的基本原则、方式和技巧,与患者、家属及其他医护人员之间的有效沟通。

(9)职业素养:熟悉医学伦理、医学人文、医德医风、护理职业精神、职业道德和职业礼仪等。

2.常见临床护理操作技术培训

根据国家卫生计生委《新入职护士培训大纲(试行)》,新入职护士须掌握并熟练运用常用临床护理操作技术。

(二)专业培训

专业培训即专业理论与实践能力培训,包括各专科轮转培训,培训时间为 24 个月。其中内科系统、外科系统、急诊科和重症监护病房、其他科室(妇产科、儿科、手术室、肿瘤科等)分别为 6 个月。

(三)培训考核

新入职护士培训考核分为培训过程考核与培训结业考核。

1.培训过程考核

对培训对象在接受规范化培训过程中各种表现的综合考评。考核内容主要包括医德医风、职业素养、人文关怀、沟通技巧、理论学习和临床实践能力的日常表现,基础培训结束后和专业培训的各专科轮转结束后的考核等。

2.培训结业考核

对培训对象在培训结束后实施的专业考核,包括理论知识考核、临床实践能力考核。

(1)理论知识考核内容:包括法律法规、规范标准、规章制度、安全管理、护理文书、健康教育、心理护理、沟通技巧、医学人文、职业素养等基本理论知识和内、外、妇、儿、急诊、重症、手术等专业理论知识。

(2)临床实践能力考核内容:以标准化患者或个案护理的形式,抽取临床常见病种的病例。根据患者的病情及一般情况,要求护士对患者进行专业评估,提出主要的护理问题,从病情观察、协助治疗、心理护理、人文沟通及教育等方面提出有针对性的护理措施,并评估护理措施的有效性,同时考核护士对常见临床护理操作技术的掌握情况。

二、继续医学教育培训

国际医学教育界把医学院校教育、毕业后规范化教育和继续医学教育三个互相联系的教育阶段称为医学教育的全过程。继续医学教育是继规范化专业培训之后,以学习新理论、新知识、新技术和新方法为主的一种终身教育。护理技术人员须按规定每年取得继续护理学教育的学分,才能作为再次注册、聘任及晋升专业技术职称的条件之一。

(一)继续医学教育分级

1.国家级

国家级有以下三种。

(1)经全国医学教育委员会、国家中医药管理局、中医药继续教育委员会、学科组评审，由原卫生部、国家中医药管理局批准的项目。

(2)国家级继续医学教育基地、国家中医药管理局、中医药继续教育基地举办，由原卫生部、国家中医药管理局公布的项目。

(3)原卫生部、国家中医药管理局委托举办，向全国继续委员会、国家中医药管理局、中医药继续教育委员会备案的继续教育项目。

2.省市级

省市级有以下三种。

(1)经省市继续医学教育委员会学科组评审，并经省、市、卫生局批准公布的项目。

(2)省市继续教育基地、省市中医药继续教育基地举办由省市卫生局公布的项目。

(3)省市继续医学教育委员会组织的其他形式的继续医学教育活动。

3.区、县、院级

经主管单位继续医学教育委员会审定、批准的项目。

(二)学分授予要求

(1)初级护理人员，每年应当取得 20 学分，其中Ⅰ类、Ⅱ类学分所占的比例由各单位制订。

(2)中级、高级护理技术人员每年应当取得 25 学分，其中Ⅰ类学分 15 学分，Ⅱ类学分 10 学分。

三、专科护士培训

专科护士是指以一定的临床及某专科工作经验为基础，经过系统化的该专科领域理论和实践的培训，并通过专科护士资格认证获得证书，具有较高专科护理水平的注册护士。

(一)专科护士的职能和作用

(1)利用专科护士在某一领域的知识、专长和技术为患者提供护理服务，并为患者提供相应的教育，促进患者康复、提高患者自我护理的能力。

(2)为其他护理人员提供专科领域的信息和建议，共同提高护理质量。

(3)开展本专科领域的护理研究，并将研究的结果应用于临床护理。

(4)参与护理质量管理工作。

(二)专科护士培养过程

专科护士的培养过程包括组织培训、资格审定、院内培养与管理、继续教育培训阶段。

1.组织培训

专科护士的培训应当由各省市行政部门组织，除十二五规划纲要中提到的重症监护、手术室、急诊、器官移植、肿瘤 5 个专科护理领域以外，还可根据《全国护理事业发展规划(2016－2020 年)》要求选择部分临床急需、相对成熟的专科护理领域，逐步发展专科护士队伍。组织部门应建立专科护士管理制度，明确专科护士准入条件、培训要求、工作职责及服务范畴等。专科护士准入条件一般为具备 2 年以上专科领域工作经验的注册护士。培训时间一般 2～3 个月，其中 1 个月理论学习，1～2 个月临床实习。

2.资格审定

专科护士参加理论与临床实习课程以后，均应有相应的考核。其中理论考核可以卷面形式进行，临床实践考核可以复杂个案病例为基础，延伸到理论知识、技能操作等内容。考核过程能够体现专科护士专业知识、技术操作、协调能力、临床思维能力、应急能力等综合水平。考核合格者由组织方授予专科护士资质证书。

3.院内培养与管理

医院护理部应按照专科护士管理制度对专科护士进行使用和管理，并制定长期培养计划。一方面充分发挥专科护士作用，承担更多疑难病例会诊、护理教学、专业指导、专业标准制定等工作，体现专业价值、推进学科发展；另一方面建立专科护士激励机制，为专科护士提供更多学习、深造机会，并落实优先晋级、待遇提升等措施，保障专科护士职业发展动力。

4.继续教育培训

对于取得专科护士资质证的护士，应由组织培训部门或医院提供多种形式的继续教育培训，并定期进行考核与评价。专科护士也要实时追踪本专业国内外最新进展，不断自学和研究，持续更新知识体系，以适应新的学科发展需求，为临床提供专业的护理服务。

（三）专科护士职业发展路径

随着诊疗技术的发展、医学分科的不断细化和患者需求的不断增加，专科护士服务领域也从病房逐步走向门诊、家庭、社区，其职业发展路径也将向更高层次发展，因此“临床护理专家”也应运而生。专科护士是“临床护理专家”的储备力量，从专科护士到“临床护理专家”的发展也是专科护理实践到高级护理实践的演变过程。专科护士必须在本专业领域经过长期经验积累、知识培训与更新、持续能力提升才能成为“临床护理专家”。

与专科护士相比，“临床护理专家”的专业细化更加凸显，如肾病护理专家、糖尿病护理专家、伤口造口护理专家等。“临床护理专家”将在专业领域具备更加精湛的专业护理知识、更加丰富的实际临床经验，并能向患者提供最高质量的护理服务和教育。其在临床中将承担更加复杂和困难的工作，如护理顾问、护理会诊、疑难病例讨论、健康评估、指导制订危重患者护理计划等，并在专业护理发展中参与更多的决策。

从新入职护士到资深临床护士，再发展到专科护士，最终成为“临床护理专家”，这一发展模式为护理人员提供了更加清晰、更具专业价值的职业发展路径。医院也更加需要培养高素质、高水平的护理专业人才专注于护理实践，并在专业领域发挥带头和引领作用，推动护理学科不断向专业化、精细化发展，逐步与国际接轨。

四、护理管理培训

护理管理培训旨在通过对管理人员系统化、科学化、专业化的培训，提升管理者科学管理能力、思维拓展能力，以引导临床护理质量水平提升，保证患者安全。

（一）培训对象

与护理管理相关的各级管理人员，包括主管护理院长、护理部主任、护理部副主任、科护士长、护士长。

（二）培训内容

1.管理培训

侧重管理能力的提升，如领导力培养、团队建设、人力资源管理、护理风险管理、成本核算、数据管理、效益分析、持续质量改进、循证护理实践等内容。

2.专业培训

重点从各专业标准出发，对各专业管理要求进行培训。

3.强制性培训

各行业发布的最新标准、指南及国家行政部门下发的管理要求，均应作为强制性培训内容。

4.实用性培训

例如，质量管理工具的应用、质量改善专案项目的设计、品管圈活动应用等。

（三）培训方式

护理管理培训除集中授课外，还可采取实地演练、经验交流、现场观摩、外出学访、网上培训等方式开展管理人员培训。

医疗卫生发展整体趋势和护理专业发展的方向决定着护理管理人员培训的重点。随着医学模式的转变，新的医疗形势对护理管理人员能力提出新的要求，信息化技术、大数据医疗迅猛发展也给护理管理人员提出新的挑战。护理管理人员也要不断转变管理理念、创新管理思维，逐步从经验式管理向精益化、科学化管理转变，从偏重终末质量管理向结构-过程-结果全面质量管理转变，持续引导临床质量改善。因此，护理管理培训也需要与时俱进、及时更新，内容符合当前管理需求，培训方法形式多样，以培养一支高素质的护理管理人才队伍，促进护理事业更好、更快、健康发展。

（袁海燕）

第二节　护理服务质量管理

一、优质护理服务管理

优质护理服务即深化“以患者为中心”的服务理念，紧紧围绕“改革护理模式、实施岗位管理、履行护理职责、提供优质护理服务、提高护理水平”的工作宗旨，充分调动临床广大护理工作者的积极性，以贴近患者、贴近临床、贴近社会为重点，进一步加强护理专业内涵建设，为人民群众提供全程、全面、优质的护理服务，保证医疗安全，改善患者就医体验，促进医患和谐，达到患者满意、社会满意、护士满意、政府满意。

（一）加强护理工作领导，加大支持保障力度

（1）医院要充分认识改善护理服务对于提高医疗服务质量和医院运行效率、促进医院健康可持续发展的重要意义。

（2）要切实加强对护理工作的领导，实行在护理副院长领导下的护理部主任-科护士长-护士长三级垂直管理体系，建立并落实岗位责任制。

（3）要建立人事、财务、医务、护理、后勤、药学等多部门联动机制，采取有效措施提高护士福利待遇，改善护士工作条件。建立医护合作机制，规范临床用药行为。

（二）加强护理人力配备，满足临床护理服务需求

（1）医院要高度重视护士人力资源的配备，优先保证临床护理岗位护士数量，并根据科室疾病特点和护理工作量，合理配置护士。

(2)医院可以聘用并合理配备一定数量、经过规范培训并取得相应资质的护理员，在责任护士的指导和监督下，对患者提供简单生活护理等。要求医院对护理员实施规范管理，严禁护理员代替护士从事治疗性护理专业技术工作，保证护理质量和医疗安全。

(三)加强护士规范培训，提升护理服务能力

医院要加强护士岗位规范化培训，完善以岗位需求为导向、以岗位胜任力为核心的护士规范培训机制，结合责任制整体护理要求，制订有针对性的培训内容，提高护士对患者的评估、病情观察、康复指导和护患沟通等能力。

(四)加强护理科学管理，充分调动护士工作积极性

(1)医院要按照开展护士岗位管理的有关要求，结合实际情况，科学设置护理岗位，明确护理岗位任职条件和工作职责。

(2)责任护士分管患者的原则：①在实施责任制整体护理的基础上，根据患者病情、护理难度和技术要求等要素，对责任护士进行合理分工，分层管理，体现能级对应、分层不分等。危重患者护理由年资高、专业能力强的高级责任护士担任，病情稳定的患者可由低年资护士负责。②责任护士分管患者应相对固定，每名责任护士分管患者数量平均为6～8人，在此基础上可根据患者病情及护士能力做适当调整。③责任护士在全面评估分管患者病情及自理能力基础上，侧重危重及自理能力缺陷患者的护理，兼顾其他患者，保证按需服务及患者安全。④兼顾临床需要和护士的意愿实施合理排班，减少交接班次数，以利于责任护士对患者提供全程、连续的护理服务。

(3)护理部应根据护理人员的工作数量、质量、患者满意度，结合护理岗位的护理难度、技术要求等要素，建立绩效考核制度及考核方案，并将考核结果与护理人员评优、晋升、奖金分配等结合，实现优劳优酬、多劳多得，调动护理人员的积极性。

(五)深化优质护理、改善护理服务

1.明确门(急)诊护理服务职责，创新服务形式

(1)医院要建立门(急)诊护理岗位责任制，明确并落实护理服务职责。

(2)优先安排临床护理经验丰富、专业能力强的护士承担分诊工作，做好分诊、咨询、解释和答疑。

(3)对急、危重症患者要实行优先诊治及护送入院。

(4)对候诊、就诊患者要加强巡视，密切观察患者病情变化，给予及时、有效处置。

(5)要采取各种措施加强候诊、输液、换药、留观等期间的患者健康教育。

2.规范病房患者入、出院护理流程，改善服务面貌

(1)责任护士应当按照要求为患者提供入、出院护理服务，不得交由进修护士和实习护生代替完成。

(2)有条件的医院，应当明确专(兼)职人员为出院患者提供有针对性的延续性护理服务，保证护理服务连续性，满足患者需求。

3.落实病房责任制整体护理，规范护理行为

(1)强化病房落实责任制整体护理，根据患者的疾病特点，生理、心理和社会需求，规范提供身心整体护理。责任护士全面履行护理职责，为患者提供医学照顾。协助医师实施诊疗计划，密切观察患者病情，以及时与医师沟通。对患者开展健康教育、康复指导，提供心理支持。采用评判性的思维方法提高护理质量及水平。责任护士根据重症患者需求制定护理计划或护理重点，护理措施落实到位。

(2)要严格落实护理分级制度,按照病情对患者实施全面评估,并予以必要的专业照护。

(3)根据患者病情及护理级别要求定时巡视患者,以及时观察病情变化、用药及治疗后反应,发现问题及时与医师沟通,并采取有效措施。

(4)临床护理服务充分体现专科特色,丰富服务内涵,将基础护理与专科护理有机结合,保障患者安全,体现人文关怀。

(5)要求责任护士在具有专业能力的基础上,对患者实施科学、有效的个性化健康教育,注重用药、检查、手术前后注意事项及疾病相关知识等指导。

(6)中医类医院要广泛应用中医特色护理技术,优化中医护理方案,创新中医护理服务模式,增强中医护理服务能力,充分体现中医护理特色优势。

4.强化人文关怀意识,加强护患沟通

(1)护士要增强主动服务和人文关怀意识,深化“以患者为中心”的理念,尊重和保护患者隐私,给予患者悉心照护、关爱、心理支持和人文关怀。

(2)要加强与患者的沟通交流,关注患者的不适和诉求,并及时帮助解决。

(3)树立良好的护理服务形象,持续改善护理服务态度,杜绝态度不热情、解释没耐心、服务不到位等现象,防止护理纠纷的发生。

二、基础护理及危重护理质量管理

(一)基础护理质量管理要求

基础护理是指满足患者生理、心理和治疗需要的基本护理技能,是护理工作中最常用的,也是提高护理质量的重要保证。基础护理包括对床单位、皮肤、口腔、头发、各种导管、出入院等护理内容,其标准是患者达到清洁、整齐、舒适、安全。

(1)患者在住院期间,医护人员根据患者病情和生活自理能力进行综合评定,确定并实施不同级别的护理。分级护理与医嘱、病情、患者生活自理能力相符,标识明确。护理人员根据患者病情,正确实施基础护理和专科护理,如口腔护理、压疮护理、气道护理及管路护理等,操作过程注意保护患者隐私。

(2)病室环境:保持病室环境清洁、整齐、安静、舒适、安全。室内温度保持在 18～22 ℃,相对湿度保持在 50%～60%为宜。病室定时通风,保证室内空气新鲜。保持床单位清洁、干燥、平整、美观、舒适,患者均穿患者服装。病室物品摆放整齐,床旁桌清洁,床上床下无杂物,患者通行安全。

(3)患者清洁与皮肤护理:做好患者生活护理,晨晚间护理质量合格,保证患者“三短”,即患者指(趾)甲、头发、胡须短,甲端光洁;“四无”,即床上无臭味、褥垫无潮湿、床单位无皱褶,皮肤无压疮;“六洁”,即患者面部、口腔、皮肤、手、足、会阴清洁。长期卧床患者,根据病情适时温水擦浴,头发每周清洗,如有异味或不适随时清洗,并梳理整齐。对于压疮高危患者采用定时翻身、垫软枕、体位垫、减压床垫、减压贴等方法做好压疮预防。

(4)卧位护理:根据病情取舒适体位,协助患者翻身、坐起或床上移动,进行有效咳嗽,有伤口时注意伤口保护,特殊患者根据病情需要保持功能位。

(5)管路护理:管路标识清晰,妥善固定,防止滑脱、扭曲、打折和受压,保持引流通畅,严密观察引流液颜色、性质及量,预防管路滑脱的发生。

(6)饮食护理:指导患者合理饮食,切实落实治疗饮食。保持进餐环境清洁,根据患者的需要协助患者进食、进水。

(7)排泄护理:协助卧床患者床上使用便器,注意会阴部皮肤清洁,有失禁的患者采取相应措施,如留置尿管或男患者采用尿套。尿管及尿袋妥善固定,定期更换,以及时观察尿液颜色、性状及量,以及时倾倒尿液。

(8)睡眠护理:夜间拉好窗帘,定时熄灯,为患者创造良好的睡眠环境。

(9)巡视病房:护士根据护理级别巡视病房,严密观察患者病情、输液情况、有无输液反应等,了解患者需求,如有特殊情况及时给予相应处理。

(二)危重患者护理质量管理

危重患者是指病情严重,随时可能发生生命危险的患者。危重患者的护理是指用现代监测、护理手段解决危及患者生命和健康的各种问题。面对病情复杂的危重患者,高质量的护理是保证患者生命和健康的前提,也是反映医院护理水平的重要指标。危重患者护理质量在达到基础护理质量标准的同时,还应达到以下要求。

1.保证患者安全

(1)危重患者应进行各项高危评估,包括压疮、跌倒坠床、管道滑脱等评估并实施相应预防措施。

(2)危重或昏迷患者加床栏,防止坠床。

(3)抽搐患者使用牙垫。

(4)双眼不能闭合的患者,应采用生理盐水潮湿纱布遮盖。

(5)危重患者避免佩戴首饰,贵重物品应交与家属保存。

2.病情观察

(1)护士掌握患者姓名、诊断、病情、治疗、护理、饮食、职业、心理状态、家庭情况、社会关系等,汇报病例应层次清楚、简洁、重点突出。

(2)能运用护理程序密切观察患者病情变化,护理措施具体。准确记录生命体征,详细记录病情变化,即症状、与疾病相关的阴性及阳性体征、特殊检查、治疗性医嘱、出入量等。

(3)静脉输液通畅,根据患者病情、年龄及药物性质合理调整滴速,密切观察用药后反应,以及时准确做好记录。

(4)管路标识清晰,妥善固定,防止滑脱、扭曲、打折和受压,保持引流通畅,严密观察引流液颜色、性质及量,预防管路滑脱的发生。

(5)保证患者呼吸道通畅,协助患者排痰,吸痰方法正确,符合操作规程。

(6)严格执行交接班制度和查对制度,对病情变化、抢救经过、用药情况等要做好详细交班并及时、准确记录危重症患者护理记录。

(袁海燕)

第三节　病区护理管理

一、病区的设置和布局

每个病区设有病室、危重病室、抢救室、治疗室、护士办公室、医师办公室、配膳室、盥洗室、浴室、库房、洗涤间、厕所及医护休息室和示教室等。有条件时应设置学习室、娱乐室、会客室和健身室。

二、病区的环境管理

医院的物理环境有以下几方面。

(一)空间

为了保证患者有适当的活动空间,以及方便治疗和护理,病床之间的距离不得少于 1 m。床与床之间应有围帘,必要时进行遮挡,保护患者隐私。

(二)室温

一般来说,保持 18～20 ℃的室温较为适宜。新生儿及老年人,维持室温在 22～24 ℃为宜。

(三)湿度

湿度为空气中含水分的程度,一般指相对湿度。病室相对湿度一般以 50%～60%为宜。湿度过高或过低时,均对患者不利。

(四)光线

病室采光分为自然光源及人工光源两种。充足的光线有利于观察患者、进行诊疗和护理工作。普通病室除有吊灯外,还应有床头灯、地灯装置,既能保证患者自用和夜间巡视时进行工作,又不影响患者的睡眠。此外,还应备有一定数量的鹅颈灯,以适应不同角度的照明,为特殊诊疗提供方便。

(五)音响

音响是指声音存在的情况。根据世界卫生组织(WHO)规定噪声的标准,白天医院较为理想的噪声强度应维持在 35～45 dB。护理人员在说话、行走和工作时尽量做到“四轻”,同时要向患者及家属宣传保持病室安静的重要性,共同为患者创造一个良好的休养环境。在杜绝噪声的同时,也应避免绝对的寂静。

(六)通风

通风换气可使室内空气与外界空气交换,增加氧含量,降低二氧化碳在空气中的浓度,以保持室内空气新鲜,通风还能调节室内的温度和相对湿度,刺激皮肤血液循环,促进汗液的蒸发和热的散失,增加患者的舒适感。一般情况下,开窗通风 30 分钟即可达到置换室内空气的目的。通风时注意保护遮挡患者,避免直接吹风导致感冒,冬季通风时要注意保暖。

(七)装饰

病室布置应以简洁美观为主,有条件的医院可以根据各病室的不同需求来设计和配备不同颜色,并应用各式图画、各种颜色的窗帘、被单等来布置病室,这样不仅使人感觉身心舒适,还可产生特殊的治疗效果。一般病室上方墙壁可涂白色,下方可涂浅蓝色。病室的走廊可适当摆放一些绿色植物、花卉盆景等以美化病室环境,增添生机。

医院是社会的一个组成部分,也是就诊患者集中的场所。患者住院后对接触的人员、院规、陈设、声音及气味等会感到陌生和不习惯,以致产生一些不良的心理反应。所以,认真评估患者心理、社会方面的需求并予以满足,帮助患者建立和维持良好的人际关系,消除其不良的心理反应,使其尽快适应医院的社会文化环境是护士的基本职责之一。

医院常见不安全因素包括物理性损伤、化学性损伤、生物性损伤、心理性损伤、医源性损伤等,护士需随时对威胁患者安全的环境保持警觉,并及时给予妥善处理。

(袁海燕)

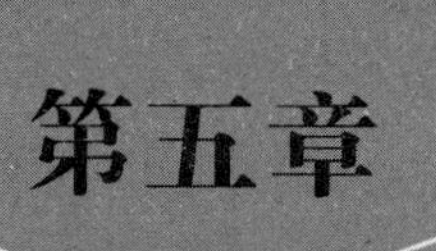

第五章　重症护理

第一节　昏　迷

昏迷是一种严重的意识障碍，随意运动丧失，对体内外（如语言、声音、光、疼痛等）一切刺激均无反应并出现病理反射活动的一种临床表现。在临床上，可由多种原因引起，并且是病情危重的表现之一。因此，如遇到昏迷的患者，应及时判断其原因，选择正确的措施，争分夺秒地抢救，以挽救患者生命。

昏迷的原因分为颅内、颅外因素：①颅内因素有中枢神经系统炎症（脑膜炎、脑脓肿、脑炎等）、脑血管意外（脑出血、脑梗死、蛛网膜下腔出血）、占位性病变（脑肿瘤、颅内血肿）、脑外伤、癫痫。②颅外病因包括严重感染（败血症、伤寒、中毒性肺炎等）、心血管疾病（休克、高血压脑病、阿-斯综合征等）、内分泌与代谢性疾病（糖尿病酮症酸中毒、低血糖、高渗性昏迷、肝昏迷、尿毒症等）、药物及化学物品中毒（有机磷农药、一氧化碳、安眠药、麻醉剂、乙醚等）、物理因素（中暑、触电）。

一、昏迷的临床表现

昏迷是病情危重的标志，病因不同其临床表现也各异。

（1）伴有抽搐者，见于癫痫、高血压脑病、脑水肿、尿毒症、脑缺氧、脑缺血等。

（2）伴有颅内压增高者，见于脑水肿、脑炎、脑肿瘤、蛛网膜下腔出血等。

（3）伴有高血压者见于高血压脑病、脑卒中、嗜铬细胞瘤危象。

（4）伴有浅弱呼吸者见于肺功能不全、药物中毒、中枢神经损害。

（5）患者呼出气体的气味对诊断很有帮助，如尿毒症患者呼出气体有氨气味，酮症酸中毒有烂苹果味，肝昏迷有肝臭味，酒精中毒者有酒精味，DDV 中毒有 DDV 味。

二、护理评估

（一）健康史

应向患者的家属或有关人员详细询问患者以往有无癫痫发作、高血压病、糖尿病，以及严重的心、肝、肾和肺部等疾病。了解患者发作现场情况，发病之前有无外伤或其他意外事故（如服用毒物、高热环境下长期工作、接触剧毒化学药物和煤气中毒等)，最近患者的精神状态和与周围人的关系。

(二)身体状况

1.主要表现

应向患者家属或有关人员详细询问患者的发病过程、起病时有无诱因、发病的急缓、持续的时间、演变经过；昏迷是首发症状还是由其他疾病缓慢发展而来的，昏迷前有无其他表现(指原发病的表现：如有无剧烈头痛、喷射样呕吐；有无心前区疼痛；有无剧烈的咳嗽、咳粉红色痰液、严重的呼吸困难、发绀；有无烦躁不安、胡言乱语；有无全身抽搐；有无烦渴、多尿、烦躁、呼吸深大、呼气呈烂苹果味等)，以往有无类似发作史，昏迷后有无其他的表现。

2.体格检查

(1)观察检查生命体征。①体温：高热提示有感染性或炎症性疾病。过高可能为中暑或中枢性高热(脑干或下丘脑损害)。过低提示为休克、甲状腺功能低下、低血糖、冻伤或镇静安眠药过量。②脉搏：不齐可能为心脏病。微弱无力提示休克或内出血等。过速可能为休克、心力衰竭、高热或甲亢危象。过缓可能为房室传导阻滞或阿-斯综合征。缓慢而有力提示颅内压增高。③呼吸：深而快的规律性呼吸常见于糖尿病酸中毒，称为 Kussmual 呼吸；浅而快速的规律性呼吸见于休克、心肺疾病或安眠药中毒引起的呼吸衰竭；脑的不同部位损害可出现特殊的呼吸类型，如潮式呼吸提示大脑半球广泛损害，中枢性过度呼吸提示病变位于中脑被盖部，长吸式呼吸为脑桥上部损害所致，丛集式呼吸系脑桥下部病变所致，失调式呼吸是延髓特别是其下部损害的特征性表现。④血压：过高提示颅内压增高、高血压脑病或脑出血。过低可能为脱水、休克、心肌梗死、镇静安眠药中毒、深昏迷状态等。

昏迷时不同水平脑组织受损的表现见表 5-1。

表 5-1 昏迷对不同水平脑组织受损的表现

脑受损部位	意识	呼吸	瞳孔	眼球运动	运动功能
大脑	嗜睡、昏睡、昏迷、去皮质状态	潮式呼吸	正常	游动、向病灶侧凝视	偏瘫、去皮质强直
间脑	昏睡、昏迷、无动性缄默	潮式呼吸	小	游动、向病灶侧凝视	偏瘫、去皮质强直
中脑	昏睡、昏迷、无动性缄默	过度换气	大、光反应消失	向上或向下偏斜	交叉偏、去大脑强直
脑桥	昏睡、昏迷、无动性缄默	长吸气性、喘息性	小如针尖样	浮动向病灶对侧凝视	交叉偏、去大脑强直较轻
延髓	昏睡、昏迷、无动性缄默	失调性、丛集性呼吸	小或大	眼-脑反射消失	交叉性瘫呈迟缓状态

(2)神经系统检查。①瞳孔：正常瞳孔直径为 2.5～4 mm，＜2 mm 为瞳孔缩小，＞5 mm 为瞳孔散大。双侧瞳孔缩小见于吗啡中毒、有机磷杀虫药中毒、巴比妥类药物中毒、中枢神经系统病变等，如瞳孔针尖样缩小(＜1 mm)，常为脑桥病变的特征，1.5～2.0 mm 常为丘脑或其下部病变。双侧瞳孔散大见于阿托品、山莨菪碱、多巴胺等药物中毒，中枢神经病变见于中脑功能受损；双侧瞳孔散大且对光反射消失表示病情危重。两侧瞳孔大小若相差 0.5 mm 以上，常见于小脑天幕病及 Horner 征。②肢体瘫痪：可通过自发活动的减少及病理征的出现来判断昏迷患者的

瘫痪肢体。昏迷程度深的患者可重压其眶上缘，疼痛可刺激健侧上肢出现防御反应，患侧则无；可观察患者面部疼痛的表情判断有无面瘫；也可将患者双上肢同时托举后突然放开任其坠落，瘫痪侧上肢坠落较快，即坠落试验阳性；偏瘫侧下肢常呈外旋位，且足底的疼痛刺激下肢回缩反应差或消失，病理征可为阳性。③脑膜刺激征：伴有发热者常提示中枢神经系统感染；不伴发热者多为蛛网膜下腔出血。如有颈项强直应考虑有无中枢神经系统感染、颅内血肿或其他造成颅内压升高的原因。④神经反射：昏迷患者若没有局限性的脑部病变，各种生理反射均呈对称性减弱或消失，但深反射也可亢进。昏迷伴有偏瘫时，急性期患侧肢体的深、浅反射减退。单侧病理反射阳性，常提示对侧脑组织存在局灶性病变，如果同时出现双侧的病理反射阳性，表明存在弥漫性颅内损害或脑干病变。⑤姿势反射：观察昏迷患者全身的姿势也很重要，临床上常见两种类型：一种为去大脑强直，表现为肘、腕关节伸直，上臂内旋和下肢处于伸展内旋位。提示两大脑半球受损且中脑及间脑末端受损。另一种为去皮质强直，表现为肘、腕处于弯屈位，前臂外翻和下肢呈伸展内旋位。提示中脑以上大脑半球受到严重损害。这两种姿势反射，可为全身性，亦可为一侧性。

(3)检查患者有无原发病的体征：有无大小便失禁，呼气有无特殊气味，皮肤颜色有无异常，肢端是否厥冷，肺部听诊有无湿啰音，听诊心脏的心音有无低钝，有无心脏杂音，腹肌有无紧张，四肢肌肉有无松弛，四肢肌力有无减退，眼球偏向哪侧，眼底检查有无视盘水肿。

(三)心理状况

由于患者病情发展快，病情危重，抢救中紧张的气氛，繁多的抢救设施，常引起患者家属的焦虑，而病情的缓解需要时间，家属常因关心患者而产生对治疗效果不满意。

(四)实验室检查

1.CT 或 MRI 检查

怀疑脑血管意外的患者可采取本项目，可显示病变的性质、部位和范围。

2.脑脊液检查

怀疑脑膜炎、脑炎、蛛网膜下腔出血的患者可选择，可提示病变的原因。

3.血糖、尿酮测定

怀疑糖尿病酮症酸中毒、高渗性昏迷、低血糖的患者可选择本项目，能及时诊断，并在治疗中监测病情变化。此外，根据昏迷患者的其他病因选择相应的检查项目，以尽快作出诊断，为挽救患者生命争取时间。

(五)判断昏迷程度

由于昏迷患者无法沟通，导致询问病史困难，因此，护士能够正确地进行病情观察和判断就显得非常重要，首先应先确认呼吸和循环系统是否稳定，而详细完整的护理体检应等到对患者昏迷的性质和程度判断后再进行。

1.临床分级法

主要是给予言语和各种刺激，观察患者反应情况，加以判断，如呼叫姓名、推摇肩臂、压迫眶上切迹、针刺皮肤、与之对话和嘱其执行有目的的动作等。注意区别意识障碍的不同程度。①嗜睡：是程度最浅的一种意识障碍，患者经常处于睡眠状态，唤醒后定向力基本完整，但注意力不集中，记忆稍差，如不继续对答，很快又入睡。②昏睡：处于较深睡眠状态，不易唤醒，醒时睁眼，但缺乏表情，对反复问话仅能做简单回答，回答时含混不清，常答非所问，各种反射活动存在。③昏迷：意识活动丧失，对外界各种刺激或自身内部的需要不能感知。按刺激反应及反射活动等可分3度(表 5-2)。

表 5-2　昏迷的临床分级

昏迷分级	疼痛刺激反应	无意识自发动作	腱反射	瞳孔对光反射	生命体征
浅昏迷	有反应	可有	存在	存在	无反应
中昏迷	重刺激可有	很少	减弱或消失	迟钝	轻度变化
深昏迷	无反应	无	消失	消失	明显变化

2.昏迷量表评估法

(1)格拉斯哥昏迷量表(GCS):是在 1974 年英国 Teasdale 和 Jennett 制订的。以睁眼(觉醒水平)、言语(意识内容)和运动反应(病损平面)3 项指标的 15 项检查结果来判断患者昏迷和意识障碍的程度。以上 3 项检查共计 15 分,凡积分低于 8 分,预后不良;5～7 分预后恶劣;积分<4分者罕有存活。即以 GCS 分值越低,脑损害的程度越重,预后亦越差。而意识状态正常者应为满分(15 分)。

此评分简单易行,比较实用。但临床发现:3 岁以下小孩不能合作;老年人反应迟钝,评分偏低;语言不通、聋哑人、精神障碍患者等使用受到限制;眼外伤影响判断;有偏瘫的患者应根据健侧作判断依据。此外,有人提出,GCS 计分法用于评估患者意识障碍的程度,不能反映出极为重要的脑干功能状态(表 5-3)。

表 5-3　GCS 计分法

记分项目	反应	计分
Ⅰ.睁眼反应	自动睁眼	4
	呼唤睁眼	3
	刺激睁眼	2
	任何刺激不睁眼	1
Ⅱ.语言反应	对人物、时间、地点定向准确	5
	不能准确回答以上问题	4
	胡言乱语、用词不当	3
	散发出无法理解的声音	2
	无语言能力	1
Ⅲ.运动反应	能按指令动作	6
	对刺痛能定位	5
	对刺痛能躲避	4
	刺痛时肢体屈曲(去皮质强直)	3
	刺痛时肢体过伸(去大脑强直)	2
	对刺痛无任何反应	1
总分		

(2)Glasgow-Pittsburgh 昏迷观察表:在 GCS 的临床应用过程中,有人提出尚需综合临床检查结果进行全面分析,同时又强调脑干反射检查的重要性。为此,Pittsburgh 又加以改进补充了另外 4 个昏迷观察项目,即对光反射、脑干反射、抽搐情况和呼吸状态,称为 Glasgow-Pittsburgh

昏迷观察表，见表 5-4。合计为 7 项35 级，最高为 35 分，最低为 7 分。在颅脑损伤中，35～28 分为轻型，27～21 分为中型，20～15 分为重型，14～7 分为特重型颅脑损伤。该观察表即可判定昏迷程度，也反映了脑功能受损水平（表 5-4）。

表 5-4 Glasgow-Pittsburgh 昏迷观察表

	项目	评分		项目	评分
Ⅰ.睁眼反应	自动睁眼	4		大小不等	2
	呼之睁眼	3		无反应	1
	疼痛引起睁眼	2	Ⅴ.脑干反射	全部存	5
	不睁眼	1		睫毛反射消失	4
Ⅱ.语言反应	言语正常（回答正确）	5		角膜反射消失	3
	言语不当（回答错误）	4		眼脑及眼前庭反射消失	2
	言语错乱	3		上述反射皆消失	1
	言语难辨	2	Ⅵ.抽搐情况	无抽搐	5
	不语	1		局限性抽搐	4
Ⅲ.运动反应	能按吩咐动作	6		阵发性大发作	3
	对刺激能定位	5		连续大发作	2
	对刺痛能躲避	4		松弛状态	1
	刺痛肢体屈曲反应	3	Ⅶ.呼吸状态	正常	5
	刺痛肢体过伸反应	2		周期性	4
	无反应（不能运动）	1		中枢过度换气	3
Ⅳ.对光反应	正常	5		不规则或低换气	2
	迟钝	4		呼吸停止	1
	两侧反应不同	3			

三、护理诊断

（一）意识障碍

意识障碍与各种原因引起的大脑皮质和中脑的网状结构发生有度抑制有关。

（二）清理呼吸道无效

清理呼吸道无效与患者意识丧失不能正常咳嗽有关。

（三）有感染的危险

有感染的危险与昏迷患者的机体抵抗力下降、呼吸道分泌物排出不畅有关。

（四）有皮肤完整性受损的危险

有皮肤完整性受损的危险与患者意识丧失而不能自主调节体位、长期卧床有关。

四、护理目标

（1）患者的昏迷减轻或消失。

（2）患者的皮肤保持完整，无压力性损伤发生。

（3）患者无感染的发生。

五、昏迷的救治原则

昏迷患者的处理原则。主要是维持基本生命体征，避免脏器功能的进一步损害，积极寻找和治疗病因。具体包括以下内容。

(1)积极寻找和治疗病因。

(2)维持呼吸道通畅，保证充足氧供，应用呼吸兴奋剂，必要时进行插管行辅助呼吸。

(3)维持循环功能，强心，升压，抗休克。

(4)维持水、电解质和酸碱平衡。对颅内压升高者，应迅速给予脱水治疗。每天补液量1 500～2 000 mL，总热量1 500～2 000 kcal。

(5)补充葡萄糖，减轻脑水肿，纠正低血糖。用法是每次50%葡萄糖溶液60～100 mL静脉滴注，每4～6小时1次。但疑为高渗性非酮症糖尿病昏迷者，最好等血糖结果回报后再给葡萄糖。

(6)对症处理。防治感染，控制高血压、高热和抽搐，注意补充营养。注意口腔呼吸道、泌尿道和皮肤护理。

(7)给予脑细胞代谢促进剂。

六、护理措施

(一)急救护理

(1)速使患者安静平卧，下颌抬高以使呼吸通畅。

(2)松解腰带、领扣，随时清除口咽中的分泌物。

(3)呼吸暂停者立即给氧或口对口人工呼吸。

(4)注意保暖，尽量少搬动患者。

(5)血压低者注意抗休克。

(6)有条件尽快输液。

(7)尽快呼叫急救站或送医院救治。

(二)密切观察病情

(1)密切观察患者的生命指征，神志、瞳孔的变化，神经生理反射有无异常，注意患者的抽搐、肺部的啰音、心音、四肢肢端温度、尿量、眼底视神经、脑膜刺激征、病理反射等，并及时、详细记录，随时对病情作出正确的判断，以便及时通知医师并及时做出相应的护理，并预测病情变化的趋势，采取措施预防病情的恶化。

(2)如患者出现呼吸不规则(潮式呼吸或间停呼吸)、脉搏减慢变弱、血压明显波动(迅速升高或下降)、体温骤然升高、瞳孔散大、对光反射消失，提示患者病情恶化，须及时通知医师，并配合医师进行抢救。

(三)呼吸道护理

协助昏迷患者取平卧位，头偏向一侧，防止呕吐物误吸造成窒息(图5-1)。帮助患者肩下垫高，使颈部舒展，防止舌后坠阻塞呼吸道，保持呼吸道通畅。立即检查口腔、喉部和气管有无梗阻，以及时吸引口、鼻内分泌物，痰黏稠时给予雾化吸入。用鼻管或面罩吸氧，必要时需插入气管套管，机械通气。一般应使 PaO_2 至少高于10.7 kPa (80 mmHg)，$PaCO_2$ 在4.0～4.7 kPa(30～35 mmHg)。

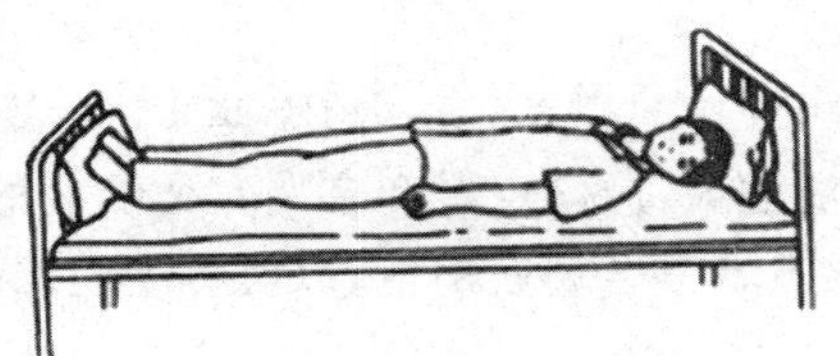

图 5-1　昏迷患者的卧位

(四)基础护理

1.预防感染

每 2～3 小时翻身拍背 1 次，并刺激患者咳嗽，以及时吸痰。口腔护理 3～4 次/天，为防止口鼻干燥，可用 0.9%氯化钠水溶液纱布覆盖口鼻。患者眼睑不能闭合时，涂抗生素眼膏加盖纱布。做好会阴护理，防止泌尿系统感染。

2.预防压力性损伤

昏迷患者由于不能自主调整体位，肢体长期受压容易发生压力性损伤，护理人员应每天观察患者的骶尾部、股骨大转子、肩背部、足跟、外踝等部位，保持床单柔软、清洁、平整，勤翻身，勤擦洗，骨突处做定时按摩，协助患者被动活动肢体，并保持功能位，有条件者可使用气垫床。

3.控制抽搐

可镇静止痉，目前首选药物是地西泮，10～20 mg 静脉滴注，抽搐停止后再静脉滴注苯妥英钠 0.5～1.0 g，可在 4～6 小时重复给药。

4.营养支持

给昏迷患者插胃管，采取管喂补充营养，应保证患者每天摄入高热量、高蛋白、高维生素、易消化的流质饮食，如牛奶、豆浆或混合奶、菜汤、肉汤等。B 族维生素有营养神经的作用，应予以补充。鼻饲管应每周清洗、消毒 1 次。

5.清洁卫生

(1)每天帮患者清洁皮肤，以及时更换衣服，保持床铺的清洁干燥；如患者出现大小便失禁，应及时清除脏衣服，用清水清洁会阴部皮肤，迅速更换干净的衣服，长期尿失禁或尿潴留的患者，可留置导尿管，定期开放(每 4 小时 1 次)，每天更换 1 次尿袋，每周更换 1 次导尿管，每天记录尿量和观察尿液颜色，如患者意识转清醒后，应及时拔出尿管，鼓励和锻炼患者自主排尿；如患者出汗，应及时抹干净，防止患者受凉。

(2)每天对患者进行口腔清洁，观察口腔和咽部有无痰液或其他分泌物、呕吐物积聚，如发现有，应及时清理口咽部和气管，防止患者误吸造成窒息。

(五)协助医师查明和去除病因

(1)遵医嘱采取血液、尿液、脑脊液、呕吐物等标本进行相应的检查，以查明患者昏迷的病因。

(2)及时建立静脉通道，为临床静脉用药提供方便。

(3)针对不同病因，遵照医嘱采取相应的医疗措施进行抢救。如有开放性伤口应及时止血、缝合、包扎；如消化道中毒者，以及时进行催吐、洗胃、注射解毒剂；如糖尿病酮症酸中毒患者，以及时应用胰岛素治疗并迅速补充液体；如癫痫持续状态患者，应及时应用苯妥英钠等药物。

(4)遵照医嘱维持患者的循环和脑灌注压，对直接病因已经去除的患者，可行脑复苏治疗(应用营养脑细胞的药物)以促进神经功能的恢复。

(六)健康教育

应向患者家属介绍如何照顾昏迷的患者,应注意哪些事项,如病情恶化,应保持镇静,以及时与医师和护士联系。患者意识清醒后,应向患者和家属宣传疾病的知识,指导他们如何避免诱发原发病病情恶化的因素,并指导患者学会观察病情,以及时发现恶化征象,以及时就诊,以防止昏迷的再次发生。

七、护理评价

(1)患者的意识是否转清醒。

(2)患者的痰液是否有效排出。

(3)患者的呼吸道是否保持通畅。

(4)患者的皮肤是否保持完整,有无压力性损伤,肺部有无感染发生。

(李美玲)

第二节 甲状腺功能亢进危象

甲状腺功能亢进危象简称甲亢危象,是甲状腺毒症急性加重的一个临床综合征。甲亢危象是甲状腺功能亢进症患者在急性感染、精神创伤、高热、妊娠、甲状腺手术或放射碘治疗等诱因刺激下,病情突然恶化而发生的最严重并发症。主要表现为高热、大汗、心动过速、呕吐、腹泻、烦躁不安、谵妄甚至昏迷。甲亢危象病情凶险,必须及时抢救,否则患者常因高热、心力衰竭、肺水肿,以及水、电解质紊乱而导致死亡。

一、病因与诱因

(一)病因

本病病因尚未完全阐明,目前认为可能与交感神经兴奋,垂体-肾上腺皮质轴应激反应减弱,大量 T_3、T_4 释放入血有关。

(二)诱因

1.严重感染

严重感染是临床上最常见的危象诱因,约占全部诱因的40%,其中以呼吸道感染最为常见,其次为胃肠道、胆道及泌尿道,少数为败血症、腹膜炎、皮肤感染等,原虫、真菌、立克次体等全身性感染亦可诱发。危象发生一般与感染的严重程度成正比,且多发生于感染的高峰阶段。

2.各种应激

过度紧张、高温环境、过度疲劳、情绪激动等应激可导致甲状腺素突然大量释放。

3.精神创伤

甲亢患者受精神刺激时,交感神经-肾上腺兴奋性增强,机体对儿茶酚胺敏感性增加,很容易诱发危象的发生。

4.药物治疗不当

突然停用抗甲状腺药物,致使甲状腺素大量释放;口服过量甲状腺药物,使甲亢症状迅速加重。

5.严重躯体疾病

如心力衰竭、低血糖、脑卒中、急腹症等。

6.其他

手术前准备不充分、^{131}I 治疗及过度挤压甲状腺，使大量甲状腺素释入血。

二、发病机制

甲状腺危象确切的发病机制未完全阐明，目前认为是由多种因素综合作用所导致的，其中血液中甲状腺素含量的急骤增多，是甲状腺危象发病的基本条件和中心环节。甲状腺手术、放射性碘治疗后，大量甲状腺激素释放至循环血液中。使患者血中的甲状腺素升高，而感染、手术等应激因素使血中甲状腺素结合蛋白浓度减少，游离甲状腺激素增加，而各系统的脏器及周围组织对过多的甲状腺激素适应能力减低，同时应激因素导致血液中儿茶酚胺增加，在游离甲状腺激素增加的基础上，机体对儿茶酚胺的敏感性增强，最终导致机体丧失对甲状腺激素反应的调节能力，从而出现甲亢危象的各症状和体征。

三、临床表现

患者除原有甲亢症状加重外，典型表现为高热、大汗淋漓、心动过速、频繁呕吐、腹泻、谵妄，甚至昏迷。

（一）高热

体温骤然升高可达 39 ℃以上，甚至达 41 ℃，一般降温措施无效，患者面色潮红、大汗淋漓、呼吸急促，继而汗闭、皮肤黏膜干燥、苍白、明显脱水甚至休克。

（二）神经精神改变

患者可因脱水、电解质紊乱、缺氧等导致脑细胞代谢障碍而出现精神神经症状，表现焦虑、极度烦躁不安、谵妄、表情淡漠、嗜睡甚至昏迷。

（三）心血管系统

心动过速出现较早，心率可达 140～240 次/分，心率的增快与体温的升高的程度不成比例，心率越快，病情越严重。可出现其他各种心律失常，如期前收缩、房颤等。心脏搏动增强、心音亢进，可闻及收缩期杂音，血压升高，以收缩压升高明显，脉压增大，可有相应的周围血管体征。一般来说，伴有甲亢性心脏病患者，容易发生甲状腺危象，当发生危象以后，促使心脏功能进一步恶化，较易发生心力衰竭、肺水肿。

（四）消化系统

患者可出现厌食、恶心、频繁呕吐、腹痛、腹泻、体重锐减，严重者可致水、电解质紊乱；肝功能损害明显者，可有肝大、黄疸，少数患者可发生腹水、肝昏迷。

（五）水、电解质紊乱

频繁呕吐、腹泻、大量出汗、进食减少等常导致水、电解质紊乱，表现为脱水、低钠、低钾、低钙血症等。

部分患者的临床症状和体征很不典型，无明显高代谢综合征及甲状腺肿大和眼征，而主要表现为表情淡漠、嗜睡、木僵、反射减弱、低热、乏力、心率减慢、血压下降、进行性衰竭等，最后陷入昏迷，临床上称为“淡漠型”甲亢，多见于老年甲亢患者，容易被漏诊或误诊而延误救治，易发生危象，应予以重视。

四、辅助检查

(一)血清甲状腺激素测定

血清甲状腺激素(T_4)、三碘甲状腺原氨酸(T_3)可明显增高，也可在一般甲亢范围，少数患者由于 TBG 浓度下降使 TT_3、TT_4 下降，而甲亢危象患者血清中游离甲状腺激素水平(FT_3、FT_4)明显增高，可直接反映甲状腺功能状态，其敏感性明显高于总 T_3(TT_3)和总血清甲状腺激素 T_4(TT_4)。

(二)血常规

血中白细胞计数、血清转氨酶及胆红素可升高。

五、护理诊断及合作性问题

(一)体温过高

体温过高与血中甲状腺激素明显增高引起产热增多有关。

(二)有体液不足的危险

体液不足与高热、频繁呕吐、腹泻、大量出汗引起脱水有关。

(三)焦虑

焦虑与交感神经兴奋性增高、担心预后等有关。

(四)知识缺乏

缺乏疾病的预防观察的知识。

(五)潜在并发症

水、电解质紊乱，心力衰竭。

六、护理措施

(一)紧急救护

1.迅速降低血液中甲状腺激素水平

(1)抑制甲状腺激素的合成：首选丙硫氧嘧啶(PTU)，可以抑制甲状腺内 T_3、T_4 的合成。同时抑制外周组织中 T_4 向 T_3 转化。首剂 600 mg，口服或由胃管灌入，以后每次 PTU 200 mg，每天 3 次，口服待危象消除后改用常规剂量。也可用其他抗甲状腺药。

(2)减少甲状腺激素释放：复方碘溶液可以抑制已经合成的甲状腺激素的释放，能够迅速降低循环血液中甲状腺激素水平。服用抗甲状腺药 1 小时后，用碘/碘化钾，首剂 30～60 滴，以后 5～10 滴，每8 小时 1 次，口服或由胃管灌入，或碘化钠 0.5～1.0 g 加入 5%葡萄糖盐水500 mL 中，缓慢静脉滴注12～24 小时，视病情好转后逐渐减量，危象消除即可停用，一般使用3～7 天停药。

(3)降低周围组织对甲状腺激素的反应：应用肾上腺素能阻滞药普萘洛尔可抑制甲状腺激素对交感神经的作用，并阻止 T_4 转化为 T_3。若无心功能不全，40～80 mg，每 6～8 小时口服 1 次。或2～3 mg加于 5%葡萄糖盐水 250 mL 中缓慢静脉滴注。同时密切注意心率、血压变化。一旦危象解除改用常规剂量。

(4)拮抗应激：可用糖皮质激素提高机体应激能力，降低周围组织对甲状腺激素的反应性。

一般氢化可的松 100 mg 或地塞米松 20～30 mg 加入 5%葡萄糖盐水 500 mL 中静脉滴注，每 6～8 小时 1 次。危象解除后可停用或改用泼尼松(强的松)小剂量口服，维持数天。

(5)降低和清除血液中甲状腺激素：上述治疗效果不满意时，可进行血液透析、腹膜透析或血浆置换等措施，能够迅速降低血浆甲状腺激素浓度。

2.迅速降温

尽快采取降温措施，多用物理降温，如冰袋、酒精擦浴、冷生理盐水保留灌肠、输入低温液体等或物理降温加人工冬眠，使体温控制在 34～36 ℃，持续数天或更长，直至患者情况稳定为止。在应用人工冬眠时，注意体温的变化并以测肛温为准。

(二)护理要点

1.严密观察病情变化

持续进行心电监护，监测患者生命体征、神志、瞳孔等变化，以及时发现有无危及生命的心律失常，发现异常情况及时通知医师，配合抢救。

2.活动与休息

绝对卧床休息，保持环境安静，避免一切不良刺激，协助做好生活护理。

3.对症护理

保持气道通畅，缺氧者给予氧气吸入。烦躁不安者遵医嘱给予地西泮 10 mg 肌内注射或静脉注射，或 10%水合氯醛 10～15 mL 灌肠。

4.饮食护理

能进食者给予高热量、高蛋白、高纤维素、忌碘饮食，鼓励患者多饮水，每天饮水量不少于 2 000 mL；昏迷患者给予鼻饲；极度消瘦、进食困难或厌食者，遵医嘱予以静脉补充营养。忌用咖啡、浓茶等兴奋性饮料。

5.用药护理

心功能不全、支气管哮喘、房室传导阻滞的患者慎用或禁用普萘洛尔；使用碘剂治疗者，应注意观察是否有碘过敏症状。

6.并发症观察护理

监测血清电解质，监护各重要器官功能，积极抗感染治疗，纠正水、电解质紊乱和防治各种并发症。

7.心理护理

以熟练的技术配合医师抢救，安慰患者及家属，稳定情绪，运用积极、镇静的态度给予心理支持。

(三)健康教育

(1)疾病知识指导：向患者及家人介绍甲亢及并发症防治知识，尤其是引起甲状腺危象的常见诱因，如感染、严重精神刺激、创伤、突然停抗甲状腺药等，指导如何预防及避免。合理安排工作与休息，避免过度紧张、劳累。学会自我调节，保持情绪稳定，增强应对能力。

(2)用药指导：指导教育患者严格按医嘱服药，强调抗甲状腺药物长期服用的重要性，不可随意减量、停药；指导患者避免摄入含碘多的饮食及药物；教会患者及家属观察病情，一旦出现发热、呕吐、大汗等表现，立即就医。

(3)上衣宜宽松，严禁用手挤压甲状腺以免甲状腺受压后甲状腺素分泌增多，加重病情。

(4)甲亢患者手术者，必须完善各项检查，做好充分的术前准备，防止手术诱发危象发生。

(李美玲)

第三节　重症肌无力危象

一、疾病概论

重症肌无力(myasthenia gravis,MG)是神经-肌肉接头处传递障碍所致的慢性疾病,主要由乙酰胆碱受体抗体介导,细胞免疫和补体参与的自身免疫性疾病。临床特征为受累肌肉极易疲劳,经休息和抗胆碱酯酶药物治疗后部分恢复。若其在病程中突然出现呼吸衰竭、肺活量明显减少者称为重症肌无力危象。

(一)病因与发病机制

1.病因

重症肌无力危象在原有重症肌无力的基础上,常因下列因素而诱发:①感染。②创伤、分娩、胸腺切除手术或放射线治疗。③重症肌无力治疗不当(如未经抗胆碱酯酶药物治疗、抗胆碱酯酶药量不足或过量或长期使用抗胆碱酯酶药物者突然停药)。④某些药物的影响(如箭毒、吗啡等)。

2.发病机制

目前,重症肌无力的发病机制尚未完全明了,可能因为体内产生乙酰胆碱受体抗体,在补体的参与下,与乙酰胆碱受体发生应答,足够的循环抗体能致突触后膜传递障碍而发生肌无力,在此基础上,因上述不良因素而诱发重症肌无力危象。

(二)临床表现

重症肌无力危象是重症肌无力的主要死亡原因,患者可因呼吸肌、膈肌受累而出现咳嗽无力、呼吸困难,甚至因呼吸麻痹或继发吸入性肺炎而死亡;心肌偶可受累,常致突然死亡。

(三)救治原则

(1)不同危象的特殊处理。①肌无力危象:静脉用抗胆碱酯酶药物,如新斯的明 1 mg 溶于5%葡萄糖注射液或生理盐水1 000 mL中静脉滴注或 0.3～1.0 mg 静脉注射,也可用溴吡斯的明 1.2 mg 静脉注射,必要时定期重复使用。若用药后症状不减轻,甚至加重,应警惕胆碱能危象的发生。②胆碱能危象:立即停用抗胆碱酯酶药物,静脉注射或肌内注射阿托品,每次 0.5～2.0 mg,每15～30 分钟重复 1 次,直到毒蕈碱样症状消失为止,同时可给予碘解磷定。③反拗性危象:立即停用一切药物,行气管插管或气管切开术,呼吸机辅助呼吸,至少 72 小时以后,才可从小剂量开始应用抗胆碱酯酶药物。

(2)糖皮质激素和免疫抑制剂。糖皮质激素能缩短危象发作持续时间,对于胸腺瘤者,免疫抑制剂疗效优于抗胆碱酯酶药。

(3)注意维持水、电解质平衡。

(4)病因治疗。由胸腺瘤引起的重症肌无力并发危象者,待病情控制后,择期手术治疗。

二、护理评估

(一)病史

重症肌无力危象是在重症肌无力的基础上因某些因素而诱发。因此,需了解患者重症肌无力发生的时间,主要症状特点,平时用药情况,包括药物的名称、剂量、服药时间等,危象发生前的精神状况,有无不良的精神刺激、应激状况等,危象发生主要的症状,救治情况,此外还应了解家属成员有无类似病史。

(二)身心状况

1.症状与体征

临床上将重症肌无力危象分为肌无力危象、胆碱能危象和反拗性危象 3 种类型。

(1)肌无力危象:为最主要的临床类型,暴发型尤为多见,为疾病发展所致。多发生在感染、创伤或减药、停药后,出现呼吸衰竭者为肌无力危象。临床表现为烦躁不安,咽喉肌及呼吸肌进行性无力而出现呼吸、吞咽困难,咳嗽排痰无力,导致分泌物阻塞,发生严重缺氧,甚至呼吸衰竭而死亡。肌无力危象多发生于感染、创伤或停药后,无抗胆碱酯酶药中毒症状,静脉注射新斯的明 2～10 mg,可症状显著好转,其作用时间可持续 2～4 分钟。

(2)胆碱能危象:由于抗胆碱酯酶药物过量,突触后膜产生除极阻断所致,约占重症肌无力危象的 3%。临床表现除有上述肌无力危象症状外,常有瞳孔缩小,泪液、唾液、呼吸道分泌物增多,腹痛、腹胀、腹泻等毒蕈碱样作用和肌束震颤。新斯的明试验使肌无力症状加重,阿托品试验可使毒蕈碱中毒症状改善。

(3)反拗性危象:又称为无反应危象,由于突触后膜大量乙酰胆碱受体受损,对抗胆碱酯酶药物失去反应,致突触后膜难以达到充分的极化所致。临床表现与胆碱能危象相似。停用抗胆碱酯酶药物症状无改善,新斯的明试验症状无改善或加重。

2.心理和社会状况

患者在原有疾病基础上病情加剧,出现呼吸衰竭等表现,病情危重,使患者及家属焦虑不安、恐惧、消极悲观,甚至悲观绝望。

(三)辅助检查

1.电生理试验

虽然 1 次低频超强电刺激可使正常人神经冲动释放乙酰胆碱量减少,但仍可保持正常的神经肌肉接头传导,安全系数为 3 或 4;重症肌无力患者乙酰胆碱受体数目减少,安全系数降低,故多数患者电生理试验阳性。

2.乙酰胆碱受体抗体测定

大多数为阳性。

3.胸腺 CT 扫描

多数患者胸腺肿大或有胸腺瘤。

三、护理诊断

(一)清除呼吸道无效

清除呼吸道无效与咳嗽无力及呼吸道分泌物增多有关。

(二)气体交换受损

气体交换受损与呼吸肌、膈肌受累有关。

四、护理目标

(1)呼吸道分泌物及时获得清除,呼吸道保持畅通。

(2)呼吸困难获得缓解,缺氧得到纠正,生命体征平稳。

五、护理措施

(一)一般护理

(1)绝对卧床休息。

(2)给氧:呼吸困难者均应输氧,有明显发绀者应行面罩给氧,必要时行气管插管或气管切开术,呼吸机辅助呼吸。

(3)饮食:因多不能进食,应通过鼻饲流质加强营养。

(4)其他:定时改变体位、拍背,引流痰液,使用深部吸引器,定时做雾化吸入,防止肺不张;做好口腔护理、皮肤护理。预防口腔炎和压力性损伤的发生。

(二)急救护理

1.病情监测

密切观察病情:注意呼吸频率与节律的变化,观察有无呼吸困难加重、发绀、咳嗽无力、瞳孔变化、出汗、唾液或呼吸道分泌物增多等现象。

2.用药护理

使用抗胆碱酯酶药物时,应严格遵医嘱执行,用药过程中注意观察患者症状是否有所减轻,如用药后症状不减轻,甚至加重,应警惕胆碱能危象的发生,应及时报告医师。禁止使用对神经-肌肉传递阻滞的药物,如氨基糖苷类抗生素、普鲁卡因胺等。

(三)健康指导

(1)保持心情舒畅,生活有规律。

(2)按医嘱正确用药,定期到医院复诊,外出时随身携带好药物及病历。

(3)避免疲劳、预防感染。

(4)病情加重时及时到医院就诊。

六、护理评价

(1)患者呼吸道分泌物及时获得清除,未发生吸入性肺炎,呼吸道保持畅通,气管切开者未发生继发感染。

(2)患者生命体征平稳,血气分析正常。

(3)患者了解重症肌无力危象的预防知识,能按医嘱正确用药。

(李美玲)

第四节 重症病毒性肝炎

大多数病毒性肝炎预后良好，少部分人出现肝功能衰竭，我国定名为重型肝炎，预后较差。起病 10 天内出现急性肝功能衰竭现象称急性重症型；起病 10 天以上出现肝功能衰竭现象称亚急性重症型；在有慢性肝炎、肝硬化或慢性病毒携带状态病史的患者，出现肝功能衰竭表现称慢性重型肝炎。

一、诊断

(一)病因

本病病原体为各型肝炎病毒。肝炎病毒与机体的免疫反应都与本病的发病有关。发病多有诱因，如急性肝炎起病后，未适当休息、治疗，嗜酒或服用损害肝脏药物、妊娠或合并感染等。

(二)诊断要点

1.病史

急、慢性肝炎患者有明显的恶心、呕吐、腹胀等消化道症状。肝功能严重损害，特别是黄疸急骤加深，血清总胆红素＞171 μmol/L 或每天上升幅度＞17 μmol/L。在胆红素增高的同时，血清转氨酶活性反而相对较低，呈“胆-酶分离”现象。凝血酶原活动≤40％，有肝性脑病、出血、腹水等表现。要注意区别急性、亚急性、慢性重型肝炎的不同点，发病 10 天以内出现的重型肝炎是急性重型肝炎，其特点为肝性脑病出现早、肝浊音界缩小较明显。发病 10 天～8 周出现的重型肝炎为亚急性重型肝炎，临床表现主要为严重消化道症状、重度黄疸、水肿及腹水，可有肝性脑病。慢性重型肝炎是在原有慢性肝炎或肝炎后肝硬化基础上出现的亚急性重型肝炎的临床表现，肝浊音界缩小不明显，病程一般较长。

2.危重指标

(1)突然出现精神、神志改变，即肝性脑病变化，从轻微的情绪与言行改变至严重的肝昏迷。

(2)短期内黄疸急剧加重，胆固醇或胆碱酯酶明显降低。

(3)腹胀明显加重，出现“胃型”；腹水大量增加、尿量急剧减少等表现。

(4)凝血酶原活动度极度减低，出血现象明显，或有 DIC 表现。

(5)出现严重并发症如感染、肝肾综合征等。

3.辅助检查

(1)血常规：急性重型肝炎可有白细胞计数升高及核左移。慢性重型肝炎由于脾功能亢进，故白细胞总数升高不明显，血小板多有减少。

(2)肝功能明显异常：尤以胆红素升高明显，胆固醇(酯)与胆碱酯酶明显降低。慢性重型肝炎多有清蛋白明显减少，球蛋白升高，A/G 比值倒置。

(3)凝血酶原时间延长：凝血酶原活动度降低至 40％以下。可有血小板计数减少、纤维蛋白原减少、纤维蛋白降解产物(FDP)增加等 DIC 的表现。

(4)血氨升高：正常血氨静脉血中应＜58 μmol/L，动脉血氨更能反映肝性脑病的轻重。

(5)氨基酸谱的测定：支链氨基酸正常或轻度减少，而芳香氨基酸增多，故支/芳比值下降。

(6)脑电图:可有高电压及阵发性慢波。脑电图检查有助于肝性脑病的早期诊断及判断预后。

(7)肾功能检查:有肝肾综合征时常有尿素及血清肌酐升高。

(8)各种肝炎病毒标志物检查:可确定病原及发现多型病毒重叠感染患者。

(9)肝活检:对不易确诊的患者应考虑做肝穿刺活检。但术前、术后应做好纠正出血倾向的治疗。如注射维生素 K_1、凝血酶原复合物、新鲜血浆,以改善凝血酶原活动度。术前、术后还可注射止血药。加强监护以防意外。

(三)鉴别诊断

1.药物及肝毒性毒物引起的急性中毒性重型肝炎

本病应有服药史及毒物史,如抗结核药、磺胺类药、抗真菌药(酮康唑)等,中草药中的川楝子、雷公藤、黄药子也可引起,毒物中有毒蕈中毒、蛇毒等。

2.妊娠急性脂肪肝

本病多发生于第1胎,妊娠后期,急性上腹痛,频繁呕吐,黄疸深重,出血,很快出现昏迷、抽搐、B超检查可见肝脏回声衰减。

二、治疗

(一)治疗原则

主要是综合治疗,包括支持疗法,防止肝坏死,改善肝功能,促进肝细胞再生,防止出血、肝性脑病、肝肾综合征、合并感染等并发症。

(二)常规治疗

1.一般支持疗法

(1)绝对卧床休息,记24小时出入量,密切观察病情变化。

(2)保证必要的热量供应,尽可能减少饮食中的蛋白质,以控制肠内氨的来源。补充足量维生素C、维生素 K_1 及B族维生素。

(3)静脉输液,以10%葡萄糖液1 500~2 000 mL/d,内加水飞蓟素、促肝细胞生长素、维生素C 2.0~5.0 g,静脉滴注。大量维生素E静脉滴注,有助于消除氧自由基的中毒性损害。

(4)输新鲜血浆或全血,1次/2~3天,人血清蛋白5~10 g,1次/天。

(5)支链氨基酸250 mL,1~2次/天。

(6)根据尿量及血中钠、钾、氯化物检测结果,调整补充电解质,以维持电解质平衡,防止低血钾。

2.防止肝细胞坏死,促进肝细胞再生

(1)肝细胞再生因子(HGF)80~120 mg溶于10%葡萄糖液250 mL,静脉滴注,1次/天。

(2)胸腺素15~20 mg/d,溶于10%葡萄糖液内静脉滴注。

(3)10%葡萄糖液500 mL加甘利欣150 mg或加强力宁注射液80~120 mL,静脉滴注,1次/天。10%门冬氨酸钾镁30~40 mL,溶于10%葡萄糖液中静脉滴注,1次/天。长期大量应用注意观察血钾。复方丹参注射液8~16 mL加入500 mL右旋糖酐-40内静脉滴注,1次/天。改善微循环,防止DIC形成。

(4)前列腺素 E_1(PGE_1),开始为100 μg/d,以后可逐渐增加至200 μg/d,加于10%葡萄糖液500 mL中缓慢静脉滴注,半个月为1个疗程。

(5)胰高血糖素-胰岛素(G-I)疗法,方法为胰高血糖素 1 mg,普通胰岛素 10 U 共同加入10%葡萄糖液 500 mL 内,缓慢静脉滴注,1~2 次/天。

3.防治肝性脑病

(1)严格低蛋白饮食,病情严重时可进无蛋白饮食,待病情好转后再逐渐增加。

(2)口服乳果糖糖浆 10~30 mL,3 次/天以使粪便 pH 降到 5 为宜,从而达到抑制肠道细菌繁殖、减轻内毒素血症。选用大黄煎剂、小量硫酸镁、20%甘露醇 20~50 mL 口服、口服新霉素、食醋保留灌肠等。

(3)防止低血钾与碱血症,用支链氨基酸或六合氨基酸 250 mL 静脉滴注,1~2 次/天。

(4)消除脑水肿,有脑水肿倾向者用 20%甘露醇 250 mL.加压快速静脉滴注。

4.防治出血

(1)观测血小板计数、凝血酶原时间、纤维蛋白原等,以便及早发现 DIC 征兆,尽早采取相应措施。早期应给改善微循环、防止血小板聚集的药物,如川芎嗪 160~240 mg,复方丹参注射液 8~18 mL,双嘧达莫 400~600 mg 等,加入葡萄糖液内静脉滴注。500 mL 右旋糖酐-40 加山莨菪碱注射液 10~20 mg,静脉滴注,如确已发生 DIC,应按 DIC 治疗。

(2)凝血因子的应用,纤维蛋白原 1.5 g 溶于 100 mL 注射用水中,缓慢静脉滴注,1 次/天。输新鲜血浆或新鲜全血。

(3)大剂量维生素 K_1 应早应用,有人认为大剂量维生素 K_1、维生素 C、维生素 E 合用,可使垂死的肝细胞复苏。

(4)酚磺乙胺 500 mg,静脉注射,1 或 2 次/天。

(5)对有消化道大出血者,除输血及全身用止血药外,应进行局部相应处理。消化道出血,可口服凝血酶,每次 2 000 U;奥美拉唑 40 mg 静脉注射,1 次/6 小时;西咪替丁,每晚 0.4~0.8 g,可防治胃黏膜糜烂出血。对门静脉高压引起的上消化道出血,在血压许可的条件下,持续静脉滴注酚妥拉明以降低门脉压,可起到理想的止血效果。酚妥拉明 20~30 mg 加入 10%葡萄糖液 1 000~1 500 mL 缓慢静脉滴注 8~12 小时,注意观察血压。

5.防治肾衰竭

(1)尽量避免用有肾毒性的药物。

(2)选用川芎嗪、复方丹参、山莨菪碱、右旋糖酐-40 等。如已有肾功能不全、尿少者,应按急性肾衰竭处理。注意水、电解质平衡,防止高血钾。

(3)适当用利尿药,可用呋塞米 20~100 mg 稀释后静脉注射。

(4)经用药不能缓解高血钾与氮质血症,应行腹膜透析。

6.防感染

(1)注意口腔护理,保持病室空气清新,防止交叉感染。及早发现感染征兆,要特别注意腹腔、消化道、呼吸道、口腔、泌尿系统感染。可用乳酸菌制剂,以<50 ℃的低温水冲服,以预防肠道感染。

(2)及早用抗生素,在没有找到致病菌前,一般首先考虑革兰阴性菌感染,全面考虑选用抗生素。要特别注意避免使用肾毒性与肝毒性抗生素。

三、急救护理

(一)护理目标

(1)患者及家属了解重症肝炎的诱发因素。

(2)患者症状改善，无护理并发症。

(3)为患者提供优质的护理服务，提高危重患者的生存质量，降低病死率。

(4)护士熟练掌握重症肝炎护理及预防保健知识。

(二)护理措施

1.休息与活动

卧床休息，病情允许时尽量采取平卧位。症状好转，黄疸消退，肝功能改善后，可逐渐增加活动量，以不感到疲劳为宜。肝功能正常3个月后可恢复日常活动及工作。

2.饮食

(1)饮食原则：高热量、高维生素、低脂、优质蛋白、易消化饮食。

(2)肝性脑病神志不清时禁止摄入蛋白质饮食，清醒后可逐渐增加蛋白质含量，每天约20 g，以后每隔3～5天增加10 g，逐渐增加至40～60 g/d。最好以植物蛋白为宜。

(3)肝肾综合征时低盐或无盐饮食，钠限制每天250～500 mg，进水量限制在1 000 mL/d。

(4)为患者提供清洁、舒适的就餐环境，促进食欲。

3.预防感染

(1)保持病房空气清新，减少探视。加强病房环境消毒，每天常规进行地面、物表、空气消毒。

(2)注意饮食卫生及餐具的清洁消毒，避免交叉感染。

(3)加强无菌操作，防止医源性感染。

(4)严格终末消毒。

4.心理护理

重症肝炎患者病情危重，病死率高，患者及家属易形成恐惧的心理状态，对治疗失去信心。护士应详细了解患者及家属对疾病的态度，耐心倾听患者诉说，安慰患者，建立良好的护患关系。讲解好转的典型病例，使患者树立战胜疾病的信心。

5.症状护理

(1)观察患者生命体征、神志、瞳孔、尿量的变化，并做好记录。

(2)每周测量腹围和体重。利尿速度不宜过快，腹水伴水肿者，每天体重下降不超过1 000 g。单纯腹水患者，每天体重下降不超过400 g。

(3)避免肝性脑病的各种诱发因素：注意保持大便通畅，防治感染，禁用止痛、麻醉、安眠和镇静药物，维持水电解质和酸碱平衡。

(4)观察有无肝性脑病、出血、肝肾综合征等并发症的发生，如有病情变化及时汇报医师并配合抢救。

6.三腔二囊管护理

(1)胃气囊充气200～300 mL，食道囊充气150～200 mL。

(2)置管期间可因提拉过猛或患者用力咳嗽出现恶心，频繁期前收缩甚至窒息症状，应立即将气囊口放开，放出三腔管内气体，并行进一步处理。

(3)经常抽吸胃内容物，观察有无再出血。

(4)置管期间应保持口、鼻清洁，忌咽唾液、痰液，以免误入气管。

(5)置管24小时应放气15～30分钟，以免食管、胃底黏膜受压过久坏死。

(6)出血停止后放出气囊的气体，保留管道，继续观察12～24小时，无出血现象可考虑拔管，拔管前应吞服液状石蜡20～30 mL。

7.健康教育

(1)向患者及家属讲解重症肝炎的诱因。

(2)按照医嘱合理用药,了解常用药物的作用、正确用量、用法、不良反应。勿自行使用镇静、安眠药物。

(3)合理饮食:高热量、高维生素、低脂、优质蛋白、易消化饮食。

(4)预防交叉感染:实施适当的家庭隔离,如患者的餐具、用具和洗漱用品应专用,定时消毒。

(5)避免劳累、饮酒及应用肝损害药物。

(6)定期复查肝功能。

(李美玲)

第五节　急性肝功能衰竭

一、定义

急性肝功能衰竭是原来无肝病者肝脏受损后短时间内发生的严重临床综合征,病死率高,最常见的病因是病毒性肝炎。

二、病因及发病机制

(一)病因

在中国引起肝衰竭的主要病因是肝炎病毒(主要是乙型肝炎病毒),其次是药物及肝毒性物质(如酒精、化学制剂等)。在欧美国家,药物是引起急性、亚急性肝衰竭的主要原因。

(二)发病机制

1.内毒素与肝损伤

内毒素使肝脏能量代谢发生障碍。还可诱导中性粒细胞向肝内聚集,并激活中性粒细胞,参与导致大块肝细胞坏死的炎症过程。内毒素作用于肝窦内皮细胞及微血管,引起肝微循环障碍,导致缺血缺氧性损伤。

2.细胞因子与肝损伤

细胞因子不仅是肝坏死过程的主要因素,还与肝衰竭时肝细胞再生抑制状态有关。

3.细胞凋亡

肝细胞凋亡在肝衰竭病理形成过程中也起着重要的作用。

4.多器官功能衰竭与肝衰竭

肝衰竭是多器官功能衰竭的主要起因,而多器官功能衰竭又可加重肝衰竭。

三、临床表现

(一)神经、精神症状

早期以性格和行为改变为主,如情绪激动、精神错乱、行为荒诞等,少数患者可被误诊为精神病。晚期出现肝昏迷、肝臭,各种反射迟钝或消失,肌张力改变,踝阵挛阳性。

(二)黄疸

典型病例先是尿色加深,2天以后皮肤巩膜出现黄疸,迅速加深,少数患者的黄疸可出现在神经、精神症状前,但较轻微,以后随病情恶化而加深。

(三)出血

因肝脏内凝血因子合成障碍,导致弥散性血管内凝血、血小板计数减少。

(四)肝脏缩小

多数急性肝功能衰竭肝脏呈进行性缩小,此为诊断本病的重要体征。

(五)腹水

多数患者迅速出现腹水,大多属于漏出液,少数为渗出液或血性。

(六)脑水肿、脑疝综合征

发生率为24%～82%,单纯脑水肿表现为呕吐、头痛、烦躁、血压轻度上升。合并脑疝则出现去大脑强直、抽搐、瞳孔对光反应减弱或消失、呼吸节律不齐、呼吸骤停等。

(七)肝肾综合征

表现为少尿或无尿、氮质血症、稀释性低血钠、低尿钠,尿中可无蛋白质及管型。

四、实验室及其他检查

肝炎病毒学检查:肝功能检查转氨酶升高或发生胆-酶分离现象;血生化检查凝血酶原时间延长。

五、紧急救护

(一)去除诱因

针对引起急性肝功能衰竭的不同诱因,给予治疗和护理。

(二)保肝治疗

(1)应用细胞活性药物,如ATP、辅酶A、肌苷、1,6-二磷酸果糖等。

(2)胰岛素-胰高血糖素疗法。

(3)促肝细胞生长素促使肝细胞再生。

(4)前列腺素E可扩张血管,改善肝微循环,稳定肝细胞膜,防止肝细胞坏死。

(5)适量补充新鲜血、新鲜血浆及清蛋白,有利于提高胶体渗透压,促进肝细胞的再生和补充凝血因子。

(三)对症处理

1.肝性脑病

避免使用麻醉、镇痛、催眠等中枢抑制药物,以及时控制感染和上消化道出血,注意纠正水、电解质和酸碱平衡紊乱。降低血氨。

(1)禁止经口摄入蛋白质,尤其动物蛋白,以减少氨的形成。

(2)抑制肠道产氨细菌生长,可口服或鼻饲新霉素1～2 g/d,甲硝唑0.2 g,每天4次。

(3)清除肠道积食、积血或其他含氮物质,应用乳果糖或拉克替醇,口服或高位灌肠,可酸化肠道,促进氨的排出,减少肠源性毒素吸收。

(4)视患者的电解质和酸碱平衡情况酌情选择谷氨酸钠、谷氨酸钾、精氨酸等降氨药。

(5)使用支链氨基酸或支链氨基酸与精氨酸混合制剂,以纠正氨基酸失衡。

2.出血

(1)预防胃应激性溃疡出血,可用 H_2 受体拮抗药或质子泵抑制药。

(2)凝血功能障碍者注射维生素 K,可促进凝血因子的合成。血小板减少或功能异常者可输注血小板悬液。

(3)胃肠道出血者可用冰盐水加血管收缩药物局部灌注止血。

(4)活动性出血或需接受损伤性操作者,应补充凝血因子,以输新鲜血浆为宜。

(5)一旦出现 DIC、颅内出血,须积极配合抢救。

(四)急性并发症的处理

1.肝肾综合征

(1)及时去除诱因,如避免强烈利尿及大量放腹水,不使用损害肾功能的药物。

(2)在改善肝功能的前提下,适当输注右旋糖酐-40、清蛋白等胶体溶液,以提高循环血容量。

(3)补充血容量的同时给予利尿药,常用 20%甘露醇,无效时可用呋塞米,可消除组织水肿、腹水,减轻心脏负荷,清除有害代谢产物。

(4)应用血管活性药,可选用多巴胺、酚妥拉明等药物,以扩张肾血管,增加肾血流量。

(5)经上述治疗无效时,宜尽早进行血液透析,清除血内有害物质,减轻氮质血症、纠正高钾血症和酸中毒。

2.感染

一旦出现感染,可单用或联合应用抗生素,但不应使用有肝、肾毒性的药物。

3.脑水肿

颅内压增高者给予高渗性脱水药。

(五)血液净化疗法

可清除因肝功能严重障碍而产生的各种有害物质,使血液得以净化,帮助患者度过危险期。血浆置换是较为成熟的血液净化方法,可以去除与血浆蛋白结合的毒物,补充血浆蛋白、凝血因子等人体所需物质,从而减轻急性肝衰竭患者的症状。

(六)肝替代治疗

(1)人工肝支持治疗:人工肝是指通过体外的机械、物理化学或生物装置,清除各种有害物质,补充必需物质,改善内环境,暂时替代衰竭肝的部分功能的治疗方法,能为肝细胞再生及肝功能恢复创造条件或等待机会进行肝移植。

(2)肝移植。

六、观察要点

(1)判断神志是否清醒,性格和行为有无异常,以便及时发现肝性脑病的先兆。

(2)密切观察生命体征变化,注意每天测量腹围、体重。

(3)黄疸:了解黄疸的程度,有无逐渐加重。

(4)出血:注意皮肤、黏膜及消化道等部位有无出血,抽血及穿刺后要长时间压迫穿刺点,防止渗血。

(5)监测中心静脉压、血气分析变化。

(6)监测肝功能、凝血功能变化。

(7)对接受谷胰高血糖素.胰岛素疗法患者,用药期间随时监测血糖水平,以便随时调整药物的用量。

(8)应用谷氨酸钾时须监测钾、钠、氯含量,保持电解质平衡。

七、护理要点

(一)充分休息与心理护理

患者应绝对卧床休息,腹水患者采取半卧位。鼓励患者保持乐观情绪,以最佳心理状态配合治疗。

(二)饮食护理

给予低脂、低盐、高热量、清淡、易消化的食物。戒烟酒,忌辛辣刺激性食物,少量多餐可进食流质或半流质,以保证营养充分吸收,促进肝细胞再生和修复。有腹水者控制钠盐摄入,肝性脑病者忌食蛋白。

(三)口腔护理

饭前饭后可用5%碳酸氢钠漱口。

(四)皮肤护理

保持皮肤清洁干燥,黄疸较深、瘙痒严重者可给予抗组胺药物。

(五)并发症的护理

1.肝肾综合征

严格控制液体入量,避免使用损害肝、肾功能的药物。注意观察尿量的变化及尿的颜色和性质,准确记录每天出入液量。

2.感染

加强支持疗法,调整免疫功能。

3.大量腹水

(1)安置半卧位,限制钠盐和每天入水量。

(2)遵医嘱应用利尿药,避免快速和大量利尿,用药后注意监测血电解质。

(3)每天称体重,测腹围,记录尿量,密切观察腹水增长及消退情况。

(4)腹腔穿刺放腹水一次量不能超过3 000 mL,防止水、电解质紊乱和酸碱失衡。

4.脑水肿

密切观察患者有无头痛、呕吐、眼底视盘水肿及意识障碍等表现。一旦发生,应协助患者取平卧位,抬高床头15°~30°,以利于颅内静脉回流,减轻脑水肿。使用脱水药、利尿药后易出现电解质紊乱,应定时监测。

(六)安全防护

对于昏迷患者加护床挡,烦躁患者慎用镇静药,必要时可用水合氯醛灌肠。

(七)肠道护理

灌肠可清除肠内积血,使肠内保持酸性环境,减少氨的产生和吸收,协助患者采取左侧卧位,用37~38 ℃温水100 mL加食醋50 mL灌肠1~2次/天,或乳果糖500 mL加温水500 mL保留灌肠,使血氨降低。肝性脑病者禁用肥皂水灌肠。

(李美玲)

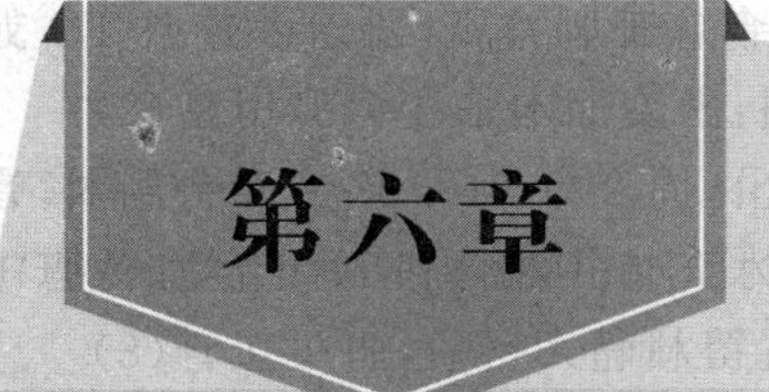

第六章 呼吸内科护理

第一节 急性气管-支气管炎

一、概述

(一)疾病概述

急性气管-支气管炎是由生物、物理、化学刺激或过敏等因素引起的急性气管-支气管黏膜炎症。多为散发,无流行倾向,年老体弱者易感。临床症状主要为咳嗽和咳痰。常发生于寒冷季节或气候突变时。也可由急性上呼吸道感染迁延不愈所致。

(二)相关病理生理

由病原体、吸入冷空气、粉尘、刺激性气体或因吸入致敏原引起气管-支气管急性炎症反应。其共同的病理表现为气管、支气管黏膜充血水肿,淋巴细胞和中性粒细胞浸润;同时可伴纤毛上皮细胞损伤,脱落;黏液腺体肥大增生。合并细菌感染时,分泌物呈脓性。

(三)急性气管-支气管炎的病因与诱因

病原体导致的感染是最主要病因,过度劳累、受凉、年老体弱是常见诱因。

1.病原体

病原体与上呼吸道感染类似。常见病毒为腺病毒、流感病毒(甲、乙)、冠状病毒、鼻病毒、单纯疱疹病毒、呼吸道合胞病毒和副流感病毒。常见细菌为流感嗜血杆菌、肺炎链球菌、卡他莫拉菌等,近年来衣原体和支原体感染明显增加,在病毒感染的基础上继发细菌感染亦较多见。

2.物理、化学因素

冷空气、粉尘、刺激性气体或烟雾(如二氧化硫、二氧化氮、氨气、氯气等)的吸入,均可刺激气管-支气管黏膜引起急性损伤和炎症反应。

3.变态反应

常见的吸入致敏原包括花粉、有机粉尘、真菌孢子、动物毛皮排泄物;或对细菌蛋白质的过敏,钩虫、蛔虫的幼虫在肺内的移行均可引起气管-支气管急性炎症反应。

(四)临床表现

临床主要表现为咳嗽、咳痰。一般起病较急,通常全身症状较轻,可有发热。初为干咳或少量黏液痰，随后痰量增多，咳嗽加剧，偶伴血痰。咳嗽、咳痰可延续 2～3 周，如迁延不愈，可演变成慢性支气管炎。伴支气管痉挛时，可出现程度不等的胸闷气促。

（五）辅助检查

1.血液检查

病毒感染时，血常规检查白细胞计数多正常；细菌感染较重时，白细胞计数和中性粒细胞计数增高。血沉检查可有血沉快。

2.胸部 X 线检查

多无异常，或仅有肺纹理的增粗。

3.痰培养

细菌或支原体衣原体感染时，可明确病原体；药物敏感试验可指导临床用药。

（六）治疗要点

1.对症治疗

咳嗽无痰或少痰，可用右美沙芬、喷托维林（咳必清）镇咳。咳嗽有痰而不易咳出，可选用盐酸氨溴索、溴己新（必嗽平），桃金娘油提取物化痰，也可雾化帮助祛痰。较为常用的为兼顾止咳和化痰的棕色合剂，也可选用中成药止咳祛痰。发生支气管痉挛时，可用平喘药如茶碱类、β_2受体激动剂等。发热可用解热镇痛药对症处理。

2.抗菌药物治疗

有细菌感染证据时应及时使用。可以首选新大环内酯类、青霉素类，亦可选用头孢菌素类或喹诺酮类等药物。多数患者口服抗菌药物即可，症状较重者可经肌内注射或静脉滴注给药，少数患者需要根据病原体培养结果指导用药。

3.一般治疗

多休息，多饮水，避免劳累。

二、护理评估

（一）病因评估

主要评估患者健康史和发病史，近期是否有受凉、劳累、是否有粉尘过敏史、是否有吸入冷空气或刺激性气体史。

（二）一般评估

1.生命体征

患者体温可正常或发热；有无呼吸频率加快或节律异常。

2.患者主诉

有无发热、咳嗽、咳痰、喘息等症状。

3.相关记录

体温、痰液颜色、性状和量等情况。

（三）身体评估

听诊有无异常呼吸音；有无双肺呼吸音变粗，两肺可否闻及散在的干湿啰音，湿啰音部位是否固定，咳嗽后湿啰音是否减少或消失。有无闻及哮鸣音。

（四）心理-社会评估

患者在疾病治疗过程中的心理反应与需求，家庭及社会支持情况，引导患者正确配合疾病的治疗与护理。

(五)辅助检查结果评估

1.血液检查

有无白细胞总数和中性粒细胞百分比升高,有无血沉加快。

2.胸部X线检查

有无肺纹理增粗。

3.痰培养

有无致病菌生长,药敏试验结果如何。

(六)治疗常用药效果的评估

1.应用抗生素的评估要点

(1)记录每次给药的时间与次数,评估有无按时,按量给药,是否足疗程。

(2)评估用药后患者发热、咳嗽、咳痰等症状有否缓解。

(3)评估用药后患者是否出现皮疹、呼吸困难等变态反应。

(4)评估用药后患者有无较明显的恶心、呕吐、腹泻等不良反应。

2.应用止咳祛痰剂效果的评估

(1)记录每次给药的时间与次量。

(2)评估用祛痰剂后患者痰液是否变稀,是否较易咳出。

(3)评估用止咳药后,患者咳嗽频繁是否减轻,夜间睡眠是否改善。

3.应用平喘药后效果的评估

(1)记录每次给药的时间与量。

(2)评估用药后,患者呼吸困难是否减轻,听诊哮鸣音有否消失。

(3)如应用氨茶碱时间较长,需评估有无茶碱中毒表现。

三、主要护理诊断/问题

(一)清理呼吸道无效

清理呼吸道无效与呼吸道感染、痰液黏稠有关。

(二)气体交换受损

气体交换受损与过敏、炎症引起支气管痉挛有关。

四、护理措施

(一)病情观察

观察生命体征及主要症状,尤其咳嗽,痰液的颜色、性质、量等的变化;有无呼吸困难与喘息等表现;监测体温情况。

(二)休息与保暖

急性期应减少活动,增加休息时间,室内空气新鲜,保持适宜的温度和湿度。

(三)保证充足的水分及营养

鼓励患者多饮水,必要时由静脉补充。给予易消化营养丰富的饮食,发热期间进食流质或半流质食物为宜。

(四)保持口腔清洁

由于患者发热、咳嗽、痰多且黏稠,咳嗽剧烈时可引起呕吐,故要保持口腔卫生,以增加舒适感,增进食欲,促进毒素的排泄。

(五)发热护理

热度不高不需特殊处理,高热时要采取物理降温或药物降温措施。

(六)保持呼吸道通畅

观察呼吸道分泌物的性质及能否有效地咳出痰液,指导并鼓励患者有效咳嗽;若为细菌感染所致,按医嘱使用敏感的抗生素。若痰液黏稠,可采用超声雾化吸入或蒸气吸入稀释分泌物;对于咳嗽无力的患者,宜经常更换体位,拍背,使呼吸道分泌物易于排出,促进炎症消散。

(七)给氧与解痉平喘

有咳喘症状者可给予氧气吸入或按医嘱采用雾化吸入平喘解痉剂,严重者可口服。

(八)健康教育

1.疾病预防指导

预防急性上呼吸道感染的诱发因素。增强体质,可选择合适的体育活动,如做健康操、打太极拳、跑步等,可进行耐寒训练,如冷水洗脸、冬泳等。

2.疾病知识指导

患病期间增加休息时间,避免劳累;饮食宜清淡、富含营养;按医嘱用药。

3.就诊指标

如两周后症状仍持续应及时就诊。

五、护理效果评估

(1)患者自觉症状好转(咳嗽咳痰、喘息、发热等症状减轻)。

(2)患者体温恢复正常。

(3)患者听诊时双肺有无闻及干湿啰音。

(肖思孟)

第二节　支气管扩张症

一、疾病概述

(一)概念和特点

支气管扩张症是由于急、慢性呼吸道感染和支气管阻塞后,反复发生支气管炎症、致使支气管组织结构病理性破坏,引起的支气管异常和持久性扩张。临床上以慢性咳嗽,大量脓痰和/或反复咯血为特征,患者多有童年麻疹、百日咳或支气管肺炎等病史。

(二)相关病理生理

支气管扩张症的主要病因是支气管-肺组织感染和支气管阻塞,两者相互影响,促使支气管扩张的发生和发展。支气管扩张发生于有软骨的支气管近端分支,主要分为柱状、囊状和不规则扩张三种类型,腔内含有多量分泌物并容易积存。呼吸道相关疾病损伤气道清除机制和防御功能,使其清除分泌物的能力下降,易发生感染和炎症;细菌反复感染使气道内因充满包含炎性介质和病原菌的黏稠液体而逐渐扩大、形成瘢痕和扭曲;炎症可导致支气管壁血管增生,并伴有支气管动脉和肺动脉终末支的扩张和吻合,形成小血管瘤而易导致咯血。病变支气管反复炎症,使周围结缔组织和肺组织纤维化,最终引起肺的通气和换气功能障碍。继发于支气管肺组织感染病变的支气管扩张多见于下肺,尤以左下肺多见。继发于肺结核则多见于上肺叶。

(三)病因与诱因

1.支气管-肺组织感染

支气管扩张与扁桃体炎、鼻窦炎、百日咳、麻疹、支气管肺炎、肺结核等呼吸道感染密切相关,引起感染的常见病原体为铜绿假单胞菌、流感嗜血杆菌、卡他莫拉菌、肺炎克雷伯杆菌、金黄色葡萄球菌、非结核分枝杆菌、腺病毒和流感病毒等。婴幼儿期支气管-肺组织感染是支气管扩张最常见的病因。

2.支气管阻塞

异物、肿瘤、外源性压迫等可使支气管阻塞导致肺不张,胸腔负压直接牵拉支气管管壁导致支气管扩张。

3.支气管先天性发育缺损与遗传因素

支气管先天性发育缺损与遗传因素也可形成支气管扩张,可能与软骨发育不全或弹性纤维不足导致局部管壁薄弱或弹性较差有关。部分遗传性 α-抗胰蛋白酶缺乏者也可伴有等支气管扩张。

4.其他全身性疾病

支气管扩张可能与机体免疫功能失调有关,目前已发现类风湿关节炎、溃疡性结肠炎、克罗恩病、系统性红斑狼疮等疾病同时伴有支气管扩张。

(四)临床表现

1.症状

(1)慢性咳嗽、大量脓痰:咳嗽多为阵发性,与体位改变有关,晨起及晚上临睡时咳嗽和咳痰尤多。严重程度可用痰量估计:轻度每天少于 10 mL,中度每天 10～150 mL,重度每天多于 150 mL。感染急性发作时,黄绿色脓痰量每天可达数百毫升,将痰液放置后可出现分层的特征,即上层为泡沫,下悬脓性成分;中层为浑浊黏液;下层为坏死组织沉淀物。合并厌氧菌感染时,痰和呼气具有臭味。

(2)咯血:反复咯血为本病的特点,可为痰中带血或大量咯血。少量咯血每天少于 100 mL,中量咯血每天 100～500 mL,大量咯血每天多于 500 mL 或一次咯血量＞300 mL。咯血量有时与病情严重程度、病变范围不一致。部分病变发生在上叶的"干性支气管扩张"患者以反复咯血为唯一症状。

(3)反复肺部感染:由于扩张的支气管清除分泌物的功能丧失,引流差,易反复发生感染,其特点是同一肺段反复发生肺炎并迁延不愈。

(4)慢性感染中毒症状:可出现发热、乏力、食欲减退、消瘦、贫血等,儿童可影响发育。

2.体征

早期或病变轻者无异常肺部体征,病变严重或继发感染时,可在病变部位尤其下肺部闻及固定而持久的局限性粗湿啰音,有时可闻及哮鸣音,部分患者伴有杵状指(趾)。

(五)辅助检查

1.影像学检查

胸部X线检查:囊状支气管扩张的气道表现为显著的囊腔,腔内可存在气液平面,纵切面可显示"双轨征",横切面显示"环形阴影",并可见气道壁增厚。胸部CT检查:可在横断面上清楚地显示扩张的支气管。高分辨CT进一步提高了诊断敏感性,成为支气管扩张症的主要诊断方法。

2.纤维支气管镜检查

有助于发现患者的出血部位或阻塞原因。还可局部灌洗,取灌洗液作细菌学和细胞学检查。

(六)治疗原则

保持引流通畅,处理咯血,控制感染,必要时手术治疗。

1.保持引流通畅、改善气流受限

清除气道分泌物保持气道通畅能减少继发感染和减轻全身中毒症状,如应用祛痰药物(盐酸氨溴索、溴己新、α-糜蛋白酶)等稀释痰液,痰液黏稠时可加用雾化吸入。应用振动、拍背、体位引流等方法促进气道分泌物的清除。应用支气管舒张剂可改善气流受限,伴有气道高反应及可逆性气流受限的患者疗效明显。如体位引流排痰效果不理想,可用纤维支气管镜吸痰法以保持呼吸道通畅。

2.控制感染

急性感染期的主要治疗措施。应根据症状、体征、痰液性状,必要时根据痰培养及药物敏感试验选择有效的抗生素。常用阿莫西林、头孢类抗生素、氨基糖苷类等药物,重症患者,尤其是铜绿假单胞菌感染者,常需第三代头孢菌素加氨基糖苷类药联合静脉用药。如有厌氧菌混合感染,加用甲硝唑或替硝唑等。

3.外科治疗

保守治疗不能缓解的反复大咯血且病变局限者,可考虑手术治疗。经充分的内科治疗后仍反复发作且病变为局限性支气管扩张,可通过外科手术切除病变组织。

二、护理评估

(一)一般评估

1.患者的主诉

有无胸闷、气促、心悸、疲倦、乏力等症状。

2.生命体征

严密观察呼吸的频率、节律、深浅和音响,患者呼吸可正常或增快,感染严重时或合并咯血可伴随不同程度的呼吸困难和发绀。患者体温正常或偏高,感染严重时可为高热。

3.咳嗽咳痰情况

观察咳嗽咳痰的发作时间、频率、持续时间、伴随的症状和影响因素等,患者反复继发肺部感染,支气管引流不畅,痰不易咳出时可导致咳嗽加剧,大量脓痰咳出后,患者感觉轻松,体温下降,精神改善。重点观察痰液的量、颜色、性质、气味和与体位的关系,痰液静置后的分层现象,记录24小时痰液排出量。注意患者是否出现面色苍白、出冷汗、烦躁不安等出血的症状,观察咯血的颜色、性质及量。

4.其他

血气分析、血氧饱和度、体重、体位等记录结果。

(二)身体评估

1.头颈部

患者的意识状态,面部颜色(贫血),皮肤黏膜有无脱水、是否粗糙干燥;呼吸困难和缺氧的程度(有无气促、口唇有无发绀、血氧饱和度数值等)。

2.胸部

检查胸廓的弹性,有无胸廓的挤压痛,两肺呼吸运动是否一致。病变部位可闻及固定而持久的局限性粗湿啰音或哮鸣音。

3.其他

患者有无杵状指(趾)。

(三)心理-社会评估

询问健康史,发病原因、病程进展时间及以往所患疾病对支气管扩张的影响,评估患者对支气管扩张的认识;另外,患者常因慢性咳嗽、咳痰或痰量多、有异味等症状产生恐惧或焦虑的心理,并对疾病治疗缺乏治愈的自信。

(四)辅助检查阳性结果评估

血氧饱和度的数值;血气分析结果报告;胸部 CT 检查明确的病变部位。

(五)常用药物治疗效果的评估

抗生素使用后咳嗽咳痰症状有无减轻,原有增高的血白细胞计数有无回降至正常范围,核左移情况有无得到纠正。

三、主要护理诊断/问题

(一)清理呼吸道无效

清理呼吸道无效与大量脓痰滞留呼吸道有关。

(二)有窒息的危险

有窒息的危险与大咯血有关。

(三)营养失调

低于机体需要量与慢性感染导致机体消耗有关。

(四)焦虑

焦虑与疾病迁延、个体健康受到威胁有关。

(五)活动无耐力

活动无耐力与营养不良、贫血等有关。

四、护理措施

(一)环境

保持室内空气新鲜、无臭味,定期开窗换气使空气流通,维持适宜的温湿度,注意保暖。

(二)休息和活动

休息能减少肺活动度,避免因活动诱发咯血。小量咯血者以静卧休息为主,大量咯血患者应绝对卧床休息,尽量避免搬动。取患侧卧位,可减少患侧胸部的活动度,既防止病灶向健侧扩散,同时有利于健侧肺的通气功能。缓解期患者可适当进行户外活动，但要避免过度劳累。

(三)饮食护理

提供高热量、高蛋白质、富含维生素易消化的饮食，多进食含铁食物有利于纠正贫血，饮食中富含维生素A、维生素C、维生素E等(如新鲜蔬菜、水果)，以提高支气管黏膜的抗病能力。大量咯血者应禁食，小量咯血者宜进少量温、凉流质饮食，避免冰冷食物诱发咳嗽或加重咯血，少食多餐。为痰液稀释利于排痰，鼓励患者多饮水，每天不少于2 000 mL。指导患者在咳痰后及进食前后漱口，以祛除口臭，促进食欲。

(四)病情观察

严密观察病情，正确记录每天痰量及痰的性质，留好痰标本。有咯血者备好吸痰和吸氧设备。

(五)用药护理

遵医嘱使用抗生素、祛痰剂和支气管舒张剂，指导患者进行有效咳嗽，辅以叩背及时排出痰液。指导患者掌握药物的疗效、剂量、用法和不良反应。

(六)体位引流的护理

体位引流是利用重力作用促使呼吸道分泌物流入气管、支气管排出体外的方法，其效果与需引流部位所对应的体位有关。体位引流的护理措施如下。

(1)体位引流由康复科医师执行，引流前向患者说明体位引流的目的、操作过程和注意事项，消除顾虑取得合作。

(2)操作前测量生命体征，听诊肺部明确病变部位。引流前15分钟遵医嘱给予支气管舒张剂(有条件可使用雾化器或手按定量吸入器)。备好排痰用纸巾或一次性容器。

(3)根据病变部位、病情和患者经验选择合适体位(自觉有利于咳痰的体位)。引流体位的选择取决于分泌物潴留的部位和患者的耐受程度，原则上抬高病灶部位的位置，使引流支气管开口向下，有利于潴留的分泌物随重力作用流入支气管和气管排出。首先引流上叶，然后引流下叶后基底段。如果患者不能耐受，应及时调整姿势。头部外伤、胸部创伤、咯血、严重心血管疾病和病情状况不稳定者，不宜采用头低位进行体位引流。

(4)引流时鼓励患者做腹式深呼吸，辅以胸部叩击或震荡，指导患者进行有效咳嗽等措施，以提高引流效果。

(5)引流时间视病变部位、病情和患者身体状况而定，一般每天1～3次，每次15～20分钟。在空腹或饭前一个半小时前进行，早晨清醒后立即进行效果最好。咯血时不宜进行体位引流。

(6)引流过程应有护士或家人协助，注意观察患者反应，如出现咯血、面色苍白出冷汗、头晕、发绀、脉搏细弱、呼吸困难等情况，应立即停止引流。

(7)体位引流结束后，协助患者采取舒适体位休息，给予清水或漱口液漱口。记录痰液的性质、量及颜色，复查生命体征和肺部呼吸音及啰音的变化，评价体位引流的效果。

(七)窒息的抢救配合

(1)对大咯血及意识不清的患者，应在病床旁备好急救器械。

(2)一旦患者出现窒息征象，应立即取头低脚高45°俯卧位，面向一侧，轻拍背部，迅速排出在气道和口咽部的血块，或直接刺激咽部以咳出血块。嘱患者不要屏气，以免诱发喉头痉挛。必要时用吸痰管进行负压吸引，以解除呼吸道阻塞。

(3)给予高浓度吸氧，做好气管插管或气管切开的准备与配合工作。

(4)咯血后为患者漱口，擦净血迹，防止因口咽部异物刺激引起剧烈咳嗽而诱发咯血，及时清理患者咯出的血块及污染的衣物、被褥，安慰患者，以助于稳定情绪，增加安全感，避免因精神过度紧张而加重病情。对精神极度紧张、咳嗽剧烈的患者，可按医嘱给予小剂量镇静剂或镇咳剂。

(5)密切观察咯血的量、颜色、性质及出血的速度，观察生命体征及意识状态的变化，有无胸闷、气促、呼吸困难、发绀、面色苍白、出冷汗、烦躁不安等窒息征象；有无阻塞性肺不张、肺部感染及休克等并发症的表现。

(6)用药护理：①垂体后叶素可收缩小动脉，减少肺血流量，从而减轻咯血。但也能引起子宫、肠道平滑肌收缩和冠状动脉收缩，故冠心病、高血压患者及孕妇忌用。静脉滴注时速度勿过快，以免引起恶心、便意、心悸、面色苍白等不良反应。②年老体弱、肺功能不全者在应用镇静剂和镇咳药后，应注意观察呼吸中枢和咳嗽反射受抑制情况，以早期发现因呼吸抑制导致的呼吸衰竭和不能咯出血块而发生窒息。

(八)心理护理

护士应以亲切的态度多与患者交谈，讲明支气管扩张反复发作的原因和治疗进展，帮助患者树立战胜疾病的信心，解除焦虑不安心理。呼吸困难患者应根据其病情采用恰当的沟通方式，以及时了解病情，安慰患者。

(九)健康教育

(1)预防感冒等呼吸道感染，吸烟患者戒烟。不要滥用抗生素和止咳药。

(2)疾病知识指导：帮助患者和家属正确认识和对待疾病，了解疾病的发生、发展与治疗、护理过程，与患者及家属共同制订长期防治计划。

(3)保健知识的宣教：学会自我监测病情，一旦发现症状加重，应及时就诊。指导掌握有效咳嗽、胸部叩击、雾化吸入及体位引流的排痰方法，长期坚持，以控制病情的发展。

(4)生活指导：讲明加强营养对机体康复的作用，使患者能主动摄取必需的营养素，以增加机体抗病能力。鼓励患者参加体育锻炼，建立良好的生活习惯，劳逸结合，消除紧张心理，防止病情进一步恶化。

(5)及时到医院就诊的指标：体温过高，痰量明显增加；出现胸闷、气促、呼吸困难、发绀、面色苍白、出冷汗、烦躁不安等症状；咯血。

五、护理效果评估

(1)呼吸道保持通畅，痰易咳出，痰量减少或消失，血氧饱和度、动脉血气分析值在正常范围。

(2)肺部湿啰音或哮鸣音减轻或消失。

(3)患者体重增加，无并发症(咯血等)发生。

(肖思孟)

第三节　慢性阻塞性肺疾病

一、概述

(一)疾病概念

慢性阻塞性肺疾病(chronic obstructive pulmonary disease,COPD)是一组气流受限为特征的肺部疾病,气流受限不完全可逆,呈进行性发展,但是可以预防和治疗的疾病。COPD 主要累及肺部,但也可以引起肺外各器官的损害。

COPD 是呼吸系统疾病中的常见病和多发病,患病率和病死率均居高不下。近年来对我国 7 个地区 20 245 名成年人进行调查,COPD 的患病率占 40 岁以上人群的 8.2%。因肺功能进行性减退,严重影响患者的劳动力和生活质量。

(二)相关病理生理

慢性支气管炎并发肺气肿时,视其严重程度可引起一系列病理生理改变。早期病变局限于细小气道,仅闭合容积增大,反映肺组织弹性阻力及小气道阻力的动态肺顺应性降低。病变累及大气道时,肺通气功能障碍,最大通气量降低。随着病情的发展,肺组织弹性日益减退,肺泡持续扩大,回缩障碍,则残气量及残气量占肺总量的百分比增加。肺气肿加重导致大量肺泡周围的毛细血管受膨胀肺泡的挤压而退化,致使肺毛细血管大量减少,肺泡间的血流量减少,此时肺泡虽有通气,但肺泡壁无血液灌流,导致生理无效腔气量增大;也有部分肺区虽有血液灌流,但肺泡通气不良,不能参与气体交换。如此,肺泡及毛细血管大量丧失,弥散面积减少,产生通气与血流比例失调,导致换气功能发生障碍。通气和换气功能障碍可引起缺氧和二氧化碳潴留,发生不同程度的低氧血症和高碳酸血症,最终出现呼吸功能衰竭。

(三)病因与诱因

确切的病因不清楚。但认为与肺部对香烟烟雾等有害气体或有害颗粒的异常炎症反应有关。这些反应存在个体易感因素和环境因素的互相作用。

(1)吸烟:为重要的发病因素,吸烟者慢性支气管炎的患病率比不吸烟者高 2～8 倍,烟龄越长,吸烟量越大,COPD 患病率越高。

(2)职业粉尘和化学物质:接触职业粉尘及化学物质,如烟雾、变应原、工业废气及室内空气污染等,浓度过高或时间过长时,均可能产生与吸烟类似的 COPD。

(3)空气污染:大气中的有害气体如二氧化硫、二氧化氮、氯气等可损伤气道黏膜上皮,使纤毛清除功能下降,黏液分泌增加,为细菌感染增加条件。

(4)感染因素:与慢性支气管炎类似,感染亦是 COPD 发生发展的重要因素之一。

(5)蛋白酶-抗蛋白酶失衡。

(6)炎症机制。

(7)其他:自主神经功能失调、营养不良、气温变化等都有可能参与 COPD 的发生、发展。

(四)临床表现

起病缓慢、病程较长。主要症状如下。

1.慢性咳嗽

随病程发展可终身不愈。常晨间咳嗽明显,夜间有阵咳或排痰。

2.咳痰

一般为白色黏液或浆液性泡沫性痰,偶可带血丝,清晨排痰较多。急性发作期痰量增多,可有脓性痰。

3.气短或呼吸困难

早期在劳力时出现,后逐渐加重,以致在日常活动甚至休息时也感到气短,是COPD的标志性症状。

4.喘息和胸闷

部分患者特别是重度患者或急性加重时出现喘息。

5.其他

晚期患者有体重下降,食欲减退等。

6.COPD病程分期

COPD的病程可以根据患者的症状和体征的变化分为2个时期。①急性加重期:是指在疾病发展过程中,短期内出现咳嗽、咳痰、气促、和/或喘息加重、痰量增多,呈脓性或黏液脓性痰,可伴发热等症状。②稳定期:指患者咳嗽、咳痰、气促等症状稳定或较轻。

7.并发症

(1)慢性呼吸衰竭:常在COPD急性加重时发生,其症状明显加重,发生低氧血症和/或高碳酸血症,可具有缺氧和二氧化碳潴留的临床表现。

(2)自发性气胸:如有突然加重的呼吸困难,并伴有明显的发绀,患侧肺部叩诊为鼓音,听诊呼吸音减弱或消失,应考虑并发自发性气胸,通过X线检查可以确诊。

(3)慢性肺源性心脏病:由于COPD肺病变引起肺血管床减少及缺氧致肺动脉痉挛、血管重塑,导致肺动脉高压、右心室肥厚扩大,最终发生右心功能不全。

(五)辅助检验

1.肺功能检查

肺功能检查是判断气流受限的主要客观指标,对COPD诊断、严重程度评价、疾病进展、预后及治疗反应等有重要意义。

(1)第一秒用力呼气容积占用力肺活量百分比(FEV_1/FVC)是评价气流受限的一项敏感指标。

(2)第一秒用力呼气容积占预计值百分比($FEV_1\%$预计值)是评估COPD严重程度的良好指标,其变异性小,易于操作。

(3)吸入支气管舒张药后$FEV_1/FVC<70\%$及$FEV_1<80\%$预计值者,可确定为不能完全可逆的气流受限。

2.胸部X线检查

COPD早期胸片可无变化,以后可出现肺纹理增粗、紊乱等非特异性改变,也可出现肺气肿改变。X线胸片改变对COPD诊断特异性不高,主要作为确定肺部并发症及与其他肺疾病鉴别之用。

3.胸部CT检查

CT检查不应作为COPD的常规检查。高分辨CT,对有疑问病例的鉴别诊断有一定意义。

4.血气分析

对确定发生低氧血症、高碳酸血症、酸碱平衡失调及判断呼吸衰竭的类型有重要价值。

5.其他

COPD 合并细菌感染时，外周血白细胞计数增高，核左移。痰培养可能查出病原菌；常见病原菌为肺炎链球菌、流感嗜血杆菌、卡他莫拉菌、肺炎克雷伯杆菌等。

(六)治疗原则

1.缓解期治疗原则

减轻症状，阻止 COPD 病情发展，缓解或阻止肺功能下降，改善 COPD 患者的活动能力，提高其生活质量，降低病死率。

2.急性加重期治疗原则

控制感染、抗炎、平喘、解痉，纠正呼吸衰竭与右心衰竭。

(七)缓解期药物治疗

1.支气管舒张药

支气管舒张药包括短期按需应用以暂时缓解症状，以及长期规则应用以减轻症状。

(1)β_2 肾上腺素受体激动剂：主要有沙丁胺醇气雾剂，每次 100～200 μg(1～2 喷)，定量吸入，疗效持续 4～5 小时，每 24 小时不超过 8～12 喷。特布他林气雾剂亦有同样作用。可缓解症状，尚有沙美特罗、福莫特罗等长效 β_2 肾上腺素受体激动剂，每天仅需吸入 2 次。

(2)抗胆碱能药：是 COPD 常用的药物，主要品种为异丙托溴铵气雾剂，定量吸入，起效较沙丁胺醇慢，持续 6～8 小时，每次 40～80 mg，每天 3～4 次。长效抗胆碱药有噻托溴铵选择性作用于 M_1、M_3 受体，每次吸入 18 μg，每天 1 次。

(3)茶碱类：茶碱缓释或控释片，0.2 g，每 12 小时 1 次；氨茶碱，0.1 g，每天 3 次。

2.祛痰药

对痰不易咳出者可应用。常用药物有盐酸氨溴索，30 mg，每天 3 次，N-乙酰半胱氨酸 0.2 g，每天3 次，或羧甲司坦 0.5 g，每天 3 次。稀化黏素 0.5 g，每天 3 次。

3.糖皮质激素

对重度和极重度患者(Ⅲ级和Ⅳ级)，反复加重的患者，长期吸入糖皮质激素与长效 β_2 肾上腺素受体激动剂联合制剂，可增加运动耐量、减少急性加重发作频率、提高生活质量，甚至有些患者的肺功能得到改善。

4.长期家庭氧疗(LTOT)

对 COPD 慢性呼吸衰竭者可提高生活质量和生存率。对血流动力学、运动能力、肺生理和精神状态均会产生有益的影响。LTOT 指征：①$PaO_2 \leqslant 7.3$ kPa(55 mmHg)或 $SaO_2 \leqslant 88\%$，有或没有高碳酸血症。②PaO_2 7.3～8.0 kPa(55～60 mmHg)，或 $SaO_2 < 89\%$，并有肺动脉高压、心力衰竭水肿或红细胞增多症(血细胞比容＞0.55)。一般用鼻导管吸氧，氧流量为 1.0～2.0 L/min，吸氧时间 10～15 h/d。目的是使患者在静息状态下，达到 $PaO_2 \geqslant 8.0$ kPa(60 mmHg)和/或使 SaO_2 升至 90%。

(八)急性发作期药物治疗

1.支气管舒张药

药物同稳定期。有严重喘息症状者可给予较大剂量雾化吸入治疗，如应用沙丁胺醇 500 μg 或异丙托溴铵 500 μg，或沙丁胺醇 1 000 μg 加异丙托溴铵 250～500 μg，通过小型雾化器给患者吸入治疗以缓解症状。

2.抗生素

应根据患者所在地常见病原菌类型及药物敏感情况积极选用抗生素治疗。如给予β内酰胺类/β内酰胺酶抑制剂;第二代头孢菌素、大环内酯类或喹诺酮类。如果找到确切的病原菌,根据药敏结果选用抗生素。

3.糖皮质激素

对需住院治疗的急性加重期患者可考虑口服泼尼松龙 30～40 mg/d,也可静脉给予甲泼尼龙 40～80 mg,每天 1 次。连续 5～7 天。

4.祛痰剂

溴己新 8～16 mg,每天 3 次;盐酸氨溴索 30 mg,每天 3 次酌情选用。

5.吸氧

低流量吸氧。

二、护理评估

(一)一般评估

1.生命体征

急性加重期时合并感染患者可有体温升高;呼吸频率常达每分钟 30～40 次。

2.患者主诉

有无慢性咳嗽、咳痰、气短、喘息和胸闷等症状。

3.相关记录

体温、呼吸、心率、皮肤、饮食、出入量、体重等记录结果。

(二)身体评估

1.视诊

胸廓前后径增大,肋间隙增宽,剑突下胸骨下角增宽,称为桶状胸。部分患者呼吸变浅,频率增快,严重者可有缩唇呼吸等。

2.触诊

双侧语颤减弱。

3.叩诊

肺部过清音,心浊音界缩小,肺下界和肝浊音界下降。

4.听诊

两肺呼吸音减弱,呼气延长,部分患者可闻及湿啰音和/或干啰音。

(三)心理-社会评估

患者在疾病治疗过程中的心理反应与需求,家庭及社会支持情况,引导患者正确配合疾病的治疗与护理。

(四)辅助检查结果评估

1.肺功能检查

吸入支气管舒张药后 $FEV_1/FVC<70\%$ 及 $FEV_1<80\%$ 预计值者,可确定为不能完全可逆的气流受限。

2.血气分析

对确定发生低氧血症、高碳酸血症、酸碱平衡失调及判断呼吸衰竭的类型有重要价值。

3.痰培养

痰培养可能查出病原菌。

(五)COPD 常用药效果的评估

1.应用支气管扩张剂的评估要点

(1)用药剂量/天、用药的方法(雾化吸入法、口服、静脉滴注)的评估与记录。

(2)评估急性发作时,是否能正确使用定量吸入器、用药后呼吸困难是否得到缓解。

(3)评估患者是否掌握常用三种雾化吸器的正确使用方法:定量吸入器、都保干粉吸入器、准纳器。并注意用后漱口。

2.应用抗生素的评估要点

参照其他相关章节。

三、主要护理诊断/问题

(一)气体交换受损

气体交换受损与气道阻塞、通气不足、呼吸肌疲劳、分泌物过多和肺泡呼吸面积减少有关。

(二)清理呼吸道无效

清理呼吸道无效与分泌物增多而黏稠、气道湿度减低和无效咳嗽有关。

(三)焦虑

焦虑与健康状况改变、病情危重、经济状况有关。

四、护理措施

(一)休息与活动

中度以上 COPD 急性加重期患者应卧床休息,协助患者采取舒适体位,极重度患者宜采取身体前倾坐位,视病情增加适当的活动,以患者不感到疲劳,不加重病情为宜。

(二)病情观察

观察咳嗽、咳痰及呼吸困难的程度,观察血压、心率,监测动脉血气和水、电解质、酸碱平衡情况。

(三)控制感染

遵医嘱给予抗感染治疗,有效地控制呼吸道感染

(四)合理用氧

采用低流量持续给氧,流量 1～2 L/min。提倡长期家庭氧疗,每天氧疗时间在 15 小时以上。

(五)用药护理

遵医嘱应用抗生素、支气管舒张药和祛痰药,注意观察疗效及不良反应。

(六)呼吸功能训练

指导患者正确进行缩唇呼吸和腹式呼吸训练。

1.缩唇呼吸

呼气时将口唇缩成吹笛子状,气体经缩窄的口唇缓慢呼出。作用是提高支气管内压,防止呼

气时小气道过早陷闭,以利肺泡气体排出。

2.腹式呼吸

患者可取立位、平卧位、半卧位,两手分别放于前胸部和上腹部。用鼻缓慢吸气,膈肌最大程度下降,腹部松弛,腹部凸出,手感到腹部向上抬起;经口呼气,吸气时腹肌收缩,膈肌松弛,膈肌别的腹部腔内压增加而上抬,推动肺部气体排出,手感到下降。

3.缩唇呼气和腹式呼吸训练

每天训练 3～4 次,每次重复 8～10 次。

(七)保持呼吸道通畅

(1)痰多黏稠、难以咳出的患者需要多饮水,以达到稀释痰液的目的。

(2)遵医嘱每天进行氧气或超声雾化吸入。

(3)护士或家属协助给予胸部叩击和体位引流。

(4)指导有效咳嗽。尽可能加深吸气,以增加或达到必要的吸气容量;吸气后要有短暂的闭气,以使气体在肺内得到最大的分布,稍后关闭声门,可进一步增强气道中的压力,而后增加胸膜腔内压即增高肺泡内压力,这是使呼气时产生高气流的重要措施;最后声门开放,肺内冲出的高速气流,使分泌物从口中喷出。

(5)必要时给予机械吸痰或纤支镜吸痰。

(八)减轻焦虑

护士与家属共同帮助患者去除焦虑产生的原因;与家属、患者共同制订和实施康复计划;指导患者放松技巧。但要向家属与患者强调镇静安眠药对该病的危害,会抑制呼吸中枢,加重低氧血症和高碳酸血症。需慎用或不用。

(九)健康指导

1.疾病预防指导

戒烟是预防 COPD 的重要措施,避免粉尘和刺激性气体的吸入;避免和呼吸道感染患者接触,在呼吸道传染病流行期间,尽量避免去人群密集的公共场所;指导患者要根据气候变化,以及时增减衣物,避免受凉感冒。

制订个体化锻炼计划:增强体质,按患者情况坚持全身有氧运动;坚持进行腹式呼吸及缩唇呼气训练。

2.饮食指导

重视缓解期营养摄入,改善营养状况。应制订高热量、高蛋白、高维生素饮食计划。

3.家庭氧疗的指导

护士应指导患者和家属做到:①了解氧疗的目的、必要性及注意事项;②注意安全:供氧装置周围严禁烟火,防止氧气燃烧爆炸;③氧疗装置定期更换、清洁、消毒。

4.就诊指标

(1)患者咳嗽、咳痰症状加重。

(2)原有的喘息症状加重,或出现呼吸困难伴或不伴皮肤、口唇、甲床发绀。

(3)咳出脓性或黏液脓性痰,伴发热。

(4)突发明显的胸痛,咳嗽时明显加重。

(5)出现下垂部位水肿,如下肢等。

五、护理效果评估

(1)患者自觉症状好转(咳嗽、咳痰、呼吸困难减轻)。

(2)患者体温降至正常,生命体征稳定。

(3)患者能学会缩唇呼吸与腹式呼吸,学会有效咳嗽。

(4)患者能独立操作三种常用支气管扩张剂气雾剂的使用方法和注意事项。

(5)患者能掌握家属氧疗的方法与使用注意事项。

(6)患者情绪稳定。

(肖思孟)

第七章 普外科护理

第一节 门静脉高压症

门静脉高压症指门静脉血流受阻、血液淤滞、门静脉系统压力升高，继而引起脾大及脾功能亢进、食管和胃底静脉曲张及破裂出血、腹水等一系列症状和体征的疾病。门静脉主干由肠系膜上、下静脉和脾静脉汇合而成，其左、右两干分别进入左、右半肝后逐渐分支。门静脉系与腔静脉系之间存在 4 个交通支，即胃底-食管下段交通支、直肠下端-肛管交通支、前腹壁交通支和腹膜后交通支，其中以胃底-食管下段交通支为主。正常情况下上述交通支血流量很少，于门静脉高压症时开放。门静脉血流量占全肝血流的 60%～80%，门静脉压力超过正常值 0.7～1.3 kPa(5～10 mmHg)或肝静脉压力梯度超过 0.7 kPa(5 mmHg)就可诊断为门静脉高压症。

一、病因与病理生理

门静脉无瓣膜，其压力由流入的血量和流出阻力形成并维持。门静脉血流阻力增加是门静脉高压症的始动因素。按阻力增加的部位，可将门静脉高压症分为肝前型、肝内型和肝后型 3 类，其中肝内型门静脉高压症在我国最常见。门静脉高压形成后发生下列病理变化。

(一)脾大、脾功能亢进

门静脉高压时可见脾窦扩张，单核-吞噬细胞增生和吞噬红细胞现象。外周血细胞计数减少，以白细胞和血小板计数减少明显，称为脾功能亢进。

(二)静脉交通支扩张

门静脉高压时正常的门静脉通路受阻，加之门静脉无静脉瓣，因而 4 个交通支大量开放，并扩张、扭曲形成静脉曲张。其中最有临床意义的是食管下段、胃底形成的曲张静脉，因离门静脉主干和腔静脉最近，压力差最大，因而受门静脉高压的影响最早，最明显。肝硬化患者常因胃酸反流而腐蚀食管下段黏膜，引起反流性食管炎，或由于坚硬、粗糙食物的机械性损伤，以及咳嗽、呕吐、用力排便、重负等因素使腹腔内压力突然升高，造成曲张静脉破裂，可引起致命性大出血。

(三)腹水

门静脉压力升高，门静脉系统毛细血管床的滤过压增加，肝硬化引起的低蛋白血症，血浆胶体渗透压下降及淋巴液生成增加，都是促使液体从肝表面、肠浆膜面漏入腹腔而形成腹水的原因，且中心静脉血流量降低，继发性醛固酮分泌增多，导致钠、水潴留而加剧腹水形成。

(四)门静脉高压性胃病

约20%的门静脉高压症患者有门静脉高压性胃病，占门静脉高压症上消化道出血的5%～20%。门静脉高压性胃病是由于门静脉高压时，胃壁淤血、水肿、胃黏膜下层的动-静脉交通支大量开放，胃黏膜微循环发生障碍，导致胃黏膜防御屏障的破坏而形成。

(五)肝性脑病

门静脉高压症时由于自身门体血流短路或手术分流，造成大量门静脉血流绕过肝细胞或因肝实质细胞功能严重受损，致使有毒物质(如氨、硫醇和γ-氨基丁酸)不能代谢与解毒而直接进入体循环，对脑产生毒性作用并出现精神神经综合征，称为肝性脑病或门体性脑病。常因胃肠道出血、感染、过量摄入蛋白质、镇静药和利尿剂而诱发肝性脑病。

二、临床表现

门静脉高压症多见于中年男子，病情发展缓慢。主要表现是脾大、脾功能亢进、呕血或黑粪、腹水或非特异性全身症状(如疲乏、嗜睡、畏食)。曲张的食管、胃底静脉一旦破裂，可发生急性大出血。因肝功能损害引起凝血功能障碍，以及脾功能亢进引起血小板计数减少，因此出血不易停止。由于大出血引起肝组织严重缺氧，可导致肝性脑病。

三、辅助检查

(一)血常规

脾功能亢进时，血细胞计数减少，以白细胞计数降至3×10^9/L以下和血小板计数减少至70×10^9/L以下最为明显。

(二)肝功能检查

肝功能检查表现为血浆清蛋白降低而球蛋白升高，清蛋白、球蛋白比例倒置。血清总胆红素>51 μmol/L(3 mg/dL)，血浆清蛋白<30 g/L提示肝功严重失代偿。

(三)影像学检查

腹部超声可显示腹水、肝密度及质地、血流情况；食管吞钡X线检查和内镜检查可见曲张静脉形态；腹腔动脉造影的静脉相或直接肝静脉造影，可明确静脉受阻部位及侧支回流情况，对于术式选择有参考价值。

四、治疗

(一)预防和控制急性食管、胃底曲张静脉破裂出血

肝硬化患者中仅有40%出现食管、胃底静脉曲张，其中50%～60%并发大出血。控制大出血的具体治疗方案需依据门静脉高压症的病因、肝功能储备、门静脉系统主要血管的可利用情况，以及医师的操作技能和经验来制定。

目前常用Child肝功能分级评价肝功能储备(表7-1)。Child A级、B级和C级患者的手术死亡率分别为0～5%、10%～15%和超过25%。

表 7-1　Child 肝功能分级

项目	异常程度得分		
	1	2	3
血清胆红素(μmol/L)	<34.2	34.2～51.3	>51.3
血浆清蛋白(g/L)	>35	28～35	<28
腹水	无	少量,易控制	中等量,难控制
肝性脑病	无	轻度	中度以上
凝血酶原延长时间(秒)	1～3	4～6	>5
(凝血酶原比率%)	(30)	(30～50)	(<30)

总分 5～6 分者肝功能良好(A 级),7～9 分者中等(B 级),10 分以上肝功能差(C 级)

1.非手术治疗

食管胃底曲张静脉破裂出血,肝功能储备 Child C 级的患者,尽可能采用非手术治疗。对有食管胃底静脉曲张但没有出血的患者,不宜做预防性手术。

(1)初步处理:输液、输血、防治休克。但应避免过度扩容,防止门静脉压力反跳性增加而引起再出血。

(2)药物治疗:首选血管收缩药,或与血管扩张药硝酸酯类合用。如三甘氨酰赖氨酸加压素、生长抑素及其八肽衍生物奥曲肽。药物治疗早期再出血率较高,须采取进一步措施防止再出血。

(3)内镜治疗:包括硬化剂注射疗法和经内镜食管曲张静脉套扎术两种方法。但二者对胃底曲张静脉破裂出血无效。

(4)三腔管压迫止血:利用充气的气囊压迫胃底和食管下段的曲张静脉,达到止血目的。常适用于药物和内镜治疗无效的患者。三腔管压迫可使 80%的食管、胃底曲张静脉出血得到控制,但约 50%的患者排空气囊后又再出血。①结构:三腔管有 3 腔,一通圆形气囊,充气后压迫胃底;一通椭圆形气囊,充气后压迫食管下段;一通胃腔,通过此腔可行吸引、冲洗和注入止血药。②用法:先向两个气囊各充气约 150 mL,将气囊置于水下,证实无漏气后抽出气体。液状石蜡润滑导管,由患者鼻孔缓慢插管至胃内。插入 50～60 cm,抽出胃内容物为止。此后,先向胃气囊充气 150～200 mL后,向外拉提管直到三腔管不能被拉出,并有轻度弹力时予以固定;也可利用滑车装置,于尾端悬挂重量 0.25～0.5 kg 的物品做牵引压迫。观察止血效果,如仍有出血可再向食管气囊注气 100～150 mL。放置三腔管后,应抽除胃内容物,并反复用生理盐水灌洗,同时观察胃内有无鲜血吸出。如无鲜血,且脉搏、血压渐趋稳定,说明出血已基本控制。三腔管一般放置 24 小时,持续时间不宜超过 3～5 天。出血停止时先排空食管气囊,后排空胃气囊,观察 12～24 小时,如明确出血已停止,将管慢慢拉出。③并发症及预防:包括吸入性肺炎、食管破裂和窒息等,其发生率为 10%～20%。故应在严密监护下进行三腔管压迫止血,注意下列事项:①置管期间严密观察患者的呼吸情况,慎防气囊上滑或胃囊破裂食管囊堵塞咽喉引起窒息。②做好肺部护理,以防发生吸入性肺炎。③置管期间每隔 12 小时将气囊放空 10～20 分钟,避免食管或胃底黏膜因长时间受压而发生溃烂、坏死、食管破裂。

(5)经颈静脉肝内门体分流术(TIPS):采用介入放射方法,经颈静脉在肝内肝静脉与门静脉主要分支间建立通道,置入支架以实现门体分流。TIPS 用于食管胃底曲张静脉破裂出血经药物和内镜治疗无效,肝功能失代偿(Child C 级)不宜行急诊门体分流手术的患者。并发症包括肝性脑病和支架狭窄或闭塞。

2.手术治疗

手术治疗包括分流手术和断流手术两种方法。此外,肝移植是治疗终末期肝病并发门静脉高压食管胃底曲张静脉出血患者的最理想方法。

(二)解除或改善脾大、脾功能亢进

对于严重脾大,合并明显的脾功能亢进者,单纯行脾切除术效果良好。

(三)治疗顽固性腹水

对于肝硬化引起的顽固性腹水,有效的治疗方法是肝移植。

五、护理措施

(一)术前护理

1.休息与活动

肝功能代偿较好的患者应适当休息,注意劳逸结合,肝功能代偿差的患者应卧床休息,避免腹压增加活动,如咳嗽、打喷嚏,用力大便,提举重物等,防止食管、胃底静脉因腹内压升高而破裂出血。

2.心理护理

对门静脉高压出血者,应稳定患者的情绪,避免恐惧,防止出血量增多或因误吸而造成窒息。

3.饮食护理

进食高热量、高维生素、无渣软食,避免粗糙、干硬及刺激性食物,以避免诱发大出血。为减少腹水形成,需限制液体和钠的摄入,每天钠摄入量限制在500～800 mg(氯化钠1.2～2.0 g),少食含钠高的食物,如咸肉、酱菜、酱油、罐头和含钠味精等。

4.维持体液平衡

定时、定部位测量体重和腹围,了解患者腹水变化情况。遵医嘱使用利尿剂,记录24小时出入液量,并观察有无低钾、低钠血症。

5.预防和处理出血

择期手术患者可于术前输全血,补充B族维生素、维生素C、维生素K及凝血因子,防止术中和术后出血。术前一般不放置胃管,断流术患者必须放置时应选择细、软胃管,插入时涂大量润滑油,动作轻巧,在手术室放置。当患者出现出血时应迅速建立静脉通路、备血,以及时补充液体及输血。肝硬化患者宜用新鲜血,有利止血和预防肝性脑病;严密监测患者的生命体征、中心静脉压和尿量,呕吐物的颜色、性状、量,大便的颜色、性状、量;遵医嘱给予止血药物,注意药物不良反应。

6.预防肝性脑病

急性出血时,肠道内血液在细菌作用下分解成氨,肠道吸收氨增加而导致肝性脑病。故使用弱酸性溶液灌肠(禁忌碱性溶液灌肠)清除肠道内积血,减少氨的吸收;或使用肠道杀菌剂,减少肠道菌群,减少氨的生成。择期手术术前日口服肠道杀菌剂,术前晚灌肠,防止术后肝性脑病。

(二)术后护理

1.体位

脾切除术患者血压平稳后取半卧位;行分流术者,为使血管吻合口保持通畅,1周内取平卧位或低坡半卧位(<15°),1周后可逐渐下床活动。

2.引流管护理

膈下置引流管者应保持负压引流系统的无菌、通畅；观察和记录引流液的颜色、性状和量。如引流量逐日减少、色清淡、每天少于 10 mL 时可拔管。

3.并发症的预防和护理

(1)出血：密切观察血压、脉搏、呼吸及有无伤口、引流管和消化道出血情况。若 1～2 小时经引流管引出 200 mL 以上血性液体应警惕出血的发生。

(2)感染：加强基础护理，预防皮肤、口腔和肺部感染的发生。

(3)静脉血栓：脾切除术后 2 周内隔天检查血小板，注意观察有无腹痛、腹胀和便血等肠系膜血栓形成的迹象。必要时，遵医嘱给予抗凝治疗，注意用药后的凝血时间延长、易出血等不良反应。

4.肝性脑病的观察和预防

(1)病情观察：分流术后患者按时监测肝功能和血氨浓度，观察有无性格异常、定向力减退、嗜睡与躁动，黄疸是否加深，有无发热、畏食、肝臭等肝功能衰竭表现。

(2)饮食：术后 24～48 小时进流质饮食，待肠蠕动恢复后逐渐过渡到普食。分流术后患者严格限制蛋白质摄取量(＜30 g/d)，避免诱发或加重肝性脑病。

(3)肠道准备：为减少肠道细菌量，分流术后应用非肠道吸收的抗菌药；采用生理盐水灌肠或缓泻剂刺激排泄；保持大便通畅，促进氨由肠内排出。

5.其他

分流术取自体静脉者需观察局部有无静脉回流障碍；取颈内静脉者需观察有无头痛、呕吐等颅内压升高表现，必要时根据医嘱快速滴注甘露醇。

六、健康指导

(一)饮食

少量多餐，养成规律进食习惯。进食无渣软食，避免粗糙、干硬及刺激性食物，以免诱发大出血。进食高热量、丰富维生素饮食，维持足够的能量摄入。肝功能损害较轻者，可酌情摄取优质高蛋白(50～70 g/d)；肝功能严重受损及分流术后患者，限制蛋白质摄入；腹水患者限制水和钠摄入。指导患者戒烟戒酒。

(二)活动

逐步增加活动量，一旦出现头晕、心慌、出汗等症状，应卧床休息。避免劳累和过度活动，保证充分休息。

(三)避免腹内压升高

避免咳嗽、打喷嚏、用力大便、提举重物等活动，以免诱发曲张静脉破裂出血。

(四)维持良好心理状态

避免精神紧张、抑郁等不良情绪，保持乐观、稳定的心理状态。

(五)注意自身防护

避免牙龈出血，用软毛牙刷刷牙，防止外伤。

(六)观察病情和及时就诊

指导患者及家属注意避免出血的诱因及掌握出血先兆。掌握急救电话号码、紧急就诊的途径和方法。

(徐宁宁)

第二节　肝 脓 肿

肝脓肿是肝受感染后形成的脓肿。根据致病微生物不同分为细菌性肝脓肿和阿米巴性肝脓肿两种。临床上细菌性肝脓肿最多见,其中胆道感染是最常见的病因,细菌可经过胆道、肝动脉、门静脉、淋巴系统等侵入。细菌性肝脓肿可引起急性化脓性腹膜炎、膈下脓肿、脓胸、化脓性心包炎等并发症,严重者可致心脏压塞。辅助检查包括实验室检查和影像学检查,B 超是肝脓肿的首选检查方法。阿米巴性肝脓肿是肠道阿米巴感染的并发症,绝大多数是单发。处理原则:全身营养支持治疗,大剂量、联合应用抗菌药物,穿刺抽脓或置管引流,必要时行切开引流或肝叶切除。

一、临床表现

(一)症状

该病起病急,主要症状是寒战、高热、肝区疼痛和肝大。体温可高达 39～40 ℃,伴恶心、呕吐、食欲缺乏和周身乏力。严重或并发胆道梗阻者,可出现黄疸。阿米巴性肝脓肿起病较缓慢,病程长,可有高热。

(二)体征

肝区钝痛或胀痛多持续性,有的可伴右肩牵涉痛,右下胸及肝区叩击痛,肿大的肝有压痛。巨大的肝脓肿可使右季肋呈现饱满状态,有时可见局限性隆起,局部皮肤可出现凹陷性水肿。

二、常见护理问题

(一)体温过高

体温过高与肝脓肿及其产生的毒素吸收有关。

(二)疼痛

疼痛与脓肿导致肝包膜张力增加或穿刺、手术治疗有关。

(三)营养失调

低于机体需要量与进食减少、感染、高热引起分解代谢增加有关。

(四)潜在并发症

腹膜炎、膈下脓肿、胸腔感染、出血及胆漏。

三、护理措施

(一)非手术治疗的护理/术前护理

1.高热护理

密切监测体温变化,遵医嘱给予物理降温或药物降温,必要时做血培养;及时更换汗湿的衣裤和床单,保持舒适。

注意降温过程中观察出汗情况,注意保暖等。鼓励患者多饮水,每天至少摄入 2 000 mL 液体,口服不足者应加强静脉补液、补钠,纠正体液失衡,防止患者因大量出汗引起虚脱。

2.用药护理

(1)遵医嘱早期使用大剂量抗菌药物以控制炎症,促使脓肿吸收自愈。注意把握用药间隔时间与药物配伍禁忌。

(2)阿米巴性肝脓肿使用抗阿米巴药物,如甲硝唑、氯喹等。甲硝唑为首选药物,一般用药2天后见效,6～9天体温可降至正常。如"临床治愈"后脓腔仍存在者,可继续服用1个疗程甲硝唑。氯喹多用于对甲硝唑无效的病例,但对心血管有不良反应如心肌受损等,应特别注意。

(3)长期使用抗菌药物者,应警惕假膜性肠炎和继发双重感染。糖尿病患者免疫功能低下,长期应用抗菌药物,可能发生口腔、泌尿系统、皮肤黏膜、肠道的各种感染。

3.营养支持

肝脓肿是一种消耗性疾病,应鼓励患者多食高蛋白、高热量、富含维生素及膳食纤维的食物;进食困难、食欲缺乏、贫血、低蛋白血症、营养不良者应适当给予清蛋白、血浆、氨基酸等营养支持。

4.病情观察

加强对生命体征和胸腹部症状、体征的观察。观察患者体温变化;观察腹部和胸部症状与体征的变化,以及早发现有无脓肿破溃引起的腹膜炎、膈下脓肿、胸腔感染等并发症。肝脓肿患者如继发脓毒血症、急性化脓性胆管炎或出现中毒性休克征象时,应立即通知医师并协助抢救。

(二)经皮肝穿刺抽脓或脓肿置管引流的护理

1.术前护理

(1)解释:向患者和家属解释经皮肝穿刺抽脓或脓肿置管引流的方法、效果及配合要求;嘱患者术中配合做好双手上举、平卧位或侧卧位,以利于穿刺操作。

(2)协助做好穿刺药物和物品准备。

2.术后护理

(1)穿刺后护理:每小时测量血压、脉搏、呼吸,平稳后可停止,如有异常及时汇报医师。观察穿刺点局部有无渗血、脓液渗出、血肿等。

(2)引流管护理:如脓液较稠、抽吸后脓腔不能消失、脓液难以抽净者,留置管道引流。要点:①妥善固定,防止滑脱;②取半卧位,以利引流和呼吸;③保持引流管通畅,勿压迫、折叠管道。必要时协助医师每天用生理盐水或含抗菌药物盐水或持续冲洗脓腔,冲洗时严格无菌原则,注意出入量,观察和记录脓腔引流液的颜色、性状及量;④预防感染:适时换药,直至脓腔愈合;⑤拔管:B超复查脓腔基本消失或脓腔引流量少于10 mL/d,可拔除引流管。

(3)病情观察:观察患者有无发热、肝区疼痛等,观察肝脓肿症状和改善情况,适时复查B超,了解脓肿好转情况。位置较高的肝脓肿,穿刺后应注意呼吸、胸痛及胸部体征,以及时发现气胸、脓胸等并发症。

(三)手术治疗的护理

手术方式有切开引流和肝叶切除两种。

1.术前准备

协助做好术前检查、术前常规准备等。

2.术后护理

(1)疼痛护理:评估疼痛的诱发因素、伴随症状,观察并记录疼痛程度、部位、性质及持续时间等;遵医嘱给予镇痛药物,并观察药物效果和不良反应;指导患者采取放松和分散注意力的方法应对疼痛。

(2)病情观察:行脓肿切开引流者观察患者生命体征、腹部体征,注意有无脓液流入患者腹腔而并发腹腔感染。观察肝脓肿症状和改善情况,适时复查B超,了解脓肿好转情况。

(3)肝叶切除护理:术后24小时内应卧床休息,避免剧烈咳嗽,以防出血。给予氧气吸入,保证血氧浓度,促进肝创面愈合。

(四)术后并发症的观察和护理

1.腹腔出血

腹腔出血是肝切除术后常见的并发症之一,术后24小时易发生。术后48小时内应严密观察生命体征变化,严密观察引流液的量、性质及颜色。短时间内引流管引出大量鲜红色血液,1小时内引流出200 mL以上或每小时100 mL持续3小时以上的鲜红色血性液体,应考虑活动性腹腔出血,立即通知医师及时处理。

护理措施:①体位与活动。术后24小时内卧床休息,避免剧烈咳嗽和打喷嚏等,以防止术后肝断面出血。②输液、输血:若短期内或持续引流较大量的鲜红色血性液体,经输血、输液,患者血压、脉搏仍不稳定时,应做好再次手术的准备。③若明确为凝血机制障碍性出血,可遵医嘱给予凝血酶原复合物、纤维蛋白原,输新鲜血等。

2.膈下积液及脓肿

膈下积液及脓肿发生在术后1周。患者术后体温下降后再度升高,或术后发热持续不退,同时伴右上腹胀痛、呃逆、脉速、白细胞计数升高,中性粒细胞百分比达90%以上,应疑有膈下积液或膈下脓肿。B超检查可明确诊断。

护理措施:①协助医师行B超定位引导穿刺抽脓或置管引流,后者应加强冲洗和吸引护理。②患者取半坐位,以利于呼吸和引流。③严密观察体温变化,鼓励患者多饮水。④遵医嘱加强营养支持和抗菌药物的应用护理。

3.胸腔积液

观察患者胸闷、气促、发热情况。

护理措施:①协助医师行穿刺抽胸腔积液,行胸腔闭式引流者,做好胸腔闭式引流护理。②遵医嘱加强保肝治疗,给予高蛋白饮食,必要时遵医嘱给予清蛋白、血浆及利尿剂应用。

4.胆汁漏

观察患者有无腹痛、发热和腹膜刺激征,切口有无胆汁渗出和/或腹腔引流液有无含胆汁。

护理措施:①胆汁渗出者,注意保护局部皮肤。②协助医师调整引流管,保持引流通畅,并注意观察引流液的颜色、量与性状。③如发生局部积液,应尽早行B超定位穿刺置管引流。④如发生胆汁性腹膜炎,应尽早手术。

四、健康教育

(一)预防复发

(1)有胆道感染等疾病者应积极治疗原发病灶。

(2)多饮水,进食高热量、高蛋白、富含维生素和纤维素营养丰富易消化的食物,增强体质,提高机体免疫力。

(3)注意劳逸结合,避免过度劳累。

(4)遵医嘱按时服药,不得擅自改变药物剂量或随意停药。

(5)合并糖尿病患者,让其了解控制血糖在本病治疗中的重要性,应注意维持血糖。嘱遵医嘱按时注射胰岛素或口服降糖药物,定时监测血糖,控制空腹血糖在 5.8～7.0 mmol/L,餐后 2 小时血糖 8～11 mmol/L。

(6)注意饮食卫生,不喝生水,不进食不卫生、未煮熟食物。

(二)自我观察与复查

遵医嘱定期复查。若出现发热、腹部疼痛等症状,警惕有复发的可能,应及时就诊。

(徐宁宁)

第三节 胆 石 症

胆石症是指胆道系统任何部位发生的结石,包括发生在胆囊和胆管内的结石,是胆道系统最普遍的疾病。其发病率随年龄增长而增高。在我国,胆石症的患病率为 0.9%～10.1%,平均 5.6%;男女比例为1∶2.57。近二十余年来,随着影像学(B 型超声、CT 及 MRI 等)检查的普及,在自然人群中,胆石症的发病率达 10%左右,国内尸检结果报告显示胆石症的发病率为 7%。随着生活水平的提高及饮食习惯的改变,胆石症的发病率有逐年增高的趋势,我国的胆结石以胆管的胆色素结石为主逐渐转变为以胆囊的胆固醇结石为主。

一、胆囊结石

(一)定义

胆囊结石是指发生在胆囊内的结石,常与急性胆囊炎并存,是胆道系统的常见病、多发病。在我国,其患病率为 7%～10%,其中 70%～80%的胆囊结石为胆固醇结石,约 25%为胆色素结石。多见于女性,男女比例为 1∶2～3。40 岁以后发病率随着年龄增长呈增高的趋势,随着年龄增长性别差异逐渐缩小,老年男女发病比例基本相等。

(二)临床表现

部分单发或多发的胆囊结石,在胆囊内自由存在,不易发生嵌顿,很少产生症状,被称为无症状胆囊结石。约 30%的胆囊结石患者可终身无临床症状。仅于体检或手术时发现的结石称为静止性结石。单纯性胆囊结石,未合并梗阻或感染时,在早期常无临床症状,大多数是在常规体检、手术或尸体解剖中偶然发现,或仅有轻微的消化系统症状被误认为是胃病而没有及时就诊。当结石嵌顿时,则可出现明显症状和体征。

1.症状

(1)胆绞痛:为典型的首发症状,表现为突发的右上腹、阵发性剧烈绞痛。临床症状也可在几小时后自行缓解。常发生于饱餐、进食油腻食物后或睡眠时,是由于油腻饮食后胆囊素大量分泌,胆囊平滑肌痉挛,收缩功能增强,引起胆囊内压力增高;加之胆汁酸刺激胆囊黏膜,胆囊壁充血、水肿、炎性物质渗出,导致急性胆囊炎发生;或由于睡眠时体位改变,导致结石移位并嵌顿于胆囊颈部,胆汁不能通过胆囊颈和胆囊管排出,导致胆囊内压力增高,胆囊强烈收缩所致。有部分患者可以在几小时后临床症状自行缓解。如果胆囊结石嵌顿持续不缓解,胆囊继续增大、积液,甚至合并感染,从而进展为急性胆囊炎。如果治疗不及时,少部分患者可以进展为急性化脓性胆囊炎或胆囊坏疽，严重时可发生胆囊穿孔，临床后果严重。多数患者有右肩部、肩胛部或背部放射性疼痛，常伴有恶心、呕吐、厌油、腹胀等消化不良症状。

(2)消化道症状：主要表现为上腹部或右上腹部闷胀不适、饱胀、嗳气、恶心、呕吐、厌食、呃逆等非特异性的消化道症状。大多数患者仅在进食后，特别是进食油腻食物后，胃肠道症状更明显，服用治“胃病”药物多可缓解，易被误诊。

2.体征

(1)腹部体征：有时可在右上腹部触及肿大的胆囊。可有右上腹胆囊区压痛，若继发感染，右上腹部可有明显压痛、肌紧张或反跳痛。检查者将左手平放于患者右肋部，拇指置于右腹直肌外缘于肋弓交界处，嘱患者缓慢深吸气，使肝脏下移，若患者因拇指触及肿大的胆囊引起疼痛而突然屏气，称为 Murphy 征阳性。

(2)黄疸：胆囊结石形成 Mirizzi 综合征时黄疸明显。黄疸时常有尿色变深、粪色变浅。

二、胆管结石

(一)定义

胆管结石为发生在肝内、外胆管的结石，又分为原发性和继发性胆管结石。原发于胆囊的结石迁徙到肝外胆管，称继发性胆管结石；不是来自胆囊，而是直接在肝外胆管生成的结石，称原发性胆管结石。因此，凡是不伴有胆囊结石者可确认为原发性胆管结石。但伴有胆囊结石的胆管结石是原发性还是继发性，要具体分析。肝内胆管结石无论是否合并胆囊结石，均为原发性胆管结石。

(二)临床表现

临床表现取决于胆道有无梗阻、感染及其程度。当结石阻塞胆道并继发感染时，典型的表现是反复发作的腹痛、寒战高热和黄疸，称为查科三联征。

1.肝外胆管结石

(1)腹痛：多为剑突下或右上腹部阵发性绞痛，或持续性疼痛、阵发性加剧，呈阵发性刀割样，疼痛常向右肩背部放射。这是由于结石下移嵌顿于胆总管下端或壶腹部，刺激胆管平滑肌，引起 Oddi 括约肌痉挛收缩和胆道高压所致。

(2)寒战、高热：是结石阻塞胆管并继发感染后引起的全身性中毒症状。由于胆道梗阻，胆管内压升高，感染随胆管逆行扩散，细菌和毒素通过肝窦入肝静脉进入体循环，引起菌血症或毒血症。多发生于剧烈腹痛后，体温可高达 39～40 ℃，呈弛张热热型，伴有寒战。

(3)黄疸：是胆管梗阻后胆红素逆流入血所致。胆管结石嵌于 Vater 壶腹部不缓解，1 天后即可出现黄疸。患者首先表现为尿黄，接着出现巩膜黄染，然后出现皮肤黄染伴瘙痒。黄疸的程度取决于梗阻的程度及是否继发感染，若梗阻不完全或结石有松动，则黄疸程度轻，且呈波动性；若为完全性梗阻，则黄疸呈进行性加深。若梗阻性黄疸长期未得到解决，将会导致严重的肝功能损害。部分患者结石嵌顿不重，阻塞的胆管近端扩张，胆石可漂移上浮，或小结石通过壶腹部排入十二指肠，使上述症状缓解。间歇性黄疸是肝外胆管结石的特点。

(4)消化道症状：多数患者有恶心、腹胀、嗳气、厌食油腻食物等。

2.肝内胆管结石

肝内胆管结石常与肝外胆管结石并存，其临床表现与肝外胆管结石相似。一般没有肝外胆管结石那样典型和严重。位于周围胆管的小结石平时可无症状。当胆管梗阻和感染仅发生在部分肝叶、段胆管时，患者可无症状或仅有轻微的肝区和患侧背部胀痛。位于Ⅱ、Ⅲ级胆管的结石平时只有肝区不适或轻微疼痛。结石位于Ⅰ、Ⅱ级胆管或整个肝内胆管充满结石，患者会有肝区胀痛，常无胆绞痛，一般无黄疸。若一侧肝内胆管结石合并感染而未能及时治疗，并发展为叶、段胆管积脓或肝脓肿时，则出现寒战、高热、轻度黄疸，甚至休克，称为急性梗阻性化脓性胆管炎（AOSC）。1983 年，我国胆道外科学组建议将原“AOSC”改称为“急性重症胆管炎（ACST）”，因为，胆管梗阻引起的急性化脓性胆管炎并非全部表现为 AOSC，还有一部分表现为没有休克的轻型急性化脓性胆管炎，而且后者为多数。因此，目前在我国，AOST 一词已逐渐被废弃，被更能反映实际病因、病例特点的 ACST 替代。患者可由于长时间发热、消耗而出现消瘦、体弱等表现。部分患者可有肝大、肝区压痛和叩痛等体征。

三、护理评估

（一）一般评估

1.生命体征

胆石症患者如与细菌感染并存，可出现体温偏高，疼痛刺激可能会导致心率加快、呼吸频率加快、血压上升，应监测生命体征的变化。还要注意评估患者的神志、皮肤色泽、肢端循环、尿量等，以判断有无休克的发生。

2.患者主诉

腹痛、腹胀、恶心等不适症状，发病及诊治经过等。

3.相关记录

体重、体位、饮食、面容与表情、皮肤、出入量等。

（二）身体评估

1.视诊

面部表情、皮肤黏膜颜色（黄疸、贫血）、体态、体位、腹部外形等。

2.触诊

（1）腹部触诊：腹壁紧张度、压痛与反跳痛、腹腔内包块。

（2）胆囊触诊：胆囊肿大、Murphy 征等。

3.叩诊

胆囊叩击痛（胆囊炎的重要体征）。

4.听诊

一般无特殊。

（三）心理-社会评估

患者在疾病治疗过程中的心理反应与需求，家庭及社会支持情况，引导患者正确配合疾病的治疗与护理。

（四）辅助检查阳性结果评估

1.实验室检查

胆管结石血常规检查可见血白细胞计数和中性粒细胞比例明显升高；血清胆红素、转氨酶和碱性磷酸酶升高，凝血酶原时间延长。尿液检查示尿胆红素升高，尿胆原降低甚至消失，粪便检查示粪中尿胆原减少。

2.影像学检查

胆囊结石B超检查可显示胆囊内结石影；胆管结石可显示胆管内结石影，近端胆管扩张。PTC、ERCP或MRCP等检查可显示梗阻部位、程度、结石大小和数量等。

(五)治疗效果的评估

1.非手术治疗评估要点

生命体征平稳、疼痛缓解。

2.手术治疗评估要点

(1)患者自觉症状：有无腹痛、恶心、呕吐的情况。

(2)生命体征稳定，无腹部疼痛(术后伤口疼痛除外)。

(3)腹部及全身体征：腹部无阳性体征、肠鸣音恢复正常、皮肤无黄染及瘙痒等不适。

(4)伤口愈合情况：一期愈合。

(5)T管引流的评估：引流液色泽正常、引流量逐渐减少。

(6)结合辅助检查：如胆道造影无结石残留或结合B超检查判断。

四、主要护理问题

(一)疼痛

疼痛与胆囊结石突然嵌顿、胆汁排空受阻致胆囊强烈收缩及手术后伤口疼痛有关。

(二)体温过高

体温过高与细菌感染致急性胆囊炎或胆管结石梗阻导致急性胆管炎有关。

(三)知识缺乏

知识缺乏与缺乏胆石症和腹腔镜手术相关知识、引流管及饮食保健知识有关。

(四)有体液不足的危险

有体液不足的危险与恶心、呕吐及感染性休克有关。

(五)营养失调

低于机体需要量与胆汁流动途径受阻有关。

(六)焦虑

焦虑与手术及不适有关。

(七)潜在并发症

(1)术后出血与术中结扎血管线脱落、肝断面渗血及凝血功能障碍有关。

(2)胆瘘与胆管损伤、胆总管下端梗阻、T管引流不畅等有关。

(3)胆道感染与腹部切口及多种置管(引流管、尿管、输液管)有关。

(4)胆道梗阻与手术及引流不畅有关。

(5)水、电解质平衡紊乱与患者恶心、呕吐、体液补充不足有关。

(6)皮肤受损与胆管梗阻、胆盐沉积致皮肤黄疸、瘙痒及术后胆汁渗漏有关。

五、主要护理措施

(一)减轻或控制疼痛

根据疼痛的程度，采取非药物或药物方法止痛。

1.加强观察

观察疼痛的程度、性质;发作的时间、诱因及缓解的相关因素;与饮食、体位、睡眠的关系;腹膜刺激征及 Murphy 征是否阳性等,为进一步治疗和护理提供依据。

2.卧床休息

协助患者采取舒适体位,指导其有节律的深呼吸,达到放松和减轻疼痛的效果。

3.合理饮食

根据病情指导患者进食清淡饮食,忌食油腻食物;病情严重者予以禁食、胃肠减压,以减轻腹胀和腹痛。

4.药物止痛

对诊断明确的剧烈疼痛者,可遵医嘱通过口服、注射等方式给予消炎利胆、解痉或止痛药,以缓解疼痛。

(二)降低体温

根据患者的体温情况,采取物理降温和/或药物降温的方法尽快降低患者的体温。遵医嘱应用足量有效的抗菌药,以有效控制感染,恢复患者正常体温。

(三)营养支持

对于梗阻未解除的禁食患者,通过胃肠外途径补充足够的热量、氨基酸、维生素、水、电解质等,以维持良好的营养状态。对梗阻已解除、进食量不足者,指导和鼓励患者进食高蛋白、高碳水化合物、高维生素和低脂饮食。

(四)皮肤护理

1.提供相关知识

胆道结石患者常因胆道梗阻致胆汁淤滞、胆盐沉积而引起皮肤瘙痒等,应告知患者相关知识,不可用手抓挠,防止抓破皮肤。

2.保持皮肤清洁

可用温水擦洗皮肤,减轻瘙痒。瘙痒剧烈者,遵医嘱使用外用药物和/或其他药物治疗。

3.注意引流管周围皮肤的护理

若术后放置引流管,应注意其周围皮肤的护理。若引流管周围见胆汁样渗出物,应及时更换被胆汁浸湿的敷料,局部皮肤涂氧化锌软膏,防止胆汁刺激和损伤皮肤。

(五)心理护理

关心体贴患者,使患者保持良好情绪,减轻焦虑,安心接受治疗与护理。

(六)并发症的预防与护理

1.出血的预防和护理

术后早期出血的原因多由于术中结扎血管线脱落、肝断面渗血及凝血功能障碍所致,应加强预防和观察。

(1)卧床休息:对于肝部分切除术后的患者,术后应卧床 3～5 天,以防过早活动致肝断面出血。

(2)改善和纠正凝血功能:遵医嘱予以维生素 K 110 mg 肌内注射,每天 2 次,以纠正凝血机制障碍。

(3)加强观察:术后早期若患者腹腔引流管内引流出血性液增多,每小时 100 mL,持续 3 小时以上,或患者出现腹胀、腹围增大,伴面色苍白、脉搏细速、血压下降等表现时,提示患者可能有腹腔内出血,应立即报告医师,并配合医师进行相应的急救和护理。治疗上如经积极的保守治疗效果不佳,则应及时采用介入治疗或手术探查止血。

2.胆瘘的预防和护理

胆管损伤、胆总管下端梗阻、T 管引流不畅等均可引起胆瘘。

(1)加强观察:术后患者若出现发热、腹胀、腹痛等腹膜炎的表现,或患者腹腔引流液呈黄绿色胆汁样,常提示患者发生胆瘘。应及时与医师联系,并配合进行相应处理。

(2)妥善固定引流管:无论是腹腔引流管还是 T 管,均应用缝线或胶布将其妥善固定于腹壁,避免将管道固定在床上,以防患者在翻身或活动时被牵拉而脱出,T 管引流袋挂于床旁应低于引流口平面。对躁动及不合作的患者,应采取相应的防护措施,防止脱出。

(3)保持引流通畅:避免腹腔引流管或 T 管扭曲、折叠及受压,定期从引流管的近端向远端挤捏,以保持引流通畅,术后 5～7 天,禁止加压冲洗引流管。

(4)观察引流情况:定期观察并记录引流管引出胆汁的量、颜色及性质。正常成人每天分泌胆汁的量为 800～1 200 mL,呈黄绿色、清亮、无沉渣、有一定黏性。术后 24 小时内引流量为 300～500 mL,恢复进食后,每天可有 600～700 mL,以后逐渐减少至每天 200 mL 左右。术后 1～2 天胆汁的颜色可呈淡黄色、浑浊状,以后逐渐加深、清亮。若胆汁突然减少甚至无胆汁引出,提示引流管阻塞、受压、扭曲、折叠或脱出,应及时查找原因和处理;若引出胆汁量较多,常提示胆管下端梗阻,应进一步检查,并采取相应的处理措施。

3.感染的预防和护理

(1)采取合适体位:病情允许时应采取半坐或斜坡卧位,以利于引流和防止腹腔内渗液积聚于膈下而发生感染;平卧时引流管的远端不可高于腋中线,坐位、站立或行走时不可高于腹部手术切口,以防止引流液和/或胆汁逆流而引起感染。

(2)加强皮肤护理:每天清洁、消毒腹壁引流管口周围皮肤,并覆盖无菌纱布,保持局部干燥,防止胆汁浸润皮肤而引起炎症反应。

(3)加强引流管护理:定期更换引流袋,并严格执行无菌技术操作。

(4)保持引流通畅:避免腹腔引流管或 T 管扭曲、折叠和滑脱,以免胆汁引流不畅、胆管内压力升高而致胆汁渗漏和腹腔内感染。

(七)T 管拔管的护理

若 T 管引流出的胆汁色泽正常,且引流量逐渐减少,可在术后 10 天左右,试行夹管 1～2 天,夹管期间应注意观察病情,患者若无发热、腹痛、黄疸等症状,可经 T 管做胆道造影,如造影无异常发现,在持续开放 T 管 24 小时充分引流造影剂后,再次夹管 2～3 天,患者仍无不适时即可拔管。拔管后残留窦道可用凡士林纱布填塞,1～2 天可自行闭合。若胆道造影发现有结石残留,则需保留 T 管 6 周以上,再做取石或其他处理。

六、健康教育

(1)告诉患者手术可能放置引流管及其重要性,带 T 形管出院的患者解释 T 形管的重要性,告知出院后注意事项。

(2)指导饮食,告诉患者理解低脂肪饮食的意义并能够执行。

(3)低脂肪饮食,避免暴饮暴食,劳逸结合、保持良好心态。

(4)不适随诊,告诉胆囊切除术后常有大便次数的增多,数周数月后逐渐减少。由于胆管结石复发率高,若出现腹痛、发热、黄疸等不适时应及时来医院复诊。

(李科莞)

第四节 脾 破 裂

一、概述

脾脏是一个血供丰富而质脆的实质性器官，脾脏是腹部脏器中最容易受损伤的器官，发生率几乎占各种腹部损伤的40%左右。它被与其包膜相连的诸韧带固定在左上腹的后方，尽管有下胸壁、腹壁和膈肌的保护，但外伤暴力很容易使其破裂引起内出血。以真性破裂多见，约占85%。根据不同的病因，脾破裂分成两大类：①外伤性破裂，占绝大多数，都有明确的外伤史，裂伤部位以脾脏的外侧凸面为多，也可在内侧脾门处，主要取决于暴力作用的方向和部位。②自发性破裂，极少见，且主要发生在病理性肿大（门静脉高压症、血吸虫病、淋巴瘤等）的脾脏；如仔细追询病史，多数仍有一定的诱因，如剧烈咳嗽、打喷嚏或突然改变体位等。

二、护理评估

（一）健康史

了解患者腹部损伤的时间、地点，以及致伤源、伤情、就诊前的急救措施、受伤至就诊之间的病情变化，如果患者神志不清，应询问目击人员。患者一般有上腹火器伤、锐器伤或交通事故、工伤等外伤史，或病理性（门静脉高压症、血吸虫病、淋巴瘤等）的脾大病史。

（二）临床表现

脾破裂的临床表现以内出血及腹膜刺激征为特征，并常与出血量和出血速度密切相关。出血量大而速度快的很快就出现低血容量性休克，伤情十分危急；出血量少而慢者症状轻微，除左上腹轻度疼痛外，无其他明显体征，不易诊断。随着时间的推移，出血量越来越大，才出现休克前期的表现，继而发生休克。由于血液对腹膜的刺激而有腹痛，起始在左上腹，慢慢涉及全腹，但仍以左上腹最为明显，同时有腹部压痛、反跳痛和腹肌紧张。

（三）诊断及辅助检查

创伤性脾破裂的诊断主要依赖：①损伤病史或病理性脾大病史。②临床有内出血的表现。③腹腔诊断性穿刺抽出不凝固血液等。④对诊断确有困难、伤情允许的病例，采用腹腔灌洗、B超、核素扫描、CT或选择性腹腔动脉造影等帮助明确诊断。B超是一种常用检查，可明确脾脏破裂程度。⑤实验室检查发现红细胞、血红蛋白和血细胞比容进行性降低，提示有内出血。

（四）治疗原则

随着对脾功能认识的深化，在坚持“抢救生命第一，保留脾第二”的原则下，尽量保留脾的原则已被绝大多数外科医师接受。彻底查明伤情后尽可能保留脾脏，方法有生物胶黏合止血、物理凝固止血、单纯缝合修补、部分脾切除等，必要时行全脾切除术。

（五）心理、社会因素

导致脾破裂的原因均是意外，患者痛苦大、病情重，且在创伤、失血之后，处于紧张状态，患者常有恐惧、急躁、焦虑，甚至绝望，又担心手术能否成功，对手术产生恐惧心理。

三、护理问题

(一)体液不足

体液不足与损伤致腹腔内出血、失血有关。

(二)组织灌注量减少

组织灌注量减少与导致休克的因素依然存在有关。

(三)疼痛

疼痛与脾部分破裂、腹腔内积血有关。

(四)焦虑或恐惧

焦虑或恐惧与意外创伤的刺激、出血及担心预后有关。

(五)潜在并发症

出血。

四、护理目标

(1)患者体液平衡能得到维持,不发生失血性休克。

(2)患者神志清楚,四肢温暖、红润,生命体征平稳。

(3)患者腹痛缓解。

(4)患者焦虑或恐惧程度缓解。

(5)护士要密切观察病情变化,如发现异常,以及时报告医师,并配合处理。

五、护理措施

(一)一般护理

(1)严密观察监护患者病情变化:把患者的脉率、血压、神志、氧饱和度(SaO_2)及腹部体征作为常规监测项目,建立治疗时的数据,为动态监测患者生命体征提供依据。

(2)补充血容量:建立两条静脉通路,快速输入平衡盐液及血浆或代用品,扩充血容量,维持水、电解质及酸碱平衡,改善休克状态。

(3)保持呼吸道通畅:及时吸氧,改善因失血而导致的机体缺氧状态,改善有效通气量,并注意清除口腔中异物、义齿,防止误吸,保持呼吸道通畅。

(4)密切观察患者尿量变化:怀疑脾破裂患者应常规留置导尿管,观察单位时间的尿量,如尿量>30 mL/h,说明患者休克已纠正或处于代偿期。如尿量<30 mL/h 甚至无尿,则提示患者已进入休克或肾衰竭期。

(5)术前准备:观察中如发现继续出血(48 小时内输血超过 1 200 mL)或有其他脏器损伤,应立即做好药物皮试、备血、腹部常规备皮等术前准备。

(二)心理护理

对患者要耐心做好心理安抚,让患者知道手术的目的、意义及手术效果,消除紧张恐惧心理,还要尽快通知家属并取得其同意和配合,使患者和家属都有充分的思想准备,积极主动配合抢救和治疗。

(三)术后护理

(1)体位:术后应去枕平卧,头偏向一侧,防止呕吐物吸入气管,如清醒后血压平稳,病情允许可采取半卧位，以利于腹腔引流。患者不得过早起床活动。一般需卧床休息 10～14 天。以B超或 CT 检查为依据，观察脾脏愈合程度，确定能否起床活动。

(2)密切观察生命体征变化：按时测血压、脉搏、呼吸、体温，观察再出血倾向。部分脾切除患者，体温持续在 38～40 ℃ 2 周，化验检查白细胞计数不高称为“脾热”。对“脾热”的患者，按高热护理及时给予物理降温，并补充水和电解质。

(3)管道护理：保持大静脉留置管输液通畅，保持无菌，定期消毒。保持胃管、导尿管及腹腔引流管通畅，妥善固定，防止脱落，注意引流物的量及性状的变化。若引流管引流出大量的新鲜血性液体，提示活动性出血，以及时报告医师处理。

(4)改善机体状况，给予营养支持：术后保证患者有足够的休息和睡眠，禁食期间补充水、电解质，避免酸碱平衡失调，肠功能恢复后方可进食。应给予高热量、高蛋白、高维生素饮食，静脉滴注复方氨基酸、血浆等，保证机体需要，促进伤口愈合，减少并发症。

(四)健康教育

(1)患者住院 2 周后出院，出院时复查 CT 或 B 超，嘱患者每月复查 1 次，直至脾损伤愈合，脾脏恢复原形态。

(2)嘱患者若出现头晕、口干、腹痛等不适，均应停止活动并平卧，以及时到医院检查治疗。

(3)继续注意休息，脾损伤未愈合前避免体力劳动，避免剧烈运动，如弯腰、下蹲、骑摩托车等。注意保护腹部，避免外力冲撞。

(4)避免增加腹压，保持排便通畅，避免剧烈咳嗽。

(5)脾切除术后，患者免疫力低下，注意保暖，预防感冒，避免进入拥挤的公共场所。坚持锻炼身体，提高机体免疫力。

(于林林)

第五节　急性胰腺炎

急性胰腺炎是常见的急腹症。一般认为该病是由胰腺分泌的胰酶在胰腺内被激活，对胰腺组织自身“消化”而引起的急性化学性炎症。按病理分类可分为水肿性和出血坏死性胰腺炎。前者病情轻，预后好；后者病情凶险，死亡率高，不仅表现为胰腺的局部炎症，而且常累及全身多个脏器。

一、病因与发病机制

急性胰腺炎的病因比较复杂，有多种致病危险因素。国内以胆道疾病为主，占 50%以上，称胆源性胰腺炎。西方多与过量饮酒有关，约占 60%。

(一)胆道疾病

胆总管下端结石嵌顿、胆道蛔虫、Oddi 括约肌水肿和痉挛、壶腹部狭窄，胆汁逆流入胰管而引起急性胰腺炎。

(二)过量饮酒和暴饮暴食

胰液分泌增加引起十二指肠乳头水肿和 Oddi 括约肌痉挛，胰管内压力升高，细小胰管破裂,胰液进入腺泡周围组织。此时胰腺内某些酶经激活对胰腺进行“自我消化”而发生急性胰腺炎。

(三)十二指肠液反流

当十二指肠内压力升高,十二指肠液逆流入胰管,其中的肠激酶等激活胰液各种分解蛋白的酶,导致急性胰腺炎。

(四)创伤因素

上腹部损伤或手术,特别是经 Vater 壶腹的操作,如经内镜逆行胰胆管造影和经内镜 Vater 壶腹胆管取石术等,直接或间接损伤胰腺组织,并发急性胰腺炎。

(五)胰腺血液循环障碍

低血压、心肺旁路、动脉栓塞、血管炎及血液黏滞度升高等因素均可造成胰腺血液循环障碍而发生急性胰腺炎。

(六)其他因素

如感染因素、药物因素及与高脂血症、高血钙、妊娠有关的代谢、内分泌和遗传因素等。另外,少数急性胰腺炎患者找不到明确病因,被称为特发性急性胰腺炎。

二、病理生理

基本病理改变是胰腺呈不同程度的水肿、充血、出血和坏死。

(一)急性水肿性胰腺炎

急性水肿性胰腺炎病变较轻,多局限在胰体、尾部。胰腺肿胀、变硬、充血,被膜紧张,其下可有积液。腹腔内脂肪组织,特别是大网膜可见散在粟粒状或斑块状黄白色皂化斑(脂肪酸钙)。腹水呈淡黄色。

(二)出血坏死性胰腺炎

出血坏死性胰腺炎病变以胰腺实质出血和坏死为特征。胰腺肿胀,呈暗紫色,分叶结构模糊,坏死灶呈灰黑色,严重者整个胰腺变黑。腹腔内可见皂化斑和脂肪坏死灶,腹膜后可出现广泛组织坏死。腹膜后和腹膜内形成血性渗液。晚期坏死组织合并感染形成胰腺或胰周脓肿。

三、临床表现

临床表现因病变轻重不同而有所差异。

(一)腹痛

腹痛是本病的主要症状。常于饱餐和饮酒后突然发作,腹痛剧烈,呈持续性、刀割样。多位于左上腹,放射至左肩及左腰背部,有时呈束带状。胆源性者腹痛始发于右上腹,逐渐向左侧转移。病变累及全胰时,疼痛范围较宽并呈束带状向腰背部放射。

(二)腹胀

腹胀与腹痛同时存在。早期为反射性,因腹腔神经丛受刺激产生肠麻痹所致;继发感染后由腹膜后的炎症刺激所致。腹膜后炎症越重,腹胀越明显。腹水时可加重腹胀。患者排便、排气停止。

(三)恶心、呕吐

早期呕吐剧烈且频繁,常与腹痛伴发。呕吐物为十二指肠内容物,偶可呈咖啡色,呕吐后腹痛不缓解。

(四)腹膜炎体征

急性水肿性胰腺炎时压痛多只限于上腹部，常无明显肌紧张。急性出血坏死性胰腺炎压痛明显，并有肌紧张和反跳痛，范围较广或全腹。移动性浊音多为阳性。肠鸣音减弱或消失。

(五)其他

轻症急性水肿性胰腺炎可不发热或伴轻度发热；合并胆道感染时常伴寒战、高热。胰腺坏死伴感染时，持续性高热为主要症状之一。若结石嵌顿或胰头肿大压迫胆总管可出现黄疸。部分患者以突然休克为主要表现。出血坏死性胰腺炎患者可出现休克。早期以低血容量性休克为主，晚期合并感染性休克。伴急性肺功能衰竭时可有呼吸困难和发绀。有胰性脑病者可引起中枢神经系统症状，如感觉迟钝、意识模糊乃至昏迷。腹膜后坏死组织感染可出现腰部皮肤水肿、发红和压痛。少数严重患者可因外溢的胰液经腹膜后途径渗入皮下造成出血。在腰部、季肋部和腹部皮肤出现大片青紫色瘀斑，称 Grey-Turner 征；脐周围皮肤出现的蓝色改变，称 Cullen 征。胃肠道出血时可有呕血和便血。血钙降低时，可出现手足抽搐。严重者可有 DIC 表现。

急性胰腺炎的局部并发症包括胰腺坏死、胰腺脓肿、急性胰腺假性囊肿及胃肠道瘘。

四、辅助检查

(一)实验室检查

1.胰酶测定

血清、尿淀粉酶测定是最常用的诊断方法。血清淀粉酶在发病数小时内升高，24 小时达高峰，4 天后逐渐降至正常；尿淀粉酶在发病 24 小时开始上升，48 小时达高峰，下降较缓慢，1～2 周恢复正常。血清淀粉酶升高＞500 U/dL(正常值 40～180 U/dL，Somogyi 法)或尿淀粉酶超过 300 U/dL(正常值 80～300 U/dL，Somogyi 法)具有诊断意义。应注意淀粉酶升高幅度和病变严重程度不一定成正比。严重的出血坏死性胰腺炎，胰腺腺泡广泛破坏，胰酶生成减少，血清淀粉酶反而不高。诊断性腹腔穿刺抽取血性渗出液，所含淀粉酶值高也有利于诊断。

2.血生化检查

血生化检查包括白细胞计数升高、高血糖、肝功能异常、低血钙、血气分析指标异常等。

(二)影像学检查

腹部 B 超是首选检查方法，可见胰腺肿大和胰周液体积聚。增强 CT 扫描和 MRI 不仅能诊断急性胰腺炎，而且对鉴别水肿性和出血坏死性胰腺炎提供有价值依据，并可提供胰外侵犯征象。

五、治疗

根据胰腺炎的分型、分期和病因选择合适的治疗方法。

(一)非手术治疗

非手术治疗适用于急性胰腺炎全身反应期、水肿性及尚无感染的出血坏死性胰腺炎。

1.禁食与胃肠减压

持续胃肠减压可减轻恶心、呕吐和腹胀，增加回心血量。

2.补液、防治休克

静脉输液，补充电解质溶液，纠正酸中毒，改善微循环，预防和治疗休克。

3.营养支持

营养支持是治疗重症胰腺炎的基本措施之一。视病情和胃肠道功能给予肠内、肠外营养支持。当血清淀粉酶恢复正常,症状、体征消失后可恢复饮食。

4.镇痛和解痉

对腹痛较重的患者给予镇痛药,如哌替啶等。禁用吗啡,以免引起 Oddi 括约肌痉挛。可同时给予解痉药,如山莨菪碱、阿托品等。

5.抑制胰腺分泌、抑酸及抗胰酶治疗

应用抑制胰腺分泌和胰酶活性的药物。H_2受体阻滞剂可间接抑制胰腺分泌;生长抑素用于病情比较严重的患者;胰蛋白酶抑制剂等具有一定疗效。

6.应用抗生素

急性胰腺炎发病数小时内即可合并感染,故一经诊断应立即使用抗生素预防和控制感染。早期选用广谱抗生素,以后根据细菌培养和药敏试验结果选择应用。

(二)手术治疗

1.适应证

(1)不能排除其他外科急腹症者。

(2)胰腺和胰周坏死组织继发感染者。

(3)经非手术治疗,临床症状继续恶化。

(4)重症胰腺炎经过短期(24 小时)非手术治疗,多器官功能障碍仍不能得到纠正者。

(5)伴胆总管下端梗阻或胆道感染者。

(6)合并肠穿孔、大出血或胰腺假性囊肿者。

2.手术方式

手术方式最常用的是坏死组织清除加引流术。

3.胆源性胰腺炎的处理

伴有胆总管下端梗阻或胆道感染的重症急性胰腺炎,宜急诊或早期(72 小时内)手术。取出结石,解除梗阻,畅通引流,并清除坏死组织作广泛引流。若以胆道疾病表现为主,急性胰腺炎的表现较轻,可在手术解除胆道梗阻后,行胆道引流和网膜囊引流术。病情许可同时切除胆囊。若有条件可经纤维十二指肠镜施行 Oddi 括约肌切开、取石及鼻胆管引流术。急性胰腺炎经非手术治愈后 2～4 周做胆道手术。

六、护理措施

(一)疼痛护理

禁食水、胃肠减压,减少胰液分泌,减轻对胰腺及周围组织的刺激。遵医嘱给予抗胰酶药、解痉药或镇痛药,并注意观察药物不良反应。协助患者取舒适体位,缓解疼痛。按摩背部,增加舒适感。

(二)维持体液平衡

(1)密切观察患者生命体征、意识状态、皮肤黏膜情况。

(2)记录每小时尿量,必要时留置导尿管。

(3)留置中心静脉导管,监测中心静脉压的变化。

(4)根据脱水程度、年龄和心功能状况调节输液速度。

(5)准确记录24小时出入液量,维持水、电解质平衡。

(三)维持营养平衡

(1)观察患者营养状况,如皮肤弹性、上臂肌皮褶厚度、体重等。

(2)禁食期间,遵医嘱给予营养支持。

(3)若病情稳定、淀粉酶恢复正常、肠麻痹消除,可通过空肠营养管给予肠内营养,多选要素膳或短肽类制剂。

(4)肠内、外营养液输注期间需加强护理,避免发生导管性、代谢性并发症。

(5)待患者病情恢复,可经口进食,从无渣饮食开始,如无不适可逐步过渡到普通饮食,但应限制高脂肪膳食。

(四)体温过高的护理

(1)监测体温。高热患者遵医嘱给予物理或药物降温,降温时监测降温效果及病情变化。药物降温过程中注意观察药物不良反应。长期应用抗生素者,应警惕假膜性肠炎及继发双重感染。

(2)保持病室内合适的温度和湿度。

(3)促进患者舒适:保持患者的衣裤、床单清洁、干爽。

(4)保证患者足够的液体摄入量。

(五)并发症的观察和护理

1.多器官功能障碍

常见有急性呼吸窘迫综合征和急性肾衰竭。

(1)急性呼吸窘迫综合征是以进行性呼吸困难和难以纠正的低氧血症为特征的急性呼吸衰竭。护理中需注意:①观察患者神志及生命体征的变化。②观察患者呼吸频率、节律、深浅度和皮肤黏膜颜色的变化,有无胸闷、气短、发绀等缺氧症状。③持续氧气吸入,监测血氧饱和度。④监测患者血气变化。⑤如患者出现神志改变,如烦躁不安,呼吸急促、费力、血氧饱和度下降时,应警惕急性呼吸窘迫综合征发生。⑥患者行气管插管或气管切开应用呼吸机辅助呼吸时,需做好气道护理。

(2)急性肾衰竭的临床表现为无尿或少尿、氮质血症、高钾血症和代谢性酸中毒。详细记录患者每小时尿量、尿比重、尿pH及24小时出入液量,如患者出现少尿或无尿时应警惕急性肾衰竭的发生,应立即通知医师,并做好相应护理工作。

2.感染的预防及护理

(1)病情观察:监测患者体温和血白细胞计数。

(2)基础护理:协助并鼓励患者定时翻身、深呼吸、有效咳嗽及排痰;加强口腔和尿道口护理。

(3)维持有效引流:急性胰腺炎患者术后留置多根引流管,包括胃管、腹腔引流管、T形管、空肠营养管、胰引流管、导尿管等。应正确识别各导管的名称和部位,贴上标签后与相应引流装置正确连接固定。观察记录各引流液的颜色、性状和量。保持引流通畅,防止引流管扭曲、堵塞和受压。定期更换引流袋,注意无菌操作。

(4)遵医嘱应用抗生素。

3.出血的预防及护理

(1)密切监测生命体征变化;观察患者的排泄物、呕吐物和引流液色泽。

(2)如胃肠减压引流出血性液体,应警惕应激性溃疡发生。

(3)若引流液引流出大量血性液体,并有脉搏细数和血压下降的临床表现,应警惕血管破裂出血。

(4)若呕吐物为血性或排泄物为柏油便或鲜血便,应警惕胃肠道穿孔、出血。

(5)如患者有出血的征象,应立即通知医师,并做好抗休克及急诊手术止血的准备。

4.胰瘘、胆瘘或肠瘘的预防及护理

(1)密切观察引流液的色泽和性质,动态监测引流液的胰酶值。

(2)若从腹壁渗出或引流出无色透明或胆汁样液体时,应疑为胰瘘或胆瘘。

(3)若患者腹部出现明显的腹膜刺激征,且引流出粪汁样或输入的肠内营养样液体时,考虑肠瘘。

(4)若患者发生胰瘘、胆瘘或肠瘘时,注意保持负压引流通畅和引流管周围皮肤干燥,防止胰液、胆汁、肠液对皮肤的浸润和腐蚀。

七、健康教育

(1)指导患者及家属了解胰腺炎的病因、诱因、临床表现及预防知识,强调预防复发的重要性。

(2)指导患者养成良好的生活习惯,戒烟、酒,勿暴饮暴食。

(3)指导患者遵医嘱服药并了解服药须知,如药名、作用、剂量、途径、不良反应及注意事项。

(4)加强自我监督,定期复查。如果发现腹部肿块不断增大,并出现腹痛、腹胀、呕血、呕吐等症状,需及时就医。

(于林林)

第六节　慢性胰腺炎

慢性胰腺炎是各种原因所致的胰实质和胰管的不可逆性慢性炎症,特点为反复发作的腹部疼痛伴不同程度的胰腺内、外分泌功能减退或丧失,故又称慢性复发性胰腺炎。

一、病因

长期酗酒为主要病因,在我国以胆道疾病为主。其他因素,如高脂血症、营养不良、新陈代谢紊乱及急性胰腺炎造成的胰管狭窄等也与该病的发生有关。

二、临床表现

腹痛最常见,疼痛位于上腹部剑突下或偏左,常放射到腰背部,呈束腰状。疼痛持续时间较长,可伴有食欲缺乏和体重下降。约 1/3 患者有胰岛素依赖性糖尿病,1/4 患者有脂肪泻。临床上通常将腹痛、体重下降、糖尿病和脂肪泻称为慢性胰腺炎“四联症”。少数患者可因胰头纤维增生压迫胆总管而出现黄疸。

三、辅助检查

(一)实验室检查

部分慢性胰腺炎急性发作时,血、尿淀粉酶可升高,但多数患者不升高。部分病例尿糖和糖耐量试验阳性。粪便在显微镜下有多量脂肪滴和未消化的肌纤维等。

(二)影像学检查

B超可显示胰腺局限性结节、胰管扩张、胰肿大或纤维化、胰腺囊肿等。经内镜逆行胰胆管造影可见胰管狭窄、扩张、胰石、囊肿等。X线腹部平片可显示胰腺的钙化或胰石影;CT具有诊断价值,可见胰实质钙化、结节状、假性囊肿形成或胰管扩张等。

四、治疗

慢性胰腺炎的治疗原则为治疗原发病,减轻疼痛,治疗胰腺内、外分泌功能不足,以及由于消化、吸收不良导致的营养障碍。

(一)非手术治疗

1.病因治疗

治疗胆道疾病、戒酒。

2.饮食疗法

少食多餐,进低脂、高蛋白、高维生素饮食,按糖尿病要求控制糖的摄入。

3.补充胰酶制剂

特别对脂肪泻患者应给予大量外源性胰酶制剂,以助消化。

4.镇痛

应用长效抗胆碱能药物或镇痛药物控制腹痛,必要时行腹腔神经丛封闭。

5.营养支持

长期慢性胰腺炎多伴有营养不良,除饮食疗法外,可有计划地给予肠外和肠内营养支持。

6.控制糖尿病

控制饮食并采用胰岛素替代疗法。

(二)手术治疗

目的在于减轻疼痛、延缓疾病进展,但不能根治。

1.纠正原发疾病

若并存胆石症应行手术取出胆石,去除病因。

2.胰管引流术

经十二指肠Oddi括约肌切开术或胰管空肠侧侧吻合术。

3.胰腺切除术

胰腺切除术包括胰头十二指肠切除术、胰体尾切除术、胰腺次全切除术和全胰切除术。全胰切除术可用于治疗顽固性疼痛,但术后患者需终身依靠注射胰岛素和服胰酶片维持。

4.其他

内脏神经节周围注射无水乙醇或胰头神经丛切断术及腹腔神经丛切断术,用于其他方法不能缓解的顽固性疼痛。

五、护理措施

(一)心理护理

因病程迁延、反复疼痛、腹泻等,患者常有消极悲观的情绪反应。应关心理解患者,以及时了解患者需要,尽可能满足患者日常生活需要及合理要求,帮助患者树立战胜疾病的信心。

(二)饮食护理

给予低脂饮食;营养不良者遵医嘱给予肠外和肠内营养支持;糖尿病患者给予糖尿病饮食。

(三)疼痛护理

疼痛剧烈者,遵医嘱给予镇痛药物。禁用吗啡,以免引起 Oddi 括约肌收缩。

六、健康教育

(1)指导患者及家属了解疾病相关知识,预防复发。

(2)指导患者养成良好的生活习惯,戒烟、酒。

(3)指导患者合理进食,勿过量进食,限茶、咖啡及辛辣饮食。

(4)加强自我监督,定期随诊。

(于林林)

第七节　急性阑尾炎

急性阑尾炎是腹部外科最常见的疾病之一,是外科急腹症中最常见的疾病,其发病率约为 1∶1 000。各年龄段(不满 1 岁至 90 岁,甚至 90 岁以上)人及妊娠期妇女均可发病,但以青年最为多见。阑尾切除术也是外科最常施行的一种手术。急性阑尾炎临床表现变化较多,需要与许多腹腔内外疾病相鉴别。早期明确诊断,以及时治疗,可使患者在短期内恢复健康。若延误诊治,则可能出现严重后果。因此对本病的处理须予以重视。

一、病因

阑尾管腔较细且系膜短,常使阑尾扭曲,内容物排出不畅,阑尾管腔内本来就有许多微生物,远侧又是盲端,很容易发生感染。一般认为急性阑尾炎是由下列几种因素综合而发生的。

(一)梗阻

梗阻为急性阑尾炎发病最常见的基本因素,常见的梗阻原因:①粪石和粪块等。②寄生虫,如蛔虫堵塞。③阑尾系膜过短,造成阑尾扭曲,引起部分梗阻。④阑尾壁的改变,以往发生过急性阑尾炎后,肠壁可以纤维化,使阑尾腔变小,亦可减弱阑尾的蠕动功能。

(二)细菌感染

阑尾炎的发生也可能是细菌直接感染的结果。细菌可通过直接侵入、经由血运或邻接感染等方式侵入阑尾壁,从而形成阑尾的感染和炎症。

(三)其他

与急性阑尾炎发病有关的因素还有饮食习惯、遗传因素和胃肠道功能障碍等。阑尾先天性畸形,如阑尾过长、过度扭曲、管腔细小、血供不佳等都是易于发生急性炎症的条件。胃肠道功能障碍(如腹泻、便秘等)引起内脏神经反射,导致阑尾肌肉和血管痉挛,当超过正常强度时,可致阑尾管腔狭窄、血供障碍、黏膜受损,细菌入侵而致急性炎症。

二、病理

根据急性阑尾炎的临床过程和病理解剖学变化,可将其分为四种病理类型,这些不同类型可以是急性阑尾炎在其病变发展过程中不同阶段的表现，也可能是不同的病因和发病原理所产生的直接结果。

(一)急性单纯性阑尾炎

阑尾轻度肿胀，浆膜表面充血。阑尾壁各层组织间均有炎性细胞浸润，以黏膜和黏膜下层为最著；黏膜上可能出现小的溃疡和出血点，阑尾腔内可能有少量渗出液，临床症状和全身反应也较轻，如能及时处理，其感染可以消退、炎症完全吸收，阑尾也可恢复正常。

(二)急性化脓性阑尾炎

阑尾明显肿胀，壁内有大量炎性细胞浸润，可形成大量大小不一的微小脓肿；浆膜高度充血并有较多脓性渗出物，作为肌体炎症防御、局限化的一种表现，常有大网膜下移、包绕部分或全部阑尾。此类阑尾炎的阑尾已有不同程度的组织破坏，即使经保守治疗恢复，阑尾壁仍可留有瘢痕挛缩，致阑尾腔狭窄，因此，日后炎症可反复发作。

(三)坏疽性及穿孔性阑尾炎

坏疽性及穿孔性阑尾炎是一种重型的阑尾炎。根据阑尾血运阻断的部位，坏死范围可仅限于阑尾的一部分或累及整个阑尾。阑尾管壁坏死或部分坏死，呈暗紫色或黑色。阑尾腔内积脓，且压力升高，阑尾壁血液循环障碍。穿孔部位多存阑尾根部和尖端。穿孔如未被包裹，感染继续扩散，则可引起急性弥漫性腹膜炎。

(四)阑尾周围脓肿

急性阑尾炎化脓坏疽或穿孔，如果此过程进展较慢，大网膜可移至右下腹部，将阑尾包裹并形成粘连，形成炎性肿块或阑尾周围脓肿。

阑尾穿孔并发弥漫性腹膜炎最为严重，常见于坏疽穿孔性阑尾炎，婴幼儿大网膜过短、妊娠期的子宫妨碍大网膜下移，故易于在阑尾穿孔后出现弥漫性腹膜炎。由于阑尾炎症严重，进展迅速，局部大网膜或肠襻粘连尚不足以局限之，故一旦穿孔，感染很快蔓及全腹腔。患者有全身性感染、中毒和脱水等现象，有全腹性的腹壁强直和触痛，并有肠麻痹的腹胀、呕吐等症状。如不经适当治疗，病死率很高；即使经过积极治疗后全身性感染获得控制，也常因发生盆腔脓肿、膈下脓肿或多发性腹腔脓肿等并发症而需多次手术引流，甚至遗下腹腔窦道、肠瘘、粘连性肠梗阻等并发症而使病情复杂、病期迁延。

三、临床表现

急性阑尾炎不论其病因如何，亦不论其病理变化为单纯性、化脓性或坏疽性，在阑尾未穿孔、坏死或并有局部脓肿以前，临床表现大致相似。多数急性阑尾炎都有较典型的症状和体征。

(一)症状

一般表现在三个方面。

1.腹痛不适

腹痛不适是急性阑尾炎最常见的症状，约有98%急性阑尾炎患者以此为首发症状。典型的急性阑尾炎腹痛开始时多在上腹部或脐周围，有时为阵发性，并常有轻度恶心或呕吐；一般持续6～36小时(通常约12小时)。当阑尾炎症涉及壁腹膜时，腹痛变为持续性并转移至右下腹部，疼痛加剧，不少患者伴有呕吐、发热等全身症状。此种转移性右下腹痛是急性阑尾炎的典型症状，70%以上的患者具有此症状。该症状在临床诊断上有重要意义。但也应该指出：不少患者其腹痛可能开始时即在右下腹，不一定有转移性腹痛，这可能与阑尾炎病理过程不同有关。没有明显管腔梗阻而直接发生的阑尾感染，腹痛可能一开始就是右下腹炎性持续性疼痛。异位阑尾炎在临床上虽同样也可有初期梗阻性、后期炎症性腹痛，但其最后腹痛所在部位因阑尾部位不同而异。

腹痛的轻重程度与阑尾炎的严重性之间并无直接关系。虽然腹痛的突然减轻一般显示阑尾腔的梗阻已解除或炎症在消退，但有时因阑尾腔内压过大或组织缺血坏死，神经末梢失去感受和传导能力，腹痛也可减轻；有时阑尾穿孔以后，由于腔内压随之减低，自觉的腹痛也可突然消失。故腹痛减轻，必须伴有体征消失，方可视为是病情好转的证据。

2.胃肠道症状

恶心、呕吐、便秘、腹泻等胃肠道症状是急性阑尾炎患者所常有的。呕吐是急性阑尾炎常见的症状，当阑尾管腔梗阻及炎症程度较重时更为突出。呕吐与发病前有无进食有关。阑尾炎发生于空腹时，往往仅有恶心；饱食后发生者多有呕吐；偶然于病程晚期亦见有恶心、呕吐者，则多由腹膜炎所致。食欲缺乏，不思饮食，则更为患者常见的现象。

当阑尾感染扩散至全腹时，恶心、呕吐可加重。其他胃肠道症状如食欲缺乏、便秘、腹泻等也偶可出现，腹泻多由于阑尾炎症扩散至盆腔内形成脓肿，刺激直肠而引起肠功能亢进，此时患者常有排便不畅、便次增多、里急后重及便中带黏液等症状。

3.全身反应

急性阑尾炎患者的全身症状一般并不显著。当阑尾化脓坏疽并有扩散性腹腔内感染时，可以出现明显的全身症状，如寒战、高热、反应迟钝或烦躁不安；当弥漫性腹膜炎严重时，可同时出现血容量不足与脓毒症表现，甚至有心、肺、肝、肾等生命器官功能障碍。

(二)体征

急性阑尾炎的体征在诊断上较自觉症状更具重要性。它的表现决定于阑尾的部位、位置的深浅和炎症的程度，常见的体征有下列几类。

1.患者体位

不少患者来诊时常见弯腰行走，且往往以双手按在右下腹部。在床上平卧时其右髋关节常呈屈曲位。

2.压痛和反跳痛

最主要和典型的是右下腹压痛，其存在是诊断阑尾炎的重要依据，典型的压痛较局限，位于麦氏点(阑尾点)或其附近。无并发症的阑尾炎其压痛点比较局限，有时可以用一个手指在腹壁找到最明显压痛点；待出现腹膜炎时，压痛范围可变大，甚至全腹压痛，但压痛最剧点仍在阑尾部位。压痛点具有重大诊断价值，即使患者自觉腹痛尚在上腹部或脐周围，体检时往往已能发现在右下腹有明显的压痛点，常借此可获得早期诊断。

年老体弱、反应差的患者炎症有时即使很重，但压痛可能比较轻微，或必须深压才痛。压痛表明阑尾炎症的存在和其所在的部位，较转移性腹痛更具诊断意义。

反跳痛具有重要的诊断意义，体检时将压在局部的手突然松开，患者感到剧烈疼痛，更重于压痛。这是腹膜受到刺激的反应，可以更肯定局部炎症的存在。阑尾部位压痛与反跳痛的同时存在对诊断阑尾炎比单个存在更有价值。

3.右下腹肌紧张和强直

肌紧张是腹壁对炎症刺激的反应性痉挛，强直则是一种持续性不由自主地保护性腹肌收缩，都见于阑尾炎症已超出浆膜并侵及周围脏器或组织时。检查腹肌有无紧张和强直要求动作轻柔，患者情绪平静，以避免引起腹肌过度反应或痉挛，导致不正确结论。

4.疼痛试验

有些急性阑尾炎患者以下几种疼痛试验可能呈阳性，其主要原理是处于深部但有炎症的阑尾黏附于腰大肌或闭孔肌，在行以下各种试验时，局部受到明显刺激而出现疼痛。①结肠充气试验（Rovsing 征）：深压患者左下腹部降结肠处，患者感到阑尾部位疼痛。②腰大肌试验：患者左侧卧，右腿伸直并过度后伸时阑尾部位出现疼痛。③闭孔内肌试验：患者屈右髋右膝并内旋时感到阑尾部位疼痛。④直肠内触痛：直肠指检时按压右前壁患者有疼痛感。

（三）化验

急性阑尾炎患者的血常规、尿常规检查有一定重要性。90％的患者常有白细胞计数增多，是临床诊断的重要依据，一般为（10～15）$\times 10^9$/L。随着炎症加重，白细胞计数可以增加，甚至可为20$\times 10^9$/L以上。但年老体弱或免疫功能受抑制的患者，白细胞计数不一定增多，甚至反而下降。白细胞计数增多常伴有核左移。急性阑尾炎患者的尿液检查一般无特殊改变，但对排除类似阑尾炎症状的泌尿系统疾病，如输尿管结石，常规检查尿液仍有必要。

四、诊断

多数急性阑尾炎的诊断以转移性右下腹痛或右下腹痛、阑尾部位压痛和白细胞计数升高三者为决定性依据。典型的急性阑尾炎（约占 80％）均有上述症状、体征，易于据此作出诊断。对于临床表现不典型的患者，尚需考虑借助其他一些诊断手段，以作进一步肯定。

五、鉴别诊断

典型的急性阑尾炎一般诊断并不困难，但在另一部分病例，由于临床表现并不典型，诊断相当困难，有时甚至诊断错误，以致采用错误的治疗方法或延误治疗，产生严重并发症，甚至死亡。要与急性阑尾炎相鉴别的疾病很多，常见的为以下三类。

（一）内科疾病

临床上，不少内科疾病具有急腹症的临床表现，常被误诊为急性阑尾炎而施行不必要的手术探查，将无病变的阑尾切除，甚至危及患者生命，故诊断时必须慎重。常见的需要与急性阑尾炎鉴别的内科疾病有以下几种。

1.急性胃肠炎

一般急性胃肠炎患者发病前常有饮食不慎或食物不洁史。症状虽亦以腹痛、呕吐、腹泻三者为主，但通常以呕吐或腹泻较为突出，有时在腹痛之前即已有吐泻。急性阑尾炎患者即使有吐泻，一般也不严重，且多发生在腹痛以后。

急性胃肠炎的腹痛有时虽很剧烈，但其范围较广，部位较不固定，更无转移至右下腹的特点。

2.急性肠系膜淋巴结炎

本病多见于儿童，往往发生于上呼吸道感染之后。患者过去大多有同样腹痛史，且常在上呼吸道感染后发作。起病初期于腹痛开始前后往往即有高热，此与一般急性阑尾炎不同；腹痛初起时即位于右下腹，而无急性阑尾炎之典型腹痛转移史。其腹部触痛的范围亦较急性阑尾炎为广，部位亦较阑尾的位置高，并较靠近内侧。腹壁强直不甚明显，反跳痛亦不显著。Rovsing 征和肛门指检都是阴性。

3.Meckel 憩室炎

Meckel 憩室炎往往无转移性腹痛，局部压痛点也在阑尾点之内侧，多见于儿童，由于1/3 Meckel憩室中有胃黏膜存在，患者可有黑粪史。Meckel 憩室炎穿孔时成为外科疾病。临床上如诊断为急性阑尾炎而手术中发现阑尾正常者，应即检查末段回肠至少约 100 cm，以视有无 Meckel 憩室炎，免致遗漏而造成严重后果。

4.局限性回肠炎

典型局限性回肠炎不难与急性阑尾炎相区别。但不典型急性发作时，右下腹痛、压痛及白细胞计数升高与急性阑尾炎相似，必须通过细致临床观察，发现局限性回肠炎所致的部分肠梗阻的症状与体征（如阵发绞痛和可触及条状肿胀肠襻），方能鉴别。

5.心胸疾病

如右侧胸膜炎、右下肺炎和心包炎等均可有反射性右侧腹痛，甚至右侧腹肌反射性紧张等，但这些疾病以呼吸、循环系统功能改变为主，一般没有典型急性阑尾炎的转移性右下腹痛和压痛。

6.其他

如过敏性紫癜、铅中毒等，均可有腹痛，但腹软无压痛。详细的病史、体检和辅助检查可予以鉴别。

（二）外科疾病

1.胃、十二指肠溃疡急性穿孔

本病为常见急腹症，发病突然，临床表现可与急性阑尾炎相似。溃疡病穿孔患者多数有慢性溃疡史，穿孔大多发生在溃疡病的急性发作期。溃疡穿孔所引起的腹痛，虽亦起于上腹部并可累及右下腹，但一般均迅速累及全腹，不像急性阑尾炎有局限于右下腹的趋势。腹痛发作极为突然，程度也颇剧烈，常可引致患者休克。体检时右下腹虽也有明显压痛，但上腹部溃疡穿孔部位一般仍为压痛最显著地方；腹肌的强直现象也特别显著，常呈“板样”强直。腹内因有游离气体存在，肝浊音界多有缩小或消失现象；X 线透视如能确定膈下有积气，有助于诊断。

2.急性胆囊炎

总体上急性胆囊炎的症状与体征均以右上腹为主，常可扪及肿大和有压痛的胆囊，Murphy 征阳性，辅以B 超不难鉴别。

3.右侧输尿管结石

本病有时表现与阑尾炎相似。但输尿管结石以腰部酸痛或绞痛为主，可有向会阴部放射痛，右肾区叩击痛（+），肉眼或镜检尿液有大量红细胞，B 超检查和肾、输尿管、膀胱 X 线片（KUB）可确诊。

（三）妇科疾病

1.右侧异位妊娠破裂

这是育龄妇女最易与急性阑尾炎相混淆的疾病，尤其是未婚怀孕女性，诊断时更要细致。异位妊娠患者常有月经过期或近期不规则史，在腹痛发生以前，可有阴道不规则的出血史。其腹痛之发作极为突然，开始即在下腹部，并常伴有会阴部垂痛感觉。全身无炎症反应，但有不同程度的出血性休克症状。妇科检查常能发现阴道内有血液，子宫颈柔软而有明显触痛，一侧附件有肿大且具压痛；如阴道后穹隆或腹腔穿刺抽出新鲜不凝固血液，同时妊娠试验阳性可以确诊。

2.右侧卵巢囊肿扭转

本病可突然出现右下腹痛，囊肿绞窄坏死可刺激腹膜而致局部压痛，与急性阑尾炎相似。但急性扭转时疼痛剧烈而突然，坏死囊肿引起的局部压痛位置偏低，有时可扪到肿大的囊肿，都与阑尾炎不同，妇科双合诊或B超检查等可明确诊断。

3.其他

如急性盆腔炎、右侧附件炎、右侧卵巢滤泡或黄体破裂等，可通过病史、月经史、妇科检查、B超检查、后穹隆或腹腔穿刺等作出正确诊断。

六、治疗

手术切除是治疗急性阑尾炎的主要方法，但阑尾炎症的病理变化比较复杂，非手术治疗仍有其价值。

(一)非手术治疗

1.适应证

(1)患者一般情况差或因客观条件不允许，如合并严重心、肺功能障碍时，也可先行非手术治疗，但应密切观察病情变化。

(2)急性单纯性阑尾炎早期，药物治疗多有效，其炎症可吸收消退，阑尾能恢复正常，也可不再复发。

(3)当急性阑尾炎已被延误诊断超过48小时，病变局限，已形成炎性肿块，也应采用非手术治疗，待炎症消退，肿块吸收后，再考虑择期切除阑尾。当炎性肿块转成脓肿时，应先行脓肿切开引流，以后再进行择期阑尾切除术。

(4)急性阑尾炎诊断尚未明确，临床观察期间可采用非手术治疗。

2.方法

非手术治疗的内容和方法有卧床、禁食、静脉补充水、电解质和热量，同时应用有效抗生素及对症处理(如镇静、止痛、止吐等)。

(二)手术治疗

绝大多数急性阑尾炎诊断明确后均应采用手术治疗，以去除病灶、促进患者迅速恢复。但是急性阑尾炎的病理变化和患者条件常有不同，因此也要根据具体情况，对不同时期、不同阶段的患者采用不同的手术方式分别处理。

七、急救护理

(一)护理目标

(1)患者焦虑情绪明显好转配合治疗及护理。

(2)患者主诉疼痛明显缓解或消失。

(3)术后未发生相关并发症或并发症发生后能得到及时治疗与处理。

(二)护理措施

1.非手术治疗

(1)体位：取半卧位休息，以减轻疼痛。

(2)饮食：轻者可进流质，重症应禁食以减少肠蠕动，利于炎症局限。

(3)加强病情观察：定时测量生命体征，密切观察患者的腹部症状和体征，尤其注意腹痛的变化；观察期间禁用镇静止痛剂，如吗啡等，以免掩盖病情。

(4)避免增加肠内压力：禁服泻药及灌肠，以免肠蠕动加快，增高肠内压力，导致阑尾穿孔或炎症扩散。

(5)使用有效的抗生素控制感染。

(6)心理护理：耐心做好患者及家属的解释工作，减轻患者的焦虑和紧张情绪；向患者及家属介绍疾病相关知识，使患者积极配合治疗和护理。

2.术后护理

(1)体位：患者全麻术后清醒或硬膜外麻醉平卧 6 小时后，血压平稳，采用半卧位，以减少腹壁张力，减轻切口疼痛，有利于呼吸和引流。

(2)饮食护理：患者术后禁食，禁食期间给予静脉补液。待肛门排气，肠蠕动恢复后，进流质饮食，逐渐向半流质和普食过渡。

(3)合理使用抗生素：术后遵医嘱及时正确使用抗生素，控制感染，防止并发症发生。

(4)早期活动：鼓励患者术后在床上活动，待麻醉反应消失后可起床活动，以促进肠蠕动恢复，防止肠粘连，增进血液循环，促进伤口愈合。

(5)切口的护理：①及时更换污染敷料，保持切口清洁、干燥。②密切观察切口愈合情况，以及时发现出血及感染征象。

(6)引流管的护理：①妥善固定引流管和引流袋，防止引流管折叠、受压或牵拉而脱出，并减少牵拉引起的疼痛。②保持引流通畅，经常从近端至远端挤压引流管，防止血块或脓液堵塞。如发现引流液突然减少，应检查引流管有无脱落和堵塞。③观察并记录引流液的颜色、性状及量，准确记录 24 小时的引流量。当引流液量逐渐减少、颜色逐渐变淡至浆液性，患者体温及血常规正常，可考虑拔管。④每周更换引流袋2～3 次。更换引流袋和敷料时，严格执行无菌操作，防止污染和避免引起逆行感染。

(7)术后并发症的观察及护理。①切口感染：是阑尾切除术后最常见的并发症，多见于化脓性或穿孔性阑尾炎。切口感染可通过术中有效保护切口、彻底止血、消灭无效腔等措施得到预防。一般临床表现为术后 2～3 天体温升高，切口处出现红、肿、痛。治疗原则：先试穿刺抽脓液，一经确诊立即充分敞开引流。排出脓液，放置引流，定期换药，短期内可愈合。②粘连性肠梗阻：与局部炎性渗出、手术损伤和术后长期卧床等因素有关。早期手术、术后早期下床活动可以有效预防该并发症，完全性肠梗阻者应手术治疗。③腹腔内出血：常发生在术后 24～48 小时，多因阑尾系膜结扎线松脱或止血不彻底而引起。临床表现为腹痛、腹胀和失血性休克等。一旦发生出血，应立即输血、补液，紧急手术止血。④腹腔感染或脓肿：多发生于化脓性或坏疽性阑尾炎术后，尤其阑尾穿孔伴腹膜炎的患者。患者表现为体温升高，腹痛、腹胀、腹部压痛及全身中毒症状。按腹膜炎治疗和护理原则处理。⑤阑尾残株炎：阑尾残端保留过长超过 1 cm 时，术后残株易复发炎症，仍表现为阑尾炎的症状。X 线钡剂检查可明确诊断。症状较重者，应手术切除阑尾残株。⑥粪瘘：很少见。残端结扎线脱落、盲肠原有结核或癌肿等病变、手术时误伤盲肠等因素均是发生粪瘘的原因。临床表现类似阑尾周围脓肿，经非手术治疗后，粪瘘多可自行闭合。少数需手术治疗。

(三)健康教育

(1)术前向患者解释禁食的目的和意义，指导患者采取正确的卧位。

(2)指导患者术后早期下床活动，促进肠蠕动恢复，避免肠粘连。

(3)术后鼓励患者进食营养丰富的食物，以利于伤口愈合。

(4)出院指导：若出现腹痛、腹胀等症状，应及时就诊。

（于林林）

第八节 胃十二指肠损伤

一、概述

由于有肋弓保护且活动度较大，柔韧性较好，壁厚，钝挫伤时胃很少受累，只有胃膨胀时偶有发生胃损伤。上腹或下胸部的穿透伤则常导致胃损伤，多伴有肝、脾、横膈及胰等损伤。胃镜检查及吞入锐利异物或吞入酸、碱等腐蚀性毒物也可引起穿孔，但很少见。十二指肠损伤是由于上中腹部受到间接暴力或锐器的直接刺伤而引起的，缺乏典型的腹膜炎症状和体征，术前诊断困难，漏诊率高，多伴有腹部脏器合并伤，病死率高，术后并发症多，肠瘘发生率高。

二、护理评估

(一)健康史

详细询问患者、现场目击者或陪同人员，以了解受伤的时间地点、环境，受伤的原因，外力的特点、大小和作用方向，坠落高度；了解受伤前后饮食及排便情况，受伤时的体位，有无防御，伤后意识状态、症状、急救措施、运送方式，既往疾病及手术史。

(二)临床表现

(1)胃损伤若未波及胃壁全层，可无明显症状。若全层破裂，由于胃酸有很强的化学刺激性，可立即出现剧痛及腹膜刺激征。当破裂口接近贲门或食管时，可因空气进入纵隔而呈胸壁下气肿。较大的穿透性胃损伤时，可自腹壁流出食物残渣、胆汁和气体。

(2)十二指肠破裂后，因有胃液、胆汁及胰液进入腹腔，早期即可发生急性弥漫性腹膜炎，有剧烈的刀割样持续性腹痛伴恶心、呕吐，腹部检查可见有板状腹、腹膜刺激征症状。

(三)辅助检查

(1)疑有胃损伤者，应置胃管，若自胃内吸出血性液或血性物者可确诊。

(2)腹腔穿刺术和腹腔灌洗术：腹腔穿刺抽出不凝血液、胆汁，灌洗吸出 10 mL 以上肉眼可辨的血性液体，即为阳性结果。

(3)X 线检查：腹部 X 线片可显示腹膜后组织积气、肾脏轮廓清晰、腰大肌阴影模糊不清等有助于腹膜后十二指肠损伤的诊断。

(4)CT 检查：可显示少量的腹膜后积气和渗至肠外的造影剂。

(四)治疗原则

抗休克和及时、正确的手术处理是治疗的两大关键。

(五)心理、社会因素

胃十二指肠外伤性损伤多数在意外情况下发生，患者出现突发外伤后易出现紧张、痛苦、悲哀、恐惧等心理变化，担心手术成功及疾病预后。

三、护理问题

(一)疼痛

疼痛与胃肠破裂、腹腔内积液、腹膜刺激征有关。

(二)组织灌注量不足

组织灌注量不足与大量失血、失液,严重创伤,有效循环血量减少有关。

(三)焦虑或恐惧

焦虑或恐惧与经历意外及担心预后有关。

(四)潜在并发症

出血、感染、肠瘘、低血容量性休克。

四、护理目标

(1)患者疼痛减轻。

(2)患者血容量得以维持,各器官血供正常、功能完整。

(3)患者焦虑或恐惧减轻或消失。

(4)护士密切观察病情变化,如发现异常,以及时报告医师,并配合处理。

五、护理措施

(一)一般护理

1.预防低血容量性休克

吸氧、保暖、建立静脉通道,遵医嘱输入温热生理盐水或乳酸盐林格液,抽血查全血细胞计数、血型和交叉配血。

2.密切观察病情变化

每15～30分钟应评估患者情况。评估内容包括意识状态、生命体征、肠鸣音、尿量、氧饱和度、有无呕吐、肌紧张和反跳痛等。观察胃管内引流物颜色、性质及量,若引流出血性液体,提示有胃、十二指肠破裂的可能。

3.术前准备

胃、十二指肠破裂大多需要手术处理,故患者入院后,在抢救休克的同时,尽快完成术前准备工作,如备皮、备血、插胃管及留置尿管、做好抗生素皮试等,一旦需要,可立即实施手术。

(二)心理护理

评估患者对损伤的情绪反应,鼓励他们说出自己内心的感受,帮助建立积极有效的应对措施。向患者介绍有关病情、损伤程度、手术方式及疾病预后,鼓励患者,告诉患者良好的心态、积极的配合有利于疾病早日康复。

(三)术后护理

1.体位

患者意识清楚、病情平稳,给予半坐卧位,有利于引流及呼吸。

2.禁食、胃肠减压

观察胃管内引流液颜色、性质及量,若引流出血性液体,提示有胃、十二指肠再出血的可能。十二指肠创口缝合后,胃肠减压管置于十二指肠腔内,使胃液、肠液、胰液得到充分引流,一定要妥善固定，避免脱出。一旦脱出，要在医师的指导下重新置管。

3.严密监测生命体征

术后 15～30 分钟监测生命体征直至患者病情平稳。注意肾功能的改变，胃十二指肠损伤后，特别有出血性休克时，肾脏会受到一定的损害，尤其是严重腹部外伤伴有重度休克者，有发生急性肾功能障碍的危险，所以，术后应密切注意尿量，争取保持每小时尿量在 50 mL 以上。

4.补液和营养支持

根据医嘱，合理补充水、电解质和维生素，必要时输新鲜血、血浆，维持水、电解质、酸碱平衡。给予肠内、外营养支持，促进合成代谢，提高机体防御能力。继续应用有效抗生素，控制腹腔内感染。

5.术后并发症的观察和护理

(1)出血：如胃管内 24 小时内引流出新鲜血液大于 300 mL，提示吻合口出血，要立即配合医师给予胃管内注入凝血酶粉、冰盐水洗胃等止血措施。

(2)肠瘘：患者术后持续低热或高热不退，腹腔引流管中引流出黄绿色或褐色渣样物，有恶臭或引流出大量气体，提示肠瘘发生，要配合医师进行腹腔双套管冲洗，并做好相应护理。

(四)健康教育

(1)讲解术后饮食注意事项，当患者胃肠功能恢复，一般 3 天后开始恢复饮食，由流质逐步恢复至半流质、普食，进食高蛋白、高能量、易消化饮食，增强抵抗力，促进愈合。

(2)行全胃切除或胃大部分切除术的患者，因胃肠吸收功能下降，要及时补充微量元素和维生素等营养素，预防贫血、腹泻等并发症。

(3)避免工作过于劳累，注意劳逸结合。讲明饮酒和抽烟对胃十二指肠疾病的危害性。

(4)避免长期大量服用非甾体抗炎药，如布洛芬等，以免引起胃肠道黏膜损伤。

(徐宁宁)

第九节 胃十二指肠溃疡

一、胃十二指肠溃疡

胃十二指肠溃疡是指发生于胃十二指肠黏膜的局限性圆形或椭圆形的全层黏膜缺损。因溃疡的形成与胃酸-蛋白酶的消化作用有关，故又称为消化性溃疡。纤维内镜技术的不断完善、新型制酸剂和抗幽门螺杆菌药物的合理应用使得大部分患者经内科药物治疗可以痊愈，需要外科手术的溃疡患者显著减少。外科治疗主要用于溃疡穿孔、溃疡出血、瘢痕性幽门梗阻、药物治疗无效及恶变的患者。

(一)病因与发病机制

胃十二指肠溃疡病因复杂，是多种因素综合作用的结果。其中最为重要的是幽门螺杆菌(*helieobacter pylori* ，Hp)感染、胃酸分泌异常和黏膜防御机制的破坏，某些药物的作用及其他因素也参与溃疡病的发病。

1.Hp 感染

Hp 感染与消化性溃疡的发病密切相关。90%以上的十二指肠溃疡患者与近 70%的胃溃疡患者中检出 Hp 感染，Hp 感染者发展为消化性溃疡的累计危险率为15%～20%；Hp 可分泌多种酶，部分 Hp 还可产生毒素，使细胞发生变性反应，损伤组织细胞。Hp 感染破坏胃黏膜细胞与胃黏膜屏障功能，损害胃酸分泌调节机制，引起胃酸分泌增加，最终导致胃十二指肠溃疡。幽门螺杆菌被清除后，胃十二指肠溃疡易被治愈且复发率低。

2.胃酸分泌过多

溃疡只发生在经常与胃酸相接触的黏膜。胃酸过多的情况下，激活胃蛋白酶，可使胃、十二指肠黏膜发生自身消化。十二指肠溃疡可能与迷走神经张力及兴奋性过度增高有关，也可能与壁细胞数量的增加及壁细胞对胃泌素、组胺、迷走神经刺激敏感性增高有关。

3.黏膜屏障损害

非甾体抗炎药、肾上腺皮质激素、胆汁酸盐、酒精等均可破坏胃黏膜屏障，造成 H^+ 逆流入黏膜上皮细胞，引起胃黏膜水肿、出血、糜烂，甚至溃疡。长期使用非甾体抗炎药者胃溃疡的发生率显著增加。

4.其他因素

包括遗传、吸烟、心理压力和咖啡因等。遗传因素在十二指肠溃疡的发病中起一定作用。O 型血者患十二指肠溃疡的概率比其他血型者显著增高。

正常情况下，酸性胃液对胃黏膜的侵蚀作用和胃黏膜的防御机制处于相对平衡状态。如平衡受到破坏，侵害因子的作用增强、胃黏膜屏障等防御因子的作用削弱，胃酸、胃蛋白酶分泌增加，最终导致消化性溃疡的形成。

（二）临床表现

典型消化道溃疡的表现为节律性和周期性发作的腹痛，与进食有关，且呈现慢性病程。

1.症状

（1）十二指肠溃疡：主要表现为上腹部或剑突下的疼痛，有明显的节律性，与进食密切相关，常表现为餐后延迟痛（餐后 3～4 小时发作），进食后腹痛能暂时缓解，服制酸药物能止痛。饥饿痛和夜间痛是十二指肠溃疡的特征性症状，与胃酸分泌过多有关，疼痛多为烧灼痛或钝痛，程度不一。腹痛具有周期性发作的特点，好发于秋冬季。十二指肠溃疡每次发作时，症状持续数周后缓解，间歇 1～2 个月再发。若间歇期缩短，发作期延长，腹痛程度加重，则提示溃疡病变加重。

（2）胃溃疡：腹痛是胃溃疡的主要症状，多于餐后 0.5～1 小时开始疼痛，持续 1～2 小时，进餐后疼痛不能缓解，有时反而加重，服用抗酸药物疗效不明显。疼痛部位在中上腹偏左，但腹痛的节律性不如十二指肠溃疡明显。胃溃疡经抗酸治疗后常容易复发，除易引起大出血、急性穿孔等严重并发症外，约有 5%胃溃疡可发生恶变；其他症状：反酸、嗳气、恶心、呕吐、食欲缺失，病程迁延可致消瘦、贫血、失眠、心悸及头晕等症状。

2.体征

溃疡活动期剑突下或偏右有一固定的局限性压痛，十二指肠溃疡压痛点在脐部偏右上方，胃溃疡压痛点位于剑突与脐的正中线或略偏左。缓解期无明显体征。

（三）实验室及其他检查

1.内镜检查

胃镜检查是诊断胃十二指肠溃疡的首选检查方法，可明确溃疡部位，并可经活检做病理学检查及幽门螺杆菌检测。

2.X 线钡餐检查

可在胃十二指肠部位显示一周围光滑、整齐的龛影或见十二指肠壶腹部变形。上消化道大出血时不宜行钡餐检查。

(四)治疗要点

无严重并发症的胃十二指肠溃疡一般均采取内科治疗,外科手术治疗主要针对胃十二指肠溃疡的严重并发症进行治疗。

1.非手术治疗

(1)一般治疗:包括养成生活规律、定时进餐的良好习惯,避免过度劳累及精神紧张等。

(2)药物治疗:包括根除幽门螺杆菌、抑制胃酸分泌和保护胃黏膜的药物。

2.手术治疗

(1)适应证。

十二指肠溃疡外科治疗:外科手术治疗的主要适应证包括十二指肠溃疡急性穿孔、内科无法控制的急性大出血、瘢痕性幽门梗阻,以及经内科正规治疗无效的十二指肠溃疡,即顽固性溃疡。

胃溃疡的外科治疗:胃溃疡外科手术治疗的适应证:①包括抗幽门螺杆菌措施在内的严格内科治疗8～12 周,溃疡不愈合或短期内复发者。②发生胃溃疡急性大出血、溃疡穿孔及溃疡穿透至胃壁外者。③溃疡巨大(直径＞2.5 cm)或高位溃疡者。④胃十二指肠复合型溃疡者。⑤溃疡不能除外恶变或已经恶变者。

(2)手术方式。

胃大部切除术:这是治疗胃十二指肠溃疡的首选术式。胃大部切除术治疗溃疡的原理:①切除胃窦部,减少 G 细胞分泌的胃泌素所引起的体液性胃酸分泌。②切除大部分胃体,减少了分泌胃酸、胃蛋白酶的壁细胞和主细胞数量。③切除了溃疡本身及溃疡的好发部位。胃大部切除的范围是胃远侧2/3～3/4,包括部分胃体、胃窦部、幽门和十二指肠壶腹部的近胃部分。胃大部切除术后胃肠道重建的基本术式包括胃十二指肠吻合或胃空肠吻合。术式包括以下几种。

毕(Billrorh)Ⅰ式胃大部切除术:即在胃大部切除后将残胃与十二指肠吻合(见图 7-1),多适用于胃溃疡。其优点是重建后的胃肠道接近正常解剖生理状态,胆汁、胰液反流入残胃较少,术后因胃肠功能紊乱而引起的并发症亦较少;缺点是有时为避免残胃与十二指肠吻合口的张力过大致切除胃的范围不够,增加了术后溃疡的复发机会。

毕(Billrorh)Ⅱ式胃大部切除术:即切除远端胃后,缝合关闭十二指肠残端,将残胃与空肠行断端侧吻合(见图 7-2)。适用于各种胃及十二指肠溃疡,特别是十二指肠溃疡。十二指肠溃疡切除困难时,可行溃疡旷置。优点是即使胃切除较多,胃空肠吻合口张力也不致过大,术后溃疡复发率低;缺点是吻合方式改变了正常的解剖生理关系,术后发生胃肠道功能紊乱的可能性较毕Ⅰ式大。

胃大部切除后胃空肠 Roux-en-Y 吻合术:即胃大部切除后关闭十二指肠残端,在距十二指肠悬韧带 10～15 cm 处切断空肠,将残胃和远端空肠吻合,据此吻合口以下 45～60 cm 处将空肠与空肠近侧断端吻合。此法临床应用较少,但有防止术后胆汁、胰液进入残胃的优点。

胃迷走神经切断术:此手术方式临床已较少使用。迷走神经切断术治疗溃疡的原理是:①阻断迷走神经对壁细胞的刺激,消除神经性胃酸分泌。②阻断迷走神经引起的促胃泌素的分泌,减少体液性胃酸分泌。可分为 3 种类型:迷走神经干切断术、选择性迷走神经切断术、高选择性迷走神经切断术。

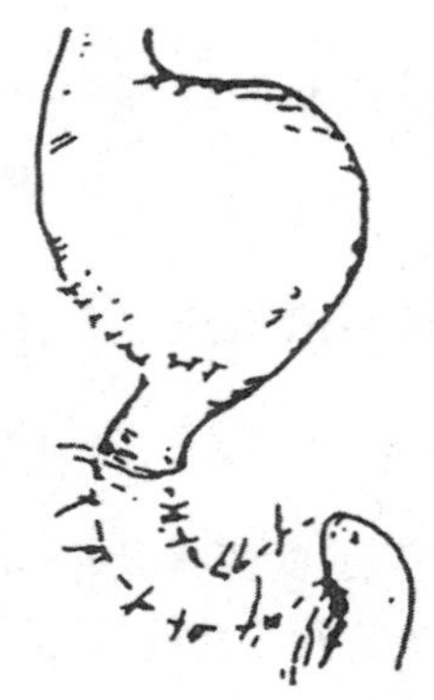

图 7-1　毕Ⅰ式胃大部切除术

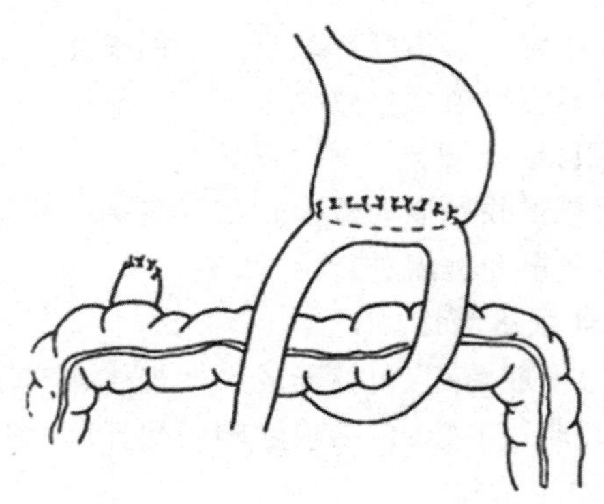

图 7-2　毕Ⅱ式胃大部切除术

(五)常见护理诊断/问题

1.焦虑、恐惧

焦虑、恐惧与对疾病缺乏了解,担心治疗效果及预后有关。

2.疼痛

疼痛与胃十二指肠黏膜受侵蚀及手术后创伤有关。

3.潜在并发症

出血、感染、十二指肠残端破裂、吻合口瘘、胃排空障碍、消化道梗阻、倾倒综合征等。

(六)护理措施

1.术前护理

(1)心理护理:关心、了解患者的心理和想法,告知有关疾病治疗和手术的知识、术前和术后的配合,耐心解答患者的各种疑问,消除患者的不良心理,使其能积极配合疾病的治疗和护理。

(2)饮食护理:一般择期手术患者饮食宜少食多餐,给予高蛋白、高热量、高维生素等易消化的食物,忌酸辣、生冷、油炸、浓茶、烟酒等刺激性食品。患者营养状况较差或不能进食者常伴有贫血、低蛋白血症,术前应给予静脉输液,补充足够的热量,必要时补充血浆或全血,以改善患者的营养状况,提高其对手术的耐受力。术前 1 天进流质饮食,术前 12 小时禁食水。

(3)协助患者做好各种检查及术前常规准备,做好健康教育,如教会患者深呼吸、有效咳嗽、床上翻身及肢体活动方法等。

(4)术日晨留置胃管,必要时遵医嘱留置胃肠营养管,并铺好麻醉床,备好吸氧装置,综合心电监护仪等。

2.术后护理

(1)病情观察:术后严密观察患者生命体征的变化,每 30 分钟测量 1 次,直至血压平稳,如病情较重仍需每 1～2 小时测量 1 次,或根据医嘱给予心电监护。同时观察患者神志、体温、尿量、伤口渗血、渗液情况。并且注意有无内出血、腹膜刺激征、腹腔脓肿等迹象,发现异常及时通知医师给予处理。

(2)体位:麻患者去枕平卧头后仰偏向一侧,麻醉清醒、血压平稳后改半卧位,以保持腹部松弛,减少切口缝合处张力,减轻疼痛和不适,以利腹腔引流,也有利于呼吸和循环。

(3)引流管护理:十二指肠溃疡术后患者常留有胃管、尿管及腹腔引流管等。护理时应注意:

①妥善固定各种引流管，防止松动和脱出，并做好标识，一旦脱出后不可自行插回。②保持引流通畅、持续有效，防止引流管受压、扭曲及折叠等，可经常挤捏引流管以防堵塞。如若堵塞，可在医师指导下用生理盐水冲洗引流管。③密切观察并记录引流液的性质、颜色和量，发现异常及时通知医师，协助处理。留置胃管可减轻胃肠道张力，促进吻合口愈合。④胃大部切除术后24 小时内可由胃管内引流出少量血液或咖啡样液体，若引流液有较多鲜血，应警惕吻合口出血，需及时与医师联系并处理；术后胃肠减压量减少，腹胀减轻或消失，肠蠕动功能恢复，肛门排气后可拔除胃管。

(4)疼痛护理：术后切口疼痛的患者，可遵医嘱给予镇痛药物或应用自控止痛泵，应用自控止痛泵的患者应注意预防并处理可能发生的并发症，如尿潴留、恶心、呕吐等。

(5)禁食及静脉补液：禁食期间应静脉补充液体。因胃肠减压期间，引流出大量含有各种电解质的胃肠液，加之患者禁食水，易造成水、电解质及酸碱失调和营养缺乏。因此，术后需及时补充患者所需的各种营养物质，包括糖、脂肪、氨基酸、维生素及电解质等，必要时输血、血浆或清蛋白，以改善患者的营养状况，促进切口的愈合。同时详细记录 24 小时液体出入量，为合理补液提供依据。

(6)早期肠内营养支持的护理：术前或术中放置空肠喂养管的患者，术后早期(术后 24 小时)可经喂养管输注肠内营养制剂，对改善患者的全身营养状况、维持胃肠道屏障结构和功能、促进肠功能恢复等均有益处。护理时应注意：①妥善固定喂养管，避免过度牵拉，防止滑脱、移动、扭曲和受压；保持喂养管的通畅，每次输注前后及输注中间每隔4～6 小时用温开水或温生理盐水冲洗管道，防止营养液残留堵塞管腔。②肠内营养支持早期，应遵循从少到多、由慢至快和由稀到浓的原则，使肠道能更好地适应。③营养液的温度以 37 ℃左右为宜，温度偏低会刺激肠道引起肠痉挛，导致腹痛、腹泻；温度过高则可灼伤肠道黏膜，甚至可引起溃疡或出血。同时观察患者有无恶心、呕吐、腹痛、腹胀、腹泻和水电解质紊乱等并发症的发生。

(7)饮食护理：功能恢复、肛门排气后可拔除胃管，拔除胃管后当天可给少量饮水或米汤；如无不适，第 2 天进半量流食，每次 50～80 mL；第 3 天进全量流食，每次 100～150 mL；进食后若无不适，第 4 天可进半流食，以温、软、易于消化的食物为好；术后第 10～14 天可进软食，忌生、冷、硬和刺激性食物。要少食多餐，开始每天5～6餐，以后逐渐减少进餐次数并增加每餐进食量，逐步过渡到正常饮食。术后早期禁食牛奶及甜品，以免引起腹胀及胃酸。

(8)鼓励患者早期活动：围床期间，鼓励并协助患者翻身，病情允许时，鼓励并协助患者早期下床活动。如无禁忌，术日可活动四肢，术后第 1 天床上翻身或坐起做轻微活动，第 2～3 天视情况协助患者床边活动，第 4 天可在室内活动。患者活动量应根据个体差异而定，以不感到劳累为宜。

(9)胃大部切除术后并发症的观察及护理。

术后出血：包括胃和腹腔内出血。胃大部切除术后 24 小时内可由胃管内引流出少量血液或咖啡样液体，一般 24 小时内不超过 300 mL，且逐渐减少、颜色逐渐变浅变清，出血自行停止；若术后短期内从胃管不断引流出新鲜血液，24 小时后仍未停止，则为术后出血。发生在术后 24 小时以内的出血，多属术中止血不确切；术后 4～6 天发生的出血，常为吻合口黏膜坏死脱落所致；术后10～20 天发生的出血，与吻合口缝线处感染或黏膜下脓肿腐蚀血管有关。术后要严密观察患者的生命体征变化，包括血压、脉搏、心率、呼吸、神志和体温的变化；加强对胃肠减压及腹腔引流的护理，观察和记录胃液及腹腔引流液的量、颜色和性质，若短期内从胃管引流出大量新鲜血液，持续不止，应警惕有术后胃出血；若术后持续从腹腔引流管引出大量新鲜血性液体，应怀疑腹腔内出血，须立即通知医师协助处理。遵医嘱采用静脉给予止血药物、输血等措施，或用冰生理盐水洗胃，一般可控制。若非手术疗法不能有效止血或出血量大于每小时 500 mL 时，需再次手术止血，应积极完善术前准备，并做好相应的术后护理。

十二指肠残端破裂：一般多发生在术后 24～48 小时，是毕Ⅱ式胃大部切除术后早期的严重并发症，原因与十二指肠残端处理不当及胃空肠吻合口输入襻梗阻引起的十二指肠腔内压力升高有关。临床表现为突发性上腹部剧痛、发热和出现腹膜刺激征及白细胞计数增加，腹腔穿刺可有胆汁样液体。一旦确诊，应立即进行手术治疗。

胃肠吻合口破裂或吻合口瘘：是胃大部切除术后早期并发症，常发生在术后 1 周左右。原因与术中缝合技术不当、吻合口张力过大、组织供血不足有关，表现为高热、脉速等全身中毒症状，上腹部疼痛及腹膜炎的表现。如发生较晚，多形成局部脓肿或外瘘。临床工作中应注意观察患者生命体征和腹腔引流情况，一般情况下，患者术后体温逐渐趋于正常，腹腔引流液逐日减少和变清。若术后腹腔引流量仍不减、伴有黄绿色胆汁或呈脓性、带臭味，伴腹痛，体温再次升高，应警惕吻合口瘘的可能，须及时通知医师，协助处理。处理措施：①出现吻合口破裂伴有弥漫性腹膜炎的患者须立即手术治疗，做好急症手术准备。②症状较轻无弥漫性腹膜炎的患者，可先行禁食、胃肠减压、充分引流，合理应用抗生素并给予肠外营养支持，纠正水、电解质紊乱和酸碱平衡失调。③保护瘘口周围皮肤，应及时清洁瘘口周围皮肤并保持干燥，局部可涂以氧化锌软膏或使用皮肤保护膜加以保护，以免皮肤破溃继发感染。经上述处理后多数患者吻合口瘘可在 4～6 周自愈；若经久不愈，须再次手术。

胃排空障碍：也称胃瘫，常发生在术后 4～10 天，发病机制尚不完全明了。临床表现为拔除胃管后，患者出现上腹饱胀、钝痛和呕吐，呕吐物含食物和胆汁，消化道 X 线造影检查可见残胃扩张、无张力、蠕动波少而弱，且通过胃肠吻合口不畅。处理措施：①禁食、胃肠减压，减少胃肠道积气、积液，降低胃肠道张力，使胃肠道得到充分休息，并记录 24 小时出入量。②输液及肠外营养支持，纠正低蛋白血症，维持水、电解质和酸碱平衡。③应用胃动力促进剂如甲氧氯普安、多潘立酮，促进胃肠功能恢复，也可用 3%温盐水洗胃。一般经上述治疗均可痊愈。

术后梗阻：根据梗阻部位可分为输入襻梗阻、输出襻梗阻和吻合口梗阻。

输入襻梗阻：可分为急、慢性两类。①急性完全性输入襻梗阻，多发生于毕Ⅱ式结肠前输入段对胃小弯的吻合术式。临床表现为上腹部剧烈疼痛，频繁呕吐，呕吐量少、多不含胆汁，呕吐后症状不缓解，且上腹部有压痛性肿块，是输出襻系膜悬吊过紧压迫输入襻，或是输入襻过长穿入输出襻与横结肠的间隙孔形成内疝所致，属闭襻性肠梗阻，易发生肠绞窄，应紧急手术治疗。②慢性不完全性输入襻梗阻患者，表现为进食后出现右上腹胀痛或绞痛，呈喷射状呕吐大量不含食物的胆汁，呕吐后症状缓解。多由于输入襻过长扭曲或输入襻过短在吻合口处形成锐角，使输入襻内胆汁、胰液和十二指肠液排空不畅而滞留。由于消化液潴留在输入襻内，进食后消化液分泌明显增加，输入襻内压力增高，刺激肠管发生强烈的收缩，引起喷射样呕吐，也称输入襻综合征。

输出襻梗阻：多因粘连、大网膜水肿或坏死、炎性肿块压迫所致。临床表现为上腹饱胀，呕吐食物和胆汁。如果非手术治疗无效，应手术解除梗阻。

吻合口梗阻：因吻合口过小或是吻合时胃肠壁组织内翻过多而引起，也可因术后吻合口炎性水肿出现暂时性梗阻。患者表现为进食后出现上腹部饱胀感和溢出性呕吐等，呕吐物含或不含胆汁。应即刻禁食,给予胃肠减压和静脉补液等保守治疗。若保守治疗无效,可手术解除梗阻。

倾倒综合征:由于胃大部切除术后,胃失去幽门窦、幽门括约肌、十二指肠壶腹部等结构对胃排空的控制,导致胃排空过速所产生的一系列综合征。可分为早期倾倒综合征和晚期倾倒综合征。

早期倾倒综合征:多发生在进食后半小时内,患者以循环系统症状和胃肠道症状为主要表现。患者可出现心悸、乏力、出汗、面色苍白等一过性血容量不足表现,并有恶心、呕吐、腹部绞痛、腹泻等消化道症状。处理:主要采用饮食调整,嘱患者少食多餐,饭后平卧20~30分钟,避免过甜食物、减少液体摄入量并降低食物渗透浓度,多数可在术后半年或一年内逐渐自愈。极少数症状严重而持久的患者需手术治疗。

晚期倾倒综合征:主要因进食后,胃排空过快,高渗性食物迅速进入小肠被过快吸收而使血糖急剧升高,刺激胰岛素大量释放,而当血糖下降后,胰岛素并未相应减少,继而发生低血糖,故又称低血糖综合征。表现为餐后2~4小时,患者出现心慌、无力、眩晕、出汗、手颤、嗜睡以至虚脱。消化道症状不明显,可有饥饿感,出现症状时稍进饮食即可缓解。饮食中减少糖类含量,增加蛋白质比例,少食多餐可防止其发生。

(七)健康指导

(1)向患者及家属讲解有关胃十二指肠溃疡的知识,使之能更好地配合治疗和护理。

(2)指导患者学会自我情绪调整,保持乐观进取的精神风貌,注意劳逸结合,减少溃疡病的客观因素。

(3)指导患者饮食应定时定量,少食多餐,营养丰富,以后可逐步过渡至正常人饮食。少食腌、熏食品,避免进食过冷、过烫、过辣及油煎炸食物,切勿酗酒、吸烟。

(4)告知患者及家属有关手术后期可能出现的并发症的表现和预防措施。

(5)定期随访,如有不适及时就诊。

二、胃十二指肠溃疡急性穿孔

胃十二指肠溃疡急性穿孔是胃十二指肠溃疡的严重并发症,为常见的外科急腹症。起病急,变化快,病情严重,需要紧急处理,若诊治不当可危及生命。其发生率呈逐年上升趋势,发病年龄逐渐趋于老龄化。十二指肠溃疡穿孔男性患者较多,胃溃疡穿孔则多见于老年妇女。

(一)病因及发病机制

溃疡穿孔是活动期胃十二指肠溃疡向深部侵蚀、穿破浆膜的结果。胃溃疡穿孔60%发生在近幽门的胃小弯,而90%的十二指肠溃疡穿孔发生在壶腹部前壁偏小弯侧。急性穿孔后,具有强烈刺激性的胃酸、胆汁、胰液等消化液和食物进入腹腔,引起化学性腹膜炎和腹腔内大量液体渗出,6小时后细菌开始繁殖并逐渐转变为化脓性腹膜炎。病原菌以大肠埃希菌、链球菌多见。因剧烈的腹痛、强烈的化学刺激、细胞外液的丢失及细菌毒素吸收等因素,患者可出现休克。

(二)临床表现

1.症状

穿孔多突然发生于夜间空腹或饱食后,主要表现为突发性上腹部刀割样剧痛,很快波及全腹,但仍以上腹为重。患者疼痛难忍,常伴恶心、呕吐、面色苍白、出冷汗、脉搏细速、血压下降、四肢厥冷等表现。其后由于大量腹腔渗出液的稀释,腹痛略有减轻,继发细菌感染后,腹痛可再次加重;当胃内容物沿右结肠旁沟向下流注时,可出现右下腹痛。溃疡穿孔后病情的严重程度与患者的年龄、全身情况、穿孔部位、穿孔大小和时间及是否空腹穿孔密切相关。

2.体征

体检时患者呈急性病容，表情痛苦，踡屈位、不愿移动；腹式呼吸减弱或消失；全腹有明显的压痛、反跳痛，腹肌紧张呈“木板样”强直，以右上腹部最为明显，肝浊音界缩小或消失、可有移动性浊音，肠鸣音减弱或消失。

(三)实验室及其他检查

1.X线检查

大约80%的患者行站立位腹部X线检查时，可见膈下新月形游离气体影。

2.实验室检查

提示血白细胞计数及中性粒细胞比例增高。

3.诊断性腹腔穿刺

临床表现不典型的患者可行诊断性腹腔穿刺，穿刺抽出液可含胆汁或食物残渣。

(四)治疗要点

根据病情选用非手术或手术治疗。

1.非手术治疗

(1)适应证：一般情况良好，症状及体征较轻的空腹状态下穿孔者；穿孔超过24小时，腹膜炎症已局限者；胃十二指肠造影证实穿孔已封闭者；无出血、幽门梗阻及恶变等并发症者。

(2)治疗措施：①禁欲食、持续胃肠减压，减少胃肠内容物继续外漏，以利于穿孔的闭合和腹膜炎症消退。②输液和营养支持治疗，以维持机体水、电解质平衡及营养需求。③全身应用抗生素，以控制感染。④应用抑酸药物，如给予H_2受体阻断剂或质子泵抑制剂等制酸药物。

2.手术治疗

(1)适应证：①上述非手术治疗措施6～8小时，症状无减轻，而且逐渐加重者要改手术治疗。②饱食后穿孔，顽固性溃疡穿孔和伴有幽门梗阻、大出血、恶变等并发症者，应及早进行手术治疗。

(2)手术方式。①单纯缝合修补术：即缝合穿孔处并加大网膜覆盖。此方法操作简单，手术时间短，安全性高。适用于穿孔时间超过8小时，腹腔内感染及炎症水肿严重者；以往无溃疡病史或有溃疡病史但未经内科正规治疗，无出血、梗阻并发症者；有其他系统器质性疾病不能耐受急诊彻底性溃疡切除手术者。②彻底的溃疡切除手术(连同溃疡一起切除的胃大部切除术)：手术方式包括胃大部切除术，对十二指肠溃疡穿孔行迷走神经切断加胃窦切除术，或缝合穿孔后行迷走神经切断加胃空肠吻合术，或行高选择性迷走神经切断术。

(五)常见护理诊断/问题

1.疼痛

疼痛与胃十二指肠溃疡穿孔后消化液对腹膜的强烈刺激及手术后切口有关。

2.体液不足

体液不足与溃疡穿孔后消化液的大量丢失有关。

(六)护理措施

1.术前护理/非手术治疗的护理

(1)禁食、胃肠减压：溃疡穿孔患者要禁食禁水，有效地胃肠减压，以减少胃肠内容物继续流入腹腔。做好引流期间的护理，保持引流通畅和有效负压，注意观察和记录胃液的颜色、性质和量。

(2)体位:休克者取休克体位(头和躯干抬高 20°～30°、下肢抬高 15°～20°),以增加回心血量;无休克者或休克改善后取半卧位,以利于漏出的消化液积聚于盆腔最低位和便于引流,减少毒素的吸收,同时也可降低腹壁张力和减轻疼痛。

(3)静脉输液,维持体液平衡。①观察和记录 24 小时出入量,为合理补液提供依据。②给予静脉输液,根据出入量和医嘱,合理安排输液的种类和速度,以维持水、电解质及酸碱平衡;同时给予营养支持和相应护理。

(4)预防和控制感染:遵医嘱合理应用抗菌药。

(5)做好病情观察:密切观察患者生命体征、腹痛、腹膜刺激征及肠鸣音变化等。若经非手术治疗6～8 小时病情不见好转,症状、体征反而加重者,应积极做好急诊手术准备。

2.术后护理

加强术后护理,促进患者早日康复。

三、胃十二指肠溃疡大出血

胃十二指肠溃疡出血是上消化道大出血中最常见的原因,占 50%以上。其中 5%～10%需要手术治疗。

(一)病因与病理

因溃疡基底的血管壁被侵蚀而导致破裂出血,患者过去多有典型溃疡病史,近期可有服用非甾体抗炎药物、疲劳、饮食不规律等诱因。胃溃疡大出血多发生在胃小弯,出血源自胃左、右动脉及其分支或肝胃韧带内较大的血管。十二指肠溃疡大出血通常位于壶腹部后壁,出血多来自胃十二指肠动脉或胰十二指肠上动脉及其分支;溃疡基底部的血管侧壁破裂出血不易自行停止,可引发致命的动脉性出血。大出血后,因血容量减少、血压下降、血流变慢,可在血管破裂处形成血凝块而暂时止血。由于胃酸、胃肠蠕动和胃十二指肠内容物与溃疡病灶的接触,部分病例可发生再次出血。

(二)临床表现

1.症状

患者的主要表现是呕血和黑便,多数患者只有黑便而无呕血,迅猛的出血则表现为大量呕血和排紫黑色血便。呕血前患者常有恶心,便血前多突然有便意,呕血或便血前后患者常有心悸、目眩、无力甚至昏厥。如出血速度缓慢则血压、脉搏改变不明显。如果短期内失血量超过400 mL时,患者可出现面色苍白、口渴、脉搏快速有力,血压正常或略偏高的循环系统代偿表现;当失血量超过 800 mL 时,可出现休克症状:患者烦躁不安、出冷汗、脉搏细速、血压下降、呼吸急促、四肢厥冷等。

2.体征

腹稍胀,上腹部可有轻度压痛,肠鸣音亢进。

(三)实验室及其他检查

1.内镜检查

胃十二指肠纤维镜检查可明确出血原因和部位,出血 24 小时内阳性率可达 70%～80%,超过24 小时则阳性率下降。

2.血管造影

选择性腹腔动脉或肠系膜上动脉造影可明确病因与出血部位,并可采取栓塞治疗或动脉注射垂体升压素等介入性止血措施。

3.实验室检查

大量出血早期,由于血液浓缩,血常规变化不大;以后红细胞计数、血红蛋白、血细胞比容均呈进行性下降。

(四)治疗要点

胃十二指肠溃疡出血的治疗原则:补充血容量防止失血性休克,尽快明确出血部位并采取有效止血措施。

1.非手术治疗

(1)补充血容量:迅速建立静脉通路,快速静脉输液、输血。失血量达全身总血量的20%时,应输注右旋糖酐、羟乙基淀粉或其他血浆代用品,出血量较大时可输注浓缩红细胞,必要时可输全血,保持血细胞比容不低于30%。

(2)禁食、留置胃管:用生理盐水冲洗胃腔,清除血凝块,直至胃液变清。还可经胃管注入200 mL含8 mg去甲肾上腺素的生理盐水溶液,每4～6小时1次。

(3)应用止血、制酸等药物:经静脉或肌内注射巴曲酶等止血药物;静脉给予H_2受体阻断剂(西咪替丁等)、质子泵抑制剂(奥美拉唑)或生长抑素等。

(4)胃镜下止血:急诊胃镜检查明确出血部位后同时实施电凝、激光灼凝、注射或喷洒药物、钛夹夹闭血管等局部止血措施。

2.手术治疗

(1)适应证:①重大出血,短期内出现休克,或短时间内(6～8小时)需输入大量血液(>800 mL)方能维持血压和血细胞比容者。②正在进行药物治疗的胃十二指肠溃疡患者发生大出血,说明溃疡侵蚀性大,非手术治疗难于止血,或暂时血止后又复发。③60岁以上伴血管硬化症者自行止血机会较小,应及早手术。④近期发生过类似的大出血或合并溃疡穿孔或幽门梗阻。⑤胃镜检查发现动脉搏动性出血或溃疡底部血管显露、再出血危险性大者。

(2)手术方式:①胃大部切除术,适用于大多数溃疡出血的患者。②贯穿缝扎术,在病情危急,不能耐受胃大部切除手术时,可采用单纯贯穿缝扎止血法。③在贯穿缝扎处理溃疡出血后,可行迷走神经干切断加胃窦切除或幽门成形术。

(五)常见护理诊断/问题

1.焦虑、恐惧

焦虑、恐惧与突发胃十二指肠溃疡大出血及担心预后有关。

2.体液不足

体液不足与胃十二指肠溃疡出血致血容量不足有关。

(六)护理措施

1.非手术治疗的护理(包括术前护理)

(1)缓解焦虑和恐惧:关心和安慰患者,给予心理支持,减轻患者的焦虑和恐惧。及时为患者清理呕吐物。情绪紧张者,可遵医嘱适当给予镇静剂。

(2)体位:取平卧位,卧床休息。有呕血者,头偏向一侧。

(3)补充血容量:迅速建立多条畅通的静脉通路,快速输液、输血,必要时可行深静脉穿刺输液。开始输液时速度宜快，待休克纠正后减慢滴速。

(4)采取止血措施：遵医嘱应用止血药物或冰盐水洗胃，以控制出血。

(5)做好病情观察：严密观察患者生命体征的变化，判断、观察和记录呕血、便血情况，观察患者有无口渴、肢端湿冷、尿量减少等循环血量不足的表现。必要时测量中心静脉压并做好记录。观察有无鲜红色血性胃液从胃管流出，以判断有无活动性出血和止血效果。若出血仍在继续，短时间内(6～8 小时)需大量输血(>800 mL)才能维持血压和血细胞比容，或停止输液、输血后，病情又恶化者，应及时报告医师，并配合做好急症手术的准备。

(6)饮食：出血时暂禁食，出血停止后，可进流质或无渣半流质饮食。

2.术后护理

加强术后护理，促进患者早日康复。

四、胃十二指肠溃疡瘢痕性幽门梗阻

胃十二指肠溃疡患者因幽门管、幽门溃疡或十二指肠壶腹部溃疡反复发作形成瘢痕狭窄、幽门痉挛水肿而造成幽门梗阻。

(一)病因与病理

瘢痕性幽门梗阻常见于十二指肠壶腹部溃疡和位于幽门的胃溃疡。溃疡引起幽门梗阻的机制有幽门痉挛、炎性水肿和瘢痕三种，前两种情况是暂时的和可逆的，在炎症消退、痉挛缓解后梗阻解除，无须外科手术；而瘢痕性幽门梗阻属于永久性，需要手术方能解除梗阻。梗阻初期，为克服幽门狭窄，胃蠕动增强，胃壁肌肉代偿性增厚。后期，胃代偿功能减退，失去张力，胃高度扩大，蠕动减弱甚至消失。由于胃内容物潴留引起呕吐而致水、电解质的丢失，导致脱水、低钾低氯性碱中毒；长期慢性不全性幽门梗阻者由于摄入减少，消化吸收不良，患者可出现贫血与营养障碍。

(二)临床表现

1.症状

患者表现为进食后上腹饱胀不适并出现阵发性胃痉挛性疼痛，伴恶心、嗳气与呕吐。呕吐多发生在下午或晚间，呕吐量大，一次达 1 000～2 000 mL，呕吐物内含大量宿食，有腐败酸臭味，但不含胆汁。呕吐后自觉胃部舒适，故患者常自行诱发呕吐以缓解症状。常有少尿、便秘、贫血等慢性消耗表现。体检时可见患者常有消瘦、皮肤干燥、皮肤弹性消失等营养不良的表现。

2.体征

上腹部可见胃型和胃蠕动波，用手轻拍上腹部可闻及振水声。

(三)实验室及其他检查

1.内镜检查

可见胃内有大量潴留的胃液和食物残渣。

2.X 线钡餐检查

可见胃高度扩张，24 小时后仍有钡剂存留(正常 24 小时排空)。已明确幽门梗阻者避免做此检查。

(四)治疗要点

瘢痕性幽门梗阻以手术治疗为主。最常用的术式是胃大部切除术，但年龄较大、身体状况极差或合并其他严重内科疾病者，可行胃空肠吻合加迷走神经切断术。

(五)常见护理诊断/问题

1.体液不足

体液不足与大量呕吐、胃肠减压引起水、电解质的丢失有关。

2.营养失调

低于机体需要量与幽门梗阻致摄入不足、禁食和消耗、丢失体液有关。

(六)护理措施

1.术前护理

(1)静脉输液:根据医嘱和电解质检测结果合理安排输液种类和速度,以纠正脱水及低钾、低氯性碱中毒。密切观察及准确记录24小时出入量,为静脉补液提供依据。

(2)饮食与营养支持:非完全梗阻者可给予无渣半流质饮食,完全梗阻者术前应禁食水,以减少胃内容物潴留。根据医嘱于手术前给予肠外营养,必要时输血或其他血液制品,以纠正营养不良、贫血和低蛋白血症,提高患者对手术的耐受力。

(3)采取有效措施,减轻疼痛,增进舒适。①禁食,胃肠减压:完全幽门梗阻患者,给予禁食,保持有效胃肠减压,减少胃内积气、积液,减轻胃内张力。必要时遵医嘱给予解痉药物,以减轻疼痛,增加患者的舒适度。②体位:取半卧位,卧床休息。呕吐时,头偏向一侧。呕吐后及时为患者清理呕吐物。情绪紧张者,可遵医嘱给予镇静剂。

(4)洗胃:完全幽门梗阻者,除持续胃肠减压排空胃内潴留物外,须做术前胃的准备,即术前3天每晚用300～500 mL温盐水洗胃,以减轻胃黏膜水肿和炎症,有利于术后吻合口愈合。

2.术后护理

加强术后护理,促进患者早日康复。

(徐宁宁)

第十节　小肠破裂

一、概述

小肠是消化管中最长的一段肌性管道,也是消化与吸收营养物质的重要场所。人类小肠全长3～9 m,平均5～7 m,个体差异很大。其分为十二指肠、空肠和回肠三部分,十二指肠属上消化道,空肠及其以下肠段属下消化道。

各种外力的作用所致的小肠穿孔称为小肠破裂。小肠破裂在战时和平时均较常见,多见于交通事故、工矿事故、生活事故如坠落、挤压、刀伤和火器伤。小肠可因穿透性与闭合性损伤造成肠管破裂或肠系膜撕裂。小肠占满整个腹部,又无骨骼保护,因此易于受到损伤。由于小肠壁厚,血运丰富,故无论是穿孔修补或肠段切除吻合术,其成功率均较高,发生肠瘘的机会少。

二、护理评估

(一)健康史

了解患者腹部损伤的时间、地点及致伤源、伤情、就诊前的急救措施、受伤至就诊之间的病情变化，如果患者神志不清，应询问目击人员。

（二）临床表现

小肠破裂后在早期即产生明显的腹膜炎的体征，这是因为肠管破裂肠内容物溢出至腹腔所致。症状以腹痛为主，程度轻重不同，可伴有恶心及呕吐，腹部检查肠鸣音消失，腹膜刺激征明显。

小肠损伤初期一般均有轻重不等的休克症状，休克的深度除与损伤程度有关外，主要取决于内出血的多少，表现为面色苍白、烦躁不安、脉搏细速、血压下降、皮肤发冷等。若为多发性小肠损伤或肠系膜撕裂大出血，可迅速发生休克并进行性恶化。

（三）辅助检查

1.实验室检查

白细胞计数升高说明腹腔炎症；血红蛋白含量取决于内出血的程度，内出血少时变化不大。

2.X 线检查

X 线透视或摄片，检查有无气腹与肠麻痹的征象，因为一般情况下小肠内气体很少，且损伤后伤口很快被封闭，不但膈下游离气体少见，且使一部分患者早期症状隐匿。因此，阳性气腹有诊断价值，但阴性结果也不能排除小肠破裂。

3.腹部 B 超检查

对小肠及肠系膜血肿、腹水均有重要的诊断价值。

4.CT 或磁共振检查

对小肠损伤有一定诊断价值，而且可对其他脏器进行检查，有时可能发现一些未曾预料的损伤，有助于减少漏诊。

5.腹腔穿刺

有浑浊的液体或胆汁色的液体，说明肠破裂，穿刺液中白细胞、淀粉酶含量均升高。

（四）治疗原则

小肠破裂一旦确诊，应立即进行手术治疗。手术方式以简单修补为主。肠管损伤严重时，则应做部分小肠切除吻合术。

（五）心理、社会因素

小肠损伤大多在意外情况下突然发生，加之伤口、出血及内脏脱出的视觉刺激和对预后的担忧，患者多表现为紧张、焦虑、恐惧。应了解其患病后的心理反应，对本病的认知程度和心理承受能力，家属及亲友对其支持情况、经济承受能力等。

三、护理问题

（一）有体液不足的危险

有体液不足的危险与创伤致腹腔内出血、体液过量丢失、渗出及呕吐有关。

（二）焦虑、恐惧

焦虑、恐惧与意外创伤的刺激、疼痛、出血、内脏脱出的视觉刺激及担心疾病的预后等有关。

（三）体温过高

体温过高与腹腔内感染毒素吸收和伤口感染等因素有关。

（四）疼痛

疼痛与小肠破裂或手术有关。

(五)潜在并发症

腹腔感染、肠瘘、失血性休克。

(六)营养失调

低于机体需要量与消化道的吸收面积减少有关。

四、护理目标

(1)患者体液平衡得到维持,生命体征稳定。

(2)患者情绪稳定,焦虑或恐惧减轻,主动配合医护工作。

(3)患者体温维持正常。

(4)患者主诉疼痛有所缓解。

(5)护士密切观察病情变化,如发现异常,以及时报告医师,并配合处理。

(6)患者体重不下降。

五、护理措施

(一)一般护理

1.伤口处理

对开放性腹部损伤者,妥善处理伤口,以及时止血和包扎固定。若有肠管脱出,可用消毒或清洁器皿覆盖保护后再包扎,以免肠管受压、缺血而坏死。

2.病情观察

密切观察生命体征的变化,每15分钟测定脉搏、呼吸、血压一次。重视患者的主诉,若主诉心慌、脉快、出冷汗等,以及时报告医师。不注射止痛药(诊断明确者除外),以免掩盖伤情。不随意搬动伤者,以免加重病情。

3.腹部检查

每30分钟检查一次腹部体征,注意腹膜刺激征的程度和范围变化。

4.禁食和灌肠

禁食和灌肠可避免肠内容物进一步溢出,造成腹腔感染或加重病情。

5.补充液体和营养

注意纠正水、电解质及酸碱平衡失调,保证输液通畅,对伴有休克或重症腹膜炎的患者可进行中心静脉补液,这不仅可以保证及时大量的液体输入,而且有利于中心静脉压的监测,根据患者具体情况,适量补给全血、血浆或人血清蛋白,尽可能补给足够的热量和蛋白质、氨基酸及维生素等。

(二)心理护理

关心患者,加强交流,讲解相关病情、治疗方式及预后,使患者了解自己的病情,消除患者的焦虑和恐惧,保持良好的心理状态,并与其一起制订合适的应对机制,鼓励患者,增加治疗的信心。

(三)术后护理

1.妥善安置患者

麻醉清醒后取半卧位,有利于腹腔炎症的局限,改善呼吸状态。了解手术的过程,查看手术的部位,对引流管、输液管、胃管及氧气管等进行妥善固定,做好护理记录。

2.监测病情

观察患者血压、脉搏、呼吸、体温的变化。注意腹部体征的变化。适当应用止痛药,减轻患者的不适。若切口疼痛明显,应检查切口,排除感染。

3.引流管的护理

腹腔引流管保持通畅,准确记录引流液的性状及量。腹腔引流液应为少量血性液,若为绿色或褐色渣样物,应警惕腹腔内感染或肠瘘的发生。

4.饮食

继续禁食、胃肠减压,待肠功能逐渐恢复、肛门排气后,方可拔除胃肠减压管。拔除胃管当天可进清流质饮食,第 2 天进流质饮食,第 3 天进半流质饮食,逐渐过渡到普食。

5.营养支持

维持水、电解质和酸碱平衡,增加营养。维生素主要是在小肠被吸收,小肠部分切除后,要及时补充维生素 C、维生素 D、维生素 K 和复合维生素 B 等和微量元素钙、镁等,可经静脉、肌内注射或口服进行补充,预防贫血,促进伤口愈合。

(四)健康教育

(1)注意饮食卫生,避免暴饮暴食,进易消化食物,少食刺激性食物,避免腹部受凉和饭后剧烈活动,保持排便通畅。

(2)注意适当休息,加强锻炼,增加营养,特别是回肠切除的患者要长期定时补充维生素 B_{12} 等营养素。

(3)定期门诊随访。若有腹痛、腹胀、停止排便及伤口红、肿、热、痛等不适,应及时就诊。

(4)加强社会宣传,增进劳动保护、安全生产、安全行车、遵守交通规则等知识,避免损伤等意外的发生。

(5)普及各种急救知识,在发生意外损伤时,能进行简单的自救或急救。

(6)无论腹部损伤的轻重,都应经专业医务人员检查,以免贻误诊治。

(徐宁宁)

第十一节 肠 梗 阻

任何原因引起的肠内容物通过障碍统称肠梗阻,是常见的外科急腹症。以粘连性肠梗阻最为常见,多见于有腹部手术、损伤、炎症史及嵌顿性或绞窄性疝的患者。新生儿多因肠道先天性畸形所致,2 岁以内小儿多为肠套叠,儿童可因蛔虫团所致,老年人则以肿瘤和粪块堵塞为常见原因。

一、临床表现

(一)症状

1.腹痛

机械性肠梗阻表现为阵发性腹部绞痛伴高调肠鸣音。当患者出现腹痛间歇期缩短,腹痛持续、剧烈时,应考虑为可能出现绞窄性肠梗阻。

2.呕吐

早期可出现反射性呕吐,呕吐物多为食物或胃液。

3.腹胀

腹胀一般出现较晚,程度与梗阻部位有关。高位梗阻腹胀不明显,低位梗阻腹胀明显,遍及全腹。

4.停止排气排便

完全性肠梗阻的患者不再有排气排便,但梗阻初期、不全性肠梗阻可有少量的排气排便。绞窄性肠梗阻可排出血性黏液样便。

(二)体征

1.腹部

视诊时,机械性肠梗阻常可见胃型、肠型和异常蠕动波;扭转性肠梗阻腹部隆起多不均匀对称;麻痹性肠梗阻则呈均匀性全腹膨胀。触诊时,绞窄性肠梗阻可有固定压痛和腹膜刺激征;叩诊时,绞窄性肠梗阻腹腔内有渗液,移动性浊音可呈阳性。听诊时,机械性肠梗阻肠鸣音亢进,可闻及气过水声或金属音;麻痹性肠梗阻则肠鸣音减弱或消失。

2.全身

肠梗阻早期多无明显全身改变,晚期可有唇干舌燥、眼窝凹陷、皮肤弹性差、尿少脱水体征。绞窄性肠梗阻或脱水严重时可出现中毒和休克征象。

(三)治疗

尽快解除梗阻,纠正因梗阻引起的全身生理功能紊乱。无论是否手术,都需要基础治疗。包括:禁食、胃肠减压;纠正水、电解质紊乱及酸碱平衡失调;防治感染和中毒;及对症治疗,如明确诊断后应用镇静剂、镇痛剂等。必要时手术治疗。

二、护理评估

(一)术前评估

1.健康史

(1)个人情况:患者年龄、发病前有无体位不当、饮食不当或饱餐后剧烈运动等诱因及个人卫生情况等。

(2)既往史:既往有无腹部手术、外伤史或炎症史,有无急慢性肠道疾病史。

2.身体状况

(1)腹痛、腹胀的程度、性质,有无进行性加重。

(2)肠鸣音情况。

(3)呕吐物、排泄物及胃肠减压液的量及性状。

(4)有无腹膜刺激征。

(5)有无水、电解质及酸碱失衡。

(6)X线片、血常规、血生化检查有无异常。

3.心理社会状况

(1)是否了解疾病相关知识。

(2)有无恐惧或焦虑等不良情绪反应。

(3)患者的家庭、社会支持情况。

(二)术后评估

(1)麻醉、手术方式,术中出血、补液、输血情况。

(2)生命体征是否稳定。

(3)有无切口疼痛、腹胀、恶心、呕吐等。

(4)引流是否通畅有效,引流液的颜色、量及性状。

(5)有无肠粘连、腹腔感染、肠瘘等并发症发生。

三、常见护理问题

(一)疼痛

疼痛与肠壁缺血或肠蠕动增强有关。

(二)体液不足

体液不足与频繁呕吐、腹腔及肠腔积液和胃肠减压等有关。

(三)潜在并发症

术后肠粘连、腹腔感染、肠瘘。

四、护理措施

(一)非手术治疗的护理

1.缓解腹痛和腹胀

(1)胃肠减压:是治疗肠梗阻的主要措施之一,多采用鼻胃管置入并持续低负压吸引,将积聚于胃肠道内的气体和液体吸出,降低胃肠道内的压力和张力,改善胃肠壁血液循环,有利于局限炎症;并可改善因膈肌抬高所致的呼吸与循环障碍。胃肠减压期间应保持鼻胃管的通畅和减压装置的有效负压,观察并记录引流液的颜色、量及性质,以协助判断梗阻的部位、程度。

(2)体位:取半卧位,降低腹肌张力、减轻疼痛,以利呼吸。

(3)应用解痉剂:若无肠绞窄,可给予山莨菪碱、阿托品等抗胆碱类药物,以抑制胃肠道腺体分泌,解除胃肠道平滑肌痉挛,缓解腹痛。

(4)使用生长抑素,抑制胃肠道腺体分泌,减轻水肿,有利于肠功能恢复。

(5)低压灌肠:采用肥皂水灌肠,刺激肠道排出大便,使肠道减压。但应注意压力过大可引起肠穿孔。

2.腹痛的护理

遵医嘱使用解痉止痛药物,确定无肠绞窄或肠麻痹后,可使用阿托品类解痉药解除胃肠道平滑肌痉挛,以缓解腹痛。还可热敷腹部、针灸双侧足三里穴。

注意禁用吗啡类止痛药物,以免掩盖病情而延误治疗。

3.呕吐的护理

患者呕吐时应将头转向一侧或坐起,以防呕吐物吸入气管,导致窒息或吸入性肺炎。呕吐后及时清除呕吐物,协助其漱口,保持口腔清洁。观察并记录呕吐物的颜色、性状、量及呕吐的时间、次数等。

4.维持体液与营养平衡

(1)输液、维持水电解质酸碱平衡:根据病情、年龄,以及出量的多少、性状并结合血气分析和血清电解质的结果补充液体及电解质,以维持水、电解质及酸碱平衡。

(2)饮食:肠梗阻患者一般禁食、补液,待病情好转,梗阻缓解(患者恢复排气及排便,腹痛、腹胀消失)后方可试进少量流食,忌甜食和牛奶(以免引起肠胀气),逐步过渡到半流食和恢复正常饮食。

5.防治感染

遵医嘱正确、按时使用抗菌药物以防治细菌感染,减少毒素吸收,减轻中毒症状。

6.观察病情,以及早发现绞窄性肠梗阻

(1)病情观察的内容:①严密观察患者的生命体征及腹痛、腹胀、呕吐等变化,是否存在口渴、尿少等脱水表现,以及有无呼吸急促、烦躁不安、面色苍白、脉率增快、脉压减小等休克前期症状;②密切观察并准确记录出入液量,包括胃肠减压量、呕吐物量、尿量及输液总量;③监测血常规、血清电解质及血气分析结果;④观察患者腹部体征变化。

(2)及早发现绞窄性肠梗阻。病情观察期间如出现以下情况,应考虑绞窄性肠梗阻可能:①腹痛发作急骤,开始即表现为持续性剧痛,或持续性疼痛伴阵发性加剧;②腹部有局限性隆起或触痛性肿块;③呕吐出现早、剧烈而频繁;④呕吐物、胃肠减压液、肛门排出液或腹腔穿刺均为血性液体;⑤有腹膜炎表现,肠鸣音可由亢进转弱甚至消失;⑥体温升高、脉率增快、白细胞计数升高;⑦病情发展迅速,早期即出现休克,抗休克治疗效果不明显;⑧经积极非手术治疗但症状体征无明显改善。

此类患者病情危重,应在抗休克、抗感染的同时,积极做好术前准备。

(二)手术治疗的护理

1.术前护理

(1)协助做好术前检查,行术前常规准备。慢性不完全性肠梗阻需行肠切除者,需遵医嘱做好肠道准备。肠道准备尽量不口服导泻剂,应予清洁灌肠。

(2)心理护理:加强护患沟通,关心、体贴患者,详细向患者和家属解释疾病发生、发展、治疗方法及预后等,消除其心理顾虑,树立战胜疾病的信心。

2.术后护理

(1)病情观察:监测生命体征,如有异常及时报告、处理。

(2)饮食:禁食期间予以静脉输液;肠蠕动恢复后可进少量流质饮食;进食后如无不适,逐渐过渡至半流质饮食。

(3)体位与活动:平卧位头偏向一侧;术后 6 小时后如血压、心率平稳,可取半卧位,如病情允许可鼓励早期下床活动。

(4)管道护理:妥善固定各引流管并保持通畅,防止管道受压、打折、扭曲或脱出;观察并记录引流液的颜色、性状及量;更换引流装置时注意无菌操作。

(三)术后并发症的观察与护理

1.肠梗阻

(1)观察:观察有无腹痛、腹胀、呕吐,停止排气、排便等。

(2)护理:一旦发生,积极配合医师采取非手术治疗措施。鼓励患者术后早期活动,可有效促进胃肠蠕动和机体功能恢复,防止肠粘连。

2.切口和腹腔感染

(1)观察:监测生命体征和切口情况。如术后 3～5 天出现体温升高、切口红肿、剧痛应考虑切口感染。如术后出现腹膜炎表现,需警惕腹腔内感染可能。

(2)护理:根据医嘱进行积极的全身营养支持和抗感染治疗。

3.肠瘘

(1)观察:腹腔引流管周围流出液体有粪臭味时,应考虑肠瘘。

(2)护理:发生肠瘘后应温水擦净瘘口周围污物,涂氧化锌软膏保护局部皮肤,防止发生皮炎,并保持瘘口周围皮肤清洁干燥。遵医嘱进行全身营养支持和抗感染治疗,局部双套管负压冲洗引流,保持引流通畅。引流不畅或感染不能局限者需再次手术。

五、健康教育

(一)饮食指导

进食高蛋白、高维生素、易消化食物,少食辛辣食物;避免暴饮暴食;饱餐后勿剧烈活动,特别是弯腰、打滚、连续下蹲和起立等动作,防止发生肠扭转。

(二)保持大便通畅

老年便秘者可通过调整饮食、腹部按摩、适量活动等方法保持大便通畅,视情况适当给予缓泻剂;避免用力排便。

(三)自我观察

指导患者和家属监测病情,如出现腹痛、呕吐、腹胀,以及肛门停止排气、排便等,应及时就诊。

(徐宁宁)

第十二节 直肠肛管良性疾病

一、痔

痔是最常见的肛肠疾病,可发生在任何年龄,随年龄增长发病率增高。

(一)病因

1.肛垫下移学说

正常情况下,肛垫在排便时被推挤下移,排便后可自行回缩至原位;若存在反复便秘、妊娠等引起腹内压增高的因素,则肛垫中的纤维间隔逐渐松弛,并伴有静脉丛充血、扩张、融合,从而形成痔。

2.静脉曲张学说

任何引起腹内压增高的因素如久坐、用力排便、妊娠、腹水及盆腔巨大肿瘤等均可阻滞直肠静脉回流,导致血液淤滞、静脉扩张及痔的形成。

此外,长期进食大量刺激性食物、嗜酒可使局部充血;肛周感染可导致周围血管炎症,使静脉失去弹性而扩张,以上因素均可诱发痔。

(二)临床表现

1.内痔

内痔主要表现为便血及痔块脱出,便血的特点是无痛性间歇性便后出鲜血。

(1)Ⅰ度:排便时出血,便后出血自行停止,无痔块脱出。

(2)Ⅱ度:常有便血,痔块在排便时脱出肛门,排便后可自行回纳。

(3)Ⅲ度:偶有便血,痔在腹内压增高时脱出,无法自行回纳,需用手辅助。

(4)Ⅳ度:偶见便血,痔块长期脱出于肛门,无法回纳或回纳后又立即脱出。

2.外痔

外痔主要表现为肛门不适、潮湿、有时伴局部瘙痒,若形成血栓性外痔,则有剧痛,排便、咳嗽时加剧,数天后可减轻;肛周可见红色或暗红色硬结。

3.混合性痔

混合性痔兼有内痔及外痔的表现,严重时可呈环状脱出肛门,呈梅花状,又称环状痔。

(三)治疗

无症状痔无须治疗,有症状痔的治疗在于减轻及消除症状而非根治。首选非手术治疗,无效时才考虑手术治疗。

1.非手术治疗

(1)一般治疗:适用于初期及无症状痔,包括:①养成良好的饮食和排便习惯。②便后热水坐浴以改善局部血液循环。③肛管内注入抗生素油膏或栓剂,以润滑肛管、促进炎症吸收和减轻疼痛。④血栓形成时可先予局部热敷、外敷消炎止痛药物,若疼痛不缓解再行手术。⑤嵌顿痔,应及早行手法复位,将痔核还纳肛门内。

(2)注射疗法:常用于Ⅰ、Ⅱ度内痔的治疗。

(3)胶圈套扎疗法(图7-3):可用于Ⅰ、Ⅱ、Ⅲ度内痔的治疗,是通过将特制胶圈套入内痔根部,利用胶圈的弹性回缩力将痔的血供阻断,使其缺血、坏死、脱落而治愈。

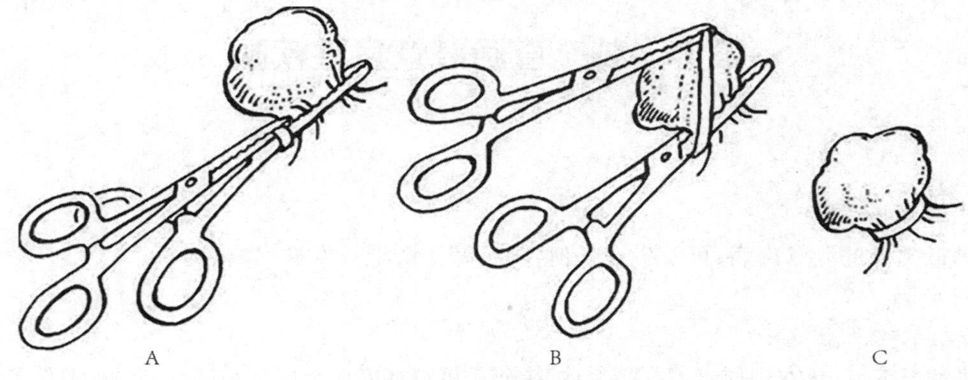

图7-3 内痔胶圈套扎术

(4)多普勒超声引导下痔动脉结扎术:适用于Ⅱ~Ⅳ内痔。

(5)红外线凝固:适用于Ⅰ、Ⅱ度内痔,通过红外线直接照射痔块基底部,引起蛋白凝固、纤维增生,痔块硬化萎缩脱落。

(6)其他:冷冻疗法等。

2.手术治疗

手术治疗主要适用于Ⅱ、Ⅲ、Ⅳ度内痔或发生血栓、嵌顿等并发症的痔,以及以外痔为主的混合痔等。包括痔单纯切除术、吻合器痔固定术、血栓性外痔剥离术、激光切除痔核术等。

(四)护理评估

1.术前评估

(1)健康史:了解患者的一般资料,如性别、年龄、饮食习惯,是否嗜酒,有无便秘及不良排便习惯等。

(2)身体状况。①局部:评估痔的部位、大小、颜色,询问排便状况,有无便秘、肛周疼痛等,排便后有无肿块脱出肛门、能否自行还纳等。②全身:评估患者有无贫血、发热等。

(3)辅助检查:肛门镜检查了解痔核大小,直肠黏膜是否伴有充血、水肿、溃疡及肿块等,有无其他直肠疾病。

(4)心理-社会状况:由于病程迁延,反复发作,若痔出血较多或疼痛剧烈时可引起患者的焦虑及恐惧等不良情绪,给患者工作和生活带来痛苦和不适,给予患者及家属疾病知识及心理疏导方面支持。

2.术后评估

了解患者麻醉、术式及术中情况,评估患者术后生命体征及出血情况,有无疼痛发生,是否有尿潴留发生,评估患者有无肛门失禁、肛门狭窄及感染等并发症的发生。

(五)护理措施

1.术前护理

(1)有效缓解疼痛。①温水坐浴:排便后及时清洗,必要时用1∶5 000高锰酸钾溶液温水坐浴,减轻疼痛。②痔块及时回纳:嵌顿性痔应尽早行手法复位,注意动作轻柔,避免损伤。

(2)保持大便通畅。①定时排便:养成定时排便习惯。术后应保持大便畅通,防止用力,若便秘,忌灌肠。②活动:适当增加运动量,以促进肠蠕动;避免久站、久坐、久蹲。③饮食:嘱患者多饮水,多吃新鲜水果蔬菜和粗粮,少饮酒,少吃辛辣刺激食物,少吃高热量零食。

(3)术前准备:完善术前肠道准备:指导患者进少渣饮食,术前排空大便,尽量避免清洁灌肠;做好会阴部备皮;遵医嘱完成药敏试验;贫血患者及时纠正;注意缓解患者紧张情绪。

2.术后护理

(1)休息与活动:术后24小时内,卧床休息,协助指导患者在床上翻身、活动四肢,24小时后可适当下床活动。

(2)会阴部护理:直肠肛管部位易受粪便及尿液污染,注意保持肛门周围清洁,避免感染,每次便后用1∶5 000高锰酸钾温水坐浴。

(3)饮食护理:术后1～2天应以无渣或少渣流食、半流食为主,如藕粉、莲子羹、稀粥等,减少肠蠕动,促进切口愈合。

(4)控制排便:术后患者会有肛门下坠感或便意,术后3天内尽量避免大便,以促进切口愈合。之后必须保持大便畅通,如便秘可口服液状石蜡或其他缓泻剂。

(5)疼痛护理:根据疼痛原因给予相应护理,如遵医嘱使用镇痛药。

(6)并发症预防及护理。①尿潴留:术后24小时内,每4～6小时嘱患者排尿1次,若术后8小时仍未排尿且感下腹胀满、隆起时,可行诱导排尿或导尿等。②出血:通常术后7天内粪便表面有少量血属正常现象,若患者出现恶心、呕吐、心慌、面色苍白等症状并伴有肛门坠胀感,观察敷料渗血较多时,应及时通知医师处理。③感染:预防感染应做到术前注意改善全身营养状况;术后2天内控制好排便,避免造成伤口崩裂;温水坐浴,保持局部清洁;定时换药,充分引流。④肛门狭窄:多为术后瘢痕挛缩所致,术后应观察患者有无排便困难及大便变细,以排除肛门狭窄。

(六)健康教育

1.疾病相关知识

向患者讲解疾病的发病原因及相应的治疗及护理配合要点,鼓励患者养成良好的饮食及排便习惯，预防便秘。避免长时间久站或久坐。术后告知患者进行肛门括约肌舒缩运动，防止肛门括约肌松弛。

2.出院后观察

患者出院后，注意观察有无感染、肛门狭窄或痔的复发等，发现异常及时就诊。

二、直肠肛管周围脓肿

直肠肛管周围脓肿是指直肠肛管周围间隙内或其周围软组织内的急性化脓性感染，并发展成为脓肿。

（一）病因

大多数直肠肛管周围脓肿源于肛腺感染，少数可继发于损伤、内痔、肛裂或痔疮药物注射治疗等，溃疡性结肠炎、克罗恩病及血液病患者易并发直肠肛管周围脓肿。

（二）临床表现

1.肛门周围脓肿

肛门周围脓肿以肛门周围皮下脓肿最为常见，占 40％～48％，位置多表浅，以局部症状为主，全身感染症状不明显。疼痛、肿胀和局部压痛为主要表现。疼痛为持续跳动性，可因排便、局部受压、按摩或咳嗽而疼痛加剧，坐立不安，行动不便；早期局部红肿、发硬，压痛明显，脓肿形成后则波动明显，若自行穿破皮肤，则脓液排出。

2.坐骨肛管间隙脓肿（坐骨直肠窝脓肿）

坐骨肛管间隙脓肿较多见，占 20％～25％，该间隙较大，因此形成的脓肿较大且深，全身感染症状明显，患者在发病初期就可出现寒战、发热、乏力、恶心等全身表现。早期局部症状不明显，之后出现持续性胀痛并逐渐发展为明显持续性跳痛，排便或行走时疼痛加剧；有的患者可出现排尿困难，里急后重，感染初期无明显局部体征，以后出现患处红肿，双臀不对称。

3.骨盆直肠间隙脓肿（骨盆直肠窝脓肿）

骨盆直肠间隙脓肿较前两者少见，此处位置深、空隙大，因此全身感染症状严重而无明显局部表现，早期即出现持续高热、寒战、头痛、疲倦等全身中毒症状；局部症状为直肠坠胀感、便意不尽等，常伴排尿困难。会阴部多无异常体征，直肠指诊可在直肠壁上触及肿块隆起，有压痛及波动感。

4.其他

肛管括约肌间隙脓肿、直肠后间隙脓肿、高位肌间脓肿、直肠壁内脓肿（黏膜下脓肿）。由于位置较深，局部症状多不明显，主要表现为会阴、直肠坠胀感，排便时疼痛加重，患者同时有不同程度的全身感染症状。直肠触诊可扪及疼痛性肿块。

（三）治疗

1.非手术治疗

非手术治疗可应用抗生素治疗，控制感染；温水坐浴；局部理疗；为缓解患者排便时疼痛，可口服缓泻剂或液状石蜡促进排便。

2.手术治疗

手术治疗主要方法是脓肿切开引流

（1）肛门周围脓肿：在局麻下，于波动最明显处作与肛门呈放射状切口，不必填塞以保证引流通畅。

(2)坐骨肛管间隙脓肿:在腰麻或骶管麻醉下,于压痛明显处,用粗针头先做穿刺,抽出脓液后,做一平行于肛缘的弧形切口,置管或放油纱条引流,切口距离肛缘要 3~5 cm,避免损伤括约肌。

(3)骨盆直肠间隙脓肿:在腰麻或全麻下,根据脓肿位置选择切开部位,脓肿向肠腔突出,手指于直肠内可触及波动,在肛镜下行相应部位直肠壁切开引流。

(四)护理评估

1.健康史

了解患者有无肛周软组织感染、内痔、损伤、肛裂、药物注射等病史,有无血液病、溃疡性结肠炎等。

2.身体状况

(1)局部:评估脓肿位置,局部有无肿胀和压痛,评估疼痛的性质,是否因排便、局部受压、按摩或咳嗽疼痛加剧,是否有肛周瘙痒、分泌物等肛窦炎或肛腺感染的临床表现;有无排尿困难。

(2)全身:患者是否出现寒战、高热、头痛、乏力、食欲缺乏、恶心等全身表现。

3.辅助检查

评估实验室检查结果,有无白细胞计数及中性粒细胞比例增高,MRI 检查明确脓肿与括约肌的关系,有无多发脓肿。

4.心理-社会状况

由于疾病迁延不愈,甚至形成肛瘘,为患者的生活和工作带来不便,注意评估患者心理状态变化,有无因疾病产生的情绪变化,了解其家属对患者疾病的认识程度及支持情况。

(五)护理措施

1.休息与活动

术后 24 小时内,卧床休息,协助并指导患者在床上翻身、活动四肢。但不宜过早下床,以免伤口疼痛、出血,24 小时后可适当下床活动。

2.饮食护理

术后 1~2 天以无渣或少渣流质、半流质为主,如稀粥、面条等,以减少肠蠕动,促进切口愈合。鼓励患者多饮水,摄入有助于促进排便的食物。

3.控制感染

遵医嘱应用抗生素,脓肿切开引流者,密切观察引流液的色、量、性状并记录;定时冲洗脓腔,保持引流通畅;当脓液变稀且引流量<50 mL/d 时,可考虑拔管。高热患者嘱其多饮水并给予物理降温。

4.其他

其他护理措施参见痔围术期护理。

(六)健康教育

(1)疾病相关知识:向患者讲解疾病的发病原因及相应的治疗及护理配合要点,鼓励患者养成良好的饮食及排便习惯,预防便秘;避免长时间久站或久坐;术后告知患者进行肛门括约肌舒缩运动,防止肛门括约肌松弛。

(2)直肠肛管周围脓肿主要是因肛窦腺感染引起,注意个人肛门卫生和生活习惯避免肛窦炎的发生;对未行一次性切开治疗的患者术后存在较高的肛瘘风险,一旦发生肛瘘应行二次肛瘘手术治疗。

三、肛瘘

肛瘘是肛门周围的肉芽肿性管道，由内口、瘘管和外口三部分组成，是常见的直肠肛管疾病之一，多见于青壮年男性。

（一）病因

大多数肛瘘由直肠肛管周围脓肿发展而来，以化脓性感染多见，少数为特异性感染，如克罗恩病、结核、溃疡性结肠炎等；其他如直肠肛管恶性肿瘤溃破感染、直肠肛管外伤继发感染等所致，但少见。

（二）临床表现

1.症状

肛门部潮湿、瘙痒，甚至出现湿疹。较大的高位肛瘘外口可排出粪便及气体。当外口因假性愈合而暂时封闭时，脓液积存，再次形成脓肿，可出现直肠肛管周围脓肿症状，脓肿破溃或切开引流后，脓液排出，症状缓解。上述症状反复发作是肛瘘的特点。

2.体征

肛门周围可见单个或多个外口，呈红色乳头状隆起，挤压可排出少量脓液或脓血性分泌物，可有压痛。

（三）治疗

治疗原则是切开瘘管，敞开创面，促进愈合。

1.瘘管切开术

瘘管切开术适用于低位肛瘘，瘘管全部切开，靠肉芽组织生长使切口愈合。

2.肛瘘切除术

肛瘘切除术适用于低位单纯性肛瘘。切除全部瘘管壁直至健康组织，创面敞开，使其逐渐愈合。

3.挂线治疗

挂线治疗适用于距肛缘 3～5 cm 且有内、外口的低位、高位单纯性肛瘘或复杂性肛瘘的辅助治疗。其原理是利用橡皮筋或有腐蚀作用的药线的机械性压迫作用，使结扎处组织发生血运障碍而坏死，以缓慢切开肛瘘。

（四）护理评估

1.健康史

患者是否有直肠肛管周围脓肿病史，是否有结核分枝杆菌感染或肛门外伤史等。

2.身体状况

评估瘘管内、外口的位置、数量及外观，有无瘘口排脓、肛周瘙痒；是否出现寒战、高热、头痛、乏力等全身表现。

3.辅助检查

根据直肠指检、内镜检查等，明确瘘管内口，评估瘘管走向；实验室检查是否提示白细胞计数及中性粒细胞比例增高。

4.心理-社会状况

本病呈慢性过程，需了解患者对肛周瘙痒、分泌物及粪臭味给患者带来生理上甚至生活上的影响。评估患者心理状况，有无悲观、抑郁情绪等。

(五)护理措施

1.挂线疗法护理

(1)皮肤护理:保持肛周皮肤清洁、干燥,嘱患者局部皮肤瘙痒时不可搔抓,避免皮肤损伤感染。

(2)饮食护理:挂线治疗前1天晚餐进半流食,术晨可进流食,术后予以清淡、易消化食物。

(3)温水坐浴:术后第2天开始,每天早晚及便后用1∶5 000高锰酸钾溶液坐浴,既可缓解疼痛,又有利于炎症消散、吸收。

2.围术期护理

围术期护理见痔围术期护理。

(六)健康教育

1.收紧药线

嘱患者每5～7天至门诊收紧药线,直至药线脱落,脱落后局部可涂生肌散或抗生素软膏,以促进伤口愈合。

2.扩肛或提肛运动

为防止肛门狭窄,术后5～10天可用示指扩肛,每天1次,肛门括约肌松弛者,术后3天起可指导患者进行提肛运动。

四、肛裂

肛裂是指齿状线以下肛管皮肤层裂伤后形成的经久不愈的缺血性溃疡,多见于青、中年人。

(一)病因

病因尚不清楚,可能与多种因素有关,但大多数肛裂形成的直接原因是长期便秘、粪便干结引起排便时机械性损伤。

(二)临床表现

患者多有长期便秘史,临床典型表现为疼痛、便秘和出血。

1.疼痛

疼痛为主要症状,一般较剧烈,有典型的周期性。由于排便时干硬粪便刺激裂口内神经末梢,肛门出现烧灼样或刀割样疼痛;便后数分钟可缓解;随后因肛门括约肌反射性痉挛,再次发生疼痛,时间较长,常持续半小时至数小时,直到括约肌疲劳、松弛后,疼痛缓解。

2.便秘

肛裂形成后患者往往因惧怕疼痛而不愿排便,故而加重便秘,粪便更加干结,便秘又加重肛裂,形成恶性循环。

3.出血

由于排便时粪便擦伤溃疡面或撑开肛管撕拉裂口,故创面常有少量出血,鲜血可见于粪便表面、便纸上或排便过程中滴出,大量出血少见。

(三)治疗

软化大便,保持大便通畅;解除肛门括约肌痉挛,缓解疼痛,促进局部创面愈合。

1.非手术治疗

(1)服用通便药物:口服缓泻剂或液状石蜡,润滑干硬的粪便;增加饮水和多纤维食物。

(2)局部坐浴:排便后用1∶5 000高锰酸钾温水坐浴;保持局部清洁,改善局部血液循环,解除括约肌痉挛及其所致疼痛,促进炎症吸收消散。

(3)扩肛疗法:局部麻醉后,用示指和中指循序渐进、持续地扩张肛管,使括约肌松弛、疼痛消失,创面扩大,促进溃疡愈合,但此法复发率高,可并发出血、肛周脓肿等。

2.手术治疗

手术治疗适用于经久不愈,经非手术治疗无效的且症状较重的陈旧性肛裂。

(1)肛裂切除术:切除全部增殖的肛裂边缘及其周边纤维化组织、前哨痔及肥大乳头,术后创面敞开引流,保持引流畅通,更换敷料直至创面愈合。

(2)肛管内括约肌切断术:肛管内括约肌为环形的不随意肌,其痉挛收缩是导致肛裂患者疼痛的主要原因。手术分离内括约肌后,予以部分切断,同时切除肥大乳头和前哨痔;肛裂在数周后可自行愈合。

(四)护理评估

1.健康史

患者是否常有长期便秘史,个人饮食习惯,有无家族史、既往史、过敏史。

2.身体状况

评估肛裂的部位及外观,有无出血、水肿,询问患者疼痛情况。

3.心理-社会状况

由于疼痛和便血,给患者带来痛苦和不适,而产生焦虑和恐惧心理。

(五)护理措施

1.一般护理

(1)有效缓解疼痛。①保持肛门卫生:便后用1∶5 000高锰酸钾温水坐浴,水温40～46 ℃,每天2～3次,每次20～30分钟,松弛肛门括约肌,改善局部血液循环,缓解疼痛,促进愈合。②镇痛:疼痛明显者,可遵医嘱给予应用镇痛药物,如肌内注射吗啡等。

(2)保持大便通畅。①养成良好排便习惯:长期便秘是引起肛裂的最主要病因,指导患者养成每天定时排便的习惯,进行适当的户外锻炼。②服用缓泻剂:如液状石蜡,也可选用中药大黄、蜂蜜、番泻叶等泡茶饮用,以润滑、松软大便并有利排便。

2.饮食护理

多饮水;增加膳食中新鲜蔬菜、水果及粗纤维食物的摄入,少量或忌食辛辣和刺激饮食,以促进胃肠蠕动,防止便秘。

3.手术治疗的护理

(1)术前准备:术前3天少渣饮食,术前1天流食,术日前晚灌肠,尽量避免术后3天内排便,有利于切口愈合。

(2)术后护理:保持创面清洁,定时更换敷料;注意观察切口局部情况,有无出血、感染及脓肿形成。

4.并发症的预防及处理

(1)切口出血:多发生于术后1～7天,原因多为术后便秘、剧烈咳嗽等,一旦发生切口大量渗血,紧急压迫止血并报告医师。

(2)排便失禁:多因术中不慎切断肛管直肠环所致,若仅为肛门括约肌松弛,可于术后3天指导患者进行提肛运动。

(3)肛门狭窄:术后5～10天可用示指扩肛,每天1次。

(六)健康教育

1.疾病相关知识

向患者讲解疾病的发病原因及相应的治疗及护理配合要点,鼓励患者积极配合治疗;鼓励患者养成良好的饮食及排便习惯,预防便秘。

2.出院后监测

患者出院后,注意观察有无感染、肛门狭窄或肛裂复发等,如有异常及时就诊。

(于林林)

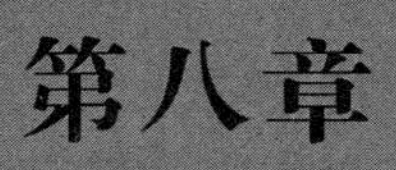

第八章 神经外科护理

第一节 面肌痉挛

面肌痉挛是指以一侧面神经所支配的肌群不自主地、阵发性、无痛性抽搐为特征的慢性疾病。抽搐多起于眼轮匝肌,临床表现:从一侧眼轮匝肌很少的收缩开始,缓慢由上向下扩展到半侧面肌,严重可累及颈肩部肌群。抽搐为阵发性、不自主痉挛,不能控制,情绪紧张、过度疲劳可诱发或加重病情。开始抽搐较轻,持续仅几秒,之后抽搐逐渐延长至几分钟,频率增多,严重者致同侧眼不能睁开,口角向同侧㖞斜,严重影响身心健康。女性患者多见,左侧多见,通常在青少年出现,神经外科常用手术方法为微血管减压术(MVD)。

一、护理措施

(一)术前护理

1.心理护理

充分休息,减轻心理负担,消除心理焦虑,并向患者介绍疾病知识、治疗方法及术后患者的康复情况,以及术后可能出现的不适和应对办法,使患者对手术做好充分的准备。

2.饮食护理

营养均衡,可进食高蛋白、低脂肪、易消化食物。

3.术前常规护理

选择性备皮(即术侧耳后向上、向下、向后各备皮约 5 cm,尤适用于长发女性,可以很好地降低因外貌改变造成的不良心理应激)、配血、灌肠、禁食、禁水。

(二)术后护理

(1)密切观察生命体征、意识、瞳孔变化。

(2)观察有无继发性出血。

(3)保持呼吸道通畅,如有恶心、呕吐,去枕头偏向一侧,以及时清除分泌物,避免吸入性肺炎。

(4)饮食:麻醉清醒 4 小时后且不伴恶心、呕吐,由护士亲自喂第一口水,观察有无呛咳,防止误吸。术后第一天可进流食,逐渐过渡至正常饮食。鼓励营养均衡,并适当摄取汤类食物,多饮水，以缓解低颅内压症状。

(5)体位：去枕平卧 4～6 小时，患者无头晕、恶心、呕吐等不适主诉，在主管医师协助下给患者垫薄软枕或毛巾垫。如术后头晕、恶心等明显低颅内压症状，要遵医嘱去枕平卧 1～2 天。术后 2～3 天可缓慢坐起，如头晕不适，立即平卧，反复锻炼至症状消失，在他人搀扶下可下床活动，注意避免跌倒。

(6)观察有无颅内感染、切口感染。观察伤口敷料，监测体温每天 4 次，了解有无头痛、恶心等不适主诉。

(7)手术效果观察：评估术后抽搐时间、强度、频率。部分患者术后面肌痉挛会立即消失，部分患者需要营养受损的神经，一段时间后可消失。

(8)对患者进行健康宣教，告知完全恢复需要 3 个月时间，加强护患配合。

(9)术后并发症护理。①低颅内压反应：因术中为充分暴露手术视野需放出部分脑脊液，所以导致低颅内压。术后根据情况去枕平卧 1～3 天，如恶心、呕吐，头偏向一侧，防止误吸。每天补液 1 500～2 000 mL，并鼓励患者多进水、汤类食物，促进脑脊液分泌。鼓励床上活动下肢，防止静脉血栓形成。②脑神经受累：因手术中脑神经根受损可致面部感觉麻木，不完全面瘫。不完全面瘫者注意口腔和眼部卫生，眼睑闭合不全者给予抗生素软膏涂抹，饭后及时清理口腔，遵医嘱给予营养神经药物，并做好细致解释，健康指导。③听力下降：因术中损失相邻的听神经，所以导致同侧听力减退或耳聋。密切观察，耐心倾听不适主诉，以及时发现异常。遵医嘱使用营养神经药物，并注意避免使用损害听力的药物，保持安静，避免噪声。

(三)健康指导

(1)避免情绪激动，去除不安、恐惧、愤怒、忧虑等不利因素，保持心情舒畅。

(2)饮食清淡，多吃含水分、含纤维素多的食物；多食蔬菜、水果。忌烟、酒及辛辣刺激性强的食物。

(3)定期复查病情。

二、主要护理问题

(1)知识缺乏：与缺乏面肌痉挛相关疾病知识有关。

(2)自我形象紊乱：与不自主抽搐有关。

(3)有出血的可能：与手术有关。

(4)有体液不足的危险：与体液丢失过多有关。

(5)有感染的危险：与手术创伤有关。

(蔡荣华)

第二节 颅脑损伤

颅脑损伤在战时和平时都比较常见，占全身各部位伤的 10%～20%，仅次于四肢伤，居第 2 位。但颅脑伤所造成的病死率则居第 1 位。重型颅脑伤患者病死率高达 30%～60%。颅脑火器伤的阵亡率占全部阵亡率的 40%～50%，居各部位伤的首位。及早诊治和加强护理是提高颅脑伤救治效果的关键。

一、颅脑损伤的分类

(一)开放性颅脑损伤

1.火器性颅脑损伤

头皮伤、颅脑非穿透伤、颅脑穿透伤(非贯通伤、贯通伤、切线伤)。

2.非火器性颅脑损伤

锐器伤、钝器伤(头皮开放伤、颅骨开放伤、颅脑开放伤)。

(二)闭合性颅脑损伤

1.头皮伤

头皮挫伤、头皮血肿(头皮下血肿、帽状腱膜下血肿、骨膜下血肿)。

2.颅骨骨折

颅盖骨骨折(线形骨折、凹陷性骨折、粉碎性骨折)、颅底骨折(颅前窝、颅中窝、颅后窝骨折)。

3.脑损伤

原发性(脑震荡、脑挫裂伤、脑干伤)、继发性(颅内血肿、硬膜外血肿、硬膜下血肿、脑内血肿、多发性血肿)、脑疝。

二、头皮损伤

(一)头皮的解剖特点

(1)头皮分为5层:即表皮层、皮下层、帽状腱膜层、帽状腱膜下层及颅骨外膜层。①表皮层:含有汗腺、皮脂腺和毛囊,并长满头发,易藏污纳垢,易造成创口感染。②皮下层:具大量纵形纤维隔,紧密牵拉皮层与帽状腱膜层,使头皮缺乏收缩能力。③帽状腱膜层:坚韧并有一定张力,断裂时可使创口移开。④帽状腱膜下层:为疏松结缔组织,没有间隔,损伤时头皮撕脱,出血易感染,沿血管侵犯颅内。⑤颅骨外膜层:在骨缝处与骨缝相连,并嵌入缝内。

(2)头皮血供丰富,伤口愈合及抗感染能力较强,但伤时出血多,皮肤收缩力差,不易自止,出血过多,易发生出血性休克,年幼儿童更应提高警惕。

(二)临床表现

1.擦伤

擦伤是表皮层的损伤,仅为表皮受损脱落,有少量渗血或渗液,疼痛明显。

2.挫伤

除表皮局限擦伤外,损伤延及皮下层,可见皮下血肿、肿胀或有淤血,并发血肿。

3.裂伤

头皮组织断裂,帽状腱膜完整者,皮肤裂口小而浅;帽状腱膜损伤者,裂口可深达骨膜,多伴有挫伤。

4.头皮血肿

头皮血肿分为3种。①皮下血肿:一般局限于头皮伤部,质地硬,波动感不明显。②帽状腱膜下血肿:可以蔓及整个头部,不受颅缝限制,有波动感,严重出血可致休克。③骨膜下血肿:血肿边缘不超过颅缝,张力大,有波动感,常伴有颅骨骨折。

5.撕脱伤

大片头皮自帽状腱膜下撕脱，头皮自帽状腱膜下部分甚至整个头皮连同额肌、颞肌、骨膜一并撕脱，多为头皮强烈暴力牵拉所致。此撕脱伤，伤情重，可因大量出血，而发生休克。可缺血、感染、坏死，后果严重。

(三)治疗原则

(1)头皮损伤，出血不易自止，极小的裂伤，多需缝合。

(2)头皮表皮层损伤，易隐匿细菌，清创要彻底。

(3)头皮血肿，除非过大，一般加压包扎，自行吸收；血肿巨大，时间长不吸收，可在严密消毒下作穿刺，吸除血液，并加压包扎，一旦感染应切开引流。

(4)大片缺损者：①可酌情采用成形手术修复。②止痛、止血、加压包扎。③必要时给予输血，补液抗休克。④防治感染。

三、颅骨骨折

颅骨骨折分为颅盖和颅底骨折。其分界线为眉间、眶上缘、颧弓、外耳孔、上项线及枕外隆凸。分界线以上为颅盖，以下为颅底。颅骨骨折常反映脑损伤部位和程度。按解剖分类为颅盖骨折、颅底骨折和颅缝分离。按骨折形态分为线性骨折、粉碎性骨折、凹陷骨折和洞形骨折。

(一)颅盖骨折

1.临床表现

(1)线性骨折：骨折线长短不一，单发或多发，需X线摄片明确诊断，无并发损害时，常无特殊临床表现。

(2)粉碎性骨折：由两条以上骨折线及骨折线相互交叉，将颅骨分裂为数块。

(3)凹陷骨折：颅骨内板或全颅板陷入颅内，成人者凹陷骨折片周围有环形骨折线，中心向颅内陷入。

2.治疗原则

(1)骨折本身不需特殊处理。

(2)发生于婴幼儿，骨板薄而有弹性，无骨折线，在生长发育过程中可自行复位。

(3)一般凹陷骨折均需手术治疗，而骨片无错位或无凹陷者不需手术。

(二)颅底骨折

单纯颅底骨折比较少见，常由颅盖骨折延续而来。颅底骨折的诊断主要依靠临床表现。根据解剖部位分为颅前窝骨折、颅中窝骨折和颅后窝骨折。

1.临床表现

(1)颅前窝骨折：眼睑青紫肿胀，呈“熊猫眼”，可有脑脊液鼻漏，常伴有额叶损伤和Ⅰ、Ⅱ对颅神经损伤。

(2)颅中窝骨折：颞肌下出血压痛、耳道流血，可有脑脊液耳漏或脑脊液鼻漏，常伴有颞叶损伤和Ⅲ～Ⅶ对颅神经损伤。

(3)颅后窝骨折：乳突皮下出血(Bottle斑)，咽后壁黏膜下出血，常伴有脑干损伤和第Ⅸ～Ⅻ对颅神经损伤。

2.治疗原则

(1)脑脊液漏，一般在伤后3～7天自行停止。若2周后仍不停止或伴颅内积气经久不消失时，应行硬膜修补术。脑脊液漏患者注意事项：严禁堵塞，冲洗鼻腔、外耳道。避免擤鼻等动作，以防逆行感染；保持鼻部与耳部清洁卫生；应用适量抗生素预防感染；禁忌腰穿。

（2）颅底骨折本身无须特殊处理，重点是预防感染。

（3）口鼻大出血，应及时行气管切开，置入带气囊的气管导管。鼻出血可行鼻腔填塞暂时压迫止血，有条件可行急症颈内外动脉血管造影及血管内栓塞治疗，闭塞破裂血管。

（4）颅神经损伤：视神经管骨折压迫视神经时，应争取在伤后4～5天开颅行视神经管减压术；大部分颅神经损伤为神经挫伤，属部分性损伤，应用促神经功能恢复药物如B族维生素、地巴唑、神经节苷脂等，配合针灸理疗，可以逐步恢复。完全性神经断裂恢复困难，常留有神经功能缺损症状。严重面神经损伤，可暂时缝合眼睑以防治角膜溃疡发生。吞咽困难及饮水呛咳者，置鼻饲管，长期不恢复时可做胃造瘘。

3.治愈标准

（1）软组织肿胀、淤血已消退。

（2）脑脊液漏已愈，无颅内感染征象。

（3）脑局灶症状和颅神经功能障碍基本消失。

四、脑损伤

（一）脑震荡

头部伤后，脑功能发生的短暂性障碍，称为脑震荡。

1.临床表现

（1）意识障碍：一般不超过30分钟。

（2）近事遗忘：清醒后不能叙述受伤经过，受伤前不久之事也失去记忆，但往事仍能清楚回忆。

（3）全身症状：醒后有头痛、耳鸣、失眠、健忘等症状，多于数天逐渐消失。

（4）生命体征：无明显改变。

（5）神经系统检查：无阳性体征，腰穿脑脊液正常。

2.治疗原则

（1）多数经过严格休息7～14天即可恢复正常工作，完全康复，无须特殊治疗处理。

（2）对症治疗：诉头痛者，可给罗通定、索米痛片等。有恶心、呕吐可给异丙嗪，每次12.5 mg，每天3次；维生素C 10 mg，每天3次。心情烦躁忧虑失眠者可服镇静剂，如阿普唑仑（佳静安定），每次0.4 mg，每天3次。

（二）脑挫裂伤

脑挫裂伤为脑实质损伤，发生在着力部位称冲击伤，发生在对冲部位称对冲伤，两者可单独发生，也可同时存在。肉眼可见脑组织点状、片状出血及脑组织挫裂等。显微镜下皮层失去正常结构，神经元轴突碎裂，胶质细胞变性坏死及有点状或片状出血灶等。脑挫裂伤昏迷时间不超过12小时，有轻度生命体征改变和神经系统阳性体征，而无脑受压症状者属中度脑损伤。广泛脑挫裂伤昏迷时间超过12小时，有较明显生命体征改变或脑受压症状者属重型脑损伤。

1.临床表现

（1）意识障碍：持续时间较长，甚至持续昏迷。

（2）生命体征改变：轻中度局灶性脑挫裂伤患者生命体征基本平稳，重度脑挫裂伤患者可发生明显的生命体征改变，急性颅内压增高的典型生命体征变化特点是“两慢一高”，即呼吸慢、脉搏慢、血压升高。

(3)定位症状：伤灶位于脑功能区会出现偏瘫、失语及感觉障碍等。

(4)精神症状：多见于双侧额颞叶挫裂伤，表现为情绪不稳定、烦躁、易怒、骂人或淡漠、痴呆等。

(5)癫痫发作：多见于运动区挫裂伤。

(6)脑膜刺激征：由于蛛网膜下腔出血所致，表现为颈项强直、克氏征阳性，腰穿为血性脑脊液。

(7)颅内压增高症状：意识恢复后仍有头痛、恶心、呕吐及定向力障碍等。

(8)CT 扫描：挫裂伤区呈点状、片状高密度区，常伴有脑水肿或脑肿胀、脑池和脑室受压、变形、移位等。

2.治疗原则

(1)保持呼吸道通畅，防治呼吸道感染。

(2)严密观察意识、瞳孔、颅内压、生命体征变化，有条件时对重症患者进行监护。

(3)伤后早期行 CT 扫描，病情严重时应该行动态 CT 扫描。

(4)头部抬高 15°～30°。

(5)维持水、电解质平衡。

(6)给予脱水利尿剂，目前最常用的药物包括 20%甘露醇、呋塞米、人体清蛋白。用法：20%甘露醇每次 0.5～1.0 g/kg，静脉滴注 2～3 次/天；呋塞米每次 20～40 mg，静脉注射 2～3 次/天；人体清蛋白每次5～10 g，静脉滴注 1～2 次/天。

(7)应用抗自由基及钙通道阻滞剂，如大剂量维生素 C 10～20 mg/d，25%硫酸镁 10～20 mL/d，尼莫地平 10～20 mg/d 等。

(8)防治癫痫，应用地西泮、苯妥英钠、苯巴比妥等药物。

(9)脑细胞活化剂，主要包括 ATP、辅酶 A、脑活素及胞磷胆碱。

(10)亚低温疗法，对于严重挫裂伤、脑水肿、脑肿胀患者宜采用正规亚低温疗法，使体温维持在32～34 ℃，持续 1 周左右，在降温治疗过程中，可给予适量冬眠药物和肌松剂。

(11)病情平稳后及时腰穿，放出蛛网膜下腔积血，必要时椎管内注入氧气。

3.治愈标准

(1)神志清楚，症状基本消失，颅内压正常。

(2)无神经功能缺失征象，能恢复正常生活和从事工作。

4.好转标准

(1)意识清醒，但言语或智能仍较差。

(2)尚存在某些神经损害，如部分性瘫痪症状和体征，或尚存在某些精神症状。

(3)生活基本自理或部分自理。

(三)脑干损伤

脑干损伤是指中脑、脑桥、延髓部分的挫裂伤。脑干伤分原发性和继发性两种。原发性脑干伤是指外力直接损伤脑干，伤后立即发生，常由于脑干与天幕裂孔疝或斜坡相撞或脑干移位扭转牵拉所造成的损伤，也可能是直接贯通伤所致。继发性脑干伤是指伤后因继发性颅内血肿或脑水肿引起的颅内压增高致脑疝形成压迫脑干所致，临床主要表现为长时间昏迷和双侧锥体束征阳性。伤后立即出现明显脑干损伤症状或脑疝晚期，脑干损伤严重者，属特重型脑损伤。

1.临床表现

(1)意识障碍：通常表现为伤后立即昏迷，昏迷持续长短不一，可长达数月或数年，甚至植物生存状态。

(2)眼球和瞳孔变化：可表现为瞳孔大小不一，形态多变且不规则，眼球偏斜或眼球分离。

(3)生命体征改变：伤后出现呼吸循环功能紊乱或呼吸循环衰竭，中枢性高热或体温不升。

(4)双侧锥体束征阳性：表现为双侧肌张力增高，腱反射亢进及病理征阳性，严重者呈弛缓状态。

(5)出现去皮层或去大脑强直。

(6)各部分脑干损伤可出现以下不同特点：中脑损伤见瞳孔大小，形态多变且不规则，对光反应减弱或消失，眼球固定、四肢肌张力增高。损伤在红核以上呈上肢屈曲、下肢伸直的去皮层强直；桥脑损伤见双瞳孔极度缩小，光反应消失，眼球同向偏斜或眼球不在同一轴线上，损伤累及红核和前庭核间，则四肢张力均增高，呈伸直的去脑强直痉挛；延髓损伤突出表现为呼吸循环功能障碍。如呼吸不规则、潮式呼吸或呼吸停止；血压下降、心律不齐或心搏骤停。

(7)CT 扫描：基底池、环池、四叠体池、四脑室受压变小或闭塞，可见脑干点状、片状密度增高区。

(8)MRI 扫描：可见脑干肿胀，点状或片状出血等改变。

2.治疗

(1)严密观察意识，生命体征及瞳孔变化，有条件时在重症监护病房监护。

(2)保持呼吸道通畅，尽早行气管插管或气管切开。气管切开指征：有颌面部伤、颅底骨折、合并上消化道出血、脑脊液漏较多；合并有严重胸部伤，尤其是多发性肋骨骨折和反常呼吸；昏迷较深，术后短时间内不能清醒；有慢性呼吸道疾病，呼吸道分泌物多不易咳出；术前有呕吐物或血液等气管内返流误吸。

(3)下列情况下应该行人工控制呼吸：PaO_2＜8.0 kPa；$PaCO_2$＞6.0 kPa；无自主呼吸或呼吸节律不规则，呼吸频率慢(＜10 次/分)或呼吸浅快(＞40 次/分)；弥漫性脑损伤，颅内压＞5.33 kPa，呈去脑或去皮层强直。

(4)维持水、电解质平衡，适当控制输入液体量和速度，防止高血糖，尽量少用含糖液体并加用胰岛素。

(5)脱水利尿，激素治疗，抗自由基和钙超载等处理方法同脑挫裂伤。

(6)预防消化道出血，早期行胃肠道减压，应用奥美拉唑、雷尼替丁等药物。

(7)亚低温治疗，体温宜控制在 32～34 ℃，维持 3～10 天，应用亚低温治疗时应该使用适量镇静剂和肌松剂。

(8)预防肺部并发症：雾化吸入；注意翻身、拍背及吸痰；加强气管切开后的呼吸道护理，应用生理盐水、庆大霉素和糜蛋白酶等气管冲洗液定时适量冲洗，也可根据痰细菌培养和药敏试验配制气管冲洗液；根据痰细菌培养和药敏试验选用敏感抗生素治疗。

(9)中枢性高热处理：冰袋、冰帽降温；50％乙醇擦浴；退热剂：复方阿司匹林及吲哚美辛等；冬眠合剂：氯丙嗪 25 mg＋异丙嗪 25 mg，肌内注射 1 次/6～8 小时；采用全身冰毯机降温，通常能收到肯定的退热效果。

(10)长期昏迷处理，目前常用的催醒和神经营养药物包括吡硫醇、吡拉西坦、脑活素、胞磷胆碱及纳洛酮等，通常同时使用两种以上药物。另外，高压氧是促进患者苏醒的行之有效的措施，一旦生命体征稳定，应该尽早采用高压氧治疗，疗程一般为30天。

3.治愈标准

同脑挫裂伤。

4.好转标准

(1)神志清醒，可存有智力障碍。

(2)尚遗有某些脑损害征象。

(3)生活尚不能自理。

(四)颅内血肿

颅脑损伤致使颅内出血，使血液在颅腔内聚集达到一定体积称为颅内血肿。一般幕上血肿量在20 mL以上，幕下血肿量 10 mL 以上，即可引起急性脑受压症状。颅内血肿引起脑受压的程度主要与血肿量、出血速度及出血部位有关。

1.分类

根据血肿在颅腔内的解剖部位可分为以下几种。

(1)硬脑膜外血肿：指血肿位于颅骨与硬脑膜之间，出血来源包括脑膜中动脉、板障血管、静脉窦及蛛网膜颗粒等，以脑膜中动脉出血最常见，多为加速伤，常伴有颅盖骨骨折。可出现中间清醒期。

(2)硬脑膜下血肿：指硬脑膜与蛛网膜之间的血肿，出血来源于脑挫裂伤血管破裂、皮层血管、桥静脉、静脉窦撕裂，多为减速伤，血肿常发生于对冲部位。通常伴有脑挫裂伤。

(3)脑内血肿：指脑伤后在脑实质内形成的血肿，常与对冲性脑挫裂伤和急性硬膜下血肿并存。多为减速伤，血肿常发生在对冲部位，均伴有不同程度脑挫裂伤。脑内血肿是一种较为常见的致命的，却又是可逆的继发性病变，血肿压迫脑组织引起颅内占位和颅内高压，若得不到及时处理，可导致脑疝，危及生命。

(4)多发性血肿：指颅内同一部位或不同部位形成两个或两个以上血肿。

(5)颅后窝血肿：由于颅后窝代偿容积很小，易发生危及生命的枕骨大孔疝。

(6)迟发性外伤性颅内血肿：指伤后首次 CT 扫描未发现血肿，再次 CT 扫描出现的颅内血肿，随着 CT 扫描的普及，迟发性外伤性颅内血肿检出率明显增加。

根据血肿在伤后形成的时间可分为：特急性颅内血肿，伤后 3 小时形成；急性颅内血肿，伤后 3 小时～3 天形成；亚急性颅内血肿，伤后 3 天～3 周形成；慢性颅内血肿，伤后 3 周以上形成。

2.临床表现

(1)了解伤后意识障碍变化情况，昏迷程度和时间，有无中间清醒或好转期。

(2)颅内压增高症状：头痛、恶心、呕吐、视盘水肿等；生命体征变化，典型患者出现“二慢一高”，即脉搏慢，呼吸慢、血压升高；意识障碍进行性加重。

(3)局灶症状：可出现偏瘫、失语、局灶性癫痫等，通常在伤后逐渐出现，与脑挫裂伤伤后立即出现上述症状有所区别。

(4)脑疝症状：一侧瞳孔散大，直接对光反应消失，对侧偏瘫，腱反射亢进及病理征阳性等，通常提示小脑幕切迹疝；双侧瞳孔散大，光反射消失及双侧锥体束征阳性，提示双侧小脑幕切迹疝晚期，病情危重；突然出现病理性呼吸困难，很快出现呼吸心搏停止，提示枕骨大孔疝。

3.诊断

(1)了解病史,详细了解受伤时间、原因及头部着力部位等。

(2)了解伤后意识变化情况,是否有中间清醒期。

(3)症状:头痛呕吐,典型“二慢一高”。

(4)局灶症状:可出现偏瘫、失语、局灶性癫痫等。通常在伤后逐渐出现,与脑挫裂伤伤后立即出现上述症状有所区别。

(5)X线检查:颅骨平片检查为常规检查,颅骨骨折对诊断颅内血肿有较大的参考价值。CT扫描是诊断颅内血肿的首要措施,它具有准确率高、速度快及无损伤等优点,已成为颅脑损伤诊断的常规方法,对于选择治疗方案有重要意义。急性硬脑膜外血肿主要表现为颅骨下方梭形高密度影,常伴有颅骨骨折或颅内积气;急性硬膜下血肿常表现为颅骨下方新月形高密度影,伴有点状或片状脑挫裂伤灶;急性脑内血肿表现为脑高密度区,周围常伴有点状、片状高密度出血灶及低密度水肿区;亚急性颅内血肿常表现为等密度或混合密度影;慢性颅内血肿通常表现为低密度影。

(6)MRI扫描:对于急性颅内血肿诊断价值不如CT扫描。对亚急性和慢性颅内血肿特别是高密度血肿诊断价值较大。

4.治疗

(1)非手术治疗:适应证主要包括无意识进行性恶化;无新的神经系统阳性体征出现或原有神经系统阳性体征无进行性加重;无进行性加重的颅内压增高征;CT扫描显示除颞区外大脑凸面血肿量＜30 mL,无明显占位效应(中线结构移位＜5 mm),环池和侧裂池＞4 mm,颅后窝血肿量＜10 mL;颅腔容积压力反应良好。非手术治疗基本同脑挫裂伤,但需特别注意观察患者意识、瞳孔和生命体征变化,动态做头颅CT扫描观察。若病情恶化或血肿增大,应立即行手术治疗。

(2)手术治疗:适应证主要包括有明显临床症状和体征的颅内血肿;CT扫描提示明显脑受压的颅内血肿;幕上血肿量＞30 mL,颞区血肿＞20 mL,幕下血肿＞10 mL;患者意识障碍进行性加重或出现再昏迷;颅内血肿诊断一旦明确应尽快手术,解除脑受压,并彻底止血;脑水肿严重者,可同时进行减压手术或去除骨瓣。

五、颅脑损伤的分型

目前国际上通用的是GCS,现成为国际上公认评判脑外伤严重程度的准绳,统一了对脑外伤严重程度的目标标准(表8-1)。根据GCS对昏迷患者检查睁眼、言语和运动反应进行综合评分。正常总分为15分,病情越重,积分越低,最低3分。总分越低表明意识障碍越重,伤情越重。总分在8分以下表明已达昏迷阶段。

表8-1 脑外伤严重程度目标标准

项目	记分	项目	记分	项目	记分
睁眼反应		言语反应		运动反应	
正常睁眼	4	回答正确	5	按吩咐动作	6
呼唤睁眼	3	回答错乱	4	刺痛时能定位	5
刺痛时睁眼	2	词句不清	3	刺痛时躲避	4

续表

项目	记分	项目	记分	项目	记分
无反应	1	只能发音	2	刺痛时肢体屈曲	3
		无反应	1	刺痛时肢体伸直	2
				无反应	1

我国的颅脑损伤分型大致划分为：轻型、中型、重型（其中包括特重型）。轻型 13～15 分，意识障碍时间在 30 分钟内；中型 9～12 分，意识模糊至浅昏迷状态，意识障碍时间在 12 小时以内；重型 5～8 分，意识呈昏迷状态，意识障碍时间大于 12 小时；特重型 3～5 分，伤后持续深昏迷。

（一）轻型（单纯脑震荡）

（1）原发意识障碍时间在 30 分钟以内。

（2）只有轻度头痛、头晕等自觉症状。

（3）神经系统和脑脊液检查无明显改变。

（4）可无或有颅骨骨折。

（二）中型（轻的脑挫裂伤）

（1）原发意识障碍时间不超过 12 小时。

（2）生命体征可有轻度改变。

（3）有轻度神经系统阳性体征，可有或无颅骨骨折。

（三）重型（广泛脑挫伤和颅内血肿）

（1）昏迷时间在 12 小时以上，意识障碍逐渐加重或有再昏迷的表现。

（2）生命体征有明显变化，即出现急性颅内压增高症状。

（3）有明显神经系统阳性体征。

（4）可有广泛颅骨骨折。

（四）特重型（有严重脑干损伤和脑干衰竭现象）

（1）伤后持续深昏迷。

（2）生命体征严重紊乱或呼吸已停止。

（3）出现去大脑强直，双侧瞳孔散大等体征。

六、重型颅脑损伤的急救和治疗原则

（一）急救

及时有效的急救，不仅使当时的某些致命威胁得到缓解，而且是抢救颅脑损伤患者是否能取得效果的关键。急救处置需视患者所在地点，所需救治器材及伤情而定。

1.维持呼吸道通畅

如患者受伤即来就诊或在现场急救，在重点了解受伤过程后，即刻观察呼吸情况，清除呼吸道梗阻，使呼吸道畅通，对颅脑伤严重者，在救治时应早做气管切开。

2.抗休克

在清理呼吸道同时，测量脉搏和血压，观察有无休克情况，如出现休克，应立即检查头部有无创伤、胸腹脏器及四肢有无大出血，以及时静脉补液。

3.止血

对活动性出血能及时止血者如头皮软组织出血，表浅可见，可即刻钳夹缝扎。

4.早期诊断治疗

患者昏迷加深，脉搏慢而有力，血压升高，则提示有颅内压增高，应尽早脱水治疗，限制摄入液量每天 1 500～2 000 mL，以葡萄糖水和半张(0.5%)盐水为主，不可过多，以免脑水肿加重。有 CT 的医院宜行 CT 扫描，确定有无颅内血肿，如有颅内血肿，应尽早手术治疗。

5.正确及时记录

正确记录内容包括受伤经过，初步检查所见，急救处理及患者的意识、瞳孔、生命体征、肢体活动等，为进一步抢救治疗提供依据。意识状态记录。①清醒：回答问题正确，判断力和定向力正确。②模糊：意识朦胧，可回答简单话但不一定确切，判断和定向力差。③浅昏迷：意识丧失，对痛刺激尚有反应，角膜反射、吞咽反射和病理反射均尚存在。④深昏迷：对痛的刺激已无反应，生理反射和病理反射均消失，可出现去脑强直，尿潴留或充溢性尿失禁。

如发现伤者由清醒转为嗜睡或躁动不安，或有进行性意识障碍加重时，应考虑可能有颅内血肿形成，要及时采取措施。

(二)治疗原则

1.最初阶段

(1)急救必须争分夺秒。

(2)解除呼吸道梗阻。

(3)及早清创，紧急开颅清除血肿。

(4)及早防治急性脑水肿。

(5)及时纠正水电解质平衡紊乱，防治感染。

2.第 2 阶段

第 2 阶段即过渡期，经过血肿清除，减压术与脱水疗法等治疗，脑部伤情初步趋向稳定，这个阶段，多数患者可能仍处于昏迷状态。

(1)加强支持疗法，如鼻饲营养，包括多种维生素及高蛋白食品；酌情应用促进神经营养与代谢的药物如脑活素等及中医中药。

(2)积极防治并发症，如肺炎、胃肠道出血、水与电解质平衡失调、肾衰竭等。

(3)在过渡期患者出现谵妄、躁动，精神症状明显者，酌情用冬眠、镇静药，保持患者安静。

3.第 3 阶段

第 3 阶段即恢复阶段，患者可能遗留精神障碍，神经功能缺损如失语、瘫痪等或处于长期昏睡状态，可采用体疗、理疗、新针、中西医药等综合治疗，以促进康复。

七、重型颅脑损伤的护理

(一)卧位

依患者伤情取不同卧位。

(1)低颅压患者适取平卧位，如头高位时则头痛加重。

(2)颅内压增高时，宜取头高位，以利颈静脉回流，减轻颅内压。

(3)脑脊液漏时，取平卧位或头高位。

(4)重伤昏迷患者取平卧、侧卧与侧俯卧位，以利口腔与呼吸道分泌物向外引流，保持呼吸道通畅。

(5)休克时取平卧或头低卧位,时间不宜过长,避免增加颅内淤血。

(二)营养的维持与补液

重型颅脑损伤的患者由于创伤修复、感染和高热等原因,机体消耗量增加,维持营养及水电解质平衡极为重要。

(1)伤后 2～3 天一般予以禁食,每天静脉输液量 1 500～2 000 mL,不宜过多或过快,以免加重脑水肿与肺水肿。

(2)应用脱水剂甘露醇时应快速输入。

(3)出血性休克的患者宜先输血。严重脑水肿患者先用脱水剂后酌情输液,补液须缓慢,限制入液量,以免脑水肿加重。

(4)脑损伤患者输浓缩人血清蛋白与血浆,既能增高血浆蛋白,也有利于减轻脑水肿。

(5)长期昏迷,营养与水分摄入不足,可输氨基酸、脂肪乳剂、间断小量输血。

(6)准确记录出入量。

(7)颅脑伤可致消化吸收功能减退,肠鸣音恢复后,可用鼻饲给予高蛋白、高热量、高维生素和易于消化的流食,常用混合奶(每 1 000 mL 所含热量约 4.6 kJ)或要素饮食用输液泵维持。

(8)患者吞咽反射恢复后,即可试行喂食,开始少量饮水,确定吞咽功能正常后,可喂少量流质饮食,逐渐增加,使胃肠功能逐渐适应,防止发生消化不良或腹泻。

(三)呼吸系统护理

(1)保持呼吸道通畅,防止缺氧、窒息及预防肺部感染。

(2)氧疗:术后(或入监护室后)常规持续吸氧 3～7 天,中等浓度吸氧(氧流量 2～4 L/min)。

(3)观察呼吸音和呼吸频率、节律并准确描述记录。

(4)深昏迷或长期昏迷、舌后坠影响呼吸道通畅者,早期行气管切开术。

(5)做好切开后护理,监护室做好空气消毒隔离,保持一定温度和湿度(温度 22～25 ℃,相对湿度约 60%)。

(6)吸痰要及时,按无菌操作,吸痰要充分和有效,动作要轻,防止损伤支气管黏膜,一次性吸痰管可防止交叉感染。一人一盘,每吸一次戴无菌手套,气管内滴入稀释的糜蛋白酶＋生理盐水＋庆大霉素有利于黏稠痰液的排出。

(7)做好给氧,辅助呼吸:呼吸异常,可给氧或进行辅助呼吸,呼吸频率每分钟少于 9 次或超过 30 次,血气分析氧分压过低,二氧化碳分压过高,呼吸无力及呼吸不整等都是呼吸异常之征象。通过吸氧及浓度调整,使 PaO_2 维持在 1.3 kPa 以上,$PaCO_2$ 保持在 3.3～4 kPa。代谢性酸中毒者静脉补充碳酸氢钠,代谢性碱中毒者可静脉补生理盐水给予纠正。

(四)颅内伤情监护

重点是防治继发病理变化,在颅内血肿清除后脑水肿是颅脑损伤后最突出的继发变化,伤后 48～72 小时达到高峰,采用甘露醇或呋塞米＋血清蛋白 1/6 小时交替使用。

1.意识的判断

(1)清醒:回答问题正确,判断力和定向力正确。

(2)模糊:意识朦胧,可回答简单话但不一定确切,判断力和定向力差,患者呈嗜睡状。

(3)浅昏迷:意识丧失,对痛刺激尚有反应,角膜反射、吞咽反射和病理反射均尚存在。

(4)深昏迷:对痛的刺激已无反应,生理反射和病理反射均消失,可出现去脑强直、尿潴留或充溢性失禁。如发现患者由清醒转为嗜睡或躁动不安，或有进行性意识障碍时，可考虑有颅内压增高表现，可能有颅内血肿形成，要及时采取措施。尽早行 CT 扫描确定有否颅内血肿，对原发损伤的程度和继发性损伤的发生、发展均是最可靠的指标。避免过度刺激和连续护理操作，以免引起颅内压持续升高。

2.严密观察瞳孔（大小、对称、对光反射）变化

病情变化往往在瞳孔细微变化中发现，如瞳孔对称性缩小并有颈项强直、头剧痛等脑膜刺激征，常为伤后出现的蛛网膜下腔出血，可做腰椎穿刺放出 1～2 mL 脑脊液证实。如双侧瞳孔针尖样缩小、光反应迟钝，伴有中枢性高热、深昏迷则多为脑桥损害。如瞳孔光反应消失、眼球固定，伴深昏迷和颈项强直，多为原发性脑干伤。伤后伤侧瞳孔先短暂缩小继之散大，伴对侧肢体运动障碍，则往往提示伤侧颅内血肿。如一侧瞳孔进行性散大，光反射逐渐消失，伴意识障碍加重、生命体征紊乱和对侧肢体瘫痪，是脑疝的典型改变。如瞳孔对称性扩大、对光反射消失则患者已濒危。

3.生命体征对颅内继发伤的反映

颅脑损伤对呼吸功能的影响：①脑损伤直接导致中枢性呼吸障碍。②间接影响呼吸道发生支气管黏膜下水肿出血。意识障碍者，呼吸道分泌物不能主动排出、咳嗽和吞咽功能降低，引起呼吸道梗阻性通气障碍。③可引起肺部充血、淤血、水肿和神经元性肺水肿致换气障碍，伤后脑细胞脆弱，血氧供给不足将加重脑细胞损害。呼吸功能障碍是颅脑外伤最常见的死亡原因，加强呼吸功能的监护对脑保护是至关重要的。

4.护理操作时避免引起颅内压变化

头部抬高 30°，保持中位，避免前屈、过伸、侧转（均影响脑部静脉回流），避免胸腹腔压升高，如咳嗽、吸痰、抽搐（胸腹腔内压增高可致脑血流量增高）。

5.掌握和准确执行脱水治疗

颅脑外伤的患者在抢救治疗中，常用的脱水剂有甘露醇，该药静脉快速注射后，血中浓度迅速增高，产生一时性血中高渗压，将组织间隙中水分吸入血管中，由于脱水剂在体内不易代谢，仍以原形经肾脏排泄而利尿能使组织脱水。颅脑外伤使用脱水剂后，可明显降低颅内压力，一般注射后 10 分钟可产生利尿，2～3 小时血中达到高峰，维持 4～6 小时。甘露醇脱水静脉滴注时要求 15～30 分钟滴完，必要时进行静脉推注，以及时准确收集记录尿量。

（五）消化系统护理

重型颅脑损伤对消化系统的影响，一般认为可能有两个方面：一是由于交感神经麻痹使胃肠血管扩张、淤血，同时又由于迷走神经兴奋使胃酸分泌增加，损害胃黏膜屏障，导致黏膜缺血，局部糜烂。二是重型颅脑损伤均有不同程度缺氧，胃肠道黏膜也受累，缺氧水肿，影响胃肠道正常消化功能。对消化道功能监护主要是观察和防治胃肠道出血和腹泻，尤其是亚低温状态下，患者胃肠道蠕动恢复慢。伤后几天内应放置胃管，待肠鸣音恢复后给予胃肠道营养。

重型颅脑损伤，特别是丘脑下部损伤的患者，可并发神经源性应激性胃肠道出血。出血之前患者多有呼吸异常、缺氧或并发肺炎、呃逆，随之出现咖啡色胃液及柏油样便，多次大量柏油样便，可导致休克和衰竭。在处理上，要改善缺氧，稳定生命体征，记录出血情况，禁食，药物止血，如给予西咪替丁、酚磺乙胺、氨甲苯酸、云南白药等。必要时胃内注入少量去甲肾上腺素稀释液，对止血有帮助。同时采取抗休克措施、输血或血浆，注意水电解质平衡，对于便秘 3 天以上者可给缓泻剂，润肠剂或开塞露，必要时戴手套掏出干结大便块。

(六)五官护理

(1)注意保护角膜,由于外伤造成眼睑闭合不全,故要防止角膜干燥坏死。一般可戴眼罩,眼部涂眼药膏,必要时暂时缝合上下眼睑。

(2)脑脊液漏及耳漏,宜将鼻、耳血迹擦干净,禁用水冲洗,禁加纱条、棉球填塞。患者取半卧位或平卧位多能自愈。

(3)及时做好口腔护理,清除鼻咽与口腔内分泌物与血液。用3%过氧化氢或生理盐水或0.1%呋喃西林清洗口腔4次/天,长期应用多种抗生素者,可并发口腔霉菌,发现后宜用制霉菌素液每天清洗3～4次。

(七)皮肤护理

昏迷及长期卧床,尤其是衰竭患者易发生压疮,预防要点如下。

(1)勤翻身,至少1次/2小时,避免皮肤连续受压,采用气垫床、海绵垫床。

(2)保持皮肤清洁干燥,床单平整,大小便浸湿后随时更换。

(3)交接班时,要检查患者皮肤,如发现皮肤发红,只要避免再受压即可消退。

(4)昏迷患者如需应用热水袋,一定按常规温度50 ℃,避免烫伤。

(八)泌尿系统护理

(1)留置导尿管,每天冲洗膀胱1～2次,每周更换导尿管。

(2)注意会阴护理,防止泌尿系统感染,观察有无尿液含血,重型颅脑伤者每天记尿量。

(九)血糖监测

高血糖在脑损伤24小时后发生较为常见,它可进一步破坏脑细胞功能,因此对高血糖的监测防治也是必需的。监测方法应每天采血查血糖,应用床边血糖监测仪和尿糖试纸监测血糖和尿糖4次/天,脑外伤术后预防性应用胰岛素12～24 U静脉滴注,每天1次。

护理要点是:①正确掌握血糖、尿糖测量方法。②掌握胰岛素静脉滴注的浓度,每500 mL液体中不超过12 U,滴速<60滴/分。

(十)伤口观察与护理

(1)开放伤或开颅术后,观察敷料有无血性浸透情况,以及时更换,头下垫无菌巾。

(2)注意是否有脑脊液漏。

(3)避免患侧伤口受压。

(十一)躁动护理

颅脑伤急性期因颅内出血,血肿形成,颅内压急剧增高,常引起躁动。此外,缺氧、休克兴奋期、尿潴留、膀胱过度膨胀、脑外伤恢复期也可有躁动。对患者躁动应适当将四肢加以约束,防止自伤、防止坠床,分析躁动原因针对原因加以处理。

(十二)高热护理

颅脑损伤患者出现高热时,急性期体温可达38～39 ℃,经过5～7天逐渐下降。

(1)如体温持续不退或下降后又高热,要考虑伤口、颅内、肺部或泌尿系统并发感染。

(2)颅内出血,尤其脑室出血也常引起高热。

(3)因丘脑下部损伤发生的高热可以持续较长时间,体温可高达41 ℃以上,部分患者因高热不退而死亡。

高热处理:①一般头部枕冰袋或冰帽,酌情应用冬眠药。②小儿及老年人应着重预防肺部并发症。③长期高热要注意补液。④冬眠低温是治疗重型颅脑伤、防治脑水肿的措施,也用于高热时。⑤目前我们采用亚低温，使患者体温降至34 ℃左右，一般3～5天可自然复温。⑥冰袋降温时要外加包布，避免发生局部冻伤。⑦在降温时，观察患者需注意区别药物的作用与伤情变化引起的昏迷。

(十三)癫痫护理

颅骨凹陷骨折、急性脑水肿、蛛网膜下腔出血、颅内血肿、颅内压增高、高热等均可引起癫痫发作，应注意以下几点。

(1)防止误吸与窒息，有专人守护，将患者头转向一侧，上下牙之间加牙垫防舌咬伤。

(2)自动呼吸停止时，应立即行辅助呼吸。

(3)大发作频繁，连续不止，称为癫痫持续状态，可造成脑缺氧而加重脑损伤，一旦发现应及时通知医师做有效的处理。

(4)详细记录癫痫发作的形式与频度及用药剂量。

(5)癫痫持续状态用药，常用地西泮、冬眠药、苯妥英钠。

(6)癫痫发作和发作后不安的患者，要倍加防范，避免坠床而发生意外。

(十四)亚低温治疗的护理

亚低温治疗重型颅脑伤是近几年临床开展的有效新方法。大量动物实验研究和临床应用结果都表明，亚低温对脑缺血和脑外伤具有肯定的治疗效果，但亚低温保护的确切机制尚不十分清楚，可能包括以下几个方面。

(1)降低脑组织氧耗量，减少脑组织乳酸堆积。

(2)保护血-脑屏障，减轻脑水肿。

(3)抑制内源性毒性产物对脑细胞的损害作用。

(4)减少钙离子内流，阻断钙对神经元的毒性作用。

(5)减少脑细胞结构蛋白破坏，促进脑细胞结构和功能修复。

(6)减轻弥漫性轴索损伤，弥漫性轴索损伤是导致颅脑伤患者残疾或死亡的主要病理基础，尤其是脑干网状上行激活系统轴索损伤是导致长期昏迷的确切因素。

亚低温能显著地控制脑水肿，降低颅内压，减少脑组织细胞耗能，减轻神经毒性产物过度释放等。目前临床常用半导体冰毯制冷与药物降温相结合方法，使患者肛温一般维持在30～34 ℃，持续3～10天。

亚低温治疗状态下护理要点如下所示。①生命体征监测：亚低温状态下会引起血压降低和心率缓慢，护理工作中应该严密观察患者心率、心律、血压等，尤其是儿童和老年患者及心脏病、高血压患者应该重视，采用床边监护仪连续监测。②降温毯置于患者躯干部，背部和臀部皮肤温度较低，血液循环减慢，容易发生压疮，每小时翻身一次，避免长时间压迫，血运减慢而发生压疮。③防治肺部感染：亚低温状态下，患者自身抵抗力降低，气管切开后较易发生肺部感染。加强翻身叩背、吸痰，呼吸道冲洗时将冲洗液吸净是关键护理措施。

(十五)精神与心理护理

不论伤情轻重，患者都可能对脑损伤存在一定的忧虑，担心今后的工作能否适应、生活是否受影响。护士对患者从机体的代偿功能和可逆性多作解释，给患者安慰和鼓励，以增强自信心。对饮食、看书、学习等不宜过分限制，早期锻炼有利康复。因器质性损伤引起失语、瘫痪者，宜早期进行训练与功能锻炼。

(十六)康复催醒治疗的护理

目前认为颅脑伤患者伤后持续昏迷 1 个月以上为长期昏迷。长期昏迷催醒治疗应包括预防各种并发症、使用催醒药物,减少或停用苯妥英钠和巴比妥类药物,交通性脑积水外科治疗等。

高压氧是目前用于长期昏迷患者催醒的行之有效的方法之一,颅脑伤昏迷患者一旦伤情平稳,应该尽早接受高压氧治疗,疗程通常为 30 天左右。对于高热、高血压、心脏病和活动性出血的昏迷患者应该慎用此类治疗以防发生意外。

长期昏迷的正规康复治疗包括早期和后期康复治疗。早期康复治疗指是患者在伤后住院期间由医护人员所进行的康复治疗;后期康复治疗是指患者出院后转至康复中心,在康复体疗、心理等方面的医护人员指导下进行的康复训练和治疗。康复治疗的原则包括以下几点。

(1)从简单基本功能训练开始循序渐进。

(2)放大效应:如收录机音量适当放大,选用大屏幕电视机、放大康复训练器材和生活用具,选择患者喜爱的音像带等。

(3)反馈效应:在整个训练康复过程中,医护人员要经常给患者鼓励、称赞和指导性批评。有条件时将患者整个康复治疗过程进行录像定期放给患者看,使其感到康复的过程中,神经功能较前逐渐恢复,增强自信心。

(4)替代方法:若患者不能行走则要教会患者如何使用各种辅助工具行走。

(5)重复训练:指在相当长的康复训练过程中,既要让患者反复训练以促进运动功能重建,又要不断改进训练方法和器材,才能不使患者产生厌倦情绪。迄今已经有大量随机双盲前瞻性临床观察结果表明,正规康复治疗对重型颅脑伤患者运动神经功能恢复较未接受正规康复治疗患者明显。早期(<35 天)较晚期(>35 天)开始正规康复治疗的患者神经功能恢复快一倍以上。对正规康复治疗伤后 7 天内开始与7 天以上开始者进行评分,前者明显高于后者。一般情况下,早期康复治疗疗程 1～3 个月,重残颅脑伤患者需要 1～2 年。

目前临床治疗颅脑伤患者智能障碍的主要药物包括三大类:儿茶酚胺类、胆碱能类和智能增强剂。近年来发现神经节苷脂和促甲状腺释放激素对颅脑伤患者智能的恢复也有促进作用。

颅脑伤患者伤后智能障碍主要临床表现为记忆力障碍、语言障碍和计数能力障碍。记忆力障碍主要包括视觉记忆力障碍、听觉记忆力障碍、空间记忆力障碍和颞叶定向障碍,语言障碍主要包括阅读理解障碍、失认症、失写症、语言理解障碍、发音和拼音障碍等。近年来采用智能训练和药物结合治疗颅脑伤患者智能障碍已受到人们重视。智能康复训练加药物治疗有助于颅脑伤患者的智能恢复。然而,智能康复训练应与体能康复训练同期进行。目前智能康复训练主要包括仪器工具训练、反复操作程度训练及帮助记忆力的技巧训练等。

康复期患者需加强心理护理:对于轻型患者应鼓励尽早自理生活、防止过度依赖医务人员。要鼓励他们树立战胜伤病的信心,清除“脑外伤后综合征”的顾虑。脑外伤后综合征是指脑外伤后患者所出现的临床精神神经症或主诉,主要包括头痛、眩晕、记忆力减退、软弱无力、四肢麻木、恶心、复视和听力障碍等。应该向患者做适当解释,让患者知道有些症状属于功能性的,可以恢复。对于遗留神经功能残疾病者的今后生活工作问题,偏瘫失语的锻炼等问题,应该积极向患者及家属提出合理建议和正确指导,帮助患者恢复,鼓励患者面对现实、树立争取完全康复的信心。

(蔡荣华)

第三节 脑 疝

当颅腔内某分腔有占位性病变时，该分腔的压力大于邻近分腔，脑组织由高压力区向低压力区移位，导致脑组织、血管及脑神经等重要结构受压或移位，产生相应的临床症状和体征，称为脑疝。

根据移位的脑组织及其通过的硬脑膜间隙和孔道，可将脑疝分为以下常见的三类。①小脑幕切迹疝：又称颞叶疝，为颞叶的海马回、钩回通过小脑幕切迹被推移至幕下。②枕骨大孔疝：又称小脑扁桃体疝，为小脑扁桃体及延髓经枕骨大孔被推挤向椎管内。③大脑镰下疝：又称扣带回疝，一侧半球的扣带回经镰下孔被挤入对侧分腔(图 8-1)。

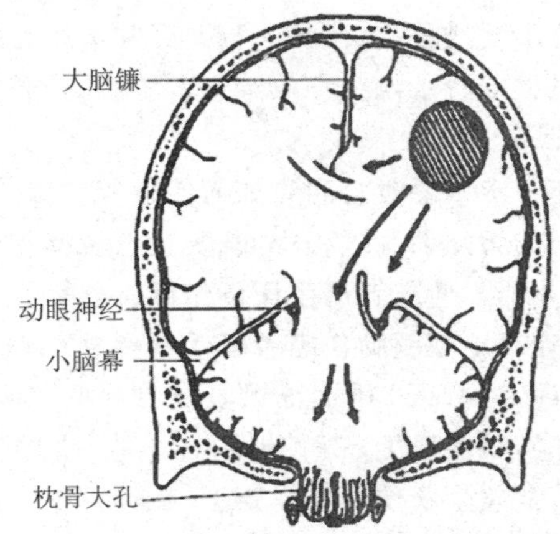

图 8-1 **大脑镰下疝(上)、小脑幕切迹疝(中)、枕骨大孔疝(下)**

脑疝是颅内压增高症的危象和引起死亡的主要原因，常见的有小脑幕切迹疝和枕骨大孔疝。

一、病因与发病机制

(1)外伤所致各种颅内血肿，如硬膜外血肿、硬膜下血肿及脑内血肿。

(2)颅内脓肿。

(3)颅内肿瘤尤其是颅后窝、中线部位及大脑半球的肿瘤。

(4)颅内寄生虫病及各种肉芽肿性病变。

(5)医源性因素，对于颅内压增高患者，进行不适当的操作如腰椎穿刺，放出脑脊液过多过快，使各分腔间的压力差增大，则可促使脑疝形成。

发生脑疝时，移位的脑组织在小脑幕切迹或枕骨大孔处挤压脑干，使脑干受压移位导致其实质内血管受到牵拉，严重时基底动脉进入脑干的中央支可被拉断而致脑干内部出血，出血常为斑片状，有时出血可沿神经纤维走行方向达内囊水平。同侧的大脑脚受到挤压会造成病变对侧偏瘫，同侧动眼神经受到挤压可产生动眼神经麻痹症状。钩回、海马回移位可将大脑后动脉挤压于小脑幕切迹缘上致枕叶皮层缺血坏死。移位的脑组织可致小脑幕切迹裂孔及枕骨大孔堵塞，使脑脊液循环通路受阻，颅内压增高进一步加重，形成恶性循环，使病情迅速恶化。

二、临床表现

(一)小脑幕切迹疝

(1)颅内压增高:剧烈头痛,进行性加重,伴躁动不安,频繁呕吐。

(2)进行性意识障碍:由于阻断了脑干内网状结构上行激活系统的通路,随脑疝的进展,患者出现嗜睡、浅昏迷、深昏迷。

(3)瞳孔改变:脑疝初期由于患侧动眼神经受刺激导致患侧瞳孔变小,对光反射迟钝;随病情进展,患侧动眼神经麻痹,患侧瞳孔逐渐散大,直接和间接对光反射均消失,并伴上睑下垂及眼球外斜;晚期,对侧动眼神经因脑干移位也受到推挤时,则出现双侧瞳孔散大,对光反射消失,患者多处于濒死状态(图 8-2)。

(4)运动障碍:钩回直接压迫大脑脚,锥体束受累后,病变对侧肢体肌力减弱或麻痹,病理征阳性(图 8-3)。脑疝进展时可致双侧肢体自主活动消失,严重时可出现去皮质强直状,这是脑干严重受损的信号。

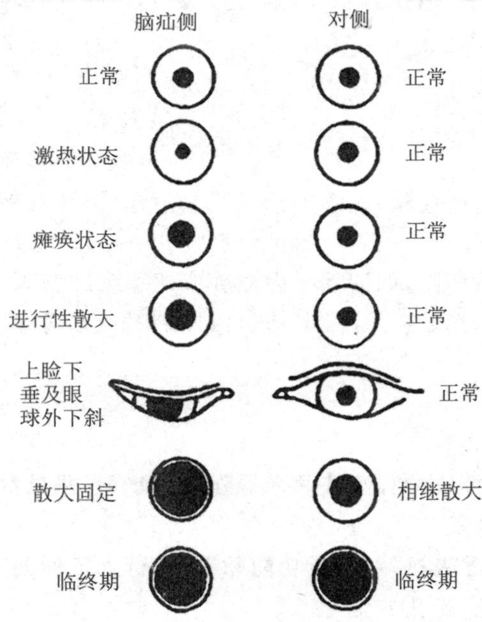

图 8-2 一侧颞叶钩回疝引起的典型瞳孔变化

(5)生命体征变化:若脑疝不能及时解除,病情进一步发展,则患者出现深昏迷,双侧瞳孔散大固定,血压骤降,脉搏快弱,呼吸浅而不规则,呼吸、心跳相继停止而死亡。

(二)枕骨大孔疝

枕骨大孔疝是小脑扁桃体及延髓经枕骨大孔被挤向椎管中,又称小脑扁桃体疝。由于颅后窝容积较小,对颅内高压的代偿能力也小,病情变化更快。患者常有进行性颅内压增高的临床表现:头痛剧烈,呕吐频繁,颈项强直或强迫头位:生命体征紊乱出现较早,意识障碍、瞳孔改变出现较晚。因脑干缺氧,瞳孔可忽大忽小。由于位于延髓的呼吸中枢受损严重,患者早期即可突发呼吸骤停而死亡。

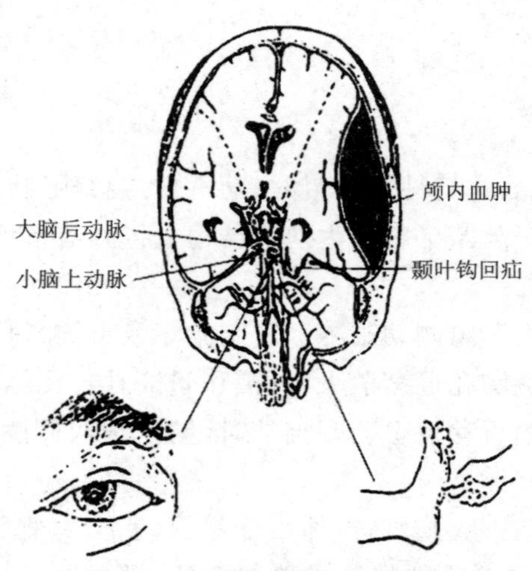

图 8-3　脑疝与临床病症的关系

动眼神经受压导致：同侧瞳孔散大，上睑下垂及眼外肌瘫痪；锥体束受压导致：对侧肢体瘫痪，肌张力增加，腱反射活跃，病理反射阳性

三、治疗要点

关键在于及时发现和处理。

(一)非手术治疗

患者一旦出现典型的脑疝症状，应立即给予脱水治疗，以缓解病情，争取时间。

(二)手术治疗

确诊后，尽快手术，去除病因，如清除颅内血肿或切除脑肿瘤等；若难以确诊或虽确诊但病变无法切除者，可通过脑脊液分流术、侧脑室外引流术或病变侧颞肌下、枕肌下减压术等降低颅内压。

四、急救护理

(1)快速静脉输入甘露醇、山梨醇、呋塞米等强效脱水剂，并观察脱水效果。

(2)保持呼吸道通畅，吸氧。

(3)准备气管插管盘及呼吸机，对呼吸功能障碍者，行人工辅助呼吸。

(4)密切观察呼吸、心跳、瞳孔的变化。

(5)紧急做好术前特殊检查及术前准备。

(蔡荣华)

第四节　颅内压增高症

颅内压增高症是由于颅内任何一种主要内容物(血液、脑脊液、脑组织)容积增加或者有占位性病变时，其所增加的容积超过代偿限度所致。正常人侧卧位时，测定颅内压(ICP)为 0.8～1.8 kPa(6～13.5 mmHg)，＞2.0 kPa(15 mmHg)为颅内压增高，2.0～2.6 kPa(15～20 mmHg)

为轻度增高，2.6～5.3 kPa(20～40 mmHg)为中度增高，>5.3 kPa(>40 mmHg)为重度增高。

一、病因与发病机制

引起颅内压增高的疾病很多，但发生颅内压增高的主要因素如下。

(一)脑脊液增多

(1)分泌过多：如脉络丛乳头状瘤。

(2)吸收减少：如交通性脑积水，蛛网膜下腔出血后引起蛛网膜粘连。

(3)循环交通受阻：如脑室及脑中线部位的肿瘤引起的梗阻性脑积水或先天性脑畸形。

(二)脑血液增多

(1)脑外伤后<24 小时的脑血管扩张、充血，以及呼吸道梗阻，呼吸中枢衰竭引起的二氧化碳蓄积，高碳酸血症和丘脑下部、鞍区或脑干部位手术，使自主神经中枢或血管运动中枢受刺激引起的脑血管扩张充血。

(2)颅内静脉回流受阻。

(3)出血。

(三)脑容积增加

正常情况下颅内容积除颅内容物体积外有 8%～10%的缓冲体积即代偿容积。因此颅内容积很大，但代偿调节作用很小。常见脑水肿如下。①血管源性脑水肿：多见于颅脑损伤、脑肿瘤、脑手术后。②细胞毒性脑水肿：多见于低氧血症，高碳酸血症，脑缺血和缺氧。③渗透性脑水肿：常见于严重电解质紊乱(Na^+丢失)渗透压降低，水中毒。

(四)颅内占位病变

颅内占位病变常见于颅内血肿，颅内肿瘤，脑脓肿和脑寄生虫等。

二、临床表现

(一)头痛

头痛是颅内压增高最常见的症状，有时是唯一的症状。可呈持续性或间歇性，当用力、咳嗽、负重，早晨清醒时和较剧烈活动时加重，其原因是颅内压增高使脑膜、血管或神经受挤压、牵扯或炎症变化的刺激所致。急性和重度的颅内压增高可引起剧烈的头痛并常伴喷射性呕吐。

(二)恶心呕吐

多数颅内压增高患者都伴有恶心、不思饮食，重度颅内压增高可引起喷射性呕吐，呕吐之后头痛随之缓解，小儿较成人多见，其原因是迷走神经中枢和神经受刺激。

(三)视力障碍和眼底变化

长期颅内压增高，使视神经受压，眼底静脉回流受阻。引起视神经萎缩造成视力下降、模糊和复视，眼底视盘水肿，严重者出现失明和眼底出血。

头痛、恶心和呕吐、视盘水肿为颅内压增高的三大主要症状。

(四)意识障碍

意识障碍是反映脑受压的可靠及敏感指标，当大脑皮质、脑干网状结构广泛受压和损害即可出现意识障碍。颅内压增高早期患者可出现烦躁、嗜睡和定向障碍等意识不清的表现，晚期则出现朦胧和昏迷。末期出现深昏迷。梗阻性脑积水所引起的颅内压增高一般无意识障碍。

(五)瞳孔变化

由于颅内压不断增高而引起脑移位,中脑和脑干移位压迫和牵拉动眼神经可引起瞳孔对光反射迟钝。瞳孔不圆,瞳孔忽大忽小,一侧瞳孔逐渐散大,光反射消失;末期出现双侧瞳孔散大、固定。

(六)生命体征变化

颅内压增高,早期一般不会出现生命体征变化,急性或重度的颅内压增高可引起血压增高,脉压增大,呼吸、脉搏减慢综合征。随时有呼吸骤停及生命危险。常见于急性脑损伤患者,而脑肿瘤患者则很少出现血压升高。

(七)癫痫发作

约有20%的颅内压增高患者发生癫痫,为局限性癫痫小发作,如口角、单侧上、下肢抽搐,或癫痫大发作,大发作时可引起呼吸道梗阻,加重脑缺氧、脑水肿而加剧颅内压增高。

(八)颅内高压危象(脑疝形成)

1.颞叶钩回疝

颞叶钩回疝即幕上肿瘤、水肿、血肿引起急剧的颅内压力增高,挤压颞叶向小脑幕裂孔或下方移位,同时压迫动眼神经、大脑后动脉和中脑,使脑干移位,产生剧烈的头痛、呕吐,血压升高,呼吸、脉搏减慢、不规则。很快进入昏迷,一侧瞳孔散大,光反射消失,对侧肢体偏瘫,去脑强直。此时如未进行及时的降颅压处理则会出现呼吸停止,双侧瞳孔散大、固定、血压下降、心跳停止。

2.枕骨大孔疝

枕骨大孔疝又称小脑扁桃体疝,主要是幕下肿瘤、血肿、水肿致颅内压力增高,挤压小脑扁桃体进入压力偏低的枕骨大孔,压迫延脑和颈1～2颈髓,患者出现剧烈头痛、呕吐、呼吸不规则、血压升高、心跳缓慢,随之很快出现昏迷、瞳孔缩小或散大、固定、呼吸停止。

三、护理

(一)护理目标

(1)了解引起颅内压增高的原因,以及时对症处理。

(2)通过监测及早发现病情变化,避免意识障碍发生。

(3)颅内压得到控制,脑疝危象得以解除。

(4)患者主诉头痛减轻,自觉舒适,头脑清醒,睡眠改善。

(5)体液恢复平衡,尿比重在正常范围,无脱水症状和体征。

(二)护理措施

(1)观察神志、瞳孔变化1次/小时。如出现神志不清及瞳孔改变,预示颅内压力增高,需及时报告医师进行降颅内压处理。

(2)观察头痛的程度,有无伴随呕吐对剧烈头痛应及时对症降颅压处理。

(3)监测血压、脉搏、呼吸1次/1～2小时,观察有无呼吸、脉搏慢,血压高即“两慢一高”征。

(4)保持呼吸道通畅:呼吸道梗阻时,因患者呼吸困难,可致胸腔内压力增高、$PaCO_2$增高致脑血管扩张、脑血流量增多进而使颅内压增高。护理时应及时清除呼吸道分泌物和呕吐物。抬高床头15°～30°,持续或间断吸氧,改善脑缺氧,减轻脑水肿。

(5)如脱水治疗的护理:应用高渗性脱水剂,使脑组织间的水分通过渗透作用进入血液循环再由肾脏排出,可达到降低颅内压的目的。常用 20%甘露醇 250 mL,15～30 分钟滴完,2～4 次/天;呋塞米20～40 mg,静脉或肌内注射,2～4 次/天。脱水治疗期间,应准确记录 24 小时出入液量,观察尿量、色,监测尿素氮和肌酐含量,注意有无水电解质紊乱和肝肾功能损害。脱水药物应严格按医嘱执行,并根据病情及时调整脱水药物的用量。

(6)激素治疗的护理:肾上腺皮质激素通过稳定血-脑屏障,预防和缓解脑水肿,改善患者症状。常用地塞米松 5～10 mg,静脉注射;或氢化可的松 100 mg 静脉注射,1～2 次/天;由于激素有引起消化道应激性溃疡出血、增加感染机会等不良反应,故用药的同时应加强观察,预防感染,避免发生并发症。

(7)颅内压监护。①监护方法:颅内压监护有植入法和导管法两种。植入法:将微型传感器植入颅内,传感器直接与颅内组织(硬脑膜外、硬脑膜下、蛛网膜下腔、脑实质等)接触而测压。导管法:以引流出的脑脊液或生理盐水充填导管,将传感器(体外传感器)与导管相连接,借导管内的液体与传感器接触而测压。两种方法的测压原理均是利用压力传感器将压力转换为与颅内压力大小成正比的电信号,再经信号处理装置将信号放大后记录下来。植入法中的硬脑膜外法及导管法中的脑室法优点较多,使用较广泛。②颅内压监护的注意事项:监护的零点参照点一般位于外耳道的位置,患者需平卧或头抬高 10°～15°;监护前注意记录仪与传感器的零点核正,并注意大气压改变而引起的"零点飘移";脑室法时在脑脊液引流期间每 4～6 小时关闭引流管测压,了解颅内压真实情况;避免非颅内情况而引起的颅内压增高,如出现呼吸不畅、躁动、高热或体位不舒适、尿潴留时应及时对症处理;监护过程严格无菌操作,监护时间以 72～96 小时为宜,防止颅内感染。③颅内压监护的优点:颅内压增高早期,由于颅内容积代偿作用,患者无明显颅内压增高的临床表现,而颅内压监护时可发现颅内压提高和基线不平稳;较重的颅内压升高[CP＞5.3 kPa(40 mmHg)]时,颅内压监护基线水平与临床症状出现及其严重程度一致;有些患者临床症状好转,但颅内压逐渐上升,预示迟发性(继发性)颅内血肿的形成;根据颅内压监护使用脱水剂,可以避免盲目使用脱水剂及减少脱水剂的用量,减少急性肾衰竭及电解质紊乱等并发症的发生。

(8)降低耗氧量:对严重脑挫裂伤、轴索损伤、脑干损伤的患者进行头部降温,降低脑耗氧量。有条件者行冬眠低温治疗。①冬眠低温的目的:降低脑耗氧量,维持脑血流和脑细胞能量代谢,减轻乳酸堆积,降低颅内压;保护血-脑屏障功能,抑制白三烯 B_4 生成及内源性有害因子的生成,减轻脑水肿反应;调节脑损伤后钙调蛋白酶Ⅱ活性和蛋白激酶活力,保护脑功能;当体温降至30℃,脑的耗氧量约为正常的 55%,颅内压力较降温前低 56%。②降温方法:根据医嘱首先给予足量冬眠药物,如冬眠Ⅰ号合剂(包括氯丙嗪、异丙嗪及哌替啶)或冬眠Ⅱ号合剂(哌替啶、异丙嗪、双氢麦角碱),待自主神经充分阻滞,御寒反应消失,进入昏睡状态后,方可加用物理降温措施。物理降温方法可采用头部戴冰帽,在颈动脉、腋动脉、肱动脉、股动脉等主干动脉表浅部放置冰袋,此外还可采用降低室温、减少被盖、体表覆盖冰毯等方法。降温速度以每小时下降 1 ℃为宜,体温降至肛温 33～34 ℃,腋温 31～33 ℃较为理想。体温过低易诱发心律失常、低血压、凝血障碍等并发症;体温＞35 ℃,则疗效不佳。③缓慢复温:冬眠低温治疗一般为 3～5 天,复温应先停物理降温,再逐步减少药物剂量或延长相同剂量的药物维持时间直至停用;加盖被毯,必要时用热水袋复温,严防烫伤;复温不可过快,以免出现颅内压"反跳"、体温过高或中毒等。④预防并发症:定时翻身拍背、吸痰,雾化吸入,防止肺部感染;低温使心排血量减少,冬眠药物使外周血管阻力降低，在搬动患者或为其翻身时，动作应轻稳，以防发生直立性低血压；观察皮肤及肢体末端，冰袋外加用布套，并定时更换部位，定时局部按摩，以防冻伤。

(9)防止颅内压骤然升高：对烦躁不安的患者查明原因，对症处理，必要时给予镇静剂，避免剧烈咳嗽和用力排便；控制液体摄入量，成人每天补液量＜2 000 mL，输液速度应控制在 30～40 滴/分；保持病室安静，避免情绪紧张，以免血压骤升而增加颅内压。

(蔡荣华)

第五节　小脑扁桃体下疝畸形

一、疾病概述

小脑扁桃体下疝畸形又称 Chiari 畸形，或 Arnold-Chairi 畸形。是以颅后窝容积减小、小脑扁桃体向下进入椎管腔为主要病理学特征的先天性发育畸形，严重者除小脑扁桃体向下进入椎管腔外，小脑蚓部、下位脑干和第四脑室等亦随之下移，造成导水管和第四脑室变形，枕骨大孔与上颈椎管蛛网膜增厚、蛛网膜下腔狭窄等一系列变化。这些改变的结果可造成脑干和上颈髓受压、后组脑神经和上颈段脊神经根受牵拉和移位，以及脑脊液循环受阻、产生脑积水和脊髓空洞症等继发性改变。

(一)分型

1.Chiari 畸形Ⅰ型

临床多以此型为主，小脑扁桃体下端变尖甚至呈舌状或钉状，由枕大孔向下疝入椎管内超过 5 mm，多疝至 C_1，可达 C_3。一般无延髓、四脑室变形和下疝。20%～40%合并脊髓空洞症，多数仅限于颈段；有临床症状者，脊髓空洞症的发生率达 60%～90%；可合并脑积水、颅颈交界区畸形如寰枕融合畸形或寰椎枕化。

2.Chiari 畸形Ⅱ型

小脑扁桃体、下蚓部与四脑室下移并疝入椎管，四脑室变形，疝入颈部的四脑室扩张可呈泪滴状；延髓和脑桥明显伸长，延髓疝入颈椎管内。颅后窝内结构拥挤：可见顶盖鸟嘴样改变、天幕低位、小脑上疝形成的“小脑假瘤”征、枕大池极度变小、枕大孔扩大、扁平颅底等；几乎均合并显性或隐性脊椎裂，50%～90%合并脊髓空洞症、脑积水和其他脑畸形，与Ⅰ型的鉴别要点为延髓和四脑室变形和下疝。

3.Chiari 畸形Ⅲ型

Ⅲ型罕见，为Ⅱ型伴有枕下部或高颈部脑或脊髓膨出，常合并脑积水。

4.Chiari 畸形Ⅳ型

Ⅳ型非常罕见，为严重的小脑发育不全或缺如，脑干细小，颅后窝大部分充满脑脊液，但不向外膨出，该型后小脑发育不良。Ⅲ、Ⅳ型多于新生儿期发病。

(二)临床表现

1.无症状期

并非所有具有小脑扁桃体下疝畸形影像学特征的患者都会出现临床症状，有些患者可能终身不出现症状。当突向枕骨大孔下方的小脑扁桃体对脑干或上颈髓产生压迫，或由于小脑扁桃体长期在脑脊液搏动压力驱动下反复与周围组织摩擦，产生局部蛛网膜增厚、粘连，出现脑脊液循环受阻，并加重局部脑干受压后，即可能出现明显的临床症状，即进入症状期。

2.症状期

小脑扁桃体下疝畸形出现临床症状的年龄段多在20岁以后，儿童及青少年出现症状者较少。本病临床表现缺乏特异性，症状轻重似与小脑扁桃体下疝程度关系不大，主要取决于小脑扁桃体和枕骨大孔之间的比值。该比值除受疝入的小脑扁桃体的大小影响外，也受枕骨大孔区骨结构异常的影响。该比值越小，反映延髓颈髓受压程度就可能越重，而临床症状也相应较重。最常见的症状是枕下头痛，通常表现为颈项部疼痛，向上可放射到头顶甚至到眼眶后部，向下放射到颈部和肩胛部，常在用力、屏气、头位改变时加重。女性患者可在行经前的1周头疼加重。其次是眼部症状，表现为间断性眶后疼痛或压迫感、视力模糊、闪光、怕光、复视和视野缺损等，但神经眼科学检查往往正常。耳部症状也很常见，包括头晕、平衡障碍、眼球震颤、耳部压迫感、耳鸣、听力减退或听觉过敏、眩晕等。有头晕或眩晕的患者在检查时，可能有低频的神经性听力丧失，以及不同程度的前庭功能障碍。

3.其他临床表现

(1)延髓和颈髓受压症状：主要表现为四肢，尤其是下肢肌力下降，肌张力增高，出现病理反射等，在合并有颅底陷入症，尤其是延髓颈髓前方受压者，更易出现此种临床表现。

(2)小脑受压症状：多见于颅后窝容积过小者。

(3)后组脑神经功能障碍：表现为呛咳、吞咽困难和声音嘶哑等症状。

除以上表现外，小脑扁桃体下疝畸形的临床表现还取决于是否合并有其他继发改变，如脊髓空洞症、脑室系统梗阻，椎基底动脉供血不足等相应的临床表现。在Ⅱ型、Ⅲ型畸形，由于常在婴儿期出现症状，多表现为吞咽困难、进食后食物从口、鼻腔反流，出现误吸并发生肺炎等症状。这两型畸形还可合并有严重的其他器官畸形，如脑、脊髓等发育异常等，预后多较差。

(三)辅助检查

1.X线

普通X线检查不能直接发现是否存在小脑扁桃体下疝畸形，但可发现同时存在的颅颈交界区骨性异常。

2.CT

因枕骨大孔区骨结构解剖复杂，加上CT扫描对软组织的分辨率远不如MRI检查清晰，价值有限。

3.MRI

MRI主要表现为小脑扁桃体疝入到椎管内(正中矢状面小脑扁桃体下移超过枕骨大5 mm)、颅后窝容积减小、小脑延髓池变小或消失，延髓颈髓和第四脑室受压、变形，或向椎管方向移位等。另外，小脑扁桃体下疝畸形同时伴发的异常，如脑膜脑膨出、脑和脊髓发育异常、颅颈交界区骨性结构异常、脑积水，以及脊髓空洞症等，也能清晰地显示。

(四)手术治疗

1.手术适应证

无症状性小脑扁桃体下疝畸形不需治疗，但应密切随访。对症状期患者，尤其是儿童和青壮年，应采取较为积极的外科治疗态度。手术的目的在于早期解除延髓颈髓受压，扩大颅后窝容积、切除可能存在的颅颈交界区骨性压迫和纤维结缔组织粘连，疏通脑与脊髓蛛网膜下腔之间的脑脊液循环通路，重建正常的脑脊液循环，同时消除颅颈交界区的不稳定因素。另外，对无症状期小脑扁桃体下疝畸形经 MRI 检查提示存在脊髓空洞症的患者，也应积极进行手术干预，以阻止脊髓空洞症的进一步发展。

2.手术技术

其具体术式尚不统一，应根据不同病因采取不同术式。如何彻底解除枕大孔区压迫因素，恢复脑脊液循环通畅是衡量减压是否彻底的唯一指标。有颅后窝扩大重建术、枕大池重建术等。具体枕骨切除范围、是否打开硬膜及行硬膜的扩大修补、是否切除小脑扁桃体，以及对伴存的脊髓空洞症的处理等问题尚有争议。

(五)预后

小脑扁桃体下疝畸形的预后取决于多种因素，包括脑干受压时间、是否合并斜坡齿状突型颅颈交界区畸形、是否合并脊髓空洞症等。术后脑干受压症状常最先缓解，尤其是受压症状不严重者恢复更快。合并脊髓空洞症者，与脊髓空洞症相关的临床表现改善较慢，即使手术后脊髓空洞症消失，有的患者临床症状的消失仍不太理想。

二、护理

(一)入院护理

1.入院常规护理

(1)向患者介绍病房环境(医师办公室、护士站、卫生间、换药室、配餐室的位置)、护理用具的使用方法(床单位、呼叫器等)、物品的放置、作息时间及餐卡的办理等；介绍科主任、护士长、负责医师及责任护士。

(2)病房应安静、清洁舒适、空气新鲜洁净，每天通风换气 1～2 次，温度保持在 18～22 ℃，相对湿度50%～60%，以发挥呼吸道的自然防御功能，防止肺内感染。

(3)测量生命体征、体重，并通知医师接诊。

(4)了解患者高血压、糖尿病等既往史、家族史、过敏史、吸烟史等。

(5)协助清洁皮肤，更换患者服，修剪指(趾)甲、剃胡须，女性患者勿化妆及涂染指(趾)甲等。

2.常规安全防护教育

(1)对高龄、小儿、活动不便、使用镇静剂等有跌倒危险的患者，向家属交代清楚；及时填写预防跌倒告知书、跌倒或坠床风险评估表(对于风险评估分值≥25 分患者，应在床尾挂上“小心跌倒”的标识)；指导患者穿防滑鞋；离床活动时避开湿滑处；地面有水迹处应设立防滑标牌；卧床时加用床挡；加强生活护理，协助患者打饭及如厕等，并做好交接班。

(2)对于有发生压疮危险的患者，采取有效的预防措施；如有入院前压疮应详细记录压疮的部位、面积、程度，向家属交代清楚；及时填写预防压疮告知书、压疮危险因素评估表，并做好交接班。

(3)对于意识障碍、高龄、幼儿、智力障碍、步态不稳、活动受限、贫血、感觉异常、听力下降等患者，以及时做好防烫伤的风险评估和相关措施。

3.健康指导

(1)常规健康指导：①指导患者次日晨采集血、尿等标本；告知各种检查的时间、地点及相关注意事项等。②对有吸烟嗜好者，应指导戒烟，避免呼吸道黏膜受尼古丁刺激而使呼吸道分泌物过多,术后易发生痰液阻塞气道,并增加肺部感染的机会。③对有饮酒嗜好者,应指导戒酒,避免酒精与药物发生反应引起不适症状。

(2)指导患者合理饮食,进高热量、高蛋白、低脂、低胆固醇、易消化及富含维生素的食物,如蛋类、奶类、肉类、新鲜的蔬菜和水果等,保证机体的需求,以增强机体对手术的耐受力。

(二)术前护理

(1)每1~2小时巡视患者,观察患者的生命体征、意识、瞳孔及肢体活动、感觉等情况,如有异常立即通知医师,以及时予以处置。

(2)术前落实相关化验、检查报告的情况,如有异常检查结果及时与医师沟通。

(3)根据医嘱进行治疗、处置,注意观察用药后反应。

(4)指导患者练习床上大小便;指导患者练习有效深呼吸、咳嗽、咳痰等。

(5)指导患者修剪指(趾)甲、剃胡须,女性患者勿化妆及涂染指(趾)甲。

(6)根据医嘱正确备血(复查血型),行药物过敏试验皮肤准备,术区皮肤异常需及时通知医师。

(7)指导患者术前12小时禁食,8小时禁饮水,防止术中呕吐导致窒息;术前晚进半流质饮食,如米粥、面条等。

(8)指导患者注意休息,适度活动,避免着凉,保证良好的睡眠,必要时遵医嘱使用镇静催眠药。

(9)了解患者的心理状态,向患者讲解疾病相关知识,介绍同种疾病手术成功的例子,增强患者手术信心,减轻焦虑、恐惧的心理。

(三)手术当日护理

1.送手术前

(1)术晨为患者测量体温、脉搏、呼吸、血压;如有发热、血压过高、女性月经来潮等情况均应及时报告医师,以确定是否延期手术。

(2)协助患者取下义齿、项链、耳钉、手链、发夹等物品,并交由家属妥善保管。

(3)术区皮肤准备(剃除全部头发及颈部毛发、保留眉毛)后,协助患者更换清洁患者服。

(4)遵医嘱术前用药,携带术中用物,平车护送患者入手术室。

2.术后回病房

(1)每15~30分钟巡视患者,严密观察患者生命体征、瞳孔、意识、肢体活动及感觉平面等变化。若患者出现不能耐受的头痛,以及时通知医师,遵医嘱给予止痛药物。

(2)脊髓颈段手术后,易影响呼吸中枢,导致呼吸抑制。密切观察患者的呼吸情况,床旁备好气管切开包。若患者出现呼吸不规则、呼吸困难及口唇发绀时,应立即通知医师,做好气管切开的准备工作。

(3)若患者出现肢体麻木、肌力减弱或活动障碍、感觉异常时,应立即通知医师,以及时处理。

(4)遵医嘱行心电监测、血氧饱和度监测、氧气吸入、静脉输液等。观察输液部位有无肿胀、渗出。

(5)留置导尿管的护理:观察尿液的颜色、性状、量;每天2次会阴护理;每3~4小时夹闭尿管1次,锻炼膀胱收缩功能。

(6)术后6小时内给予去枕平卧位,颈部制动。6小时后可协助戴颈托,进行床上轴式翻身,以保证患者皮肤的完整性。

(7)术后 24 小时内禁食水,可行口腔护理,每天 2 次。清醒患者可口唇覆盖湿纱布,保持口腔湿润。

(8)妥善固定引流管,保持引流管引流通畅。床上翻身时,注意保护引流管不要打折、扭曲、受压,防止脱管。密切观察引流液的颜色、性状、量等情况并记录;注意观察切口敷料有无渗血、脱落,如有异常立即通知医师。

(9)麻醉清醒可以进行语言沟通的患者,向其讲解疾病术后相关知识,树立战胜疾病的信心;带有气管插管或语言障碍的患者,可进行肢体语言和书面卡片的沟通,疏导患者紧张、恐惧的情绪。

(10)加强皮肤护理,根据患者的肢体活动和感觉情况,每 1～2 小时协助患者轴式翻身,受压部位应予软枕垫高减压,以保证患者的舒适度。

(四)术后护理

1.术后第 1 天～第 3 天

(1)每 1～2 小时巡视患者,注意观察患者的生命体征、意识、瞳孔及肢体活动、感觉等变化。

(2)术后 24 小时如无恶心、呕吐等麻醉后反应,遵医嘱进食,由流质饮食逐步过渡到普通饮食。

(3)妥善放置引流袋。将引流袋置于头旁枕上或枕边,高度与头部创腔保持一致,以保证创腔内有一定的液体压力。

(4)妥善固定引流管,观察引流液的颜色、性状、量等情况并记录;观察切口敷料有无脱落、渗血及渗液,如有异常及时通知医师。

(5)指导患者多饮水、进行有效的咳嗽,保持呼吸道通畅。痰液黏稠不易咳出时,可遵医嘱行雾化吸入,每天 2～3 次,以清除呼吸道分泌物,防止肺内感染。

(6)肢体功能障碍的护理指导;肢体感觉障碍的护理指导。

(7)协助患者生活护理,如洗脸、刷牙、喂饭、大小便等。

(8)指导患者预防便秘。

(9)指导并协助患者定时床上轴式翻身(做好压疮风险评估),应注意颈部制动,保护受压皮肤,预防压疮,保证患者的舒适。

2.术后第 4 天～出院日

(1)拔除引流管后,注意观察患者的生命体征、意识、瞳孔等变化,切口敷料有无渗血、渗液及皮下积液等,每 1～2 小时巡视患者,如有异常及时通知医师。

(2)指导患者多饮水,进行有效的咳嗽,保持呼吸道通畅。痰液黏稠不易咳出时,可遵医嘱行雾化吸入,每天 2～3 次,以清除呼吸道分泌物,防止肺内感染。

(3)拔除留置导尿管后,指导患者听流水声、温毛巾敷下腹及按摩腹部,诱导自行排尿。排尿后,指导患者多饮水,以稀释尿液,起到自然冲洗尿道的作用,预防尿路感染。观察患者有无尿路刺激征,如有不适,应及时通知医师。

(4)若患者病情允许,可戴颈托在病室内进行离床活动。应告知患者避免头部过伸或大幅度转头,不要剧烈活动颈部,防止颈枕部关节脱位及损伤,避免损伤延髓,危及生命。离床活动时要有家属专人陪同,防止跌倒。

(5)肢体功能障碍的护理指导;肢体感觉障碍的护理指导。

(6)协助患者生活护理,如洗脸、刷牙、喂饭、大小便等。

(7)了解患者的心理活动,向患者讲解疾病相关知识。关心、体贴患者,尤其是有肢体功能障碍的患者,应鼓励和协助患者进行肢体功能锻炼,疏导焦虑、失落的情绪,增强战胜疾病、恢复生活自理能力的信心。

(8)根据医嘱进行治疗、处置,观察用药后反应。

(五)出院指导

(1)防止患者受伤,对有痛、温觉消失的患者,应防烫伤及冻伤,禁用热水袋及冰袋,冬天注意保暖;对有步态不稳者,应卧床休息,下床活动时有人陪护。

(2)指导缓解疼痛的方法,翻身时需注意卧位舒适,必要时使用止痛剂,但要防止产生依赖性。

(3)步态不稳者,采取预防跌倒的安全措施,家属 24 小时陪护。

(4)功能锻炼术应尽早进行,减轻肌肉萎缩、促进血液循环、防止静脉血栓。

(蔡荣华)

第六节 神经鞘瘤

神经鞘瘤是由周围神经的神经鞘所形成的肿瘤。主要来源于背侧神经根,腹侧神经根多发神经纤维瘤。神经鞘瘤占成人硬脊膜下肿瘤的 25%,绝大多数肿瘤表现为单发,在椎管各节段均可发生。发病高峰期为 40～60 岁,性别无明显差异。约 2.5%的硬脊膜下神经鞘瘤是恶性的,其中至少一半为神经纤维瘤。恶性神经鞘瘤预后较差,存活期常不超过一年。

一、专科护理

(一)护理要点

密切观察患者生命体征及心理变化,注意做好患者皮肤护理及康复功能锻炼。

(二)主要护理问题

(1)有误吸的危险:与疾病引起的呕吐、饮水呛咳等有关。

(2)营养失调:低于机体需要量与患者头痛、呕吐、进食呛咳、吞咽困难等因素引起的营养摄入不足有关。

(3)体像紊乱:与面肌瘫痪、口角㖞斜有关。

(4)感知觉紊乱:听觉与长期肿瘤压迫有关。

(5)慢性疼痛:与长期肿瘤压迫有关。

(6)潜在并发症:角膜溃疡、口腔黏膜改变、面部出现带状疱疹、平衡功能障碍等。

(三)护理措施

1.一般护理

嘱患者取头高位,床头抬高 15°～30°,保持室内环境安静、室温适宜,尽量减少不良因素刺激,保证患者充足睡眠。在住院期间,保证患者安全,并指导进行适当的功能锻炼。

2.对症护理

(1)有误吸危险的护理:①定时为患者进行翻身叩背,促进痰液排出。痰液黏稠者,可进行雾化吸入治疗，稀释痰液。不能自行排出痰液者，应及时给予气管插管或气管切开术，必要时给予机械辅助通气。②为防止误吸，在患者床旁准备吸引装置；对于昏迷患者应取下义齿，以及时清除口腔分泌物及食物残渣；患者进食时宜采取端坐位、半坐卧位或健侧卧位，并根据吞咽功能的评定选取适宜的食物如糊状食物，以防误咽、窒息。③出现呛咳时，应使患者腰、颈弯曲，身体前倾，下颌抵向前胸，以防止食物残渣再次进入气管；发生窒息时，嘱患者弯腰低头，治疗者在肩胛骨之间快速连续拍击，使残渣排出。④如患者吞咽、咳嗽反射消失，可给予留置胃管。

(2)营养失调的护理：①提供良好的进食环境，食物营养搭配合理，促进患者食欲。②可选择质地均匀，不宜松散，易通过咽和食管的食物。舌运动受限、协调性欠佳者，应避免高黏稠度食物；舌力量不足者，应避免大量糊状食物；营养失调者，必要时给予静脉补充能量，改善全身营养状况，以提高患者对手术的耐受能力。

(3)体像紊乱的护理：①患者由于出现面肌痉挛或口角㖞斜等症状，担心疾病影响自身形象，易出现焦虑、抑郁等负性情绪，护士应鼓励患者以积极的心态面对疾病。巨大神经鞘瘤术后并发症包括面瘫、失明、吞咽困难等，护士应支持和鼓励患者，针对其顾虑问题进行耐心解释。嘱患者放松，进行深呼吸，减缓紧张感。②了解患者的心理状态及心理需求，有针对性地因人施教，告知患者疾病的相关知识及预后效果，使患者对治疗过程充满信心。护理人员操作时要沉着冷静，以增加患者对医护人员的信任感，从而配合医疗和护理措施的顺利进行。③为患者提供安静的休养环境。根据国际噪音标准规定，白天病区的噪音不应超过 38 分贝。医护人员应做到走路轻、说话轻、操作轻、关门轻。对于易发出响声的椅脚应钉橡胶垫，推车的轮轴、门窗铰链应定期滴注润滑油，夜间护理操作时尽量集中进行，减少接打电话、使用呼叫器次数，加强巡视病房，认真执行患者探视陪护管理制度。④护理人员在护理过程中，态度和蔼可亲，贯穿服务人性化、操作规范化、语言温馨化、关怀亲切化、沟通技巧化、满意最大化的护理理念，使患者身心愉悦，消除消极情绪。护理人员能够以幽默诙谐、通俗易懂的语言与患者及家属进行沟通，对于情绪低落、抑郁的患者，应鼓励患者树立战胜疾病的信心。

(4)感知觉紊乱的护理：①患者出现听力下降或失聪时，护士应教会患者自我保护听力功能的方法，如避免长时间接触监护仪器、人员话语、人员流动等各种噪声，尽量减少噪声的干扰，指导患者学习唇语和体语。②使患者能够保持轻松愉快的良好心态。如果经常处于急躁、恼怒的状态，会导致体内自主神经失去正常的调节功能，使内耳器官发生缺血，出现水肿和听觉障碍，加重病情。③按摩耳垂前后的处风穴(在耳垂与耳后高骨的凹陷处)和听会穴(在耳屏前下方，下颌关节突后缘凹陷处)，可增加内耳的血液循环，起到保护听力的作用。④用药时应尽量避免使用耳毒性药物，如庆大霉素、链霉素、卡那霉素、新霉素等，易引起耳中毒而损害听力。⑤指导患者不宜用耳勺等挖耳朵，易碰伤耳道而引起感染。耳道有痒感时，可用甘油棉签擦拭或口服 B 族维生素、维生素 C 和鱼肝油。⑥减少使用耳机、电子产品等。⑦听神经鞘瘤手术治疗后，患者听力会逐渐好转，与患者沟通时宜站在听力较好的一侧，并掌握沟通音量。必要时使用肢体语言，如眼神、手势等进行沟通。

(5)慢性疼痛的护理：①评估患者的行为、社会交往方面、经济方面、认知和情绪、对家庭的影响等方面的表现，以及时了解患者思想动向，找出其受困扰问题，有针对性地进行帮助解决。②指导患者使用合适的无创性镇痛措施，如松弛术、皮肤刺激疗法(冷敷、热敷、按摩、加压、震动)、分散注意力的方法等，还可介绍一些其他的技术，如气功、生物反馈等。③选用止痛剂时，评估并决定最佳的用药途径，如口服、肌内注射、静脉给药或肛门推注等；观察用药后反应及止痛效果，可对服药前的疼痛程度与服药后进行对比，选择合适药物。④对于慢性疼痛，应鼓励患者及家属勿过分担心和焦虑，树立战胜疾病的信心。⑤协助患者在疼痛减轻时，进行适量运动。

(6)潜在并发症的观察与护理。①角膜炎、角膜溃疡：由于面神经、三叉神经损伤而致眼睑闭合不全、角膜反射减弱或消失、瞬目动作减少及眼球干燥，如护理不当可导致角膜炎、角膜溃疡，严重者甚至失明。护士应检查患者面部的痛、温、触觉是否减退或消失，观察角膜反射有无减弱或消失；对于眼睑闭合不全者可使用棉质、透气性好的眼罩保护眼球，或者用蝶形胶布将上、下眼睑黏合在一起，必要时行上、下眼睑缝合术；白天按时用氯霉素眼药水滴眼，晚间睡前用四环素或金霉素眼膏涂于上、下眼睑之间，以保护角膜；指导患者减少用眼和户外活动，外出时戴墨镜保护。②面部出现带状疱疹：是由于潜伏在三叉神经内的病毒被激发，活化后可沿感觉神经通路到达皮肤，引起该神经区病毒感染所致面部带状疱疹。感染部位为鼻部、口角、唇边等处，应予镇痛抗病毒处理，局部保持干燥。患处涂抹抗病毒药膏，保持未破水疱干燥清洁，禁止用手搔抓，以免并发细菌感染及遗留瘢痕；加强消毒隔离，防止交叉感染；遵医嘱使用抗病毒及增强免疫力的药物，疱疹一般可在2周内消退。带状疱疹患者饮食须注意少吃油腻食物；禁止食用辛辣食物，如酒、生姜、羊肉、牛肉及煎炸食物等；少吃酸涩、收敛制品，如豌豆、芡实、石榴、芋头、菠菜等；多进食豆制品、鱼、蛋、瘦肉等富含蛋白质的食物及新鲜的瓜果蔬菜，增强机体抵抗能力。③平衡功能障碍：患者术后易出现步行困难或行走偏向等感觉异常症状，护理人员在护理过程中应嘱患者勿单独外出，防止摔伤；给予必要的解释和安慰，加强心理护理；保持病区地面清洁，如地面潮湿应设置警惕标识，清除障碍物；指导患者进行平衡功能训练时应循序渐进，从卧位开始，站立平衡及行走训练，增进患者康复的信心。

3.围术期的护理

(1)术前练习。①咳嗽训练：指导患者做深呼吸，吸气时间长于呼气时间，要自然、缓慢，闭声门，然后缓缓用力咳嗽，避免用力过猛引起疼痛；进行有效咳嗽可增加肺通气量，预防术后坠积性肺炎的发生。②排尿训练：让患者放松腹部及会阴部，用温热毛巾敷下腹部或听水声，用温开水清洗会阴等，反复练习，直至可床上排尿。③翻身训练：为患者讲解轴线翻身的方法、操作程序及注意事项，使患者能够术后良好配合。

(2)术前准备：术前常规头部备皮并检查头部是否有皮囊炎、头皮是否有损伤，修剪指甲，更换衣裤，条件允许情况下进行沐浴。术前睡眠差及心理紧张者，遵医嘱给予镇静剂。

(3)术后体位：术后6小时内取去枕平卧位，搬动患者时注意保持脊柱水平位。每1～2小时翻身一次，注意保持头与身体的水平位。

(4)营养和补液：为增强机体抵抗力，鼓励多食蔬菜及水果，多饮水，保持大便通畅。

(5)伤口护理：巡视病房过程中注意观察伤口有无渗出、感染征象，保持伤口敷料完整，进行交接班记录。如术后3～7天出现局部搏动性疼痛，皮肤潮红、肿胀、压痛明显，并伴有体温升高，应及时通知医师，提示有感染征象。

(6)创腔引流管护理：肿瘤切除后常需在创腔内放置引流管，以便引流脑内的血性液体及组织碎屑、小血细胞凝集块等。应保持引流管通畅，准确观察量、颜色并及时记录。

二、健康指导

(一)疾病知识指导

1.概念

神经鞘瘤是发生于硬膜下各段椎管的单发肿瘤。起源于神经膜细胞，电镜下大体上表现为光滑球形肿物悬挂于脊神经上且与之分离,而不是使神经增粗。

2.主要的临床症状

神经鞘瘤为局部软组织包块,病程发展缓慢,早期可无症状,待包块长大后,局部有酸胀感或疼痛。触摸或者挤压包块时有麻痹或触电感,并向肢体远端放射。

3.神经鞘瘤的诊断

临床上可综合特殊染色体和免疫学检查、凝血常规、血常规、尿常规、生化、电测听、CT、MRI、电生理检查等进行确诊。

4.神经鞘瘤的处理原则

(1)手术治疗:一旦定位诊断明确,应尽早手术切除。

(2)放射治疗:凡病理回报为恶性肿瘤者均可在术后行放射治疗,以提高治疗效果和生存质量。

(3)化学治疗:脂溶性烷化剂如卡莫司汀治疗有一定的疗效,转移癌(腺癌、上皮癌)则应用环磷酰胺、甲氨蝶呤等。

5.神经鞘瘤的预后

由于手术入路的不断改进和显微外科技术的普遍应用,进入20世纪以来,神经鞘瘤的手术效果显著提高。至20世纪90年代,神经鞘瘤的手术全切除率已达90%以上,死亡率已降至0~2%,直径2 cm以下的神经鞘瘤面神经功能保留率达86%~100%,直径2 cm以上的肿瘤面神经保留率在36%~59%。

(二)饮食指导

(1)高蛋白(鸡、鱼、蛋、奶等)、高维生素、高热量、高纤维素(韭菜、芹菜等)饮食。

(2)鼓励患者少量多餐,制订饮食计划,保持进餐心情愉快,增强机体耐受能力。

(三)用药指导

(1)患者服用化疗药物期间,注意观察患者有无恶心、头痛、疲乏、直立性低血压、脱发等不良反应。

(2)静脉输注化疗药物时,不可随意调节滴速。

(3)经常巡视病房,观察输液部位血管、皮肤情况,防止药液外渗。

(四)日常生活指导

(1)鼓励患者保持乐观向上态度,加强自理能力。

(2)根据气温变化增减衣物,注意保暖。

(蔡荣华)

第七节 颅内动脉瘤

颅内动脉瘤是颅内局部动脉血管壁异常而产生的囊性膨出物。常见于40~60岁的中老年人。在脑血管意外中,颅内动脉瘤破裂出血居于第三位,仅次于脑梗死及高血压脑出血。未破裂动脉瘤蛛网膜下腔出血的危险率为1%~2%,其中50%~60%的破裂是致命的。流行病学研究表明在颅内动脉瘤破裂中60%出现死亡或是发生严重残疾,其余患者中一半有神经、精神或是认知障碍。

一、专科护理

(一)护理要点

密切观察患者生命体征,预防脑血管痉挛,绝对卧床,加强患者的心理护理,避免情绪波动。

(二)主要护理问题

(1)知识缺乏:缺乏颅内动脉瘤破裂的相关知识和注意事项。

(2)有受伤害的危险与颅内动脉瘤破裂有关。

(3)潜在并发症:颅内出血、颅内压增高、脑疝等。

(三)护理措施

1.一般护理

病室环境安静、整洁,室内光线柔和。避免各种不良刺激,减少探视人员,集中护理操作,保持患者情绪稳定。

2.对症护理

(1)向患者告知有关颅内动脉瘤破裂的知识,发放入院指导、健康宣教手册,对患者提出的问题有针对性地进行解答。

(2)动脉瘤患者应绝对卧床休息,将血压控制在稳定状态,避免血压大幅度波动而致动脉瘤破裂;保持大便通畅,可适当使用缓泻剂;勿用力咳嗽;避免剧烈运动。

(3)患者外出时要有人陪伴,不可单独或锁门洗澡,以免发生跌倒、头部创伤等意外。

(4)如发现有头痛、呕吐、意识障碍或偏瘫等动脉瘤破裂出血的表现时,要及时通知医师诊治。

(5)密切观察患者生命体征、意识、瞳孔、肌力等变化。

(6)给予清淡易消化的饮食,多食蔬菜水果及粗纤维食物。

二、健康指导

(一)疾病知识指导

1.概念

颅内动脉瘤是由于颅内动脉血管壁局部的缺陷及腔内压力的增高而致缺陷的局部高度扩张,形成向外膨出的囊状物。因其瘤体很小,在破裂出血之前很少被发现,约有80%以上的自发性蛛网膜下腔出血与颅内动脉瘤破裂有关。

2.主要的临床症状

(1)前驱症状和体征,包括头痛、单侧眼眶疼痛或球后痛伴动眼神经麻痹、恶心、呕吐、头晕等症状。半数前驱症状和体征在大出血发生一周内出现,90%在6周内发生。

(2)典型表现:动脉瘤破裂出血引起蛛网膜下腔出血的临床症状和体征,如突发头痛、意识障碍、癫痫、发热等。

(3)非典型表现:老年、儿童和少数成人患者无头痛,仅表现为全身不适、胸背痛、发热、视力或听力突然丧失等。

(4)脑血管痉挛可造成脑供血不足而致中枢神经系统功能紊乱,出现意识障碍、偏身感觉障碍、失语,甚至发生脑疝而死亡。

3.动脉瘤的诊断

(1)动脉瘤的分类:颅内动脉瘤可依据位置的不同分为颈内动脉系统和椎基底动脉系统动脉

瘤，发生在颈内动脉系统的动脉瘤占90%，椎基底动脉系统动脉瘤占10%。其中，颈内动脉系统动脉瘤包括颈内动脉-后交通动脉瘤、前动脉-前交通动脉瘤和中动脉动脉瘤。椎基底动脉系统动脉瘤包括椎动脉瘤、基底动脉瘤和大脑后动脉瘤；依据动脉瘤的大小可分为小型、一般型、大型和巨大型动脉瘤。动脉瘤直径<0.5 cm为小型动脉瘤，直径在0.6～1.5 cm为一般型动脉瘤，大型动脉瘤瘤体直径在1.6～2.5 cm，直径>2.5 cm为巨大型动脉瘤；按照形态可分为囊状动脉瘤、梭形动脉瘤和壁间动脉瘤，分别约占动脉瘤的95%、4%和1%。

(2)辅助检查：①头颅CT检查的敏感性取决于出血的时间及临床分级，可明确蛛网膜下腔出血及其程度，提供出血部位的线索，并了解伴发的脑内或脑室内出血及阻塞性脑积水等。②腰椎穿刺检查可明确有无蛛网膜下腔出血，颅内压升高及血性脑脊液。③头颅MRI对颅后窝、颅内系统少量出血及动脉瘤内血栓的形成具有辅助诊断意义。④DSA可判断动脉瘤的位置、形态、数目、内径、血管痉挛及侧支循环情况。

4.颅内动脉瘤的处理原则

(1)非手术治疗：主要是防止出血或再出血及控制血管痉挛。应给予绝对卧床休息，控制血压并降低颅内压。

(2)手术治疗：开颅夹闭动脉瘤蒂是首选的治疗方法，也可以采用动脉瘤介入治疗栓塞技术。其中动脉瘤栓塞技术包括载瘤动脉闭塞和动脉瘤腔内填塞两种。目前选择性腔内闭塞动脉瘤的方法是电解脱铂微弹簧圈。

5.动脉瘤的预后

颅内动脉瘤若任其发展，可自行破裂并引起急性蛛网膜下腔出血、瘤腔内形成血栓而自行愈合，或者处于静止期。但动脉瘤一旦破裂，死亡率较高，为30%～40%。动脉瘤大小是直接影响手术效果及术后并发症的重要因素。研究证明，直径<0.5 cm的未破裂的动脉瘤死亡率为2%，直径0.6～1.5 cm的动脉瘤死亡率约为7%，直径>1.5 cm的动脉瘤死亡率占14%。直径<1.0 cm的动脉瘤患者，99%的预后较好，故动脉瘤的直径越大预后越差。

（二）用药指导

按照医嘱适当使用镇静剂、抗癫痫药物及缓解血管痉挛的药物，同时按照药物的剂量、方法准确服药，定期复查。抗凝血药物如肝素，在每次注射前应测定凝血时间，因用药过量可导致自发性出血；应用双香豆素衍生物时，应注意皮炎、脱发、荨麻疹、恶心、腹泻等不良反应，避免用药过量；应用罂粟碱可扩张血管、增加血流量、改善血管造影效果等作用。应用降压药物如硝普钠静脉滴注时滴注系统须用黑纸包盖避光，并应控制药物滴注速度。

（三）饮食指导

(1)低胆固醇饮食，少食动物脂肪。指导患者每天胆固醇摄取量不宜超过300 mg。

(2)饮食宜清淡，不食过咸和甜食，避免过饱。

(3)保持大便通畅，便秘者可多进食维生素丰富的水果、蔬菜及谷类，如芦笋、海藻、洋葱、大蒜、蘑菇等。

(4)保持食物新鲜，少食油炸、烧烤食品。

（四）预防指导

(1)避免情绪激动。

(2)不可提重物、进行剧烈运动。

(3)沐浴时水温不宜过高。

(4)戒除烟、酒。

(5)加强肢体活动,防止深静脉血栓形成。

三、循证护理

颅内动脉瘤是由于颅内局部血管壁异常产生的囊性膨出,好发年龄为 40～60 岁,是造成蛛网膜下腔出血的首位病因。研究结果示要做好动脉瘤患者的心理护理及保证正确的体位、配合抗凝及解除脑血管痉挛等护理措施,尤其对于动脉瘤未破裂的患者由于临床症状较轻,护士应告知疾病的危险性及注意事项。当护士发现患者术后出现剧烈头痛、颈项强直、血压升高、意识变化等症状时要警惕血管痉挛。有学者的研究中提到术后患者穿刺肢体宜制动 12 小时,不可屈曲,以防穿刺针眼血凝块脱落造成出血。

(蔡荣华)

第八节 脑 膜 瘤

一、疾病概述

脑膜瘤占颅内肿瘤的 19.2%,男∶女为 1∶2。一般为单发,多发脑膜瘤偶尔可见,好发部位依次为矢状窦旁、大脑镰、大脑凸面,其次为蝶骨嵴、鞍结节、嗅沟、小脑脑桥角与小脑幕等部位,生长在脑室内者很少,也可见于硬膜外。其他部位偶见。依肿瘤组织学特征,将脑膜瘤分为五种类型,即内皮细胞型、成纤维细胞型、血管瘤型、化生型和恶性型。

(一)临床表现

1.慢性颅压增高症状

因肿瘤生长较慢,当肿瘤达到一定体积时才引起头痛、呕吐及视力减退等,少数呈急性发病。

2.局灶性体征

因肿瘤呈膨胀性生长,患者往往以头疼和癫痫为首发症状。根据肿瘤位置不同,还可以出现视力、视野、嗅觉或听觉障碍及肢体运动障碍等。老年患者尤以癫痫发作为首发症状多见,颅压增高症状多不明显。

(二)辅助检查

1.头颅 CT 扫描

典型的脑膜瘤,显示脑实质外圆形或类圆形高密度,或等密度肿块,边界清楚,含类脂细胞者呈低密度,周围水肿带较轻或中度,且有明显对比增强效应。瘤内可见钙化、出血或囊变,瘤基多较宽,并多与大脑镰、小脑幕或颅骨内板相连,其基底较宽,密度均匀一致,边缘清晰,瘤内可见钙化。增强后可见肿瘤明显增强,可见脑膜尾征。

2.MRI 扫描

同时进行 CT 和 MRI 的对比分析,方可得到较正确的定性诊断。

3.脑血管造影

脑血管造影可显示瘤周呈抱球状供应血管和肿瘤染色。同时造影技术也为术前栓塞供应动脉,减少术中出血提供了帮助。

(三)鉴别诊断

需同脑膜瘤鉴别的肿瘤因部位而异,幕上脑膜瘤应与胶质瘤、转移瘤鉴别,鞍区脑膜瘤应与垂体瘤鉴别,桥小脑角脑膜瘤应与听神经瘤鉴别。

(四)治疗

1.手术治疗

手术切除脑膜瘤是最有效的治疗手段,应力争全切除,对受肿瘤侵犯的脑膜和颅骨,亦应切除之,以求达到根治。

(1)手术原则:控制出血,保护脑功能,争取全切除。对无法全切除的患者,则可行肿瘤次全切除或分次手术,以免造成严重残疾或死亡。

(2)术前准备:①肿瘤血运极丰富者可术前行肿瘤供应血管栓塞以减少术中出血。②充分备血,手术开始时做好快速输血准备。③鞍区肿瘤和颅压增高明显者,术前数天酌用肾上腺皮质激素和脱水治疗。④有癫痫发作史者,需术前应用抗癫痫药物、预防癫痫发作。

(3)术后并发症。①术后再出血:术后密切观察神志瞳孔变化,定期复查头部CT早期处理。②术后脑水肿加重:对于影响静脉窦和粗大引流静脉的肿瘤切除后应用脱水药物和激素预防脑水肿加重。③术后肿瘤残余和复发:需定期复查并辅以立体定向放射外科治疗等防止肿瘤复发。

2.立体定向放射外科治疗

因其生长位置,有17%~50%的脑膜瘤做不到全切,另外还有少数恶性脑膜瘤也无法全切。肿瘤位于脑深部重要结构难以全切除者,如斜坡、海绵窦区、视丘下部或小脑幕裂孔区脑膜瘤,应同时行减压性手术,以缓冲颅压力,剩余的瘤体可采用γ刀或X刀治疗,亦可达到很好效果。

3.放疗或化疗

恶性脑膜瘤在手术切除后,需辅以化疗或放疗,防止肿瘤复发。

4.其他治疗

其他治疗包括激素治疗、分子生物学治疗、中医治疗等。

二、护理

(一)入院护理

(1)入院常规护理;常规安全防护教育;常规健康指导。

(2)指导患者合理饮食,保持大便通畅。

(3)指导患者肢体功能锻炼;指导患者语言功能锻炼。

(4)结合患者的个体情况,每1~2小时协助患者翻身,保护受压部位皮肤;如局部皮肤有压红,可缩短翻身的间隔时间,受压部位应予软枕垫高减压。

(二)术前护理

(1)每1~2小时巡视患者,观察患者的生命体征、意识、瞳孔、肢体活动,如有异常及时通知医师。

(2)了解患者的心理状态,向患者讲解疾病的相关知识,介绍同种疾病手术成功的例子,增强患者治疗信心,减轻焦虑、恐惧心理。

(3)根据医嘱正确采集标本,进行相关检查。

(4)术前落实相关化验、检查报告的情况,如有异常立即通知医师。

(5)根据医嘱进行治疗、处置,注意观察用药后反应。

(6)注意并发症的观察和处理。

(7)指导患者练习深呼吸及有效咳嗽;指导患者练习床上大小便。

(8)指导患者修剪指(趾)甲、剃胡须,女性患者勿化妆及涂染指(趾)甲。

(9)指导患者戒烟、戒酒。

(10)根据医嘱正确备血(复查血型),行药物过敏试验。

(11)指导患者术前12小时禁食,8小时禁饮水,防止术中呕吐导致窒息;术前晚进半流质饮食,如米粥、面条等。

(12)指导患者保证良好的睡眠,必要时遵医嘱使用镇静催眠药。

(三)手术当日护理

1.送手术前

(1)术晨为患者测量体温、脉搏、呼吸、血压;如有发热、血压过高、女性月经来潮等情况均应及时报告医师,以确定是否延期手术。

(2)协助患者取下义齿、项链、耳钉、手链、发夹等物品,并交给家属妥善保管。

(3)皮肤准备(剃除全部头发及颈部毛发、保留眉毛)后,更换清洁的患者服。

(4)遵医嘱术前用药,携带术中用物,平车护送患者入手术室。

2.术后回病房

(1)每15~30分钟巡视患者,注意观察患者的生命体征、意识、瞳孔、肢体活动等,如异常及时通知医师。

(2)注意观察切口敷料有无渗血。

(3)密切观察引流液的颜色、性状、量等情况并记录,妥善固定引流管,引流袋置于头旁枕上或枕边,高度与头部创腔保持一致,保持引流管引流通畅,活动时注意引流管不要扭曲、受压,防止脱管。

(4)观察留置导尿管患者尿液的颜色、性状、量,会阴护理每天2次。

(5)术后6小时内给予去枕平卧位,6小时后可床头抬高,麻醉清醒的患者可以协助床上活动,保证患者舒适。

(6)保持呼吸道通畅。

(7)若患者出现不能耐受的头痛,以及时通知医师,遵医嘱给予止痛药物,并密切观察患者的生命体征、意识、瞳孔等变化。

(8)精神症状患者的护理:加强患者安全防护,上床挡,需使用约束带的患者,应告知家属并取得同意,定时松解约束带,按摩受约束的部位,24小时有家属陪护,预防自杀倾向,同时做好记录。

(9)术后24小时内禁食水,可行口腔护理,每天2次。清醒患者可口唇覆盖湿纱布,保持口腔湿润。

(10)结合患者的个体情况,每1~2小时协助患者翻身,保护受压部位皮肤;如局部皮肤有压红,可缩短翻身的间隔时间,受压部位应予软枕垫高减压。

(四)术后护理

1.术后第1天~第3天

(1)每1~2小时巡视患者,注意观察患者的生命体征、意识、瞳孔、肢体活动等,如发现有头痛、恶心、呕吐等颅内压增高症状及时通知医师。

(2)注意观察切口敷料有无渗血。

(3)密切观察引流液的颜色、性状、量等情况并记录,妥善固定引流管,并保持引流管引流通畅，不可随意放低引流袋，以保证创腔内有一定的液体压力。若引流袋放低，会导致创腔内液体引出过多，创腔内压力下降，脑组织迅速移位，撕破大脑上静脉，从而引发颅内血肿。医师根据每天引流液的量调节引流袋的高度。

(4)观察留置导尿管患者尿液的颜色、性状、量，会阴护理每天2次。

(5)术后引流管放置3～4天，引流液由血性脑脊液转为澄清脑脊液时，即可拔管，避免长时间带管形成脑脊液漏。拔除引流管后，注意观察患者的生命体征、意识、瞳孔等变化，切口敷料有无渗血、渗液及皮下积液等，如有异常及时通知医师。

(6)加强呼吸道的管理，鼓励深呼吸及有效咳嗽、咳痰，如痰液黏稠不易咳出可遵医嘱予雾化吸入，必要时吸痰。

(7)术后24小时如无恶心、呕吐等麻醉后反应，可遵医嘱进食，由流质饮食逐步过渡到普通饮食，积极预防便秘的发生。

(8)指导患者床上活动，床头摇高，逐渐坐起，逐渐过渡到床边活动(做好跌倒风险评估)，家属陪同。活动时以不疲劳为宜。

(9)指导患者进行肢体功能锻炼；进行语言功能锻炼。

(10)做好生活护理，如洗脸、刷牙、喂饭、大小便等，定时协助患者翻身，保护受压部位皮肤，预防压疮的发生。

2.术后第4天～出院日

(1)每1～2小时巡视患者，注意观察患者的生命体征、意识、瞳孔、肢体活动等，如发现有头痛、恶心、呕吐等颅内压增高症状及时通知医师；注意观察切口敷料有无渗血。

(2)指导患者注意休息，病室内活动，活动时以不疲劳为宜。对高龄、活动不便、体质虚弱等可能发生跌倒的患者及时做好跌倒或坠床风险评估。

(五)出院指导

1.饮食指导

指导患者进食高热量、高蛋白、富含纤维素、维生素丰富、低脂肪、低胆固醇食物，如蛋、牛奶、瘦肉、新鲜鱼、蔬菜、水果等。

2.用药指导

有癫痫病史者遵医嘱按时、定量口服抗癫痫药物。不可突然停药、改药及增减药量，以避免加重病情。

3.康复指导

对肢体活动障碍者，户外活动须有专人陪护，防止意外发生，鼓励患者对功能障碍的肢体需经常做主动和被动运动，防止肌肉萎缩。

(蔡荣华)

第九节　垂　体　瘤

垂体瘤是一组在垂体前叶和后叶及颅咽管上皮残余细胞发生的肿瘤，占所有原发性颅脑肿瘤的10%～20%。此组肿瘤以前叶的腺瘤占大多数。据不完全统计，催乳素瘤最常见，占

50%～55%，其次为生长激素瘤占20%～23%，促肾上腺皮质激素瘤占5%～8%，促甲状腺激素瘤和促性腺激素（黄体生成素和卵泡刺激素）瘤较少见，无功能腺瘤占20%～25%。垂体瘤大部分为良性肿瘤，极少数为癌。

垂体瘤在手术切除的颅内肿瘤中占19%，为第三位，仅次于胶质瘤和脑膜瘤。常规的MRI扫描中，10%或者更多的垂体瘤具有轻微的信号改变，提示有微腺瘤。常见的发病年龄在30～60岁，其中，有功能的垂体瘤在成人中更常见。

一、专科护理

（一）护理要点

密切观察患者的病情变化，尤其是尿量变化，保证患者安全，注意患者的心理护理。

（二）主要护理问题

(1)自我认同紊乱：与功能垂体瘤分泌激素过多有关。

(2)舒适度减弱：头痛与颅内压增高或肿瘤压迫垂体周围组织有关。

(3)有体液不足的危险：与呕吐、尿崩症和进食有关。

(4)感知觉紊乱：与肿瘤压迫视神经、视交叉及视神经束有关。

(5)活动无耐力：与营养摄入不足有关。

(6)潜在并发症：颅内出血、尿崩症、电解质紊乱、感染、垂体危象、癫痫等。

(7)焦虑：与疾病致健康改变及不良预后有关。

（三）护理措施

1.一般护理

嘱患者卧床休息，保持病室内环境安静、室温适宜，尽量减少不良因素的刺激，保证充足睡眠。病床安置护栏、备有呼叫器，病房走廊安置扶手，提供轮椅等辅助工具。

2.对症护理

(1)自我认同紊乱的护理：垂体瘤患者由于生长激素调节失衡，可出现巨人症、肢端肥大、相貌改变；催乳素增高时，女性表现为闭经、不孕，男性表现为性功能障碍；肾上腺皮质分泌异常时，表现为水牛背、面部痤疮、尿频等。应鼓励患者树立战胜疾病的信心，耐心讲解疾病的相关知识，让患者正确认识疾病，积极配合治疗。针对女性出现的闭经及不孕，告知其勿过分紧张，经过治疗后可以康复。对于男性出现的性功能障碍，要注意保护患者隐私，鼓励积极应对。

(2)舒适度改变的护理：因颅内压增高或肿瘤压迫垂体，患者出现头痛等不适症状，应密切观察病情变化，必要时遵医嘱给予脱水、激素等。

评估患者疼痛的性质，区分切口疼痛与颅内高压引起的疼痛。合理给予镇静药，注意观察药物疗效。根据个体情况给予20%甘露醇注射液125 mL或者250 mL快速静脉滴注或利尿剂，并观察用药后患者头痛的缓解情况。注意运用技巧如放松疗法、音乐疗法、想象疗法等分散其注意力，减轻疼痛。

(3)有体液不足的危险的护理：垂体瘤患者术后易出现尿崩及呕吐等不适症状，应严密观察病情变化，必要时给予抗利尿剂和止吐药物治疗。注意补充患者的液体量，避免出现体液不足引起的休克症状。术后6小时后可鼓励患者进食流食、半流食、软质饮食，逐渐过渡到普通饮食，以补充患者所需能量及体液，防止体液不足。

(4)感知觉紊乱的护理：肿瘤压迫视神经、视交叉及视神经束后，患者会出现感知觉障碍，应鼓励患者进行功能锻炼，避免肌肉萎缩。

(5)活动无耐力的护理：患者由于长期疾病困扰，食欲减退，导致营养缺乏，肢体活动无耐力，应在指导患者活动的过程中注意节力原则。鼓励患者多进食高热量、高蛋白质、高维生素的食物，避免辛辣刺激、干硬及油腻性食物；注意保持患者进餐环境清洁、舒适、安静，尽量减少患者进餐时的干扰因素；提供充足的进餐时间；为患者准备其喜爱的食物，利于增进食欲、恢复体力，以增加机体抵抗力，提高手术耐受力。告知患者应避免便秘而引起颅内压升高，多进食易消化的食物，鼓励多饮水，必要时给予通便润肠药物。

(6)潜在并发症的护理与观察。①颅内出血的护理：严密观察患者意识、瞳孔、生命体征、肢体活动的变化，如出现意识加深、一侧瞳孔散大、对侧肢体瘫痪进行性加重、引流液颜色呈鲜红色、量多、头痛、呕吐等颅内压增高症状时，应及时报告医师。②尿崩症的护理：严密观察尿量、尿色、尿比重。准确记录24小时出入量，如术后尿量＞300 mL/h且持续2小时，或者24小时尿量＞5 000 mL时即发生尿崩，严密观察有无脱水指征并遵医嘱补液。忌摄入含糖量高的食物、药物，以免血糖升高，产生渗透性利尿，尿量增加。③电解质紊乱的护理：禁止长期使用含钠液体及甘露醇等高渗脱水剂。④感染的护理：体温高于38.5 ℃者，遵医嘱合理使用抗生素。⑤垂体危象的护理：遵医嘱静脉推注50%葡萄糖溶液40～60 mL，以抢救低血糖，继而补充10%葡萄糖盐水。必要时静脉滴注氢化可的松，以解除急性肾上腺功能减退危象，并注意保暖。⑥癫痫的护理：若发生癫痫，以及时通知医师，遵医嘱给予镇静剂。保持呼吸道通畅并持续给氧，防止出现舌咬伤、窒息等。

(7)焦虑、恐惧的心理护理：向患者及家属宣讲疾病的相关知识，解释手术的必要性、手术方式及注意事项等。教会患者自我放松的方法，如采用心理治疗中的发泄疗法、鼓励患者表达自我感受等。注意保护患者的自尊，鼓励家属和朋友给予关心和支持，消除焦虑、恐惧心理。

3.围术期的护理

(1)术前练习与准备。①开颅手术患者：术前进行头部皮肤准备，做好告知及配合。②经蝶窦入路手术者：手术前3天使用氯霉素滴鼻、漱口液漱口，并加强口腔及鼻腔的护理，指导患者练习做张口呼吸运动。术区备皮准备清剪鼻毛，清洁鼻腔，预防感染。③指导患者练习床上使用大小便器，避免术后便秘。手术当日测量生命体征，如有异常或者患者发生其他情况(如女患者月经来潮)，以及时与医师联系停止手术。告知患者更换清洁衣服，取下饰品、活动义齿等。

(2)术后体位。①经颅手术患者：全麻未清醒者，取侧卧位或平卧位，头偏向一侧，以保持呼吸道通畅。麻醉清醒、血压较平稳后，将床头抬高15°～30°，以利于颅内静脉的回流。②经蝶窦手术患者：麻醉清醒后取半卧位，以促进术后硬脑膜粘连愈合，防止脑脊液逆流感染。

(3)病情观察及护理：密切观察患者生命体征、意识状态、瞳孔、肢体活动情况等。注意观察手术切口的敷料及引流管的引流情况，保持术区敷料完好、清洁干燥、引流管通畅。注意观察有无颅内压增高症状，避免情绪激动、用力咳嗽等。

二、健康指导

(一)疾病知识指导

1.概念

垂体瘤是起源于垂体前叶各种细胞的一种良性肿瘤。根据查体及激发状态下血浆激素的水平将垂体瘤分为有功能性和无功能性。有功能性垂体瘤包括过度分泌催乳素(PRL)、生长激素

(GH)、促肾上腺皮质激素(ACTH)、促甲状腺激素(TSH)、黄体生成素(LH)和卵泡刺激素(FSH)的肿瘤,无功能性垂体瘤可分为裸细胞瘤、大嗜酸细胞瘤、无症状性 ACTH 腺瘤;根据影像学特征进行分类包括垂体瘤瘤体<1 cm的微腺瘤和直径>1 cm 的大腺瘤。

2.垂体瘤的主要症状

垂体瘤的大小、临床症状、影像学表现、内分泌功能、细胞组成、生长速度及形态学各不相同,以内分泌功能紊乱或者占位效应引起的症状为主,可出现头痛。生长激素瘤在儿童时期和青春期由于骨骼尚未闭合时呈现巨人症,成人表现为肢端肥大综合征,即五官粗大、喉部增大、足底厚垫、黑棘皮病、骨骼明显改变、牙距变宽及手脚骨骼变大等;催乳素腺瘤女性患者表现为闭经、溢乳、性欲减退、无排卵性不孕,男性表现为乳房发育、溢乳及阳痿;促肾上腺皮质激素腺瘤患者表现为库欣综合征,如因糖皮质激素分泌过多而致向心性肥胖、满月脸、高血压、多毛、月经失调、低血钾、痤疮、瘀斑、紫纹及儿童发育迟缓等;无功能性垂体瘤常引起失明及垂体功能减退症状。

3.垂体瘤的诊断

通过垂体病变的影像学和测定血浆 PRL、GH、ACTH 水平进行诊断。

4.垂体瘤的处理原则

(1)手术治疗:经颅手术适用于肿瘤体积巨大且广泛侵袭生长,向鞍上、鞍旁、额下和斜坡等生长的肿瘤。经单鼻孔入路切除垂体腺瘤,适用于各种类型的垂体微腺瘤、大腺瘤及垂体巨大腺瘤(最大直径>3 cm)。

(2)非手术治疗:放射治疗适用于肿瘤体积较小,易发生垂体功能低下等并发症者。伽马刀治疗适用于与视神经的距离>3 mm 者、术后残余或术后多次复发者、肿瘤直径<45 mm 者、老年人合并其他器质性病变者、不能耐受手术者、拒绝手术或不具备手术条件者。

5.垂体瘤的预后

垂体腺瘤的预后主要取决于肿瘤类型及肿瘤大小。对于巨大腺瘤,尽管手术可以切除肿瘤、缓解其占位效应,但是很难达到全切除及使内分泌功能恢复正常,需接受手术、药物及放疗的综合治疗。对于肢端肥大症患者须将血清激素水平降至正常后方可进行手术,以减轻全身损害。

(二)饮食指导

饮食规律,选用高蛋白、高热量、低脂肪、易消化食物,增加粗纤维食物摄入,如芹菜、韭菜等。

(三)药物指导

患者服用激素类药品时应严格遵医嘱用药,切不可自行停药。

(四)日常生活指导

为患者提供一个安静、舒适的环境,保持乐观的心态,改变不良的生活方式,如熬夜、酗酒、赌博等,适当运动,多参与有意义的社会活动。

(蔡荣华)

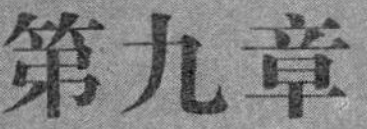

第九章 泌尿外科护理

第一节 上尿路结石

一、肾结石

肾结石也称尿路结石，结石病是现代社会最常见的疾病之一，并在古代已有所描述。肾结石男性发病率是女性的3倍。肾结石发病高峰年龄为20～30岁，手术虽可以去除结石，但结石形成的趋势往往是终身的。

（一）病因

肾结石形成原因非常复杂，人们对尿石症发病机制的认识仍未完全明了，可能包括的危险因素有外界环境、职业因素和泌尿系统因素等。

1.外界环境

外界环境包括自然环境和社会环境、气候和地理位置等，而社会环境包括社会经济水平和饮食文化等。相关研究表明结石病的季节性变化很可能与温度有关，通过出汗导致体液丧失，进而促进结石形成。

2.个体因素

种族遗传因素、饮食习惯、职业因素、代谢性疾病等。其中职业环境中暴露于热源和脱水同样是结石病的危险因素。水分摄入不足可导致尿液浓缩，结石形成的概率增加。大量饮水导致尿量增多，可显著降低易患结石患者的结石发病率。

3.泌尿系统因素

主要包括肾损伤、感染、泌尿系统梗阻、异物等。梗阻可以导致感染和结石形成，而结石本身也是尿中异物，会加重梗阻与感染程度，所以两者会相互促进疾病发展程度。

上述因素最终都导致人类尿液中各种成分过饱和、滞留因素和促进因素的增加等机制，进而导致肾结石形成。

（二）分类

泌尿系统结石最常见的成分是钙，以草酸钙为主，多在肾脏和膀胱处形成。肾结石按照结石晶体的成分，主要分为4类，即含钙结石、感染性结石、尿酸结石和其他结石（表9-1）。

表 9-1　肾结石的组成与成分

结石成分	比例	外观和性质
含钙结石	80%	
草酸钙	60%	一水草酸钙呈褐色，铸型或桑葚状，质地坚硬；二水草酸钙呈白色，表面结晶，质地松脆
磷酸钙、磷酸氢钙	20%	浅灰色，坚硬，可有同心层
感染性结石	10%	
碳酸磷灰石		深灰色或灰白色，鹿角形，松散易碎
磷酸镁铵		
磷酸氢镁		
尿酸结石	10%	
尿酸、尿酸盐结石		黄色或砖红色，圆形光滑，结构致密，稍硬
胱氨酸结石、黄嘌呤	1%	土黄色、蜡样外观，表面光滑，可呈鹿角形
其他结石		
药物结石	1%	

(三)临床表现

1.症状

(1)疼痛：肾结石最常见的症状是肾绞痛，经常突然起病，这通常是结石阻塞输尿管引起的。最常见的是从腰部开始，可辐射到腹股沟。肾盂内大结石和肾盏结石可无明显临床症状，患者活动后会出现上腹或腰部钝痛。40%～50%的肾结石患者有腰痛的症状，发生的原因是结石造成肾盂梗阻。通常可表现为腰部酸胀、钝痛。

(2)血尿：绝大多数尿路结石患者存在血尿，通常为镜下血尿，少数也可见肉眼血尿。常常在腰痛后发生。有时患者活动后出现镜下血尿是上尿路结石的唯一临床表现，但当结石完全阻塞尿路时也可以没有血尿。血尿产生的原因是结石移动或结石对集合系统的损伤。血尿的多少取决于结石对尿路黏膜损伤程度大小。

(3)发热：由于结石、梗阻和感染可互相促进，所以肾结石造成梗阻可继发或加重感染，出现腰痛伴高热、寒战。出现脓尿的患者很少见，若出现需要行尿培养，检测是否存在尿路感染。结石继发急性肾盂肾炎或肾积脓时可有畏寒、发热、寒战等全身症状出现。

(4)无尿和急性肾功能不全：双侧肾结石、功能性或解剖孤立肾结石阻塞导致尿路急性梗阻，可以出现无尿和急性肾后性肾功能不全的症状。

2.体征

肾结石典型体征是患侧肾区叩击痛。患者脊肋角和腹部压痛也可不明显，一般不伴有腹部肌紧张。肾结石慢性梗阻时引起巨大肾积水，这时可出现腹部包块。

(四)辅助检查

1.实验室检查

(1)血常规：肾绞痛时可伴血 WBC 短时轻度增高。结石合并感染或发热时，血中 WBC 可明显增高。结石导致肾功能不全时，可有贫血表现。

(2)尿液检查：常能见到肉眼或镜下血尿；脓尿很少见，伴感染时有脓尿、感染性尿路结石患者应行尿液细菌培养；尿液分析也可测定尿液 pH、钙、磷、尿酸、草酸等。

2.影像学检查

(1)超声:肾钙化和尿路结石都可通过超声诊断,可显示结石梗阻引起的肾积水及肾实质萎缩等。可发现尿路平片不能显示的小结石和X线透光结石,当肾脏显示良好时,超声还可检测到5 mm的小结石。超声作为无创检查应作为首选影像学检查,适合于所有患者包括肾功能不全患者、孕妇、儿童及对造影剂过敏者。

(2)X线检查:由于大约90%尿路结石不透X线,腹部X线片对于怀疑尿路结石的患者,是一种非常有用的检查。

(3)尿路系统平片:KUB是《CUA尿路结石诊疗指南》推荐的常规检查方法,KUB平片上结合可显示出致密影。KUB平片可初步判断肾结石是否存在,以及肾结石的位置、数目、形态和大小,并且可以初步地提示结石的化学性质。

(4)CT:螺旋CT平扫对肾结石的诊断准确、迅速。有助于鉴别不透光的结石、肿瘤、凝血块等及了解有无肾畸形。

(5)内镜检查:包括经皮肾镜、软镜、输尿管和膀胱镜检查。通常在尿路平片未显示结石时,静脉尿路造影有充盈缺损不能确诊时,借助于内镜可以明确诊断和进行治疗。

(6)肾盂造影像:可以确定透X线结石的存在,可以确诊引起患者形成结石的解剖部位。

(五)诊断要点

任何评估之前都应先明确是否有与结石复发有关的代谢性疾病。至少应进行筛选性评估,包括远端肾小管性酸中毒、原发性甲状旁腺功能亢进症、痛风体质等疾病。只有明确了相关疾病才可以从根本上纠正治疗。

尿路结石与腹膜后和腹腔内病理状态引起的症状相似,所以应与急腹症进行全面的鉴别诊断,其中包括急性阑尾炎异位或未被认识的妊娠,卵巢囊肿蒂扭转等,体检时应注意检查有无腹膜刺激征。

(六)治疗原则

肾结石治疗的总体原则是:解除疼痛和梗阻、保护肾功能、有效祛石、治疗病因、预防复发。由于约80%的尿路结石可自发排出,因此可能没必要进行干预,有时多饮水就能自行排出结石。其他结石的性质、形态、大小部位不同,患者个体差异等因素,治疗方法的选择和疗效也大不相同。因此,对尿石症的治疗应该实施患者个体化治疗,通常需要各种方法综合治疗,来保证治疗效果。

1.病因治疗

少数患者能找到结石成因如甲状腺旁腺功能亢进(主要是甲状旁腺瘤),只有积极治疗原发病防止尿路结石复发;尿路梗阻的患者,需要解除梗阻,这样可以避免结石复发,因此此类患者积极治疗病因即可。

2.非手术治疗

(1)药物治疗:结石<0.6 cm且表面光滑、结石以下尿路无梗阻时可采用药物排石治疗。多选择口服α受体阻滞剂(如坦索罗辛)或钙通道阻滞剂。尿酸结石选用枸橼酸氢钾钠,碳酸氢钠碱化尿液。口服别嘌醇及饮食调节等方法治疗也可取得良好的效果。

(2)增加液体摄入量:机械性多尿可以预防有症状结石的形成和滞留,每天饮水2 000～3 000 mL,尽量保持昼夜均匀。限制蛋白、钠摄入,避免草酸饮食摄入和控制肥胖都可防止结石的发病概率。

3.微创碎石

(1)体外冲击波碎石(extracorporeal shock wave lithotripsy,ESWL):通过X线或超声对结石进行定位,利用高能冲击波聚焦后作用于结石,将结石粉碎成细沙,然后通过尿液排出体外。实践证明它是一种创伤小、并发症少、安全有效的非侵入性治疗,大多数上尿路结石可采用此方法治疗。ESWL碎石术后可能形成"石街"。引起患者的腰痛不适,也可能合并继发感染,患者病程也将相应延长。

(2)经皮肾镜碎石取石术(percutaneous nephrolithotomy,PCNL):它是通过建立经皮肾操作通道,击碎结石并同时通过工作通道冲出结石及取出肾结石。本手术通常在超声或X线定位下操作,在肾镜下取石或碎石。较小的结石通过肾镜用抓石钳取出,较大的结石将结石粉碎后用水冲出。

(3)输尿管肾镜取石术(ureteroscope lithotripsy,URL):适用于中、下段输尿管结石,泌尿系统平片不显影结石,因结石硬、停留时间长、患者自身因素(肥胖)而使用ESWL困难者,也可用于ESWL治疗所致的"石街"。下尿路梗阻、输尿管狭窄或严重扭曲等不宜采用此法。

4.开放手术

由于ESWL及内镜技术的普遍开展,现在上尿路结石大多数已不再开放手术。

(七)临床护理

1.评估要点

(1)术前评估。

健康史:了解患者基本情况,包括年龄、职业、生活环境、饮食饮水习惯等。

相关因素:了解患者的既往史和家族史;有无可能引起结石的相关疾病如泌尿系统梗阻、感染和异物史,有无甲状旁腺功能亢进、肾小管酸中毒等。了解用药史如止痛药物、钙剂等药物的应用情况。

心理和社会支持状况:结石复发率较高,患者可能产生焦躁心理,故应了解患者及家属对相关知识的掌握程度和多治疗的期望,以及时了解患者及家属心理状况。

(2)术后评估。

术后恢复:结石排出、尿液引流和切口愈合情况,有无尿路感染。

肾功能状态:梗阻解除程度,肾功能恢复情况,残余结石对泌尿系统功能的影响。

2.护理诊断/问题

(1)疼痛:与疾病、排石过程、损伤及平滑肌痉挛有关。

(2)尿形态异常:与结石或血块引起梗阻及术后留置尿管有关。

(3)潜在并发症:血尿、感染、结石导致阻塞、肾积水。

(4)部分生活自理缺陷:与疾病及术后管道限制有关。

(5)焦虑:与患者担心疾病预后有关。

(6)知识缺乏:缺乏疾病预防及治疗相关知识。

3.护理目标

(1)患者自述疼痛减轻,舒适感增强。

(2)患者恢复正常的排尿功能。

(3)患者无相关并发症发生,若发生能够得到及时发现和处理。

(4)患者了解相关疾病知识及预防知识。

(5)患者能满足相关活动需求。

4.护理措施

(1)缓解疼痛。

观察:密切观察患者疼痛的部位及相关生命体征变化。

休息:发作期患者应卧床休息。

镇痛:指导患者采用分散注意力、安排适当卧位、深呼吸、肌肉放松等非药物性方法缓解疼痛,不能缓解时,舒缓疼痛。

(2)促进排石:鼓励非手术治疗的患者大量饮水,每天保持饮水量在 2 000 mL 以上,在病情允许的情况下,下床运动,适当做些跳跃、改变体位的活动以促进结石排出。手术治疗后患者均可出现血尿,嘱患者多饮水,以免出现血块进而堵塞尿路。

(3)管道护理。①若患者有肾造瘘管,遵医嘱夹闭数小时开放,应保持通畅并妥善固定,密切观察引流性质及量。②留置尿管应保持管路通畅,观察排石情况。③留置针妥善固定,保持补液的顺利进行。

(4)采用体外冲击波碎石(ESWL)的患者,在碎石准备前告知接受治疗前三天忌食产气性食物,治疗前一天服用缓泻剂,手术当日早晨禁饮食。碎石后应注意观察结石排出效果,协助患者采取相应体位(一般采取侧卧位,肾下盏取头低位),饮水量在 3 000 mL 以上,适当活动促进结石排出。

(5)并发症观察、预防和护理。

血尿:观察血尿变化情况。遵医嘱应用止血药物。肾实质切开者,应绝对卧床 2 周,减少出血机会。

感染。①加强护理观察:监测患者生命体征,注意观察尿液颜色和性状。②鼓励患者多饮水,也有利于感染的控制。③做好创腔引流管护理:患者留置肾盂造瘘管时应注意观察记录并妥善固定,保持通畅。开放性手术术后除注意相应管路护理外还应注意伤口护理,避免感染。④有感染者:遵医嘱应用抗菌药控制感染。

5.健康教育

根据结石成分、代谢状态及流行病学因素,坚持长期预防,对减少或延迟结石复发十分重要。

(1)饮食:大量饮水以增加尿量,稀释尿液,减少晶体沉积。成人保持每天尿量在 2 000 mL 以上,尤其是睡前及半夜饮水,效果更好。饮食以清淡易消化饮食为主,可根据结石成分调整饮食种类如含钙结石者宜食用含纤维丰富的食物;含草酸量高,避免大量摄入动物蛋白、精制糖和动物脂肪等;尿酸结石者不宜食用动物内脏、豆制品等。

(2)活动与休息:病情允许的情况下适当活动,注意劳逸结合。

(3)解除局部因素:尽早解除尿路梗阻、感染、异物等因素,可从根本上避免结石形成。

(4)药物成分:根据结石成分,应用药物降低有害成分、碱化或酸化尿液,预防结石复发。鼓励长期卧床者适当进行功能锻炼,防止骨脱钙,减少尿钙含量。

(5)定期复查:术后 1 个月门诊随访。以后 3 个月至半年复查排泄性尿路造影。

二、输尿管结石

输尿管结石是泌尿系统结石中的常见疾病,发病年龄多为 20～40 岁,男性略高于女性。其发病率高,约占上尿路结石的 65%。其中 90%以上为继发性结石,即结石在肾内形成后降入输尿管。原发于输尿管的结石较少见。通常会合并输尿管梗阻、憩室等其他病变。所以输尿管结石的病因与肾结石基本相同。从形态上看，由于输尿管的塑形作用，结石进入输尿管后常形成圆柱形或枣核形，亦可由于较多结石排入，形成结石串俗称“石街”。

（一）解剖

输尿管位于腹膜后间隙，上接肾脏下连膀胱，是一根细长的管道结构。输尿管全长在男性为27～30 cm，女性为25～28 cm。解剖学上输尿管的三个狭窄部将其分为上、中、下三段：①肾盂输尿管连接部；②输尿管与髂血管交叉处；③输尿管的膀胱壁内段，此三处狭窄部常为结石停留的部位。除此之外，输尿管与男性输精管或女性子宫阔韧带底部交叉处及输尿管与膀胱外侧缘交界处管径较狭窄，也容易造成结石停留或嵌顿。结石最易停留或嵌顿的部位是输尿管的上段，约占全部输尿管结石的58%，其中又以第3腰椎水平最多见；而下段输尿管结石仅占33%。在结石下端无梗阻的情况下，直径≤0.4 cm的结石约有90%可自行降至膀胱随尿流排出，其他情况则多需要进行医疗干预。

（二）临床表现

1.症状

(1)疼痛：上中段结石引起的输尿管疼痛为一侧腰痛，疼痛性质为绞痛，输尿管结石可引起肾绞痛或输尿管绞痛，典型表现为阵发性腰部疼痛并向下腹部睾丸或阴唇部放射。

(2)血尿：90%的患者可出现镜下血尿也可有肉眼血尿，前者多见。血尿多发生在疼痛之后，有时是唯一的临床表现。输尿管结石急性绞痛发作时，可出现肉眼血尿。血尿的多少与结石对尿路黏膜的损伤程度有关。输尿管完全梗阻时也可无血尿。

(3)恶心、呕吐：输尿管结石引起尿路梗阻时，使输尿管管腔内压力增高管壁局部扩张痉挛或缺血，由于输尿管与肠有共同的神经支配而导致恶心呕吐常等胃肠道症状。

2.体征

结石可表现为肾区和胁腹部压痛和叩击痛，输尿管走行区可有深压痛；若伴有尿外渗时，可有腹膜刺激征。输尿管结石梗阻引起不同程度的肾积水，可触到腹部包块。

（三）辅助检查

1.实验室检查

(1)尿液检查：尿常规检查可见尿中红细胞，伴感染时有脓细胞。感染性尿路结石患者应行尿液细菌培养。肾绞痛有时可发现晶体尿，通过观察结晶的形态可以推测结石成分。

(2)血液检查：当输尿管绞痛可导致交感神经高度兴奋，机体出现血白细胞计数升高；当其升到13×10^9/L以上则提示存在尿路感染。血电解质、尿素和肌酐水平是评价总肾功能的重要指标。

(3)24小时尿分析：主要用于评估结石复发危险性较高的患者，是目前常用的一种代谢评估技术。

(4)结石分析：结石成分分析可以确定结石的性质，是诊断结石病的核心技术，也是选择溶石和预防疗法的重要依据。

2.影像学检查

(1)超声：一种简便无创的检查方法，是目前最常用的输尿管结石的筛查手段。能同时观察膀胱和前列腺，寻找结石形成诱因及并发症。

(2)螺旋CT：螺旋CT对结石的诊断能力最高，能分辨出0.5 mm以上任何成分的结石，准确测定结石大小。

(3)尿路平片(KUB平片):尿路平片可以发现90%非X线透光结石,能够大致地确定结石的位置、形态、大小和数目,并且通过结石影的明暗初步提示结石的化学性质。因此作为结石检查的常规方法。

(4)静脉尿路造影:应该在尿路平片的基础上进行,有助于确认结石在尿路上的位置、了解尿路解剖、发现有无尿路异常等。可以显示平片上不能显示的X线阴性结石,同时可以显示尿路的解剖结构,对发现尿路异常有重要作用。

(5)逆行尿路造影:逆行尿路造影很少用于上尿路结石的初始诊断,属于有创性的检查方法,不作为常规检查手段。

(6)放射性核素肾显像:放射性核素检查不能直接显示泌尿系统结石,主要用于确定分侧肾功能。提供肾血流灌注、肾功能及尿路梗阻情况等,因此对手术方案的选择及手术疗效的评价具有一定价值。

(四)诊断要点

尿路结石应该与急腹症进行全面鉴别诊断。输尿管结石的诊断应包括:①结石部位数目、大小、形态、成分等;②并发症的诊断;③病因学的评估。通过对病史症状的和体检后发现,具有泌尿系统结石或排石病史,出现右眼或镜下血尿或运动后输尿管绞痛的患者应进一步检查确诊。

(五)治疗原则

目前治疗输尿管结石的主要方法有保守治疗(药物治疗和溶石治疗)、体外冲击波碎石(ESWL)、输尿管镜(URSL)、经皮肾镜碎石术(PCNL)开放及腔镜手术。

1.保守治疗

(1)药物治疗:临床上多数尿路结石需要通过微创的治疗方法将结石粉碎并排出体外,少数比较小的尿路结石,可以选择药物排石。使用的排石药物为α_1受体阻滞剂如坦索罗辛等,排石治疗期间应保证有足够的尿量,每天需饮水2 000～3 000 mL。双氯芬酸钠可以缓解症状并减轻输尿管水肿,有利于排石治疗。钙通道阻滞剂及一些中医中药对排石也有一定的效果。

(2)溶石治疗:我国在溶石治疗方面处于领先地位。如胱氨酸结石:口服枸橼酸氢钾钠或碳酸氢钠片,以碱化尿液,维持尿液pH在7.0以上,帮助结石治疗。

(3)微创手术:主要有体外冲击波碎石、经皮肾镜碎石取石术、输尿管肾镜取石术等。①体外冲击波碎石:详见本节肾结石内容。②经皮肾镜碎石取石术:详见本节肾结石内容。③输尿管肾镜取石术(ureteroscope lithotripsy,URL):和肾结石基本相同但在治疗输尿管上段结石的过程中发现,碎石后石块容易回流至肾盂,导致术后需要再行经皮取石术,所以现在临床通常会采取输尿管镜拦截网固定下采用钬激光碎石技术治疗输尿管上段结石。

2.开放手术治疗

随着ESWL及腔内治疗技术的发展,目前上尿路结石行开放手术治疗的比例已显著减少,逐渐被腹腔镜手术取代。

(六)临床护理

详见本节肾结石患者的临床护理内容。

(陈　兰)

第二节 下尿路结石

一、膀胱结石

膀胱结石是较常见的泌尿系统结石,好发于男性,男女比例约为10∶1,膀胱结石的发病率有明显的地区和年龄差异。总的来说,在经济不发达地区,膀胱结石以婴幼儿为常见,主要由营养不良所致。

(一)病因

膀胱结石分为原发性和继发性两种。原发性膀胱结石多发于男性,与营养不良有关。继发性膀胱结石主要继发于下尿路梗阻、膀胱异物等。

1.营养不良

婴幼儿原发性膀胱结石主要发生于贫困饥荒年代,营养缺乏,尤其是动物蛋白摄入不足是其主要原因。

2.下尿路梗阻

下尿路梗阻时,如良性前列腺增生、膀胱颈部梗阻、尿道狭窄、先天畸形、膀胱膨出、憩室、肿瘤等,均可使小结石和尿盐结晶沉积于膀胱而形成结石。

3.膀胱异物

医源性的膀胱异物主要有长期留置的导尿管、被遗忘取出的输尿管支架管、不被机体吸收的残留缝线、膀胱悬吊物等,非医源性异物如子弹头、发卡、电线、圆珠笔芯等。均可作为结石的核心而使尿盐晶体物质沉积于其周围而形成结石。

4.尿路感染

继发于尿液潴留及膀胱异物的感染,尤其是分泌尿素酶的细菌感染,由于能分解尿素产生氯,使尿 pH 升高,使尿磷酸钙、铵和镁盐的沉淀而形成膀胱结石。

5.其他

临床手术后也可能导致膀胱结石发生如肠道膀胱扩大术、膀胱外翻-尿道上裂等。

(二)病理生理

膀胱结石的继发性病理改变主要表现为局部损害、梗阻和感染。膀胱结石如表面光滑且无感染者,在膀胱内存在相当长时间,也不至造成膀胱壁明显的病理改变。由于结石的机械性刺激,膀胱黏膜往往呈慢性炎症改变。光滑且无感染者,继发感染时,可出现滤泡样炎性病变、出血和溃疡,膀胱底部和结石表面均可见脓苔。晚期可发生膀胱周围炎,使膀胱和周围组织粘连,甚至发生穿孔。膀胱结石易堵塞于膀胱出口、膀胱颈及后尿道,导致排尿困难。

(三)临床表现

1.症状

(1)疼痛:疼痛可为下腹部和会阴部钝痛,亦可为明显或剧烈疼痛,常因活动和剧烈运动而诱发或加剧。膀胱结石的典型症状为排尿突然中断,疼痛放射至远端尿道及阴茎头部,伴排尿困难和膀胱刺激症状。由结石刺激膀胱底部黏膜而引起,常伴有尿频和尿急,排尿终末时疼痛加剧。

(2)血尿:膀胱壁由于结石的机械性刺激,可出现血尿,并往往表现为终末血尿。尿流中断后再继续排尿亦常伴血尿。

(3)其他:因排尿费劲,腹压增加,可并发脱肛。若结石位于膀胱憩室内,可仅有尿路感染的表现。少数患者,重时发生急性尿潴留。

2.体征

体检时下腹部有压痛。结石较大和腹壁较薄弱时,在膀胱区可触及结石。较大结石也可经直肠腹壁双合诊被触及。

(四)辅助检查

1.实验室检查

实验室检查可发现尿中有红细胞或脓细胞,伴有肾功能损害时可见血肌酐、尿素氮升高。如并发感染可见白细胞,尿培养可有细菌生长。

2.影像学检查

(1)超声:检查能发现膀胱及后尿道,强光团及声影,还可同时发现膀胱憩室良性前列腺增生等。

(2)X线检查:X线平片亦是诊断膀胱结石的重要手段,结合B超检查可了解结石大小、位置、形态和数目,怀疑有尿路结石可能还需作泌尿系统平片及排泄性尿路系平片及排泄性尿路造影。

(3)CT检查:所有膀胱中结石在CT中都为高密度,且CT可明确鉴别肿瘤钙化和结石。

(4)膀胱镜检查:膀胱镜检查是最确切的诊断方法,可直接观察膀胱结石的大小、数目和形状,同时还可了解有无前列腺增生、膀胱颈纤维化、尿道狭窄等病变。但膀胱镜检查属于有创操作,一般不作常规使用。

(五)诊断原则

膀胱结石的诊断,主要是根据病史、体检、B超、X线检查,必要时做膀胱镜检查。但需要注意引起结石的病因如良性前列腺增生、尿道狭窄等前尿道结石可沿尿道扪及,后尿道结石经直肠指检可触及,较大的膀胱结石可经直肠-腹壁双合诊被扪及。虽然不少病例可根据典型症状,如疼痛的特征,排尿时突然尿流中断和终末血尿,作出初步诊断。但这些症状绝非膀胱结石所独有。

(六)治疗

治疗应根据结石体积大小选择合适的治疗方法。膀胱结石的治疗应遵循两个原则,一是取出结石,二是去除结石形成的病因。一般来说,直径＜0.6 cm,表面光滑的膀胱结石可自行排出体外。绝大多数膀胱结石均需行外科治疗,方法包括体外冲击波碎石术、内腔镜手术和开放性手术。

1.体外冲击波碎石术

小儿膀胱结石多为原发性结石,可首选体外冲击波碎石术;成人原发性膀胱结石≤3 cm者亦可以采用体外冲击波碎石术。

2.内腔镜手术

几乎所有类型的膀胱结石都可以采用经尿道手术治疗。在内镜直视下经尿道碎石是目前治疗膀胱结石的主要方法,可以同时处理下尿路梗阻病变。目前常用的经尿道碎石方式包括机械碎石、液电碎石、气压弹道碎石、超声碎石、激光碎石等。

3.开放性手术

随着腔内技术的发展，目前采用开放手术取石已逐渐减少，开放手术取石不应作为膀胱结石的常规治疗方法，仅适用于需要同时处理膀胱内其他病变或结石体积＞4 cm时使用。膀胱结石采用手术治疗，并应同时治疗病因。膀胱感染严重时，应用抗生素治疗；若有排尿，则应先留置导尿管，以利于引流尿液及控制感染。

（七）临床护理

详见上尿路结石中肾结石患者的临床护理内容。

二、尿道结石

尿道结石是泌尿外科常见急症之一，但临床比较少见，且多以男性为主。大多数来自肾和膀胱。有尿管狭窄、尿道憩室及异物存在亦可致尿道结石，多数尿道结石位于前尿道。女性只有在有尿道憩室、尿道异物和尿道阴道瘘等特殊情况下才出现。男性尿道结石中，结石多见于前列腺部尿道，球部尿道，会阴尿道的阴茎阴囊交界处后方和舟状窝。女性尿道结石分原发性和继发性两种，传统认为尿道结石常继发于膀胱结石，多见于儿童与老年人。

（一）临床表现

1.症状

(1)疼痛：疼痛一般是钝性的，但也可能是锐利的，并常放射至阴茎龟头。原发性尿道结石常是逐渐长大，或位于尿道憩室内，早期可无疼痛症状。继发性结石多为上尿路排石排入尿道时，突然嵌入尿道内，常常突然感到局部剧烈疼痛及排尿痛。

(2)排尿紊乱：尿道结石的典型症状为排尿困难，点滴状排尿，尿线变细或分叉，射出无力，有时骤然出现尿流中断，并有强烈尿意，阻塞严重时出现残余尿和尿潴留，出现充盈性尿失禁。有时可出现急迫性尿失禁。也可伴尿痛，重者可发生急性尿潴留及会阴部剧痛。

(3)血尿及尿道分泌物：急症病例常有终末血尿或初始血尿，或排尿终末有少许鲜血滴出，伴有剧烈疼痛。慢性病例或伴有尿道憩室者，尿道口可有分泌物溢出，结石对尿道的刺激及尿道壁炎症溃疡，亦可出现脓尿。

2.体征

前尿道结石可在结石部位扪及硬结，并有压痛，后尿道结石应通过直肠指诊扪及后尿道部位的硬结。

（二）辅助检查

1.金属尿道探杆检查

在结石部位能探知尿道梗阻和结石的粗糙摩擦感。

2.尿道镜检查

能直接观察到结石，肯定尿道结石的诊断，并可发现尿道并发症。

3.X线检查

X线检查是尿道结石的主要诊断依据，因为绝大部分尿道结石是X线阳性结石，平片检查即可显示结石阴影和结石的部位、大小、形状。应行全尿路平片检查以明确有无上尿路结石。

4.尿道造影

目前由于内镜的发展及普及，尿道造影已很少应用。大多数辅助检查尿路有无他病变。

(三)诊断要点

详细询问病史,尿道结石患者过去多有肾绞痛史及尿道排石史,当患者突然感到排尿困难、尿流中断、排尿时尿道刺痛时应考虑尿道结石的可能。与尿道狭窄、尿道息肉、异物等鉴别。尿道狭窄虽有排尿困难,但其排尿时无疼痛及尿中断现象,X线平片无阳性结石影像。但尿道息肉无肾绞痛及排石史,尿道镜及尿道造影可以区别。尿道异物一般有外伤史及异物塞入史,临床上不难诊断。

(四)治疗原则

治疗原则为尽快取出结石,解除痛苦,改善急性情况后再考虑纠正形成结石的原因。

(五)临床护理

详见上尿路结石中肾结石患者的临床护理内容。

(陈　兰)

第三节　肾　损　伤

一、概述

肾脏位于腹腔后,在解剖关系上受周围组织的保护:前面有腹壁和腹腔脏器,后面有脊柱、肋骨和厚层肌肉,对于暴力具有一定的缓冲作用,因此不易受伤。肾损伤常伴有其他脏器的损伤。当人体受到枪弹伤、刀刺伤、交通事故或受到直接暴力、间接暴力的打击而导致的肾脏组织结构的异常改变称为肾损伤。肾损伤可分为闭合性和开放性损伤两大类,以闭合性损伤最为常见。肾损伤临床上分为肾挫伤、肾部分裂伤、肾全层破裂、肾蒂裂伤,以肾蒂裂伤最为凶险。

二、病因与受伤机制

(一)按受伤机制分类

1.根据伤口开放与否

可分为开放性肾损伤、闭合性肾损伤两种。

(1)开放性肾损伤:开放性肾损伤多见于战时腹部枪弹伤或刀扎伤,且多合并胸、腹及其他器官损伤。

(2)闭合性肾损伤:闭合性肾损伤占肾损伤的70%,包括直接暴力、间接暴力、自发性肾破裂(见图9-1)。直接暴力伤是由上腹部或肾区受到外力的直接撞击或受到挤压所致,为最常见的致伤原因,如交通事故、打击伤等。间接暴力伤是指运动中突然加速或减速、高处坠落后双足或臀部着地、强烈的冲击波等致使肾脏受到惯性震动移位。躯体突然猛烈地移动、用力过猛、剧烈运动的肌肉强烈收缩也可导致肾脏受伤。自发性肾破裂是指在无创伤或轻微的外力作用下发生的肾创伤。

2.根据病变部位

可分为肾实质、肾盂和肾血管破裂3种,可发生肾包膜下出血、肾周出血。

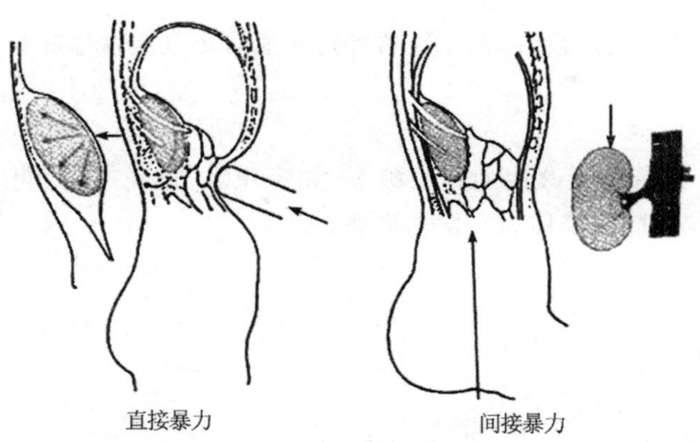

图 9-1　肾损伤机制

3.医源性肾损伤

医源性肾损伤是指在施行手术或施行内腔镜诊治时使肾脏受到意外的损伤。体外冲击波碎石亦可造成肾脏的损伤。

(二)按肾脏损伤的病理分类

见图 9-2。

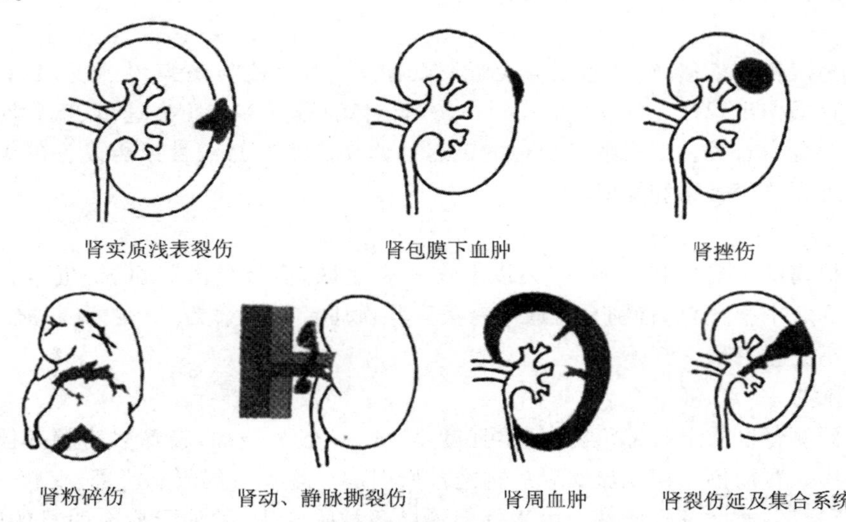

图 9-2　肾脏损伤的病理分类

1.肾挫伤

部分肾实质轻微损伤,形成肾实质内瘀斑、血肿或局部包膜下小血肿。肾被膜及肾盂肾盏完整,亦可涉及集合系统而有少量血尿。

2.肾裂伤

肾裂伤是肾脏实质的挫裂伤。肾被膜及肾盂可完整,仅表现为肾被膜下血肿。

3.肾全层裂伤

肾实质严重损伤时肾被膜及收集系统同时破裂,此时常伴有肾周血肿、严重血尿及尿外渗。如肾周筋膜破裂,外渗的血和尿液可沿后腹膜蔓延。

4.肾蒂损伤

肾蒂血管撕裂伤时可致大出血、休克。锐器刺伤肾血管可致假性动脉瘤、动静脉瘘或肾盂静脉瘘。

5.病理性肾破裂

轻度的暴力即可导致有病理改变的肾脏破裂,如肾积水、肾肿瘤、肾囊肿、移植肾的排斥期等。有时暴力甚至不被察觉,而被称为自发性肾破裂。

三、护理

(一)评估

对患者进行全面评估包括以下内容。

(1)健康史:了解受伤的时间、地点、暴力性质、部位。

(2)身体状况:如临床表现、合并伤、尿外渗、感染、特殊检查结果。

(3)心理和社会状况:如情绪、家庭状况。

(4)术后评估:如伤口引流、尿量、肾功能、心理状态、保健知识。

(二)临床表现

肾损伤的临床表现颇不一致。合并其他器官损伤时,肾损伤的症状可能不易被察觉。肾损伤的主要症状有休克、出血、血尿、疼痛、感染等。

1.休克

早期休克多因剧烈疼痛所致,后期与大量失血有关。其程度与伤势、失血量及有无其他器官合并伤有关。肾损伤出现休克症状,占30%~50%。休克程度多与出血速度、就诊时间、合并伤轻重和机体代偿能力有关。伤后数天出现的延迟性休克表示有持续性或再发性的大量出血,因此需要对伤员进行严密观察和及时处理。

2.血尿

血尿是肾损伤的主要症状之一,90%以上伤者有血尿,多数是肉眼血尿,也可为镜下血尿。血尿在肾损伤诊断中很重要,特别是血尿中有条索状血块者更有意义。一般说来,血尿程度与肾损伤的伤情并不完全一致。

3.疼痛及肿块

伤后出现同侧肾区及上腹部疼痛,轻重程度不一。一般为钝痛,腰痛多为腰部挫伤、肾被膜下出血或血尿渗入肾周围组织刺激腹膜后神经丛所引起。疼痛可局限于腰部、上腹,也可散布到全腹,或放射至肩部、髋区及腰骶部。由于肾周围局部肿胀饱满,肿块形成有明显的触痛和肌肉强直。肾损伤时由于血及外渗尿液积存于肾周,可形成一不规则的痛性肿块。

4.感染发热

血肿和尿外渗易继发感染,形成肾周围脓肿,局部压痛明显,并有全身中毒症状。

(三)辅助检查

1.尿液检查

血尿为诊断肾损伤的重要依据之一。对伤后不能自行排尿者,应进行导尿检查。血尿程度与肾损伤程度不成正比,对伤后无血尿者,不能忽视肾脏损伤的可能性。

2.影像学检查

X线检查对肾损伤的诊断极为重要,它包括腹部平片、排泄性尿路造影、逆行尿路造影、动脉造影及 CT 检查。

(1)腹部平片检查：应尽可能及早进行，否则可因肠胀气而遮蔽肾脏阴影轮廓。腹部平片可见肾阴影增大，腰大肌影消失，脊柱弯向伤侧等。这些都是肾周出血或尿外渗的征象。

(2)排泄性静脉肾盂造影检查：排泄性静脉肾盂造影可了解肾脏损伤的程度和范围。轻度肾挫伤可无任何表现，随着伤势加重，可表现肾盏变形，肾实质内不规则阴影，甚至伤肾不显影。多年来，排泄性静脉肾盂造影是诊断腹部钝性损伤有无泌尿系统合并伤的重要手段。对所有疑为肾损伤者均应予早期施行，不仅能显示损伤的范围，也可帮助了解对侧肾脏的功能是否正常，同时可以发现原来存在的病变。但由于创伤后影响检查操作的进行，有时肾脏分泌功能因严重损伤而减退或轻微外伤可能造成肾脏功能完全抑制或只排出少量对比剂，显影往往不够满意。为了提高准确性，采用大剂量静脉滴注对比剂行肾盂造影＋断层摄影，其正确诊断率可达60％～85％。

(3)肾动脉造影检查：经大剂量静脉肾盂造影检查伤肾未显影，此类病例中有 40％左右为肾蒂损伤。肾动脉造影可以发现肾实质和肾血管完整性的异常变化，如肾蒂损伤、肾内血管破裂或栓塞、肾内动静脉瘘、肾实质裂伤和包膜下血肿等。当然，无须对每个肾损伤患者施行这种检查，如果大剂量静脉尿路造影显示输尿管、肾盂、肾盏严重痉挛，以及肾实质或排泄系统轮廓紊乱，包括肾影增大、不显影或对比剂外溢、肾盏分节或扭曲变形等，同时临床有严重出血表现者应考虑施行肾动脉造影，以指导临床治疗。

(4)膀胱镜检查及逆行尿路造影术：虽能了解膀胱、输尿管情况及肾损伤程度，但可能造成继发感染并加重伤员的痛苦，故对严重外伤患者应慎重施行。

(5)CT 扫描：CT 扫描在发现肾损伤和判断其严重性方面比排泄性静脉肾盂造影更敏感。

(6)其他检查：B 超有助于了解对侧肾脏，也可以随访血肿的大小变化，亦可用于鉴别肝、脾包膜下血肿。核素肾扫描在急诊情况下敏感性较 CT 或动脉造影差，对肾损伤的诊断及分类价值不大。

(四)护理问题

1.组织灌注量改变

组织灌注量改变与肾损伤后出血或同时合并其他器官损伤有关。

2.疼痛

疼痛由于肾周软组织损伤、肾包膜张力增加、血和尿外渗刺激腹膜、手术切口所致。

3.有感染的危险

有感染的危险与损伤后血肿、尿外渗及免疫力低有关。

4.部分自理缺陷

部分自理缺陷与手术及卧床有关。

5.恐惧、焦虑

恐惧、焦虑与外伤打击、担心预后不良有关。

(五)护理措施

1.生活护理

(1)保守治疗及肾部分切除时，遵医嘱绝对卧床休息，卧床期间协助患者完成生活护理，做到“七洁”，即皮肤、头发、指甲、会阴、口腔、手足、床单的干净整洁，使患者感到舒适。

(2)饮食要清淡，不吃易引起腹胀的食物，如牛奶、大豆等。

(3)保持管路的清洁,每天清洁尿道口 1～2 次,尿管定期更换,尿袋定期更换。

(4)保持排便通畅,多吃水果、蔬菜等粗纤维食物,必要时服润肠药。

2.心理护理

肾损伤后患者情绪紧张、恐惧,护士在密切观察病情的同时要向患者宣讲损伤后注意的问题,血尿是损伤后的临床表现之一,要严格按医嘱卧床休息,以免加重损伤。

3.治疗及护理配合

肾损伤的治疗分为非手术治疗和手术治疗。

(1)非手术治疗时的观察与护理配合:非手术治疗的适应证包括肾挫伤。轻型肾裂伤未合并胸、腹腔脏器损伤者,应采取非手术治疗。对重型肾裂伤中肾全层裂伤者亦有人主张采取非手术治疗。非手术治疗的护理配合:①密切监测生命体征的变化,积极预防、治疗失血性休克。②注意观察腹部体征变化,观察腰部肿块进展情况。③观察血尿的程度,判断血尿有无进行性加重。④动态监测血红蛋白及红细胞计数,估计出血情况。⑤输血、补液,扩充血容量,纠正水、电解质紊乱。⑥应用止血剂,达到有效止血目的。⑦预防及治疗感染,选择广谱的、对肾脏无损害的抗生素。⑧绝对卧床,加强基础护理,避免再次出血及感染等并发症发生,保守治疗期间随时做好手术准备。

(2)紧急救治的护理配合:对有严重休克的患者,首先进行紧急抢救,包括迅速输血、补液、镇静、止痛等措施详见图 9-3。

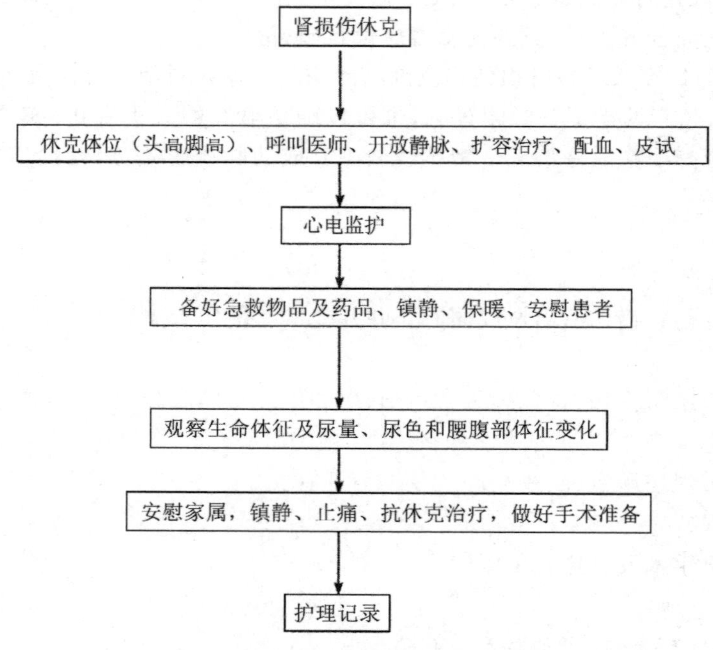

图 9-3　严重肾损伤抢救流程图

(3)肾损伤手术治疗的适应证:①开放性肾损伤。②严重休克经大量输血仍不能纠正。③肾区包块迅速增大。④检查证实为肾粉碎伤。⑤影像学检查证实为肾蒂伤。⑥检查证实为肾盂破裂。⑦合并腹腔脏器损伤。⑧经 24～48 小时非手术治疗无效者。

(4)肾损伤的手术治疗方法。①开放性肾损伤的处理:少数病例经检查证实为轻微肾实质损伤且未合并其他脏器损伤者可采用非手术治疗。重度肾裂伤的处理:包括肾重度裂伤和肾脏粉碎伤,此类损伤常合并腹腔脏器损伤,必须外科手术,进行肾部分切除或肾切除。②肾盂破裂的处理:此类伤较少见,手术探查。③蒂伤的处理:肾蒂损伤常由于出血严重、病情危急而来不及救治。对此类损伤一经确诊应立即手术探查,争取修复断裂或破裂的血管。④肾被膜下血肿的处理:肾被膜下血肿是轻型肾损伤中常见的一种临床类型。近年来,体外冲击波碎石后导致肾被膜下血肿也时有报道。小的肾被膜下血肿可自行吸收,一般不引起并发症。

(5)手术治疗的护理配合。①肾修补、肾部分切除手术的术后护理配合:手术后绝对卧床2周以上。持续心电监测,密切观察生命体征的变化。观察伤口引流的性质,准确记录24小时引流量。对1小时内引流量>100 mL,应警惕出血可能。准确记录24小时尿量,观察肾功能情况。观察伤口敷料渗出情况,以及时换药、预防感染。合理使用抗生素。密切注意体温的改变和白细胞的变化,减少再出血的危险因素。倾听患者主诉,对伤口疼痛剧烈、局部肿胀明显者应警惕再出血可能。保持大便通畅;及时处理咳嗽、咳痰;避免腹压增加因素,减少诱发出血的可能。加强基础护理,预防肺部、尿路感染。②肾切除术后护理配合:密切观察生命体征变化。观察有无胸膜损伤表现,如胸痛、呼吸困难。术后补液原则:根据尿量多少决定补液量。正确合理使用抗生素。观察体温变化,预防术后感染。观察伤口渗出情况;观察引流液性质及引流量。准确记录24小时出入量;术后记录尿量3天;观察对侧肾功能。术后卧床1周,加强生活护理;加强尿管及引流管的护理,防止逆行感染。保持排便通畅,必要时使用通便药。指导患者对单侧肾脏的保护方法,做好健康指导。

四、并发症

(一)近期并发症

(1)继发性出血。

(2)尿性囊肿。

(3)残余血肿并发感染。

(4)形成脓肿。

(5)特发性血尿。

(二)远期并发症

高血压和肾积水。

五、健康教育

肾损伤修补术或肾部分切除术后,近1～3个月避免剧烈活动,注意有无腰部胀痛、血尿及尿量改变等情况,有不适要及时就诊。

(1)多饮水,保持尿路通畅。

(2)经常注意观察尿液颜色、肾局部有无胀痛,发现异常及时就诊。

(3)手术后1个月内不能从事重体力劳动,不做剧烈运动。

(4)血尿停止,肿块消失。5年内定期复查。

六、对单肾的保健常识

(1)避免今后再次受到肾脏创伤。

(2)在饮食方面避免进食刺激性强的食物。

(3)使用药物时选择对肾脏不良反应小的药物。

(4)随时观察血压的变化。

(5)观察尿量变化,定期检查肾脏功能情况。对出现的泌尿系统症状如腰痛、血尿等及时就诊,以及早治疗。再次手术时要提示医师曾经做过肾脏切除术。

(陈　兰)

第四节　输尿管损伤

一、概述

输尿管位于腹膜后间隙,位置隐蔽,一般由外伤直接引起输尿管损伤不常见,多见于医源性损伤,如手术损伤或器械损伤及放射性损伤。凡腹腔、盆腔手术后患者发生无尿、漏尿,腹腔或盆腔有刺激症状时均应想到输尿管损伤的可能。对怀疑输尿管损伤的患者,应进行系统的泌尿系统检查。妇科手术特别是宫外孕破裂、剖宫产等急诊手术或妇科肿瘤根治术中,输尿管被钳夹或误扎等医源性损伤最为常见。

二、护理评估

采集患者外伤史,盆腔、腹腔、腹膜后手术史,妇科手术史及泌尿系统手术史,如出现相应的症状应警惕输尿管损伤的可能。

(一)临床表现

手术损伤输尿管引起临床表现需根据输尿管损伤程度而定,术中发现输尿管损伤,立即处理可不留后遗症。倘若未被发现,多在3～5天起病。尿液起初渗在组织间隙里,临床上表现为高热、寒战、恶心、呕吐、损伤侧腰痛、肾肿大、下腹或盆腔内肿物、压痛及肌紧张等。

1.腹痛及感染症状

表现为腰部胀痛、寒战、局部触痛、叩击痛。若输尿管被误扎,多数病例数天内患侧腰部出现胀痛,并可出现寒战、发热,局部触痛、叩击痛并可扪及肿大的肾脏。若采用输尿管镜套石或碎石操作,不慎造成输尿管穿孔破损者,由于漏尿或尿液外渗可引起患侧腰痛及腹胀,继发感染后则出现寒战、发热,肾区压痛并可触及尿液积聚而形成的肿块。

2.尿瘘

尿瘘分急性尿瘘与慢性尿瘘两种。前者在输尿管损伤后当天或数天内出现伤口漏尿,腹腔积尿或阴道漏尿。后者以盆腔手术所致输尿管阴道瘘最常见。尿瘘形成前,多有尿外渗引起感染症状,常见伤后2～3周形成尿瘘。

3.无尿

双侧输尿管发生断裂或误扎,伤后即可无尿,应注意与创伤性休克所致急性肾衰竭的无尿鉴别。

4.血尿

输尿管损伤后可以出现肉眼或镜下血尿,但也可以尿液检查正常,一旦出现血尿,应高度怀疑有输尿管损伤。

(二)辅助检查

1.静脉肾盂造影

可显示患肾积水,损伤以上输尿管扩张、扭曲、成角、狭窄及对比剂外溢。

2.膀胱镜及逆行造影

可观察瘘口部位并与膀胱损伤鉴别,逆行造影对明确损伤部位、损伤程度有价值。

3.B 超

可显示患肾积水和输尿管扩张。

4.CT

对输尿管外伤性损伤部位、尿外渗及合并肾损伤或其他脏器损伤有一定的诊断意义。

5.阴道检查

有时可直接观察到瘘口的部位。

6.体格检查

膀胱腹膜外破裂后尿外渗,下腹耻骨上区有明显触痛,有时可触及包块。膀胱腹膜内破裂后,若有大量尿液进入腹腔,检查有腹壁紧张、压痛、反跳痛及移动性浊音。

(三)护理问题

首先对患者进行心理评估,了解患者的身体和心理状态,患者主要存在以下护理问题。

1.疼痛

疼痛与尿外渗及手术有关。

2.舒适的改变

舒适的改变与术后放置支架管、造瘘管有关。

3.恐惧、焦虑

恐惧、焦虑与尿瘘、担心预后不良有关。

4.有感染的危险

有感染的危险与尿外渗及各种管路有关。

三、护理措施

(一)心理护理

输尿管损伤因为手术的损伤发生率较高,因此,心理护理显得尤为重要。要做到详细评估患者的心理状况及接受治疗的心理准备,与患者建立良好的护患关系,掌握患者的心理变化并给予相应的健康指导,减少医疗纠纷的发生。输尿管损伤后患者情绪紧张、恐惧,尤其是发生漏尿或无尿时,护士在密切观察病情的同时要向患者宣讲损伤后注意的问题,鼓励患者树立信心,保持平和的心态,积极配合治疗,减轻患者的焦虑。

(二)生活护理

(1)主动巡视患者,帮助患者完成生活护理,保持“七洁”:皮肤、头发、指甲、会阴、口腔、手足、床单的干净整洁,使患者感到舒适。

(2)观察并保持各种管路的清洁通畅,正确记录引流液的颜色及量,尿袋、引流袋定期更换。

(3)关心患者,讲解健康保健知识。

(4)观察尿外渗的腹部体征,腹痛的程度;观察体温的变化,每天测量体温 4 次,并记录在护理病例中,发热时及时通知医师。

(5)观察 24 小时尿量,注意血尿情况,少尿、无尿要立即通知医师处理。

(6)饮食要均衡,富于营养,易消化。不吃易引起腹胀的食物,如牛奶、大豆等。保持排便通畅,必要时服润肠药。

(三)治疗及护理配合

输尿管损伤后治疗采取修复输尿管、保持通畅、保护肾功能的原则。及时采用双 J 管引流,有利于损伤的修复和狭窄的改善。

1.治疗方法

(1)外伤所致输尿管损伤,应首先注意处理其全身情况及有无合并其他脏器的损伤,断裂的输尿管应根据具体情况给予修补或吻合。除不得已时不宜摘除肾脏。

(2)器械所致的输尿管损伤往往为裂伤,保守治疗多可痊愈。如尿外渗症状不断加重,应及早施行引流术。

(3)手术时误伤输尿管应根据具体情况及时予以修补或吻合,如输尿管被结扎,应尽早松解结扎线,并在输尿管内安置导管保留数天。输尿管切开,可进行缝合修补,然后置管引流。输尿管被切断,则进行端端吻合,置管引流两周左右。输尿管在低位被切断可行输尿管膀胱吻合术。输尿管被钳夹,损伤轻微时按结扎处理;较重时,为防止组织坏死形成尿瘘,可切除损伤部分,进行端端吻合。若输尿管缺损太多,根据具体情况可以选择输尿管外置造瘘,肾造瘘,利用膀胱组织或小肠做输尿管成形手术。

2.保守治疗的护理配合

(1)密切监测生命体征的变化,记录及时准确。

(2)观察腹痛情况,不能盲目给予止痛剂。

(3)保持各种管路的清洁通畅,正确记录引流液的颜色及量,尿袋定期更换。

(4)备皮、备血、皮试,做好必要时手术探查的准备。

(5)正确记录 24 小时尿量,注意血尿情况,少尿、无尿要立即通知医师处理。

(6)嘱患者卧床休息,做好生活护理,保持排便通畅,必要时服润肠药。

3.手术治疗的护理

(1)输尿管断端吻合术后留置双 J 管,在此期间嘱患者多饮水,保证引流尿液通畅,防止感染,促进输尿管损伤的愈合。

(2)预防感染,术后留置导尿管,注意各引流管的护理,定期更换引流袋。更换引流袋应无菌操作,防止感染,尿道口护理每天 1～2 次。女性患者每天会阴冲洗。

(3)严密观察尿量,间接地了解有无肾衰竭的发生。

(4)高热的护理,给予物理降温,鼓励患者多饮水,以及时更换干净衣服,必要时遵医嘱给予药物降温。

4.留置双 J 管的护理

(1)留置双 J 管可引起患侧腰部不适,术后早期多有腰痛,主要是插管引起输尿管黏膜充血、水肿及放置双 J 管后输尿管反流有关(图 9-4)。

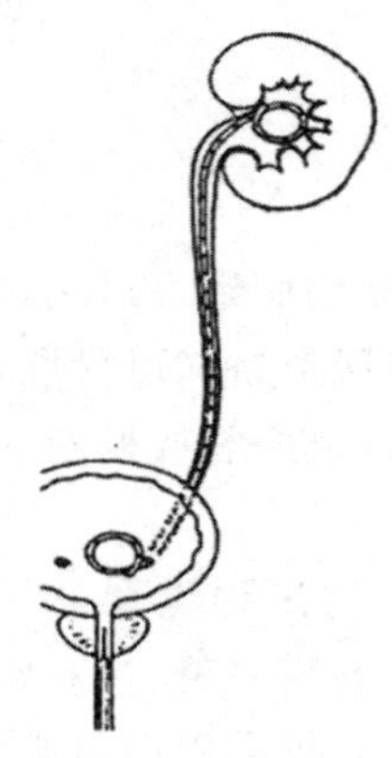

图 9-4 双 J 管置入

(2)患者出现膀胱刺激症状,主要由于双 J 管放置与不当或双 J 管下移,刺激膀胱三角区和后尿道所致。

(3)术后输尿管内放置双 J 管做内支架以利内引流,勿打折,保持通畅,同时防止血块聚集造成输尿管阻塞。

(4)要调整体位保持导尿管通畅,防止膀胱内尿液反流。

(5)观察尿液及引流状况。由于双 J 管置管时间长,且上下端盘曲刺激肾盂、膀胱黏膜易引起血尿。因此,术后要注意尿液颜色及尿量的变化。观察血尿颜色的方法是每天清晨留取标本,用无色透明玻璃试管,观察比较尿色。若患者突然出现鲜红尿液或肾区胀痛及腹部不适等症状,应及时报告医师。

(6)双 J 管于手术后 1～3 个月在膀胱镜下拔除。

四、健康教育

(1)输尿管损伤严重易引起输尿管狭窄,因此告之患者双 J 管需要定期更换直至狭窄改善为止。

(2)定期复查了解损伤愈合的情况及双 J 管的位置。若出现尿路刺激征、发热、腹痛、无尿等症状时,以及时就诊。

(3)拔除留置导尿管后,指导患者增加饮水量,增加排尿次数,不宜憋尿。不宜做剧烈运动。有膀胱刺激征患者应遵医嘱给予解痉药物治疗。

(陈　兰)

第五节 尿道损伤

尿道损伤较为常见,多发生在男性。男性尿道较长,以尿生殖膈为界,分为前、后两部分,前尿道包括球部和阴茎部,后尿道包括前列腺部和膜部。前尿道损伤多发生在球部,后尿道损伤多在膜部。

一、病因及病理

(一)根据损伤病因分两类

(1)开放性损伤:因子弹、弹片、锐器伤所致,常伴有阴茎、阴囊、会阴部贯通伤。

(2)闭合性损伤:会阴部骑跨伤,将尿道挤向耻骨联合下方,引起尿道球部损伤。骨盆骨折可引起尿生殖膈移位,产生剪力,使膜部尿道撕裂或撕断。经尿道器械操作不当可引起球部膜部交界处尿道损伤。

(二)根据损伤程度病理可分为下列三种类型

(1)尿道挫伤:尿道内层损伤,阴茎筋膜完整,仅有水肿和出血,可以自愈。

(2)尿道裂伤:尿道壁部分断裂,引起尿道周围血肿和尿外渗,愈合后可引起尿道狭窄。

(3)尿道断裂:尿道完全断裂时,断部退缩、分离,血肿和尿外渗明显,可发生尿潴留。

尿外渗的范围以生殖膈为分界,前尿道损伤时,尿外渗范围在阴茎、会阴、下腹壁和阴囊的皮下;后尿道前列腺部损伤时,尿外渗主要在前列腺和膀胱周围,外阴部不明显(图 9-5)。

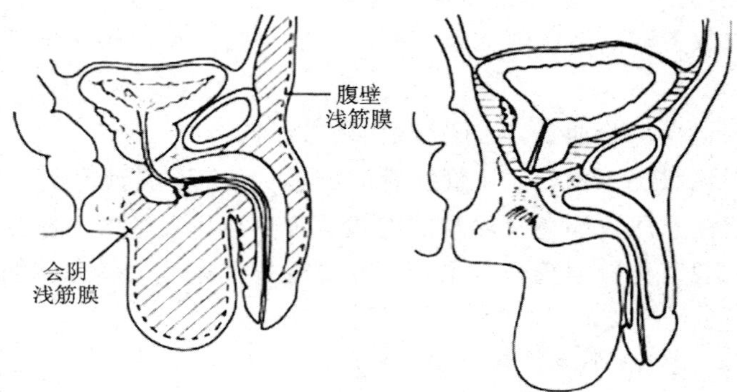

图 9-5　前、后尿道损伤尿外渗范围

左:前尿道损伤尿外渗范围;右:后尿道损伤尿外渗范围

二、临床表现

(一)休克

骨盆骨折所致尿道损伤,一般较严重,常因合并大出血,引起创伤性、失血性休克。

(二)疼痛

尿道球部损伤时会阴部肿胀、疼痛,排尿时加重。后尿道损伤时,下腹部疼痛、局部压痛、肌紧张,伴骨盆骨折者,移动时加剧。

(三)排尿困难

尿道挫伤时因局部水肿或疼痛性括约肌痉挛,出现排尿困难。尿道断裂时,不能排尿,发生急性尿潴留。

(四)尿道出血

前尿道损伤即使不排尿时尿道外口也可见血液滴出;后尿道损伤尿道口无流血或仅少量血液流出。

(五)尿外渗及血肿

尿生殖膈撕裂时,会阴、阴囊部出现血肿及尿外渗,并发感染时则出现全身中毒症状。

三、诊断

(一)病史及体格检查

有明显外伤史及上述典型的临床表现。

(二)导尿

轻缓插入导尿管,如顺利进入膀胱,说明尿道是连续而完整的。若一次插入困难,不应勉强反复试插,以免加重损伤及感染,尿道损伤并骨盆骨折时一般不易插入导尿管。

(三)X 线检查

可显示骨盆骨折情况,必要时从尿道注入造影剂 20 mL,确定尿道损伤部位、程度及造影剂有无外渗,了解尿液外渗情况。

四、治疗

(一)紧急处理

损伤严重伴失血性休克者,以及时采取输血、输液等抗休克措施。骨盆骨折患者须平卧,勿随意搬动,以免加重损伤。尿潴留不宜导尿或未能立即手术者,可行耻骨上膀胱穿刺,吸出膀胱内尿液。

(二)保守治疗

尿道挫伤及轻度损伤,症状较轻、尿道连续性存在而无排尿困难者;排尿困难或不能排尿、插入导尿管成功者,留置导尿管 1～2 周。使用抗生素预防感染,一般无须特殊处理。

(三)手术治疗

1.前尿道裂伤导尿失败或尿道断裂

行经会阴尿道修补或断端吻合术,并留置导尿管 2～3 周。病情严重、会阴或阴囊形成大血肿及尿外渗者,施行耻骨上膀胱穿刺造瘘术,3 个月后再修补尿道,并在尿外渗区做多个皮肤切口,深达浅筋膜下,以引流外渗尿液。

2.骨盆骨折致后尿道损伤

病情稳定后,做耻骨上高位膀胱造瘘术。一般在 3 周内能恢复排尿;如不能恢复排尿,则留置造瘘管 3 个月,二期施行解除尿道狭窄的手术。

3.并发症处理

为预防尿道狭窄,待患者拔除导尿管后,需定期做尿道扩张术。对于晚期发生的尿道狭窄可用腔内技术行经尿道切开或切除狭窄部的瘢痕组织,或于伤后 3 个月经会阴部切口切除瘢痕组织,做尿道端端吻合术。后尿道合并肠损伤应立即修补,并做暂时性结肠造瘘。如并发尿道直肠瘘,应待 3 个月后再施行修补手术。

五、护理

(一)护理评估

1.健康史

搜集病史资料时,要注意询问受伤的原因、受伤时的姿势,是否有骑跨伤、骨盆骨折或经尿道的器械检查治疗史。

2.身体状况

(1)尿道出血:前尿道损伤后,即使在不排尿时也可见尿道外口滴血或流血;后尿道损伤后,尿道外口不流血或仅流出少量血液;排尿时,可出现血尿。

(2)疼痛:前尿道损伤时,受伤处疼痛,有时可放射到尿道外口,排尿时疼痛加重;后尿道损伤时,疼痛位于下腹部,在移动时出现或加重。

(3)排尿困难与尿潴留:尿道挫裂伤时,因损伤和疼痛导致尿道括约肌痉挛,发生排尿困难;尿道断裂时,可引起尿潴留。

(4)局部血肿和瘀斑:骑跨伤或骨盆骨折造成尿生殖膈撕裂时,可发生会阴及阴囊部肿胀、瘀斑和血肿。

(5)尿液外渗:前尿道损伤时,尿液外渗至会阴、阴囊、阴茎部位,有时向上扩展至腹壁,造成这些部位肿胀;后尿道损伤时,尿液外渗至耻骨后间隙和膀胱周围。

(6)直肠指检:尿道膜部完全断裂后,可触及前列腺尖端浮动;若指套上染有血迹,提示可能合并直肠损伤。

(7)休克:骨盆骨折合并后尿道损伤,常有休克表现。

3.心理状况

可因尿道出血、疼痛、排尿困难等而出现焦虑,有的患者担心发生性功能障碍而加重焦虑,甚至出现恐惧。

4.辅助检查

(1)尿常规检查:了解有无血尿和脓尿。

(2)试插导尿管:若导尿管插入顺利,说明尿道连续,提示可能为尿道部分挫裂伤;一旦插入导尿管,即应留置导尿管 1 周,以引流尿液并支撑尿道;若插入困难,多提示尿道严重断裂伤,不能反复试插,以免加重损伤和导致感染。

(3)X 线检查:平片可了解骨盆骨折情况;尿道造影可显示尿道损伤的部位和程度。

(4)B 超检查:可了解尿液外渗情况。

(二)护理诊断及相关合作性问题

1.疼痛

疼痛与损伤、尿液外渗等有关。

2.焦虑

焦虑与尿道出血、排尿障碍及担心预后等有关。

3.排尿异常

排尿异常与创伤、疼痛、尿道损伤等有关。

4.有感染的危险

有感染的危险与尿道损伤、尿外渗等有关。

(三)护理目标

(1)疼痛减轻或缓解。

(2)解除焦虑,情绪稳定。

(3)解除尿潴留,恢复正常排尿。

(4)降低感染发生率或不发生感染。

(四)护理措施

1.轻症患者的护理

主要是多饮水及预防感染。

2.急重症患者的护理

(1)抗休克:安置患者于平卧位,尽快建立静脉输液通路,以及时输液,严密观察生命体征。

(2)解除尿潴留:配合医师试插导尿管,若能插入,即应留置导尿管;若导尿管插入困难,应配合医师于耻骨上行膀胱穿刺排尿或做膀胱造口术。

3.饮食护理

能经口进食的患者,鼓励其适当多饮水,进高热量、高蛋白、高维生素的饮食。

4.心理护理

对有心理问题的患者,进行心理疏导,帮助其树立战胜疾病的信心。

5.留置导尿管的护理

同膀胱损伤的护理。

6.耻骨上膀胱造口管的护理

同膀胱损伤的护理。

7.尿液外渗切开引流的护理

同膀胱损伤的护理。

8.健康指导

(1)向患者及其亲属介绍康复的有关知识。

(2)嘱患者适当多饮水,以增加尿量,稀释尿液,预防泌尿系统感染和结石的形成。

(3)嘱尿道狭窄患者,出院后仍应坚持定期到医院行尿道扩张术。

(陈　兰)

第六节　膀胱损伤

一、概述

膀胱深藏在骨盆内,排空后肌肉层厚,一般不易受伤。膀胱充盈时伸展至下腹部高出耻骨联合,若下腹部遭到暴力打击,易发生膀胱损伤。骨盆骨折的骨折断端可以刺破膀胱;难产时,胎头长时间压迫可造成膀胱壁缺血性坏死。一般分为闭合性损伤、开放性损伤和医源性损伤。

二、病因及临床表现

(一)闭合性损伤

膀胱空虚时位于骨盆深处受到周围组织保护,不易受外界暴力损伤。当膀胱膨胀时,因膀胱扩张且高出耻骨联合,下腹部受到暴力时,如踢伤、击伤和跌伤等可造成膀胱损伤,骨盆骨折的骨折断端可以刺破膀胱;难产时,胎头长时间压迫可造成膀胱壁缺血性坏死。

(二)开放性损伤

其多见于火器伤,常合并骨盆内其他组织器官的损伤。

(三)手术损伤

膀胱镜检查、尿道扩张等器械检查可造成膀胱损伤。盆腔和下腹部手术,如疝修补、妇科恶性肿瘤切除等易致膀胱损伤。

(四)挫伤

挫伤是指膀胱壁保持完整,仅黏膜或部分肌层损伤,膀胱腔内有少量出血,无尿外渗,不引起严重后果。

(五)破裂

膀胱破裂可分两种类型。

1.腹膜外破裂

破裂多发生在膀胱前壁的下方,尿液渗至耻骨后间隙,沿筋膜浸润腹壁或蔓延到腹后壁,如不及时引流,可发生组织坏死、感染,引起严重的蜂窝织炎。

2.腹膜内破裂

多发生于膀胱顶部。大量尿液进入腹腔可引起尿性腹膜炎。大量尿液积存于腹腔有时要与腹水鉴别。

(六)尿瘘

膀胱与附近脏器相通可形成膀胱阴道瘘或膀胱直肠瘘等。发生瘘后,泌尿系统容易继发感染。

(七)出血与休克

骨盆骨折合并大出血,膀胱破裂致尿外渗及腹膜炎,伤势严重,常有休克。

(八)排尿困难和血尿

膀胱破裂后,尿液流入腹腔或膀胱周围,有尿意,但不能排尿或仅排出少量血尿。

三、护理评估

评估患者受伤的时间、地点、暴力性质、部位,临床表现、合并伤、尿外渗、感染,特殊检查结果。

(一)临床表现

膀胱挫伤因范围仅限于黏膜或肌层,故患者仅有下腹不适,小量终末血尿等。一般在短期内症状可逐渐消失。膀胱破裂则有严重表现,临床症状依裂口大小、位置及其他器官有无损伤而不同。腹膜内破裂会引起弥漫性腹膜刺激症状,如腹部膨胀、压痛、肌紧张、肠蠕动音降低和移动性浊音等。膀胱与附近器官相通形成尿瘘时,尿液可从直肠、阴道或腹部伤口流出,往往同时合并泌尿系统感染。

1.腹痛

尿外渗及血肿引起下腹部剧痛,尿液流入腹腔则引起急性腹膜炎症状。伴有骨盆骨折时,耻骨处有明显压痛。尿外渗和感染引起盆腔蜂窝织炎时,患者可有全身中毒表现。

2.尿瘘

贯穿性损伤可有体表伤口、直肠或阴道漏尿。闭合性损伤在尿外渗感染后破溃,也可形成尿瘘。膀胱与附近脏器相通可形成膀胱阴道瘘或膀胱直肠瘘等。发生瘘后,泌尿系统容易继发感染。

(二)辅助检查

根据外伤史及临床体征诊断并不困难。凡是下腹部受伤或骨盆骨折后,下腹出现疼痛、压痛、肌紧张等征象,除考虑腹腔内脏器损伤外,也要考虑到膀胱损伤的可能性。当出现尿外渗、尿性腹膜炎或尿瘘时,诊断更加明确。怀疑膀胱损伤时,应做进一步检查。

1.导尿术

如无尿道损伤,导尿管可顺利放入膀胱,若患者不能排尿液,而导出尿液为血尿,应进一步了解是否有膀胱破裂。可保留导尿管进行注水试验,抽出量比注入量明显减少,表示有膀胱破裂。

2.膀胱造影

经导尿管注入碘化钠或空气,摄取前后位及斜位 X 线片,可以确定膀胱有无破裂,破裂部位及外渗情况。

3.膀胱镜检查

对于膀胱瘘的诊断很有帮助,但当膀胱内有活跃出血或当膀胱不能容纳液体时,不能采用此项检查。

4.排泄性尿路造影

如疑有上尿道损伤,可考虑采用,以了解肾脏及输尿管情况。

(三)护理问题

1.疼痛

疼痛与损伤后血肿和尿外渗及手术切口有关。

2.潜在并发症

出血与损伤后出血有关。

3.有感染的危险

有感染的危险与损伤后血肿、尿外渗及免疫力低有关。

4.恐惧、焦虑

恐惧、焦虑与外伤打击、担心预后不良有关。

(四)护理目标

(1)患者主诉疼痛减轻或能耐受。

(2)严密观察患者出血情况,如有异常出血及时通知医师。

(3)在患者住院期间不发生因护理不当造成的感染。

(4)患者主诉恐惧、焦虑心理减轻。

四、护理措施

(一)生活护理

(1)满足患者的基本生活需要,做到“七洁”。

(2)做好引流管护理:①妥善固定、保持通畅。②准确记录引流液量、性质。③保持尿道口清洁,定期更换尿袋。

(3)多饮水,多食易消化食物,保持排便通畅。

(二)心理护理

(1)损伤后患者恐惧、焦虑,担心预后情况。护士主动向患者介绍康复知识,介绍相似病例,鼓励患者树立信心，配合治疗，减少焦虑。

(2)从生活上关心、照顾患者，满足基本生活护理，使其感到舒适。

(3)加强病房管理，创造整洁安静的休养环境。

(三)治疗及护理配合

膀胱挫伤无须手术，通过支持疗法、适当休息、充分饮水、给予抗菌药物和镇静剂在短期内即可痊愈。

1.紧急处理

膀胱破裂是一种较严重的损伤，常伴有出血和尿外渗，病情严重，应尽早施行手术。护士需协助做好手术前的各项相关检查和护理，积极采取抗休克治疗，如输液、输血、镇静及止痛等各项措施(图 9-6)。

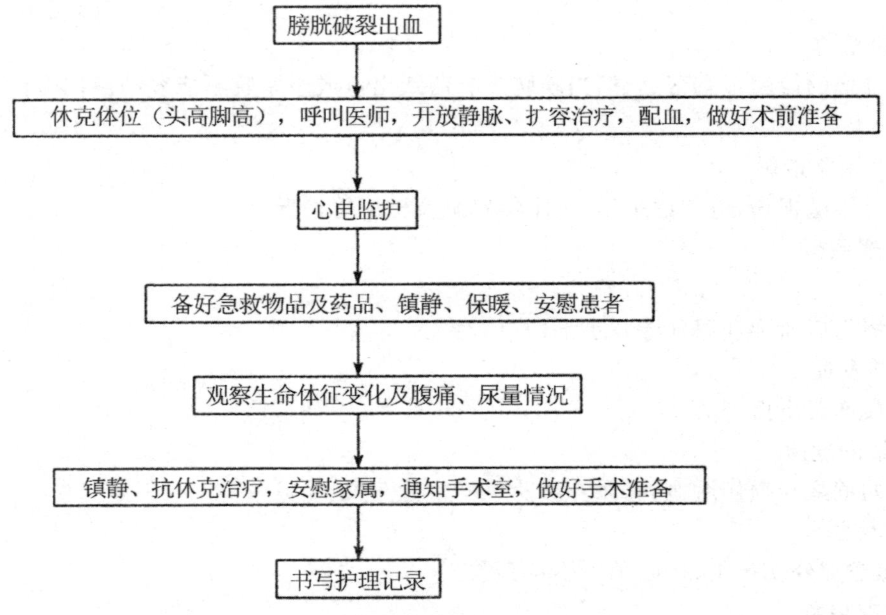

图 9-6　膀胱破裂抢救流程图

2.保守治疗的护理

患者的症状较轻，膀胱造影显示少量尿外渗，可从尿道插入导尿管持续引流尿液，可以采取保守治疗，保持尿液引流通畅，预防感染。

(1)密切观察生命体征，以及时发现有无持续出血，观察有无休克发生。

(2)保持尿液引流通畅，以及时清除血块防止阻塞膀胱，观察并记录 24 小时尿的色、质、量。妥善固定尿管。

(3)适当休息、充分饮水，保证每天尿量 3 000 mL 以上，以起到内冲洗的作用。

(4)注意观察体温的变化，警惕有无盆腔血肿、感染。观察腹膜刺激症状。

3.手术治疗的护理

膀胱破裂伴有出血和尿外渗，病情严重，须尽早施行手术。

(1)按外科术前准备进行备皮、备血、术前检查。

(2)开放静脉通道，观察生命体征。

(3)准确填写手术护理记录单,与手术室护士认真交接。

(4)术后监测生命体征,并详细记录。

(5)按医嘱正确输入药物,掌握液体输入的速度,保持均匀的摄入。

(6)保持各种管路通畅,并妥善固定,防止脱落。定期更换引流袋。

(7)观察伤口渗出情况,以及时更换敷料,遵守无菌操作原则。

(8)保持排便通畅,避免增加腹压,有利于伤口愈合。术后采取综合疗法,使患者获得充分休息、足够营养、适当水分,纠正贫血,控制感染。

五、健康教育

(1)讲解引流管护理的要点,如防止扭曲、打折、保持引流袋位置低于伤口及尿管,防止尿液反流。

(2)拔除尿管前要训练膀胱功能,先夹管训练1～2天,拔管后多饮水,达到冲洗尿路预防感染的目的。

(3)卧床期间防止压疮、防止肌肉萎缩,进行功能锻炼。

(陈　兰)

第七节　阴囊及睾丸损伤

一、概述

睾丸位于阴囊内、体表外,是男性最容易被攻击的部位。两者损伤常同时存在。闭合性损伤较多见,如脚踢、手抓、挤压、骑跨等。开放性损伤除战争年代外,平时较少,如刀刺、枪弹伤等。睾丸损伤的程度可以是挫伤、破裂、扭转、脱位,严重时睾丸组织完全缺失。阴囊皮肤松弛,睾丸血液回流丰富,损伤后极易引起血肿、感染。此外睾丸或其供应血管的严重损伤可导致睾丸萎缩,坏死,可能并发阳痿或其他性功能障碍。有阴茎损伤时要注意有无合并尿道损伤,阴囊皮肤撕脱伤应尽早清创缝合,若缺损过大可行植皮术。阴茎、阴囊损伤的治疗原则与一般软组织的损伤相似。睾丸损伤最常见,本节主要介绍阴囊及睾丸损伤的护理。

二、护理评估

(一)损伤的类型及临床表现

阴囊及睾丸损伤时常出现疼痛、肿胀,甚至晕厥、休克,有时可危及生命。

1.阴囊损伤

阴囊皮肤瘀斑、血肿,开放性损伤阴囊撕裂,睾丸外露。

2.睾丸损伤的类型及临床表现

(1)睾丸挫伤:睾丸肿胀、硬,剧痛与触痛。

(2)睾丸破裂:剧疼甚至昏厥,阴囊血肿,触痛明显,睾丸轮廓不清。

(3)睾丸脱位:指睾丸被挤压到阴囊以外的部位,如腹股沟管、股管、会阴等部位的皮下,局部剧痛、触痛,痛侧阴囊空虚。

(4)睾丸扭转:是指睾丸或精索发生扭转,造成睾丸急性缺血。近年报道此病在青少年中有逐渐增多趋势,睾丸下降不全或睾丸系带过长时容易发生扭转。临床表现为突然发作的局部疼痛,可以向腹股沟及下腹部放射,可伴有恶心及呕吐。其主要体征是阴囊皮肤局部水肿,患侧睾丸上缩至阴囊根部;睾丸轻度肿大并有触痛;附睾摸不清;体温轻度升高。不及时治疗,睾丸会发生缺血性坏死,颜色发黑,逐渐萎缩以致功能丧失。

(二)辅助检查

1.视诊

阴囊在体表外,损伤的部位、程度可以直接判断。

2.B超检查

彩色超声波检查可以判断睾丸及其血管损伤的程度,能鉴别睾丸破裂与睾丸挫伤,以及睾丸内血肿的存在,因而可为手术探查提供客观的检查依据。

(三)护理问题

1.疼痛

疼痛与外伤有关。

2.舒适改变

舒适改变与疼痛及手术后卧床有关。

3.部分生活自理缺陷

部分生活自理缺陷与外伤及手术有关。

4.知识缺乏

缺乏疾病相关知识。

三、护理措施

(一)生活护理

(1)做好基础护理,协助患者完成“七洁”。

(2)保持会阴部皮肤的清洁,避免排尿、排便污染。

(3)满足患者的护理需求,让患者感到舒适,遵医嘱应用止痛剂。

(4)加强病房管理,创造整洁安静的休养环境。

(二)心理护理

巡视患者或做治疗时多与患者交流,用通俗易懂的语言向患者讲解损伤的治疗及保健知识,缓解患者对突如其来的损伤产生的恐惧和焦虑,认真倾听患者主诉,以及时帮助患者解决问题,做好基础护理,满足患者的合理需求,向患者解释每项检查治疗的目的,使患者能积极配合治疗护理。

(三)治疗配合

1.阴囊闭合性损伤

阴囊无明显血肿时应动态观察,卧床休息,将阴囊悬吊,早期局部冷敷;血肿较大时应抽吸或切开引流,放置引流条以充分引流渗液、渗血,给予抗生素预防感染。

2.阴囊开放性损伤

局部彻底清创,除去异物还纳睾丸,注射破伤风抗毒素,给予抗生素预防感染。

3.睾丸损伤破裂

止痛,减轻睾丸张力,控制出血,当有精索动脉断裂或睾丸严重破裂无法修复时,可手术切除睾丸,阴囊放置引流条,减少局部感染。

4.睾丸扭转

睾丸固定术是可靠、有效的治疗方法,术中可将扭转的睾丸松解后,观察血液循环恢复情况,半小时以内,如果血液运行逐渐恢复,睾丸颜色逐渐变红,表示睾丸功能已经恢复,可以保留。如果手术中睾丸颜色呈黑紫色,则表示已经坏死,应该切除。

(四)护理措施

(1)患者卧床休息,注意观察伤口周围的渗出,以及时更换敷料,防止感染。

(2)观察生命体征变化,以及时发现出血倾向。

(3)遵医嘱给予止痛剂,缓解疼痛不适;给予抗生素治疗、预防感染。

(4)观察局部血运情况,保持导尿管和引流管的通畅,多饮水。

四、健康教育

(1)手术近期避免剧烈活动,禁房事。

(2)按时复诊,有不适及时来医院,不能随便用药。

(陈　兰)

第八节　肾　肿　瘤

肾肿瘤是泌尿系统常见的肿瘤之一,多为恶性,且发病率正逐年上升。在临床上常见的恶性肿瘤肾细胞癌(renal cell carcinoma,RCC)是起源于肾实质泌尿小管上皮系统的恶性肿瘤,又称肾腺癌,简称为肾癌。肾细胞癌在成人恶性肿瘤中占2%～3%,占肾恶性肿瘤的85%左右,各国或各地区发病率不同,发达国家高于发展中国家,城市地区高于农村地区。男性肾细胞癌发病率是女性的两倍。任何年龄都可能发病,但高峰期在60岁左右。肾盂癌较少见。肾母细胞瘤是小儿最常见的恶性实体肿瘤。

一、病因

引起肾癌的病因至今尚未明确,其病因可能与以下因素有关。

(一)职业因素

有报道长期接触金属铬和铅的工人,从事石棉、皮革相关工作的人群等患病危险性会增加。

(二)吸烟

吸烟导致肾癌的发病机制并不十分明确,但国外已经有前瞻性的研究证明吸烟人群的肾癌发病率会有所上升,升高50%左右。亚硝基复合物可能起到一定作用。

(三)肥胖

越来越多的流行病学研究的证据都趋向肥胖是肾癌的危险因素,机制可能与某些激素水平升高有关。

(四)其他危险因素

与高血压、饮食、遗传因素、免疫功能障碍有关。有文献报道,在饮食方面多食蔬菜可降低肾癌发病风险。

二、病理生理

绝大多数肾癌多发于一侧肾,常为单个肿瘤,10%～20%为多发病灶。多双侧先后或同时发病者占2%左右。瘤体多数为类似圆形的实性肿瘤,肿瘤的大小不等,平均为7 cm多见,与周围肾组织相隔。肾癌的组织病理多种多样,透明细胞癌是其主要构成部分,占肾癌89%,主要由肾小管上皮细胞发生。

三、分类

美国癌症联合委员会(AJCC)依据手术前影像学和/或手术后病理学将T、N、M三个方面的评价结果对恶性肿瘤进行TNM分期(表9-2)。

表9-2　2010年AJCC肾癌的TNM分期

分期	标准
原发性(T)	
T_x	原发肿瘤无法评估
T_0	未发现原发肿瘤的证据
T_1	肿瘤局限在肾内,最大直径≤7 cm
	T_{1a}肿瘤局限于肾内,肿瘤最大径≤4 cm
	T_{1b}肿瘤局限于肾内,肿瘤最大径>4 cm但<7 cm
T_2	肿瘤局限于肾内,肿瘤最大径>7 cm
	T_{2a}肿瘤最大径>7 cm但≤10cm
	T_{2b}肿瘤局限于肾内,肿瘤最大径>10 cm
T_3	肿瘤侵及主要静脉、肾上腺、肾周围组织,但未超过肾周筋膜
	T_{3a}肿瘤侵及肾上腺、肾周围组织和/或肾窦脂肪组织,但未超过肾周筋膜
	T_{3b}肉眼见肿瘤侵入肾静脉或肾静脉段分支(含肌层)或膈下下腔静脉
	T_{3c}肉眼见肿瘤侵入膈上下腔静脉或侵犯腔静脉壁
T_4	肿瘤浸润超过肾周筋膜
区域淋巴结(N)	
N_x	区域淋巴结转移无法成功
N_0	无区域淋巴结转移
N_1	单个区域淋巴结转移
远处转移(M)	
M_0	无远处转移
M_1	有远处转移

四、临床表现

有30%～50%的肾癌患者缺乏早期临床表现，大多在健康体检或其他疾病检查时被发现。常见的临床表现如下。

(一)肾癌三联症

典型的临床症状是腹部肿块、腰痛和血尿，由于早期肾癌检出增多，临床这些症状只在少数患者中出现为6%～10%。间歇无痛肉眼血尿为常见症状，大约50%的患者都会发生。血尿通常为肉眼血尿，偶尔为镜下血尿。出现血尿表明肿瘤已侵入肾盏、肾盂。疼痛常为腰部钝痛或隐痛，多由于肿瘤生长牵张肾包膜或侵犯腰肌，邻近器官所致，血块通过输尿管时可发生肾绞痛。肿瘤较大时在腹部或腰部易被触及。

(二)副瘤综合征

10%～40%有症状肾癌患者出现副瘤综合征，表现常有发热、高血压、血沉增快等。发热可能因肿瘤坏死、出血、毒性物质吸收引起，高血压可能因瘤体内动-静脉瘘或肿瘤压迫动脉及其分支，肾素分泌过多所致。20%的肾癌患者可出现副瘤综合征，容易与其他全身性疾病症状相混淆，应注意鉴别。

(三)转移症状

约有30%的患者因转移症状，如病理骨折、咳嗽、咯血、神经麻痹及转移部位出现疼痛等初次就诊，40%～50%的患者在初次诊断后出现远处转移。

五、辅助检查

肾癌的临床诊断主要依靠影像学检查，胸部X线片和腹部CT平扫加增强扫描、MRI扫描检查是治疗前临床分期的主要依据。

(一)实验室检查

实验室检查包括血、尿、便常规检查，以及病毒指标、血生化及血液肿瘤标志物检查，目前尚没有公认的、可用于肾癌诊断、鉴别诊断及预后判断的肿瘤标志物。

(二)影像学检查

1.X线检查

X线检查为肾癌患者的常规检查项目，泌尿系统平片可见肾外形增大，偶然可见肿瘤散在钙化。胸部X线片是术前临床分期的主要依据之一。

2.B超检查

超声检查经济、简便、普及率高是首选的筛查方法。也是诊断肾肿瘤最常用的检查方法。B超也可判断恶性的指征，但部分RCC需借助CT和MRI进行鉴别诊断。

3.MRI检查

灵敏度与CT相似，MRI检查对肾肿瘤分期的准确性略优于CT，特别在静脉瘤栓大小、范围及脑转移的判定方面MRI优于CT，在压脂序列中可以观察到少血供肿瘤。

4.CT检查

具有密度及空间分辨率高的特点，对肾脏肿块的检出率近100%，肿瘤诊断正确率达95%以上。

(三)组织学检查

在非肿瘤性肾病中肾穿刺活检已成为常规检测手段。但由于 CT 和 MRI 诊断肾肿瘤的准确性高达 95%以上,而肾穿刺活检有 15%假阴性率及 2.5%假阳性率,可能出现并发症对影像学诊断难以判定性质的小肾肿瘤患者,可以选择行保留肾单位手术或定期(1～3 个月)随诊检查,不推荐对能够进行保留肾单位手术的肾肿瘤患者行术前穿刺检查。同时对具有较高的特异性和敏感性,但对准备进行手术的患者一般也不推荐穿刺活检。对不能手术治疗,需系统治疗或其他治疗的晚期肾肿瘤患者,治疗前为明确诊断,可选择肾穿刺活检获取病理诊断。

六、治疗原则

(一)局限性肾癌

外科手术是局限性肾癌治疗的首选方法。

1.根治性肾切除

根治性肾切除是肾癌最主要的治疗方法。根治性切除范围包括肾周筋膜、肾周脂肪、患肾、区域淋巴结及髂血管分叉以上的输尿管。

2.保留肾单位手术

肾癌发生于解剖性或功能性的孤立肾,根治性肾切除术将会导致肾功能不全或尿毒症的患者,也可以选择保留肾单位手术。

(二)局部进展性肾癌

首选治疗方法为根治性肾切除术。对转移的淋巴结或血管瘤栓应根据病变程度、患者身体状况等选择是否切除。术后尚无标准辅助治疗方案。

(三)转移性肾癌

一般采用综合治疗。应用生物制剂,白细胞介素等免疫治疗对预防和治疗转移癌有一定疗效。肾癌具有多药物耐药基因,对放射治疗及化学治疗不敏感。

七、临床护理

(一)评估要点

1.术前评估

健康史及相关因素:包括家族相关疾病遗传史,了解肾癌的发生时间,有无对生活质量的影响,发病特点。

(1)一般情况:年龄、性别、婚姻和职业等。

(2)发病特点:患者血尿程度,有无排尿形态改变和经常性腰部疼痛。本次病情发现情况如发病是体检时无意发现、自己扪及包块、持续性腰痛而就医。

(3)相关因素:患者是否吸烟,吸烟的频率及数量。患者是否有饮咖啡的习惯、患者以前长期服用哪些药物等。

2.术后评估

是否有尿瘘、腹腔内脏器损伤、继发出血、感染等并发症发生。

(二)护理诊断/问题

1.营养失调

低于机体需要量与长期血尿、癌肿消耗、手术创伤有关。

2.恐惧、焦虑

恐惧、焦虑与对癌症和手术的恐惧有关。

3.疼痛

疼痛与疾病本身、手术创伤有关。

4.知识缺乏

缺乏疾病相关知识。

5.潜在并发症

出血、感染。

(三)护理目标

(1)患者营养失调得到纠正或改善。

(2)患者恐惧与焦虑程度减轻或消失。

(3)患者疼痛缓解或消失。

(4)患者了解疾病相关知识。

(5)并发症得到有效预防或发生后得到及时发现和处理。

(四)护理措施

1.改善患者的营养状况

(1)饮食:指导胃肠道功能健全的患者尽量选择高蛋白、高热量、高纤维素、低脂、易消化、少渣的食物,改善就餐环境,以促进患者食欲。

(2)营养支持:对胃肠功能障碍者,可以通过静脉途径给予营养。

2.心理护理

(1)疏导患者减轻其内在压力:对担心得不到及时有效的诊治的患者,护理人员要主动关心患者,倾听患者诉说,告知手术治疗的必要性和可行性,稳定患者情绪,鼓励患者表达自身感受。

(2)担心术后恢复的患者:应加强术前各项护理措施的落实,让患者体会到手术前的充分准备,树立战胜疾病的信心。亦可通过已手术患者的现身说法,消除患者的恐惧心理。争取患者的积极配合。

3.并发症的预防和护理

(1)预防术后出血:密切观察病情,定时监测生命体征。若患者术后引流量较多,色鲜红且很快凝固,同时伴血压下降、脉搏增快,常提示有出血,应立即通知医师处理。

(2)预防感染:监测体温变化情况,保持伤口干燥,严格无菌操作。若体温升高或伤口出现红、肿、热、痛,有脓性分泌物应及时告知医师。遵医嘱应用抗菌类药物,防止感染的发生。

(五)健康教育

1.康复指导

保证充分的休息,适度身体锻炼,循序渐进运动,加强营养,饮食以清淡优质蛋白为主,增强体质。

2.用药指导

定时规律用药。由于肾癌对放、化疗均不敏感,生物素治疗可能是此类患者康复期的主要方法。在用药期间,患者不良反应如低热、乏力等,应及时就医,在医师指导下用药。

3.定期复查

本病的近、远期复发率均较高，患者需定期复查，术后1个月门诊随访，以后3个月复查一次，遵医嘱行后续治疗。

（陈　兰）

第九节　膀胱肿瘤

膀胱肿瘤是泌尿系统最常见的肿瘤，绝大多数来自上皮组织，发病年龄多在50～70岁，发病率城市高于农村，男性高于女性，约为4∶1。

一、病因

膀胱癌的发病是一个多因素混合、多基因参与、多步骤形成的过程。下列是与发病相关的危险因素。

（一）致癌物质职业接触

如从事与芳香胺、染料、橡胶、印刷、皮革、油漆等相关的工作，发生膀胱癌的危险性显著增加。对致癌物质的易感性个体差异极大。

（二）吸烟

吸烟是目前明确的致癌因素，约1/3膀胱癌与吸烟有关。吸烟者患膀胱癌的危险性是不吸烟者的2～4倍。致癌可能与香烟中含有多种芳香胺的衍生物致癌物质有关，发病危险与吸烟数量、持续时间和吸入程度有关，并无性别差异。

（三）其他

如长期饮咖啡者、服用大量镇痛药含非那西丁，盆腔放疗、膀胱慢性感染与异物长期刺激等，均可能为膀胱癌的病因或诱因。

研究资料显示，异常基因型的积累加上外在环境的作用最终导致恶性表型的出现。

二、病理

与肿瘤组织类型、细胞分化程度、生长方式和浸润深度有关，其中细胞分化程度和浸润对预后影响最大。

（一）组织类型

膀胱癌包括尿路上皮细胞癌（移行细胞癌）、鳞状细胞癌和腺细胞癌，其次还有较少见的转移癌等。其中尿路上皮移行细胞乳头状癌超过90%，鳞状细胞癌占3%～7%。腺状细胞癌<2%。1%～5%为非上皮性肿瘤，多数为横纹肌肉瘤，可发生于任何年龄的患者但多数为儿童。

（二）膀胱癌的分级

2004年世界卫生组织将膀胱癌等尿路上皮肿瘤分为乳头状瘤、乳头状低度恶性倾向的尿路上皮肿瘤、低级别乳头状尿路上皮癌和高级别乳头状尿路上皮癌。该分类法中肿瘤的分类主要基于光镜下的显微组织特征，相关形态特征的细胞类型和组织构型。

(三)膀胱癌的分期

膀胱癌的分期指肿瘤浸润深度及转移情况。病理分期同临床分期，是判断膀胱肿瘤预后的最有价值的参数。目前常采用国际抗癌联盟的 2010 年第 7 版 TNM 分期法(图 9-7)。

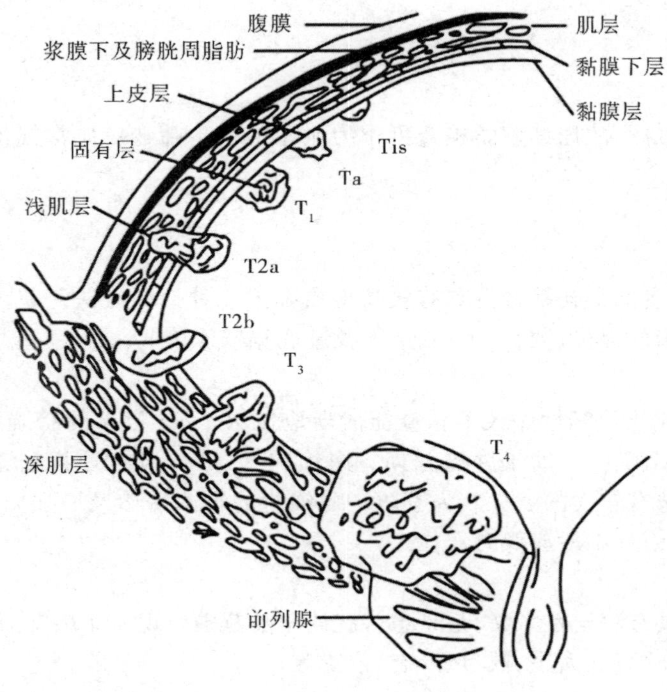

图 9-7 膀胱肿瘤分期

三、临床表现

(一)症状

1.血尿

血尿是膀胱癌最常见和最早出现的症状。约 85％的患者表现为间歇性肉眼无痛血尿，有时可仅为显微镜下血尿。血尿多为全程血尿，也可表现为初始或终末血尿，可自行减轻或停止，易给患者造成好转的错觉而错过治疗时机。血尿程度与肿瘤大小、数目、恶性程度可不完全一致，非上皮肿瘤血尿情况一般不是很明显。严重时伴有血凝块，可阻塞尿道内口引起尿潴留。

2.膀胱刺激症状

肿瘤坏死、溃疡、合并炎症及形成感染时，患者可出现尿频、尿急、尿痛，多为膀胱肿瘤的晚期表现。

3.梗阻症状

肿瘤进展引起输尿管梗阻可导致肾积水及腰肋部疼痛。

4.其他

骨转移患者有骨痛，腹膜后转移或肾积水患者可出现腰痛。晚期膀胱肿瘤患者有贫血、水肿、下腹部肿块等症状，盆腔淋巴结转移可引起腰骶部疼痛和下肢水肿。

(二)体征

多数无明显体征。膀胱癌患者触及盆腔包块多是局部进展性肿瘤的证据。发生肝或淋巴结转移时,可扪及肿大的肝或锁骨上淋巴结。

四、辅助检查

(一)实验室检查

尿检中可见血尿或脓尿,故尿细胞学检查可作为血尿的初步筛选。血常规见血红蛋白值和血细胞比容下降。

(二)影像学检查

1.超声检查

简单易行,可作为患者的最初筛选且具有较高检出率的一种诊断方法。超声检查能在膀胱适度充盈下清晰显示肿瘤的部位、数目、大小、形态及基底宽窄等情况。

2.CT 和 MRI 检查

CT 和 MRI 检查多用于浸润性癌,CT 检查能清晰地显示 1 cm 以上的膀胱肿瘤,MRI 诊断原则与 CT 相同。不过 MRI 更有助于肿瘤分期。尿细胞学(UC)检查是膀胱癌的重要检测手段。对于高危人群的筛选有较大的意义。为了防止瘤细胞的自溶漏诊及增加阳性率,一般连续检查 3 天的尿液,留取尿液标本后应及时送检。

3.膀胱镜检查

膀胱镜检查对诊断具有决定性意义,是易患膀胱癌年龄范围出现血尿患者的重要检查手段。可以直接观察到肿瘤所在部位、大小、数目、形态、位置等。

4.其他

尿液脱落细胞检查。

五、治疗原则

以手术治疗为主。根据肿瘤的临床分析、病理并结合患者全身状况,选择合适的手术方式。

(一)手术治疗

1.经尿道膀胱肿瘤切除术

经尿道膀胱肿瘤切除术是非肌层浸润性膀胱癌的重要诊断方法,同时也是主要的治疗手段。

2.膀胱部分切除术

该术式适用于肿瘤比较局限、呈浸润性生长,病灶位于膀胱侧后壁、顶部等,离膀胱三角区有一定的距离。

3.根治性膀胱切除术同时行盆腔淋巴结清扫术

用于肌层浸润性膀胱癌的治疗。包括根治性放疗、辅助性放疗、姑息性放疗。根据患者不同的情况作出选择。

(二)放疗

10%～15%的肌层浸润性膀胱癌患者在确诊时已出现转移。术前主要目的是控制局部病变,降低手术难度和消除微转移灶,提高手术远期生存率。也可术后进行辅助化疗。

(三)化学药物治疗

对于身体条件不能耐受根治性膀胱切除术,或不愿接受根治性膀胱切除术的浸润性膀胱癌患者,可以考虑行保留膀胱的综合治疗。包括单纯经尿道电切手术、经尿道电切手术联合化疗、经尿道电切手术联合放疗、联合放化疗。

(四)其他

保留膀胱治疗。

六、临床护理

(一)评估要点

健康史家族遗传史:包括有无诱发肿瘤的原因,发病时间的初步判断,影响生存质量等。

1.术前评估

(1)基本情况:患者的年龄、性别、婚姻和职业等。患者是否有吸烟史。职业是否为长期接触联苯胺及β萘胺的橡胶行业。疾病的临床表现如排尿是否疼痛,为间歇性还是持续性血尿,有无血块等。既往史:以往是否有过血尿史,手术创伤史。

(2)相关因素:心理和社会支持状况。

(3)身体状况:患者营养情况,重要脏器功能状况,有无转移的表现及恶病质。患者及家属对病情、拟采取的手术方式、排尿态改变的认知程度,可能出现的并发症及患者家庭经济承受能力。

2.术后评估

有无盆腔脓肿、尿瘘、直肠损伤、肠瘘、肠梗阻、术后感染等并发症。

(二)护理诊断/问题

(1)恐惧与焦虑:与对癌症的恐惧、预后缺乏信心有关。

(2)舒适度改变:与手术留置尿管、膀胱冲洗等有关;与膀胱全切除尿流改道、造瘘口或引流装置的存在,不能主动排尿有关。

(3)自我形象紊乱。

(4)潜在并发症:出血、感染。

(三)护理目标

(1)患者恐惧与焦虑减轻或消失,能积极配合治疗。

(2)患者不适症状减轻,舒适感增加。

(3)患者能接受自我形象改变的现实。

(4)患者未发生出血及感染。

(四)护理措施

1.心理护理

减轻患者恐惧与焦虑。对担心手术预后的患者,护士要主动向其解释病情,以消除其恐惧心理。膀胱癌属中等恶性,以及时手术治疗效果肯定,5 年生存率非常高。鼓励患者家属和朋友给予患者关心和支持。

2.帮助患者接受自我形象改变

(1)解释尿流改道的必要性:告知患者尿流改道是膀胱癌治疗的一部分,通过护理和训练,不影响术后生活质量。

(2)造口的护理:保证造瘘处清洁,敷料渗湿后及时更换。管路保持通畅,在回肠内留置导尿管者,需经常冲洗,防止黏液堵塞。

(3)原位排尿新膀胱的护理:术后 3 周内定期冲洗留置导尿管,防止黏液堵塞。拔除导尿管前训练新膀胱，待容量达 300 mL 以上便可以拔管。告知患者做肛门括约肌功能锻炼，有利于早日恢复控尿功能。

(4)集尿袋护理：指导患者自行定期更换集尿袋。

3.并发症的预防与护理

(1)出血：膀胱全切手术创伤大，术后可发生出血。需密切观察血压、脉搏、引流物性状，若血压下降、脉搏加快、引流管内引出鲜血，每小时超过 100 mL 以上且易凝固，提示有出血，应及时通知医师处理。

(2)预防感染：观察体温变化情况；加强基础护理，保持切口清洁，敷料渗湿应及时更换；保持引流管引流通畅及牢靠的固定。应用广谱抗菌类药物预防感染。如有体温升高，引物为脓性并有切口疼痛，多提示有感染，应尽快通知医师处理。

(五)健康教育

1.康复指导

适当锻炼，加强营养，多食清淡易消化食物。多饮水，保持尿量在 200～300 mL，禁止吸烟，避免接触联苯胺类致癌物质，降低癌症复发风险。

2.术后坚持膀胱灌注化疗药物

定期膀胱灌注治疗，无论肿瘤是否有复发都需终身灌注。若有肿瘤复发，立即再次手术治疗，1 年后若无肿瘤复发，可将膀胱灌注间隔时间延长至 2 个月，终身灌注，每 2～3 年复查膀胱镜。膀胱灌注药物后需将药物保留在膀胱内 2 小时，每半小时变换体位，俯、仰、左、右侧卧位各半小时。

3.定期复查

定期门诊复查，主要是全身系统检查，以便及时发现转移及复发征象。

4.自我护理

尿流改道术后腹部佩戴接尿器者，应学会自我护理。保持清洁，定期更换尿袋。定期用生理盐水及开水冲洗集尿袋，清除黏液及沉淀物。

(陈　兰)

第十节　泌尿系统感染

泌尿系统感染一般又称为泌尿道感染(urinary tract infections，UTI)。泌尿生殖系统感染主要是由病原微生物侵入泌尿、男生殖系统内繁殖而引起的炎症。尿路感染是最常见的感染性疾病之一，目前已是仅次于呼吸道感染的第二大感染性疾病。病原微生物大多为革兰阴性杆菌。由于解剖学上的特点，泌尿道与生殖道关系密切，且尿道外口与外界相通，两者易同时引起感染或相互传播。

一、病因

尿路感染的病原微生物主要是细菌，极少数为厌氧菌、真菌、支原体、病毒和滴虫等。诱发感染的因素主要有以下四个方面。

(一)机体防御下降

局部抗感染能力及免疫功能下降都易诱发泌尿系统感染。如糖尿病、营养不良、肿瘤、妊娠及先天性免疫缺陷或长期应用免疫抑制剂治疗等。

(二)尿路结石及梗阻因素

结石、梗阻、感染三者常相互促发,互为因果。如先天性泌尿生殖系异常、结石导致尿液引流不畅,引起尿液滞留,降低尿路及生殖道上皮防御细菌的能力。

(三)医源性因素

如留置导尿管、造瘘管、尿道扩张、前列腺穿刺活检、膀胱镜检查等操作,都可能不同程度损害尿路上皮的完整性,易引入致病菌而诱发或扩散感染。

(四)女性易感因素

由于女性尿道较短,容易招致上行感染,特别是经期、更年期、性交时更易发生。

二、发病机制

正常人的尿道口皮肤和黏膜有一些正常菌群停留。在致病菌未达到一定数量及毒力时,正常菌群对于致病菌起到抑制平衡的作用,而膀胱的排尿活动又可以将细菌冲刷出去,所以正常人对感染具有防御功能。尿路感染主要是尿路病原体和宿主之间相互作用的结果,尿路感染在一定程度上是由细菌的毒力、接种量和宿主的防御机制不完全造成的,这些因素在最终决定细菌定植水平及尿路损伤的程度也会起到一定作用。

三、感染途径

感染途径主要有四种,最常见为上行感染和血行感染。

(一)上行感染

致病菌经尿道进入膀胱,还可沿输尿管腔内播散至肾。占尿路感染的95%,大约50%下尿路感染病例会导致上尿路感染。病原菌也可沿男性生殖管道逆行感染引起细菌性前列腺炎、附睾睾丸炎。

(二)血行感染

较为少见,在机体免疫功能低下或某些因素促发下,某些感染病灶如皮肤疖、痈、扁桃体炎、龋齿等细菌直接由血行传播至泌尿生殖系统器官,常见为肾皮质感染。病原菌多为金黄色葡萄球菌、溶血性链球菌等革兰阳性菌。

(三)淋巴感染

致病菌从邻近器官的血行感染,较少见,致病菌多为金黄色葡萄球菌。

(四)直接感染

由于邻近器官的感染直接蔓延所致或外来的感染,致病菌经肾区瘘管和异物的感染等。

四、临床表现

临床表现以尿路及受累的器官为基础,重者出现全身感染表现。膀胱刺激症状是最常见的表现。

(一)症状

细菌性膀胱炎。

(二)急性肾盂肾炎

可有高热、寒战等全身症状。甚至双侧腰痛，多呈胀痛。有尿频、尿急、尿痛等膀胱刺激症状，多伴有急性期患侧肾区压痛、疼痛往往较为明显，可出现肌紧张。为病原菌入侵膀胱后引起，常伴尿道炎症。

(三)慢性肾盂肾炎

临床表现复杂，易反复发作。与急性肾盂肾炎相似，症状相对较轻，有时可表现为无症状性菌尿和脓尿。

五、辅助检查

(一)实验室检查

1.尿常规

包括尿生化检查和尿沉渣检查。尿中白细胞显著增加，出现白细胞管型提示肾盂肾炎。

2.尿培养

临床根据标本采集方式不同而应用不同的“有意义的细菌”计数来表示尿路感染。同时治疗前的中段尿标本培养是诊断尿路感染最可靠的指标。

3.血液检查

上尿路感染多出现白细胞计数和中性粒细胞比值升高。

(二)影像学检查

包括超声、尿路平片、静脉尿路造影、膀胱或尿道造影、CT、放射性核素和磁共振水成像(MRU)等。其中超声检查无创、简单可作为首选，CT 有助于确定感染诱因、尿路平片有助于发现结石。影像学检查在慢性泌尿系统感染和久治不愈的患者中有重要意义。

六、诊断要点

泌尿系统非特异性感染需与泌尿系统结核相鉴别，尤其是反复出现尿路感染症状者。另外关于有尿路感染症状时应考虑妇科疾病等。

七、治疗原则

(一)一般治疗

急性治疗期间注意休息、营养，避免性生活。给予饮食指导，多饮水，保持每天尿量在 2 000 mL 以上，有助于细菌的排出。

(二)抗感染治疗

选用适当抗生素。单纯性尿路感染者应持续使用敏感抗生素至症状消失，尿常规检查恢复正常，尿细菌培养转阴。

(三)对症治疗

使用解热镇痛药缓解高热、疼痛，使用碱性药物如碳酸氢钠降低尿液酸性，缓解膀胱刺激症状。

(四)纠正基础疾病

需积极纠正引起局部和全身免疫功能下降的疾病，如糖尿病、营养不良等。

(五)去除诱发因素

非单纯性尿路感染需针对合并的危险因素采取相应治疗措施。

八、临床护理

(一)评估要点

1.健康史

了解患者基本情况包括年龄、职业、生活环境、饮食饮水习惯等。

2.相关因素

了解患者的既往史和家族史,包括每天排尿的次数、尿量,询问尿频、尿急、尿痛的起始时间,有无发热、腰痛等伴随症状,有无导尿、尿路器械检查等明显诱因,有无泌尿系统畸形、前列腺增生、妇科炎症等相关疾病病史;询问患病以来的治疗经过,药物使用情况,包括的名称、剂量、用法、疗程及其疗效。有无发生不良反应。

3.心理和社会支持状况

本病起病急,易反复发作,伴有尿路刺激征、血尿、乏力等不适的症状,应评估患者有无紧张、焦虑等不良心理反应。

(二)护理诊断/问题

1.排尿异常

排尿异常与尿频、尿急、尿痛有关。

2.体温过高

体温过高与疾病炎症有关。

3.焦虑、恐惧

焦虑、恐惧与患者疾病迁延不愈,担心预后有关。

4.舒适的改变

舒适的改变与疼痛有关。

5.睡眠型态紊乱

睡眠型态紊乱与焦虑/恐惧、疼痛不适、排尿异常等有关。

6.潜在并发症

精索静脉曲张、精索炎、前列腺炎、肾炎等肾脏疾病。

(三)护理目标

(1)患者自述减轻尿频、尿急、尿痛。

(2)患者恢复正常的体温。

(3)患者了解相关疾病知识及预防知识。

(4)患者减轻痛苦、舒适度增加。

(5)患者睡眠情况得到改善。

(6)积极预防潜在并发症发生。

(四)护理措施

1.疼痛护理

向患者解释疼痛的原因、机制,讲解有关疾病发展及预后的相关知识,缓解负面情绪及疼痛压力。遵医嘱使用止痛药物,或进行封闭治疗。合理运用冷、热疗法减轻局部疼痛。分散患者注意力。尽可能满足患者对舒适的需求,如变换体位,减少压迫等。用物放于患者易取用处。

2.发热护理

遵医嘱应用药物进行降温,可用温水擦浴、冰袋降温及乙醇擦浴等。维持水、电解质平衡,必要时静脉补充液体、电解质等。增进舒适,预防并发症,高热时绝对卧床休息,做好基础护理。

3.用药护理

联合用药时,注意药物配伍禁忌。遵医嘱正确选择抗生素,同时指导患者擅自停药。

4.心理护理

关心了解患者感受,给予患者心理上的安慰和支持,针对患者个体情况进行针对性心理护理。鼓励患者积极参与感兴趣的活动,学会自我放松法,保持乐观情绪。同时做好家属的工作,争取家属的支持和配合,鼓励家属及朋友给予患者心理上的支持。

(五)健康教育

1.疾病预防指导

多饮水、勤排尿是预防尿路感染最简便而有效的措施。另外保持规律生活,避免劳累,注意个人卫生,尤其女性在月经期、妊娠期、产褥期。学会正确清洁外阴部的方法。与性生活有关的反复发作者,应注意性生活后立即排尿。

2.疾病知识指导

告知患者疾病的病因、疾病特点和治愈标准,使其理解多饮水、保持个人卫生的重要性,确保其出院后仍能严格遵从。教会患者识别尿路感染的临床表现,一旦发生尽快到医院诊治。

3.用药指导

嘱患者按时、按量、按疗程服药,勿擅自停药并遵医嘱定期随访。

(陈　兰)

第十一节　泌尿系统梗阻

尿路上任何部位发生梗阻都可导致肾积水、肾功能损害,重则肾衰竭。泌尿系统梗阻最基本的病理变化是尿路扩张,从代偿到失代偿,诱发肾积水、尿潴留、肾脏滤过率和浓缩能力受损,最终导致肾功能障碍。

一、前列腺增生症

良性前列腺增生症主要是前列腺组织及上皮增生,简称前列腺增生。是老年男性常见病,50岁以后发病,随着年龄增长发病率不断升高。

(一)病因

目前病因不十分清楚,研究认为前列腺增生与体内雄激素及雌激素的平衡失调关系密切,睾酮对细胞的分化、生长产生作用,雌激素对前列腺增生亦有一定影响。

(二)病理

前列腺分两组,外为前列腺组,内为尿道腺组。前列腺增生有两类结节,包括由增生的纤维和平滑肌细胞组成的基质型和由增生的腺组织组成的腺泡型。增生的最初部位多在尿道腺组,增生的结节挤压腺体形成外科包膜,是前列腺摘除术的标志。前列腺增生使尿道弯曲、受压、伸长、狭窄,出现尿道梗阻。

(三)临床表现

1.尿频

尿频是最常见的症状,夜间明显,逐渐加重。早期是由膀胱颈部充血引起。晚期是由增生前列腺引起尿道梗阻,膀胱内残余尿增多,膀胱有效容量减少所致。

2.进行性排尿困难

进行性排尿困难是最重要症状,表现为起尿缓慢,排尿费力,射尿无力,尿线细小,尿流滴沥,分段排尿及排尿不尽等。

3.尿潴留、尿失禁

前列腺增生晚期,膀胱残余尿增加,收缩无力,发生尿潴留,当膀胱内压力增高超过尿道阻力后,发生充盈性尿失禁。前列腺增生常因受凉、劳累、饮酒等诱发急性尿潴留。

4.其他表现

常因局部充血、出血发生血尿。合并感染或结石,可有膀胱刺激症状。

(四)辅助检查

1.尿流动力学检查

尿道梗阻时,最大尿流率小于每秒 15 mL;当尿流率小于每秒 10 mL 时,表示梗阻严重。

2.残余尿测定

膀胱残余尿量反映膀胱代偿衰竭的严重程度,不仅是重要的诊断步骤之一,也是决定手术治疗的因素。

3.膀胱镜检查

膀胱镜检查直接观察前列腺各叶增生情况。

4.B 超检查

B 超测定前列腺的大小和结构,测量残余尿量。

(五)诊断要点

1.临床表现

老年男性出现夜尿频、进行性排尿困难表现就应考虑前列腺增生,排尿后直肠指检,可触及增大的腺体,光滑、质韧、中央沟变浅或消失。

2.辅助检查

尿动力学、膀胱镜、B 超等检查有助于确定前列腺增生程度及膀胱功能。

(六)诊疗要点

1.急性尿潴留的治疗

急性尿潴留是前列腺增生常见急症,需紧急治疗。选用肾上腺素受体阻滞剂、留置导尿管或耻骨上膀胱穿刺造瘘术等,解除潴留。

2.药物治疗

药物治疗适用于尿道梗阻较轻,或年老体弱、心肺功能不全等而不能耐受手术的患者。常用药物有特拉唑嗪、哌唑嗪等。

3.手术治疗

前列腺摘除术是理想的根治方法,手术方式有经尿道、经耻骨上、经耻骨后及经会阴四种,目前临床常用前两种。

4.其他治疗

尿道梗阻严重而不宜手术者，冷冻治疗、微波和射频治疗、激光治疗、体外超声、金属耐压气囊扩张术等都能产生一定疗效。

(七)护理评估

1.健康史

评估患者的年龄、诱因，既往病史。

2.目前的身体状况

(1)症状体征：是否有夜尿频、进行性排尿困难的表现，是否合并尿潴留、尿失禁。

(2)辅助检查：尿流动力学、膀胱镜、B超检查结果。

3.心理、社会状况

评估患者对疾病和手术的心理反应及对并发症的认知程度，患者及家属对术后护理配合及有关康复知识的掌握程度。

(八)常见的护理诊断/问题

(1)恐惧/焦虑：与认识不足、角色改变、对手术和预后的担忧有关。

(2)排尿型态异常：与尿道梗阻、残余尿量增多、留置导管等有关。

(3)有感染的危险：与尿路梗阻、导尿、免疫力低下、伤口引流有关。

(4)潜在并发症：出血。

(九)护理目标

(1)患者的恐惧/焦虑减轻。

(2)患者能够正常排尿。

(3)患者感染危险性下降或未感染。

(4)患者术后未发生出血。

(十)护理措施

1.非手术治疗的护理

(1)饮食护理：为防止尿潴留，不可在短期内大量饮水，忌饮酒、辛辣食物，有尿意勤排尿，适当运动，预防便秘。

(2)观察疗效：药物治疗3个月之后前列腺缩小、排尿功能改善。

(3)适应环境：前列腺增生患者多为老年人，行动不便，对医院环境不熟悉，加之夜尿频，入院后帮助患者适应环境，确保舒适和安全。

2.手术治疗的护理

(1)术前护理。①观察生命体征，测量各项生理指标。②做好重要脏器功能检查，了解患者能否耐受手术。③术前已有造瘘管或留置导尿管的患者，保证引流通畅。

(2)术后护理。①病情观察：观察记录24小时出入量，判断血容量有无不足。观察意识状态和生命体征。②体位：平卧2天后改为半卧位，固定各种导管的肢体不得随意移动。③饮食与输液：术后6小时无不适即可进流质饮食，鼓励多饮水，1天后无腹胀即可恢复饮食，以易消化、营养丰富、富含纤维素的食物为主，必要时静脉补液，但要注意输液速度。④预防感染：早期预防性应用抗生素。保持切口敷料的清洁与干燥。置管引流者常规护理尿道外口。⑤膀胱冲洗：术后用生理盐水持续冲洗膀胱3～7天。保持引流通畅，必要时高压冲洗抽吸血块。根据尿液颜色控制冲洗速度,色深则快、色浅则慢。

不同手术方式的护理。①经尿道切除术(TUR):观察有无 TUR 综合征的发生,即术后几小时内出现恶心、呕吐、烦躁、抽搐、昏迷或严重的脑水肿、肺水肿、心力衰竭等。可能是冲洗液被吸收,血容量剧增,稀释性低钠血症所致,护理时应减慢输液速度,遵医嘱应用利尿剂、脱水剂,对症处理。②开放手术:固定各种引流管,观察记录引流液量、颜色,保持引流通畅。及时拔除引流管,如耻骨后引流管,术后 3~4 天拔除;耻骨上引流管,术后 5~7 天拔除;膀胱造瘘管多在术后 10~14 天排尿通畅后拔除,瘘口无菌堵塞或压迫,防止漏尿,一般 2~3 天愈合。③预防并发症:出血是常见并发症。术后 1 周,患者可逐渐离床活动,禁止灌肠、肛管排气,同时避免腹压增高的诱因。

(十一)护理评价

(1)患者的恐惧/焦虑是否减轻。

(2)患者能否正常排尿。

(3)患者感染未发生或得到及时治疗。

(4)患者术后是否出血,或出血后是否得到有效处理。

(十二)健康指导

(1)讲解手术、术式及手术前后护理的注意事项。

(2)术后 1~2 个月避免剧烈活动,忌烟酒,防感冒。

(3)指导患者学会提肛肌锻炼,以尽快恢复尿道括约肌的功能。

(4)指导患者定期复查尿流率及残余尿量。

二、肾积水

结石、肿瘤、结核等原因导致尿液排出受阻、肾内压力增高、肾盂肾盏扩张、肾实质萎缩、肾功能减退,称为肾积水。成人积水超过 1 000 mL,小儿超过 24 小时的正常尿量,为巨大肾积水。

(一)临床表现

1.腰痛

腰痛是重要症状。慢性梗阻仅为钝痛;急性梗阻出现明显腰痛或肾绞痛。

2.腰部肿块

慢性梗阻形成肾脏肿大,长期梗阻者在腹部可扪及囊性肿块。

3.多尿和无尿

慢性梗阻致肾功损害表现为多尿,而双侧完全梗阻、孤立肾完全梗阻可发生无尿。

4.其他表现

因结石、肿瘤、结核等继发肾积水时,原发病表现掩盖了肾积水征象。肾积水并发感染或肾积脓时,出现全身中毒症状。

(二)辅助检查

1.实验室检查

血尿常规,必要时做尿细菌检查,化验血生化、电解质等了解肾功能情况。

2.影像学检查

(1)B 超检查:是鉴别肾积水和腹部肿块的首选方法。

(2)X 线造影:排泄性尿路造影可了解肾积水程度和对侧肾功能。

(3)CT、MRI检查:明确腰部肿块的性质,对确诊肾积水有重要价值。

(三)诊断要点

根据原发病史、典型症状、腰腹部肿块及B超等辅助检查结果可明确诊断,确定原发病对诊断有重要意义。

(四)诊疗要点

1.病因治疗

最理想的治疗是根除肾积水的病因,保留患肾。

2.肾造瘘术

原发病严重或肾积水病因暂不能去除者,先行肾引流术,病情好转或稳定后行去除病因的手术。

3.肾切除术

肾积水后功能丧失或并发肾积脓,对侧肾功能良好者,可切除患肾。

(五)护理评估

1.健康史

评估患者是否有肾结石、肿瘤、结核等原发病史。

2.目前的身体状况

(1)症状体征:原发病基础上是否出现腰痛、腰腹部肿块,是否有肾功能减退表现。

(2)辅助检查:血、尿常规化验,B超、X线等影像学检查结果。

3.心理、社会状况

评估患者对肾积水及治疗的认知程度,对术后康复知识的掌握程度。家人及社会的心理和经济支持程度。

(六)常见的护理诊断/问题

1.排尿型态异常

排尿型态异常与尿路急慢性梗阻有关。

2.有感染的危险

感染与尿路梗阻、免疫低下、肾造瘘引流有关。

3.潜在并发症

潜在并发症为尿漏。

(七)护理目标

(1)患者排尿型态正常。

(2)患者感染危险性下降或未感染。

(3)患者未发生尿漏。

(八)护理措施

1.饮食

多食含纤维较高的食物,多饮水。

2.活动

鼓励患者加强床上活动,定时按序协助患者变换体位。

3.感染的护理

遵医嘱使用抗生素;用0.1%新苯扎氯铵清洗尿道口,每天2次;每天更换引流袋;及时更换浸湿的切口敷料。

4.引流管的护理

妥善固定，引流通畅，观察记录引流量与颜色，冲洗肾盂引流管，每天 2 次。若无尿漏，肾周围引流物一般术后 3～4 天拔除；肾盂输尿管支架引流管一般于术后 3 周拔除；肾造瘘管在吻合口通畅后拔除。

(九)护理评价

(1)患者排尿型态是否正常。

(2)患者感染是否得到治疗或术后有无感染发生。

(3)患者有无发生尿漏。

(十)健康指导

(1)向患者讲解手术及术后引流的重要性。

(2)指导患者养成良好的排便习惯。

(3)指导患者正确进行摄水、饮食搭配。

三、尿道狭窄

尿道因损伤、炎症使尿道壁形成瘢痕，瘢痕萎缩导致尿道扭曲、狭窄。

(一)病因及分类

1.先天性尿道狭窄

先天性尿道狭窄如尿道外口狭窄，尿道瓣膜狭窄等。

2.炎症性尿道狭窄

炎症性尿道狭窄如淋病性尿道狭窄，留置导尿管引起的尿道狭窄。

3.外伤性尿道狭窄

外伤性尿道狭窄最常见，尿道损伤严重，初期处理不当或不及时所致。

(二)病理生理

其与狭窄的程度、深度及长度有关。淋病性狭窄为多处狭窄，狭窄易继发感染，形成尿道憩室、周围炎、前列腺炎、附睾睾丸炎。尿道梗阻如长期不能解除，导致肾积水。肾功能损害，出现尿毒症。

(三)临床表现

1.排尿异常

最常见的是排尿困难，重者出现尿潴留。

2.继发疾病表现

尿道长期狭窄继发膀胱炎、睾丸附睾炎等，出现膀胱刺激征、血尿症状。

3.并发症表现

由于排尿困难而使腹内压长期增高，并发疝、痔、直肠脱垂等，并出现相应症状。

(四)辅助检查

1.尿道探子检查

尿道探子检查可确定狭窄部位，程度。

2.B 超

B 超明确尿道狭窄长度、程度及周围瘢痕组织的厚度。

3.膀胱尿道造影

膀胱尿道造影确定尿道狭窄的部位、程度、长度。

(五)诊断要点

根据尿道外伤史、感染史及典型的排尿困难,尿潴留表现,结合尿道探子检查、B超、膀胱尿道造影结果,诊断尿道狭窄一般不难。

(六)诊疗要点

1.尿道扩张术

尿道扩张术是防止和治疗尿道狭窄的有效措施。尿道狭窄的原因不同,扩张时间不同。

2.耻骨上膀胱造瘘术

耻骨上膀胱造瘘术适用于慢性尿潴留或已有肾功能损害的患者。

3.尿道内切开术

尿道内切开术是目前临床治疗的主要术式,术后放置网状合金支架管于狭窄部位扩张,一般放置4～8周,术后不需尿道扩张。

4.开放手术

切除尿道狭窄部及周围瘢痕后,行尿道端端吻合术。

(七)护理评价

1.健康史

儿童尿道狭窄多为先天性,成人有外伤、感染病史者,多为继发性狭窄。

2.目前的身体状况

(1)症状体征:原发病基础上是否出现排尿困难,尿潴留,是否继发感染、结石。

(2)辅助检查:尿道探子检查、B超、膀胱尿道造影的检查结果。

3.心理、社会状况

评估患者对尿道狭窄的严重性及手术治疗的认知程度,对术后康复知识的掌握程度。

(八)常见的护理诊断/问题

1.排尿型态异常

排尿型态异常与尿道狭窄、梗阻有关。

2.有感染的危险

感染与尿道梗阻、免疫力低下、膀胱造瘘引流、手术等有关。

3.潜在并发症

潜在并发症为尿失禁。

(九)护理目标

(1)患者排尿型态正常。

(2)患者感染危险性下降或未感染。

(3)患者未发生尿失禁。

(十)护理措施

1.尿道扩张术的护理

尿道扩张术的护理指导患者定时进行尿道扩张。术后观察尿量及颜色,有无尿道出血。患者疼痛明显者给予止痛处理。

2.尿道内切开术的护理

严密观察血尿转清情况。留置导尿管1个月左右，保持通畅，遵医嘱尿道冲洗，以及时拔出尿管，防止狭窄复发。

3.开放手术的护理

遵医嘱应用抗生素。及时更换切口浸湿的敷料，确保各种引流导管通畅。

4.并发症护理

术后尿失禁常为暂时性，用较细导尿管引流数天后可恢复。如不能恢复，指导患者进行肛门括约肌收缩练习。

（十一）护理评价

（1）患者排尿型态是否正常。

（2）患者是否感染或感染后是否得到控制。

（3）患者是否发生尿失禁。

（十二）健康指导

（1）指导患者定时进行尿道扩张。

（2）讲解尿道扩张的意义及护理配合注意事项。

（3）鼓励患者多饮水。适当运动，进食纤维素高的食物，防止便秘。

（陈　兰）

第十二节　尿潴留

尿潴留是指尿液潴留在膀胱内不能排出，常常由排尿困难发展到一定程度引起。尿潴留分为急性与慢性两种。急性尿潴留发病突然，十分痛苦，是一种常见急症，需及时处理；慢性尿潴留起病缓慢，病程较长，下腹部可触及充满尿液的膀胱，但患者却无明显痛苦。

一、病因

引起尿潴留的病因很多，可分为机械性梗阻和动力性梗阻两类，其中以机械性梗阻病变最多见。

（一）机械性梗阻

任何导致膀胱颈部及尿路梗阻的病变，例如，良性前列腺增生、前列腺肿瘤、膀胱颈挛缩、膀胱颈部肿瘤；先天性后尿道瓣膜及各种原因引起的尿道损伤、尿道狭窄、异物、肿瘤和尿道结石均可引起尿潴留；此外，处女膜闭锁的阴道积血、盆腔肿瘤、妊娠的子宫等也可引起尿潴留。

（二）动力性梗阻

动力性梗阻是指膀胱、尿道无器质性梗阻病变，尿潴留为排尿动力障碍所致。中枢和周围神经系统病变是最常见的病因，如脊髓或马尾损伤、肿瘤、糖尿病等造成神经源性膀胱功能障碍继而引起尿潴留。妇科盆腔根治性手术损伤副交感神经分支、肛管直肠手术及腰椎麻醉术后均可能出现排尿困难，引起尿潴留。此外，各种松弛平滑肌的药物如阿托品、山莨菪碱等，偶尔亦可导致排尿困难引起尿潴留；高热、昏迷、低血钾后不习惯卧床排尿者亦会出现尿潴留。

二、临床表现

尿潴留患者体检时耻骨上区常可见到半球形膨隆，用手按压有明显尿意，叩诊为浊音。

(一)急性尿潴留

发病突然，膀胱胀满但滴不出尿，胀痛难忍，辗转不安，有时从尿道溢出部分尿液，但不能减轻下腹疼痛。

(二)慢性尿潴留

起病缓慢，膀胱内尿液长期不能完全排空，有残余尿存留，多表现为排尿不畅、尿频，常有排尿不尽感，有时出现尿失禁现象，因此慢性尿潴留患者多以充盈性尿失禁就诊。

三、诊断要点

根据病史及典型的临床表现，尿潴留诊断并不困难。超声检查可以明确诊断。

尿潴留应与无尿鉴别，无尿是指肾衰竭或上尿路完全梗阻，膀胱内空虚无尿，两者含义不同，不能混淆。

四、治疗原则

(一)急性尿潴留

1.非手术治疗

(1)病因处理：及时解除病因，对症处理，恢复排尿。

(2)诱导、药物或导尿：对术后动力性梗阻引起的尿潴留可采用诱导排尿、针灸、穴位注射新斯的明或病情允许下改变排尿姿势。如病因不明或梗阻一时难以解除，急诊处理可行导尿术，然后做进一步检查明确病因并进行治疗。

2.手术治疗

梗阻病因不能解除时，可行膀胱造瘘术，长期引流尿液。

急性尿潴留放置导尿管或膀胱穿刺造瘘引流尿液时，应间歇缓慢地放出尿液，避免快速排空膀胱，一次放尿量不可超过 1 000 mL，以免内压骤然降低而引起膀胱内大量出血。

(二)慢性尿潴留

若为机械性梗阻引起的尿潴留，有上尿路扩张肾积水、肾功能损害者，应先引出膀胱内尿液，待肾积水缓解、肾功能改善后，针对病因择期手术或采取其他方法治疗。若为动力性梗阻引起的尿潴留，多数患者需间歇清洁自我导尿，如自我导尿困难或上尿路积水严重者，可做耻骨上膀胱造瘘术或者其他尿流改道术(图 9-8)。

五、临床护理

(一)护理诊断/问题

1.焦虑

焦虑与患者对手术的惧怕、担心预后及住院费用高有关。

2.睡眠型态紊乱

睡眠型态紊乱与尿潴留、尿路梗阻有关。

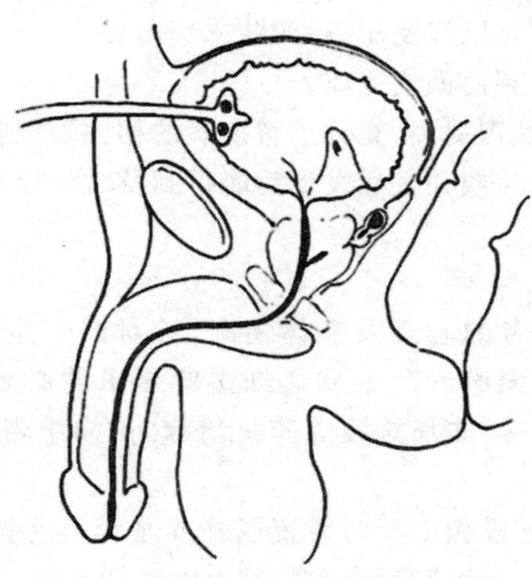

图 9-8 耻骨上膀胱造瘘术

3.排尿型态改变

排尿型态改变与留置尿管有关。

4.舒适的改变

舒适的改变与手术后卧床、留置尿管及手术创伤有关。

5.活动无耐力

活动无耐力与手术创伤所致乏力有关。

6.疼痛

疼痛与尿路梗阻、手术创伤有关。

7.营养失调

营养失调与术后食欲下降、机体摄入不足或丢失过多有关。

8.有皮肤完整性受损的危险

有皮肤完整性受损的危险与年龄及卧床有关。

9.部分自理能力缺陷

部分自理能力缺陷与留置尿管有关。

10.知识缺乏

缺乏疾病、手术及麻醉相关知识。

11.潜在并发症

膀胱出血。

(二)护理目标

(1)患者情绪平稳、心理状态稳定、焦虑程度减轻,配合各项检查、治疗及护理。

(2)患者安静入睡,保证充足的睡眠时间。

(3)患者可以适应留置尿管,并且留置尿管能保持有效引流。

(4)患者主诉不适感减轻或消失,得到较好休息。

(5)患者能改善自身的活动状况,活动耐力增加,可以逐步增加活动量达到特定的活动水平。

(6)患者主诉疼痛症状减轻或消失。

(7)患者食欲恢复、无明显体重下降,营养摄入量能满足日常活动和机体代谢的需要。

(8)患者受压部位皮肤完整无压红及压疮,四肢末梢温暖。

(9)患者合理的生活需要得到协助或完成。

(10)患者对疾病和治疗的认识提高,充分了解疾病的相关知识及相关治疗配合要点。

(11)术后未发生相关并发症,或并发症发生后能得到及时治疗与处理,术后恢复顺利。

(三)护理措施

1.术前护理措施

(1)心理护理:充分了解患者的心理及身体情况,针对产生焦虑、恐惧及情绪不稳等心理反应的原因,给予正确的引导,向患者及家属详细讲解手术的必要性,消除其恐惧情绪,并积极配合治疗。选用盐酸坦索罗辛、非那雄胺等药物治疗时,向患者说明药物的用法、用量及用药注意事项。

(2)观察患者排尿情况:有尿潴留时及时留置尿管或耻骨上膀胱造瘘。观察患者尿液颜色、性状及排尿量,有血尿必要时可行持续膀胱冲洗,并及时通知医师。

2.术前常规准备

(1)协助完善相关术前检查:如心电图、X 线片、B 超、CT、MRI、出凝血试验等。

(2)预防尿潴留:忌辛辣刺激性饮食,如烟酒及咖啡,预防感冒和便秘。

(3)抗生素的选择:术前行抗生素皮试,术晨遵医嘱带入术中用药。

(4)饮食指导:术前进食易消化、高营养的食物,维持体液平衡和内环境稳定,有效改善患者的营养状况,提高对手术的耐受力。术前禁食 8 小时,禁饮 4 小时。

(5)术前健康教育:指导患者提前练习床上排尿排便,自行调整卧位和床上翻身的方法。督促患者活动与休息相结合,减少明显的体力消耗,术前睡眠不佳者可遵医嘱适当给予安眠药物,术晨需取下活动义齿、金属饰品及其他贵重物品。

(6)术前协助患者沐浴或清洁会阴部,做好手术区域皮肤准备,术晨更换清洁病员服。

(7)术晨与手术室人员进行患者相关信息的核对后,做好交接将患者送入手术室。

3.术后护理措施

(1)外科术后护理常规。①全麻术后护理常规:了解手术和麻醉方式、术中情况、了解切口部位及敷料包扎情况、了解皮肤及末梢循环情况、了解感知觉的恢复情况和四肢活动度、判断手术创伤对机体的影响,持续低流量吸氧,严密监测生命体征,床挡保护防坠床。②管道观察及护理:留置针妥善固定且输液通畅,注意观察穿刺部位皮肤情况,常规留置尿管护理,如拔管应注意关注患者排尿情况。③基础护理:做好口腔护理、会阴护理、皮肤护理、定时翻身,协助患者清洁、取舒适卧位等工作。

(2)饮食护理。术后 6 小时内禁食水;6 小时排气后可开始饮水,饮水后无恶心、呕吐等不适症状,则可改为普食。

(3)体位与活动。①全麻清醒前:去枕平卧位,头偏向一侧。②全麻清醒后手术当天:低半卧位,可床上轻微活动。③术后第 1 天:床上自由体位,半卧位为主。

(4)缓解疼痛:了解患者疼痛的部位、程度、诱因等,遵医嘱给予止痛药物。

(5)并发症预防:避免膀胱出血,注意一次放尿量不可超过 1 000 mL,以免引起膀胱出血。

(四)健康教育

(1)患者应注意不可一次摄入水分过多,防止诱发尿潴留;但也不可摄入水分过少,否则可能加重尿路结石、尿路感染等并发症。

(2)教会患者明确并注意避免尿潴留的诱因,对于药物引起的尿潴留,告知患者今后应禁用或慎用这类药物;对于前列腺增生引起的尿潴留者,戒烟、戒酒,不可久坐不可过劳,防止便秘和憋尿等。

(3)教会患者及家属诱导排尿的方法,如听流水声、热敷下腹部,但嘱患者诱导排尿无效时应立即导尿,不可憋尿过久。

(4)长期留置尿管者应定期更换尿管,更换时注意避免污染。教会患者观察尿液的颜色及性质,如发现尿液浑浊、有异味或发热等全身症状时应及时就诊。

(5)定期随访,积极治疗引起尿潴留的原发病,避免疾病进展引起的肾功能损害等严重后果。

(陈 兰)

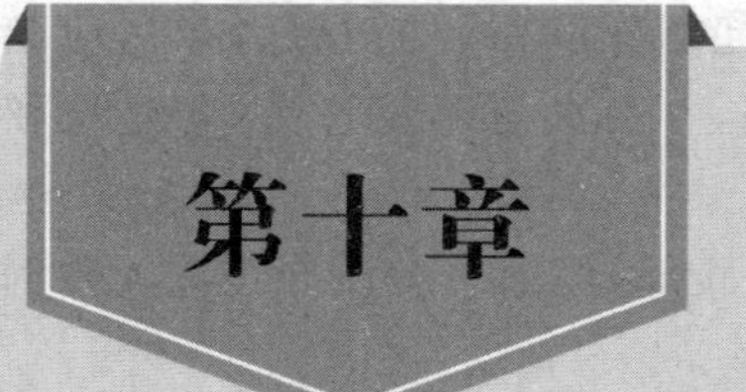

第十章 骨科护理

第一节 四肢骨折

一、概述

四肢骨折包括上肢骨折、下肢骨折，常见的有锁骨骨折、肱骨干骨折、肱骨髁上骨折、尺桡骨骨折、股骨颈骨折、股骨干骨折、胫腓骨骨折等。

(一)护理评估

1.术前评估

(1)健康史。①一般情况：患者的年龄、职业特点、运动爱好、日常饮食结构、有无酗酒等。②受伤情况：了解患者受伤的原因、部位和时间、受伤时的体位和环境，外力作用的方式、方向和性质，伤后患者功能障碍及伤情发展情况、急救处理经过等。③既往史：重点了解与骨折愈合有关的因素，如患者有无骨质疏松、骨折、骨肿瘤病史或手术史。④服药史：患者近期有无服用激素类药物及药物过敏史等。

(2)身体状况。①全身：评估患者有无威胁生命的严重并发症；观察意识和生命体征；观察有无低血容量性休克的症状。②局部：评估患者骨折部位活动及关节活动范围，有无骨折局部特有特征和一般表现；皮肤是否完整，开放性损伤的范围、程度和污染情况；有无其他并发症。

(3)心理及社会因素：患者的心理状态取决于损伤的范围和程度。多发性损伤患者多需住院和手术治疗，由此形成的压力影响患者和家庭成员的心理状态和相互关系。故应评估患者和家属的心理状态、家庭经济情况及社会支持系统。

(4)辅助检查：评估患者的影像学和实验室检查结果，以帮助判断病情和预后。

2.术后评估

(1)固定情况：评估切开复位固定术是否维持有效状态。

(2)并发症：评估术后是否出现并发症。

(3)康复程度：患者是否按照计划进行功能锻炼，功能恢复情况及有无活动功能障碍引起的并发症。

(4)心理状态和认知程度：评估患者对康复训练和早期活动是否配合，对出院后的继续治疗是否了解。

(二)常见护理诊断/问题

(1)有周围神经、血管功能障碍的危险:与骨和软组织创伤、石膏固定不当有关。

(2)疼痛:与骨折、软组织损伤、肌痉挛和水肿有关。

(3)有感染的危险:与组织损伤、开放性骨折、牵引或应用外固定架有关。

(4)潜在并发症:休克、肌萎缩、关节僵硬、骨筋膜室综合征、深静脉血栓形成等。

(三)护理目标

(1)维持正常的组织灌注,皮肤温度和颜色保持正常,末梢动脉搏动有力。

(2)患者疼痛逐渐减轻直至消失,感觉舒适。

(3)患者未发生骨或软组织感染等并发症。

(4)患者能独立行走或借助助行器行走,能自我护理并掌握功能锻炼和康复知识。

(四)护理措施

1.现场急救

(1)抢救生命:骨折患者,尤其是严重骨折者,往往合并其他组织和器官的损伤。应检查患者全身情况,首先处理休克、昏迷、呼吸困难、窒息或大出血等可能威胁患者生命的紧急情况。

(2)包扎止血:绝大多数伤口出血可用加压包扎止血。大出血时可用止血带止血,最好使用充气止血带,并应记录所用压力和时间。止血带应每 40～60 分钟放松 1 次,放松时间以局部血流恢复、组织略有新鲜渗血为宜。若骨折端已戳出伤口并已污染,又未压迫重要血管或神经,则不应现场复位,以免将污染物带到伤口深处。若在包扎时骨折端自行滑入伤口内,应做好记录,以便入院后清创时进一步处理。

(3)妥善固定:凡疑有骨折者均应按骨折处理。对闭合性骨折者在急救时不必脱去患肢的衣裤和鞋袜,肿胀严重者可用剪刀剪开衣袖和裤脚。骨折有明显畸形,并有穿破软组织或损伤附近重要血管、神经的危险时,可适当牵引患肢,使之变直后再行固定。

(4)迅速转运:患者经初步处理后,应尽快转运至就近医院进行治疗。

2.一般护理

(1)疼痛护理:根据疼痛原因进行对症处理。若因创伤骨折引起的疼痛,现场急救中给予临时固定可缓解疼痛。若因伤口感染引起,应及时清创并应用抗生素治疗。疼痛较轻时可鼓励患者听音乐或看电视转移注意力。疼痛严重时遵医嘱给予止痛药。

(2)患肢缺血护理:骨折局部内出血、包扎过紧、不正确使用止血带或患肢严重肿胀等原因均可导致患肢血液循环障碍。应严密观察肢端有无剧痛、麻木、皮温降低、皮肤苍白或青紫、脉搏减弱或消失等血液灌注不足的表现。一旦出现应对因、对症处理。

(3)并发症的观察和预防:观察患者意识和生命体征、患肢远端感觉、运动和末梢血液循环等,若发现骨折早期和晚期并发症,应及时报告医师,采取相应处理措施。

(4)心理护理:向患者及家属解释骨折的愈合是一个循序渐进的过程,充分固定能为骨折断端连接提供良好的条件,正确的功能锻炼可以促进断端生长愈合和患肢功能恢复。对骨折可能遗留残疾的患者,应鼓励患者表达自己的思想,减轻患者及家属的心理负担。

(5)生活护理:指导患者在患肢固定期间进行力所能及的活动,为其提供必要的帮助,如协助进食、进水和翻身等。

(6)加强营养:指导患者进食高蛋白、高维生素、高热量的食物,多饮水。

(五)健康教育

1.安全指导

指导患者及家属评估家庭环境的安全,妥善放置可能影响患者活动的障碍物,如散放的家具。指导患者安全使用步行辅助器械或轮椅。行走练习时需有人陪伴,以防跌倒。

2.功能锻炼

告知患者出院后坚持功能锻炼的意义和方法。指导家属如何协助患者完成各种活动。

3.复查

告知患者若骨折远端肢体肿胀或疼痛明显加重,肢体感觉麻木、肢端发凉,夹板、石膏或外固定器松动等,立即到医院复查并评估功能恢复情况。

(六)护理评价

(1)主诉骨折部位疼痛减轻或消失,感觉舒适。

(2)肢端维持正常的组织灌注,皮肤温度和颜色正常,末梢动脉搏动有力。

(3)出现并发症时被及时发现和处理。

二、锁骨骨折

锁骨是上肢与躯干的连接和支撑装置,呈S形。中外1/3是锁骨的力学薄弱部,骨折时容易受损。锁骨后方有锁骨下血管、臂丛神经,骨折可损伤这些血管、神经。

(一)病因与发病机制

锁骨骨折多数病例由间接暴力引起。多见于侧方摔倒时,肩、手或肘部着地,力传导至锁骨,发生斜形或横形骨折。直接暴力可由胸上方撞击锁骨,导致粉碎性骨折,较少见。骨折后若移位明显,可引起臂丛神经及锁骨下血管的损伤。

(二)临床表现

锁骨骨折后,出现肿胀、瘀斑和局部压痛,为减少肩部活动导致的疼痛,患者常用健手托住肘部,头部偏向患侧,以减轻胸锁乳突肌牵拉骨折近端而导致疼痛。查体时,常有局限性压痛和骨摩擦感。

(三)实验室及其他检查

上胸部的正位和45°斜位X线检查可发现骨折移位情况。CT扫描可查锁骨外端关节面。

(四)诊断要点

根据物理学检查和临床症状,可对锁骨骨折做出诊断。在无移位或儿童的青枝骨折时,单靠物理检查有时难以做出正确诊断,须经X线或CT进一步检查。

(五)治疗要点

1.非手术治疗

儿童的青枝骨折及成人的无移位骨折可不做特殊治疗。采用三角巾悬吊患肢3～6周。成人有移位的中段骨折,采用手法复位后横形“8”字绷带固定6～8周。

2.手术治疗

当骨折移位明显,手法复位困难,有骨片刺入深部组织手法复位可能造成严重后果,手法复位失败,对肩部活动要求高者,多采取手术治疗。切开复位时,根据骨折部位、类型及移位情况选择钢板、螺钉或克氏针进行固定。

(六)护理要点

1.保持有效的护理

横形"8"字绷带或锁骨带固定者,宜睡硬板床,采取平卧或半卧位,使两肩外展后伸。同时要观察皮肤的颜色,如皮肤苍白发绀,温度降低,感觉麻木,提示绷带固定较紧。要尽量使双肩后伸外展,并双手叉腰,症状一般能缓解,不缓解则调整绷带。

2.健康指导

(1)功能锻炼:骨折复位 2 天后可开始做掌指关节、腕肘关节的旋转舒缩等主动活动。受伤 4 周后,外固定被解除,此期功能锻炼的常用方法有关节牵伸活动,肩的内外摆动,手握小杠铃做肩部的前上举、侧后举和体后上举。

(2)出院指导:告知患者有效固定的重要意义,横形"8"字绷带或锁骨带固定后,经常做挺胸、提肩、双手叉腰动作,缓解对腋下神经、血管的压迫。强调坚持功能锻炼的重要性,循序渐进地进行肩关节的锻炼。定期复查、监测骨折愈合情况。

三、肱骨干骨折

肱骨外科颈下 1～2 cm 至肱骨髁上 2 cm 段内的骨折称为肱骨干骨折。常见于青年和中年人。

(一)病因与发病机制

肱骨干骨折可由直接暴力或间接暴力所致。直接暴力指暴力从外侧肱骨干中段打击,致横形或粉碎性骨折,多为开放骨折。间接暴力多见于手或肘部着地,向上传导的力加上身体倾倒时产生的剪式应力,可致肱骨中下 1/3 的斜形或螺旋形骨折。骨折后是否移位取决于外力作用的大小、方向、骨折的部位和肌肉牵拉方向等。可引起骨折端分离或旋转畸形。大多数有成角、短缩及旋转畸形。

(二)临床表现

骨折后,出现上臂疼痛、肿胀、畸形、皮下瘀斑和功能障碍。肱骨干可有假关节活动、骨摩擦感、骨传导音减弱或消失和患肢缩短。合并桡神经损伤时,可出现垂腕、拇指不能外展、手指掌指关节不能背伸、前臂不能旋后、手背桡侧皮肤感觉障碍等。

(三)实验室及其他检查

正、侧位 X 线片可确定骨折类型、移位方向。应包括骨折的近端及肩关节,或远端及肘关节。

(四)诊断要点

根据伤后患者的症状和体征,以及 X 线正侧位片可明确骨折的类型和移位方向。

(五)治疗要点

1.手法复位外固定

在局麻或臂丛神经阻滞麻醉的基础上,沿肱骨干纵轴持续牵引,按骨折移位的相反方向行手法复位,X 线摄片确认复位成功后,减少牵引力,小夹板或石膏固定维持复位。成人固定 6～8 周,儿童固定4～6 周。

2.切开复位内固定

手术可以在臂丛阻滞麻醉或高位硬膜外麻醉下进行。在直视下达到解剖对位后,并用加压钢板螺钉内固定。也可用带锁髓内针或 Ender 针固定。

3.康复治疗

复位后均应早期进行功能锻炼。术后抬高患肢,进行手指主动屈伸活动。2周后,即可做腕、肘、肩关节的主动活动。

(六)护理要点

1.固定的患者护理

可平卧,要保持固定不移位,悬垂石膏固定患者取坐位或半卧位,以保证下垂牵引作用。内固定术后宜取半卧位,患肢下垫枕,减轻肿胀。伴有桡神经损伤者,注意观察神经恢复情况。石膏或夹板固定者,密切观察患肢血运。术后观察伤口渗血情况。

2.功能锻炼

骨折1周内,做患侧上臂肌肉的主动舒缩活动,握拳、伸曲腕关节、小幅度的耸肩运动。伴桡神经损伤者,可被动进行手指的屈曲活动。2周后可做肩关节内收外展活动。4周后可做肩部外展、外旋、内旋、后伸,手爬墙等运动以恢复患肢功能。

3.健康指导

向患者解释,肱骨干骨折复位后可遗留20°以内向前成角,30°以内向外成角,不影响功能。伴桡神经损伤者伸指伸腕功能障碍,要鼓励坚持功能锻炼。嘱其分别在术后第1、第3、第6个月复查X线,伴桡神经损伤者,应定期复查肌电图。

四、肱骨髁上骨折

肱骨髁上骨折指在肱骨干与肱骨髁交界处发生的骨折。多发生于10岁以下儿童。易损伤神经和血管,导致前臂缺血性肌挛缩,引起爪形手畸形。

(一)病因与发病机制

1.伸直型骨折

肘关节处于过伸位跌倒时,手掌着地,暴力经前臂向上,加上身体前倾,向下产生剪式应力,尺骨鹰嘴向前的杠杆力,使肱骨干与肱骨髁交界处发生骨折。骨折远端向后上移位,近折端向前下移位,尺神经、桡神经可因肱骨髁上骨折的侧方移位受伤。

2.屈曲型骨折

此型较少见,由间接暴力引起。跌倒时,肘关节屈曲,肘后方着地,暴力向上传导至肱骨下端,导致髁上屈曲型骨折。较少合并血管和神经损伤。

(二)临床表现

肘部明显疼痛、肿胀、皮下瘀斑和功能障碍,伸直型骨折肘部向后突出,近折端向前移,并处于半屈位。局部明显压痛,有骨摩擦音及假关节活动,与肘关节脱位相比较肘后三角关系正常。如果合并有正中神经、尺神经、桡神经、肱动脉损伤,则出现前臂和手相应的神经支配区的感觉减弱或消失,以及相应的功能障碍。如复位不当可致肘内翻畸形。

(三)实验室及其他检查

肘部正、侧位X线摄片可以明确骨折部位、类型、移位方向,为选择治疗方法提供依据。

(四)诊断要点

根据X线片和受伤病史可以明确诊断。

(五)治疗要点

1.手法复位外固定

若受伤时间短、血液循环良好、局部肿胀不明显者,可行手法复位后外固定。给予局部麻醉或臂丛神经阻滞麻醉。在持续牵引下行手法复位,使患肢肘关节屈曲60°~90°,给予后侧石膏托固定4~5周,X线摄片证实骨折愈合良好,即可拆除石膏。

2.持续牵引

对于手法复位不成功、受伤时间较长、肢体肿胀明显者,可行尺骨鹰嘴牵引,牵引重量1~2 kg,牵引时间控制在4~6周。

3.手术复位

对于骨折移位严重,手法复位失败,有神经、血管损伤者,采取手术复位。复位方法有经皮穿针内固定、切开复位内固定。

(六)护理要点

1.保持有效的固定

观察固定的屈曲角度,离床活动时要用三角巾悬吊患肢于胸前。发现固定体位改变时,要及时给予纠正。

2.严密观察

重点观察患肢的血液循环、感觉、活动情况,以利于及时发现外伤后肱动脉、正中神经、尺桡神经的损伤。

3.康复锻炼

复位固定后当天可做握拳、屈伸手指练习,1周后可做肩部主动活动,并逐渐加大运动幅度。3周后去除外固定,可做腕、肘、肩部的屈伸练习。伸直型骨折注意恢复屈曲活动,屈曲型骨折注意恢复增加伸展活动。

五、尺桡骨干双骨折

尺、桡骨干骨折可由直接暴力、间接暴力、扭转暴力引起,青少年多见,占各类骨折的6%。

(一)病因与发病机制

1.直接暴力

由重物打击、机器或车轮的直接碾压,导致同一平面的横形或粉碎性骨折。

2.间接暴力

跌倒时手掌着地,暴力通过腕关节向上传导,暴力作用首先使桡骨骨折。若暴力较强,则通过骨间膜向内下方传导,可引起低位尺骨斜形骨折。

3.扭转暴力

跌倒时前臂旋转、手掌着地,或手遭受机器扭转暴力,导致不同平面的尺桡骨螺旋形骨折或斜形骨折。可并发软组织撕裂,神经、血管损伤,或合并他处骨折。

(二)临床表现

伤侧前臂出现疼痛、肿胀、成角畸形及功能障碍,主要不能进行旋转活动。局部明显压痛,严重者出现剧痛、患肢肿胀、手指屈曲。可扪及骨折端、骨摩擦感及假关节活动。听诊骨传导音减弱或消失。严重者可发生骨筋膜室综合征。

(三)实验室及其他检查

正位及侧位X线片可见骨折的部位、类型及移位方向,以及是否合并有桡骨头脱位或尺骨小头脱位。

(四)诊断要点

可依据临床检查、X线正侧位片确诊。

(五)治疗要点

1.手法复位外固定

可在局部麻醉或臂丛神经阻滞麻醉下进行,重点是矫正旋转移位,恢复骨膜紧张度,紧张的骨间膜牵动骨折端复位。复位成功后,用小夹板或石膏托固定。

2.切开复位内固定

不稳定骨折或手法复位失败者倾向于切开复位,螺钉钢板或髓内针内固定术治疗。

(六)护理要点

1.保持有效的固定

注意观察石膏或夹板是否有松动和移位。

2.维持患肢良好血液循环

术后抬高患肢,观察患肢皮肤的颜色、温度、有无肿胀及桡动脉搏动情况。如出现剧痛,手部皮肤苍白、发凉、麻木,被动伸指疼痛,桡动脉搏动减弱或消失等表现时,提示骨筋膜室综合征的发生。如有缺血表现,立即通知医师处理。

3.康复锻炼

术后2周开始练习手指屈伸活动和腕关节活动。4周后开始练习肘、肩关节活动。8周后X线片证实骨折愈合后,可进行前臂旋转活动。

六、桡骨远端骨折

桡骨远端骨折(Colles骨折)指距桡骨远端关节面3 cm内的骨折,占全身骨折的6.7%～11%,多见于有骨质疏松的中老年人。

(一)病因与发病机制

桡骨远端骨折多由间接暴力引起,通常跌倒时腕关节处于背伸位、手掌着地、前臂旋前,应力由手掌传导到桡骨下端发生骨折。骨折远端向背侧及桡侧移位。

(二)临床表现

骨折部疼痛、肿胀,可出现典型畸形,由于骨折远端向背侧移位,侧面看呈“银叉”畸形,骨折远端向桡侧移位,并有缩短桡骨茎突上移畸形,正面看呈“枪刺刀样”畸形(见图10-1)。检查局部压痛明显,腕关节活动障碍,皮下出现瘀斑。

(三)实验室及其他检查

X线片可见骨折端移位表现:桡骨远骨折端向背侧移位,远端向桡侧移位,骨折端向掌侧成角。可同时有下尺桡关节脱位及尺骨茎突撕脱骨折。

(四)诊断要点

根据X线检查结果和受伤史可明确诊断。

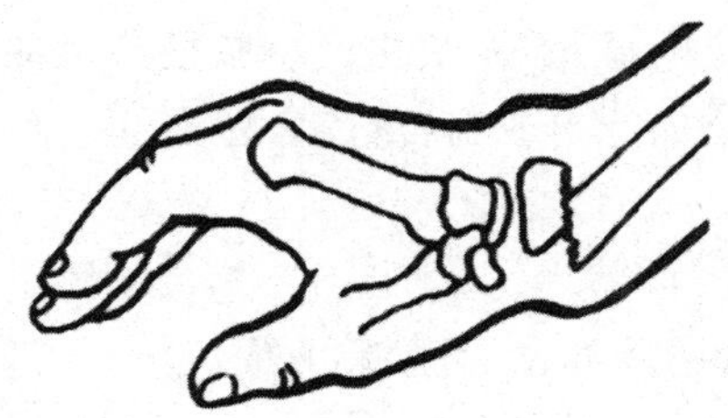

图 10-1 骨折后典型移位

(五)治疗要点

1.手法复位外固定

局部麻醉下手法复位后,用超过腕关节的小夹板固定或石膏夹板在屈腕、尺偏位固定 2 周,消肿后,腕关节中立位继续用小夹板或改用前臂管型石膏固定。

2.切开复位内固定

严重粉碎性骨折有明显移位者,桡骨下端关节面破坏;手法复位失败,或复位后不能维持固定者,应切开复位,用松质骨螺钉或钢针固定。

(六)护理要点

1.保持有效的固定

骨折复位固定后不可随意移动位置,注意维持骨折远端旋前、掌曲、尺偏位。避免腕关节旋后或旋前。肿胀消除后要及时调整石膏或夹板的松紧度。

2.密切观察患肢血液循环情况

如有无腕部肿胀、疼痛、颜色异常、皮温降低等。

3.康复锻炼

复位当天或手术后次日可做肩部的前后摆动练习,2 天后可做肩肘部的主动活动。2 周后可进行手和腕部的抗阻力练习。后期做腕部的主动屈伸练习和前臂的旋前、旋后牵引练习。

七、股骨颈骨折

股骨颈骨折指由股骨头下到股骨颈基底的骨折,多见于中、老年人,女性多于男性。由于局部血供特点,骨折治疗中易发生骨折不愈合,并且常出现股骨头坏死,老年易发生严重的全身并发症。

(一)病因与发病机制

股骨颈骨折是在站立或行走时跌倒发生,属间接暴力、低能损伤,老年人多有骨质疏松,轻微扭转暴力即可造成骨折。青壮年在受到高能暴力时可发生股骨颈骨折。

1.按骨折线走行和部位分类

分为股骨头下骨折、股骨颈骨折、股骨颈基底骨折。

2.按骨折线的倾斜角分类

分为外展骨折、中间型骨折、内收型骨折。

3.按骨折移位程度分类

分为不完全骨折和完全骨折。不完全骨折是指骨的完整性有部分中断,股骨颈部分出现裂纹。完全骨折是指骨折线贯穿股骨颈,骨结构完全破坏,包括无移位的完全骨折,部分移位的完全骨折,完全移位的完全骨折,最后一型的关节囊和滑膜破坏严重。

(二)临床表现

患侧髋部疼痛,内收型疼痛更明显,不能站立。患肢呈典型的外展、外旋、缩短畸形,大转子明显突出。嵌插骨折患者,有时仍能行走或骑自行车,易漏诊。

(三)实验室及其他检查

1.X 线检查

髋部正侧位 X 线摄片显示骨折的部位、类型和方向。

2.CT 或 MRI 检查

骨折线不清楚或隐匿时进行,或卧床休息 2 周后再行 X 线检查。

(四)诊断要点

有移位的股骨颈骨折诊断不难。外伤史不明显,仅有局部微痛或不适,而且髋关节可屈伸,甚至可以步行,X 线检查不易发现骨折线,应进一步进行 CT 或 MRI 检查,以明确诊断。

(五)治疗要点

1.非手术治疗

非手术治疗适用于年老体弱或外展、嵌插稳定型骨折。①持续皮牵引、骨牵引或石膏固定患肢于轻度外展位,牵引治疗后卧硬板床 6～8 周。②手法复位。

2.手术治疗

对于内收型骨折和有移位的骨折在给予皮牵引或骨牵引复位后,经皮多枚骨圆针或加压螺纹钉内固定术。内收型有移位的骨折,手法、牵引难以复位的,应采取切开复位内固定治疗。青少年股骨颈骨折应尽量达到解剖复位,采用切开复位内固定治疗。

3.人工股骨头或全髋关节置换术

人工股骨头或全髋关节置换术适用于 60 岁以上老年人,全身情况较好,有明显移位或股骨头旋转,陈旧性骨折股骨头缺血坏死者。

(六)护理要点

1.维持正确的体位

正确的体位是治疗股骨颈骨折的重要措施,应解释清楚,取得配合。平卧硬板床,保持患肢外展 30°中立位,并用牵引维持,防止外旋、内收。尽量避免搬动髋部。

2.保持确实有效的牵引

患肢做皮牵引或骨牵引时,应保持患肢和牵引力在同一轴线上。不能随意加减重量。牵引时间一般为 8～12 周。

3.密切观察病情变化

股骨头骨折患者多为老年人,要密切观察病情变化。

4.预防并发症

股骨头骨折患者行非手术治疗时需长期卧床,易发生坠积性肺炎、泌尿系统感染、压疮等。因此要鼓励深呼吸、有效咳嗽,嘱患者多喝水,骨隆突处垫软垫。

5.功能锻炼

非手术者早期可在床上做股四头肌的静力收缩,去掉牵引后,可做直腿抬高运动。3 个月后可依拐杖行走,6 个月后可不依靠拐杖行走。对于术后内固定者,2 天后可扶患者床上坐起,3 周后可扶拐行走,3 个月后可稍负重行走,6 个月后可负重行走。

八、股骨干骨折

股骨干骨折是指由小转子下至股骨髁上部位骨干的骨折。

(一)病因与发病机制

由强大的直接暴力或间接暴力所致,多见于30岁以下的男性。直接暴力可引起横形或粉碎性骨折,间接暴力多为坠落伤,可引起斜形骨折或螺旋形骨折。

(二)临床表现

股骨干骨折后出血多,当高能损伤时,软组织破坏,出血和液体外渗,肢体明显肿胀。常导致低血容量性休克。患侧肢体短缩、成角、旋转和功能障碍,可有骨擦感。如果损伤腘窝血管和神经,可出现远端肢体的血液循环、感觉、运动功能障碍。常见的并发症有低血容量性休克、脂肪栓塞综合征、深静脉血栓、创伤性关节炎等。

(三)实验室及其他检查

X线正侧位摄片应包括其近端的髋关节和远端的膝关节。骨折早期进行血气监测,可监测脂肪栓塞的发生。

(四)诊断要点

根据受伤史及受伤后患肢缩短、外旋畸形,X线正侧位片可明确骨折的部位和类型。

(五)治疗要点

1.儿童股骨干骨折的治疗

3岁以下儿童股骨干骨折常用Bryant架行双下肢垂直悬吊牵引。牵引重量以臀部稍悬空为宜。牵引时间为3～4周。由于儿童骨骼愈合塑形能力强,骨折断端即使重叠1～2 cm,轻度向前、外成角是可以自行纠正的。但不能有旋转畸形。

2.成人股骨干骨折的治疗

一般采用骨牵引,持续股骨髁上或胫骨结节骨牵引,直到骨折临床愈合,一般需6～8周。牵引过程中要复查X线,了解复位情况。非手术治疗失败或合并有神经、血管损伤或伴有多发性损伤不宜卧床过久的老年人可采用切开复位内固定,钢板、螺钉、带锁髓内针固定。

(六)护理要点

1.牵引的护理

小儿垂直悬吊牵引时,经常检查患儿足部温度、颜色及足背动脉的搏动情况,以防血液循环障碍及皮肤破损。为有效产生反牵引力,注意牵引时臀部要离开床面,两腿牵引重量要相等。成人牵引时要抬高床尾,保持牵引力方向与股骨干纵轴成直线。定期测量下肢长度和力线以保持有效牵引。骨牵引针处每天消毒,严禁去除血痂。注意检查足背伸肌功能。腓骨头处加垫软垫,以防腓总神经受损伤。防止发生压疮。

2.功能锻炼

(1)小儿骨折:炎性期卧床进行股四头肌的静力收缩。骨痂形成期,患儿从不负重行走过渡到负重行走。骨痂成熟期,由部分负重行走过渡到完全负重行走。

(2)成人骨折:除疼痛减轻后进行股四头肌等长收缩外,还要练习踝关节、足关节等小关节的活动。去除外固定后,可进行行走训练,适应下床行走后,逐渐进行负重行走。

九、胫腓骨干骨折

胫腓骨干骨折指胫骨平台以下到踝上的部分发生的骨折。在长骨骨折中最多见,双骨折、粉碎性骨折及开放性骨折居多。

(一)病因与发病机制

1.直接暴力

主要的致病因素，如重物撞击、直接暴力打击、车轮碾轧等，胫腓骨骨折线在同一平面，呈横形、短斜形，高能损伤有严重肢体软组织损伤，骨高度粉碎。常见开放性骨折。

2.间接暴力

常见于弯曲和扭转暴力，如高处坠落足着地、滑倒等。局部软组织损伤轻，可发生长斜形、螺旋形骨折，双骨折时腓骨的骨折线高于胫骨骨折线，亦可造成开放性骨折。

3.胫骨骨折分类

胫骨骨折可分为三类，胫骨上 1/3 骨折，骨折远端向上移位，腘动脉分叉处受压，可造成小腿缺血或坏疽，易损伤腓总神经。胫骨中 1/3 骨折，可导致骨筋膜室综合征。胫骨下 1/3 骨折，由于血运差，软组织覆盖少，影响骨折愈合。

(二)临床表现

疼痛、肿胀、畸形和功能障碍。伴有腓总神经、胫神经损伤时，出现足下垂。如果继发有骨筋膜室综合征，远端肢体出现疼痛、肿胀、麻木、肢体苍白、感觉消失。但儿童青枝骨折及成人腓骨骨折后可负重行走。

(三)实验室及其他检查

正侧位的 X 线检查可明确骨折的部位、类型、移位情况。

(四)诊断要点

根据受伤史，膝、踝关节和胫腓骨 X 线片，对小腿肿胀明显者，警惕有无骨筋膜室综合征。

(五)治疗要点

1.非手术治疗

适合于稳定性骨折。熟悉骨折软组织损伤情况，包括可能的重要血管、神经损伤，可按逆创伤机制实施手法复位，复位后长腿石膏外固定，利用石膏塑形维持骨折的对位、对线。对于骨折手法复位失败、软组织损伤严重、合并骨筋膜室综合征者，可行跟骨骨牵引。

2.手术治疗

切开复位内固定适用于不稳定骨折，多段骨折及污染不重、受伤时间较短的开放性骨折。切开复位后，螺丝钉或加压钢板、带锁髓内钉内固定。

(六)护理要点

1.牵引和固定的护理

石膏固定要密切观察患肢的疼痛程度和足趾背伸、跖屈及末梢循环情况。如怀疑神经受压，应立即减压。保持有效的牵引，做好皮肤护理，预防压疮。外固定后要把小腿抬高置于中立位。每天 2 次消毒固定针针眼周围皮肤，预防固定针感染。内固定时要观察伤口渗血渗液，以防感染。采用螺丝钉或钢板固定后，要注意预防关节僵硬。

2.功能锻炼

早期进行股四头肌的等长收缩，足趾和髌骨的被动及主动活动。跟骨牵引者，要进行髌骨被动活动和抬臀运动，以防跟腱挛缩。内固定早期做膝关节屈曲活动。除去外固定后，逐渐负重活动。

(魏贝贝)

第二节　关节脱位

一、概述

关节稳态结构受到损伤,使关节面失去正常的对合关系,称为关节脱位。除了骨端对合失常外,其病理表现还有相应的骨端骨折、关节周围软组织损伤、关节腔的血肿及后期关节粘连异位骨化,丧失功能,可并发神经、血管损伤。创伤性脱位最多见,上肢脱位较下肢脱位常见。发生脱位的部位以肩关节、肘关节、髋关节多见。

(一)护理评估

1.健康史

(1)一般情况:如年龄、出生时的情况、对运动的喜好等。

(2)外伤史:评估患者有无突发外伤史,受伤后的症状和疼痛的特点、受伤后的处理方法。

(3)既往史:患者以前有无类似外伤病史、有无关节脱位的习惯、既往脱位后的治疗和回复情况等。

2.身体状况

(1)局部情况:患肢疼痛程度。有无血管和神经受压的表现、皮肤有无受损。

(2)全身情况:生命体征、躯体活动能力、生活自理能力等。

(3)辅助检查:X线检查有无阳性结果发现。

3.心理-社会状况

患者的心理状态,对本次治疗有无信心。患者所具有的疾病知识和对治疗、护理的期望。

(二)常见护理诊断/问题

(1)疼痛:与关节脱位引起局部组织损伤及神经受压有关。

(2)躯体功能障碍:与关节脱位、疼痛、制动有关。

(3)有皮肤完整受损的危险:与外固定压迫局部皮肤有关。

(4)潜在并发症:血管、神经受损。

(三)护理目标

(1)患者疼痛逐渐减轻直至消失,感觉舒适。

(2)患者关节活动能力和舒适度得到改善。

(3)患者皮肤完整,未出现压疮。

(4)患者未出现血管、神经损伤,若发生能被及时发现和处理。

(四)护理措施

1.体位

抬高患肢并保持患肢处于关节的功能位,以利于回流,减轻肿胀。

2.缓解疼痛

(1)局部冷热敷:受伤24小时内局部冷敷,达到消肿止痛目的;受伤24小时后,局部热敷以减轻肌肉痉挛引起的疼痛。

(2)镇痛:应用心理暗示、转移注意力或放松治疗法等非药物镇痛方法缓解疼痛,必要时遵医嘱给予镇痛剂。

3.病情观察

定时观察患肢远端血运、皮肤颜色、温度、感觉和活动情况等,若发现患肢苍白、发冷、疼痛加剧、感觉麻木等,以及时通知医师。

4.保持皮肤完整性

使用石膏固定或牵引的患者,避免因固定物压迫而损伤皮肤。对皮肤感觉功能障碍的肢体,防止烫伤和冻伤。

5.心理护理

关节脱位多由意外事故造成,患者常焦虑、恐惧。在生活上给予帮助,加强沟通,使之心情舒畅,从而愉快地接受并配合治疗。

(五)护理评价

(1)疼痛得到有效控制。

(2)关节功能得以恢复,满足日常活动需要。

(3)皮肤完整,无压疮或感染发生。

(4)发生血管、神经损伤,若发生能被及时发现和处理。

二、肩关节脱位

肩关节脱位最为常见,约占全身关节脱位的1/2。肩胛盂关节面小而浅,关节囊和韧带松大薄弱,有利于肩关节活动,但缺乏稳定性,容易脱位。

(一)病因与发病机制

肩关节脱位分为前脱位、后脱位、下脱位、盂上脱位,前脱位又分为喙突下脱位、盂下脱位、锁骨下脱位(见图10-2),由于肩关节前下方组织薄弱,以前脱位最为多见。

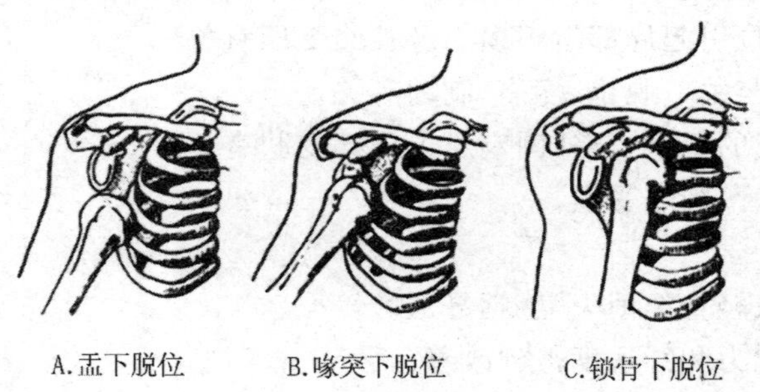

图10-2 脱位类型

导致肩关节脱位最常见的暴力形式为间接外力。摔倒时肘或手撑地,肩关节处于外展、外旋和后伸位,肱骨头滑出肩胛盂窝,位于喙突的下方,发生最常见的喙突下脱位。当肩关节极度外展、外旋和后伸,以肩峰作为支点通过上肢的杠杆作用发生盂下脱位。前脱位除了前关节囊损伤外,可有前缘的盂缘软骨撕脱,称Bankart损伤。也可造成肩胛下肌近止点处肌腱损伤,造成关节不稳定,成为脱位复发的潜在因素。肱骨头后上骨软骨塌陷骨折称Hill-Saehs损伤,肩关节脱位还常合并肱骨大结节撕脱骨折和肩袖损伤。

(二)临床表现

1.一般表现

外伤性肩关节前脱位主要表现为肩关节疼痛、周围软组织肿胀、关节活动受限。健侧手常用以扶持患肢前臂,头倾向患肩,以减少活动及肌牵拉,减轻疼痛。

2.局部特异体征

(1)弹性固定:上臂保持固定在轻度外展前屈位,任何方向上的活动都导致疼痛。

(2)Dugas 征阳性:患肢肘部贴近胸壁,患手不能触及对侧肩部,反之,患手放到对侧肩,患肘不能贴近胸壁。

(3)畸形:从前方观察患者,患肩失去正常饱满圆钝的外形,呈"方肩"畸形,患肢较健侧长,是肱骨头脱出于喙突下所致。

(4)关节窝空虚:除方肩畸形外,触诊肩峰下有空虚感,可在肩关节盂外触到脱位肱骨头。

(三)诊断要点

结合外伤病史,如跌倒时手掌撑地,肩部出现外展外旋,或肩关节后方直接受到剧烈撞击,就诊时患者特有的体态和临床表现,以及 X 线检查可以确诊。

(四)实验室及其他检查

影像学检查 X 线检查可以了解脱位的类型,还能明确是否合并骨折。必要时行 MRI 检查,可进一步了解关节囊、韧带及肩袖损伤。

(五)治疗要点

包括急性期的复位、固定和恢复期的功能锻炼。

1.复位

(1)手法复位:新鲜脱位应尽早进行复位,以便早期解除病痛。切忌暴力强行手法复位,以免损伤神经、血管、肌肉,甚至造成骨折。经典方法:①Hippocrates 法,医师站于患者的患侧,沿患肢畸形方向缓慢持续牵引的同时以足蹬于患侧腋窝,逐渐增加牵引力量,轻柔旋转上臂,借用足作为支点,内收上臂,完成复位(见图 10-3)。②Stimson 法,患者俯卧于床,患肢垂于床旁,用布带将 2.3~4.5 kg 重物悬系于患肢手腕自然牵拉10~15 分钟,肱骨头可在持续牵引中自动复位。该法安全、有效(见图 10-4)。

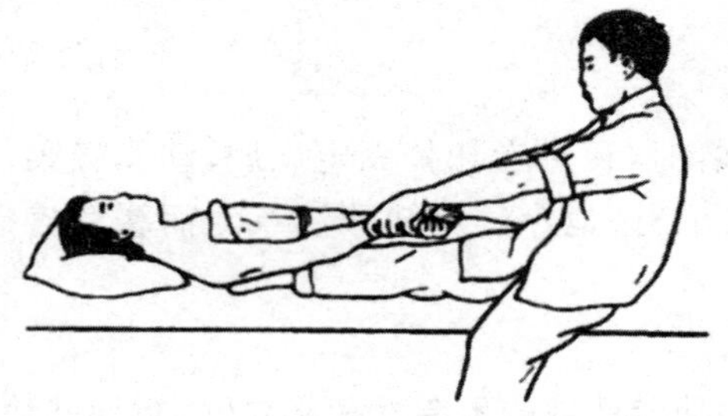

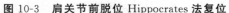

图 10-3　肩关节前脱位 Hippocrates 法复位

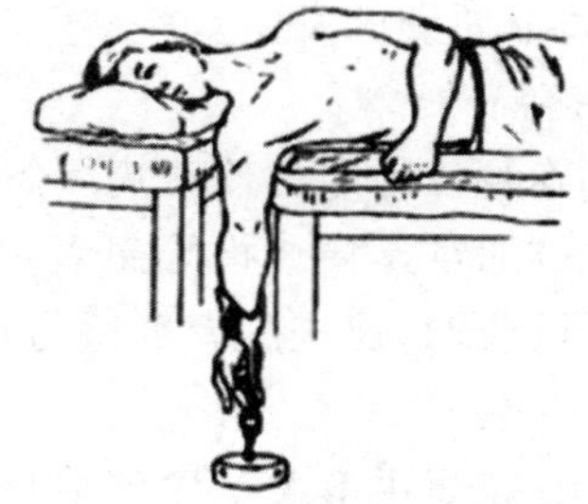

图 10-4　肩关节脱位 Stimson 法复位

(2)切开复位:如手法正确仍不能完成复位者,可采用切开复位。切开复位指征:软组织阻挡、肩胛盂骨折移位、合并大结节骨折、肱骨头移位明显,影响复位和稳定者。

2.固定

复位成功后,损伤的关节囊、韧带、肌腱、骨与软骨必须通过制动来修复。应使患肢内旋肘关节屈曲 90°于胸前，腋窝垫棉垫，以三角巾悬吊或将上肢以绷带与胸壁固定。关节囊破损明显或仍有肩关节半脱位者，将患侧手置于对侧肩上，上肢贴胸壁，腋窝垫棉垫，用绷带固定于胸壁前。40 岁以下患者宜制动3～4 周；40 岁以上患者，制动时间可相应缩短，因为年长者复发性肩关节脱位发生率相对较低，而肩关节僵硬却常有发生。

3.功能锻炼

肩关节的活动锻炼应开始于制动解除以后，而且应循序渐进，切忌操之过急。固定期间，活动腕部和手指，症状缓解后指导患者用健手被动外展和内收患肢。3 周后指导患者锻炼患肢。方法：弯腰 90°，患肢自然下垂，以肩为顶点做圆锥环转，范围逐渐增大。4 周后，指导患者手指爬墙外展、举手摸头顶、借力臂上举等，使肩关节功能恢复。

(六)护理要点

1.心理护理

给予患者生活上的照顾，以及时解决困难，精神安慰，缓解紧张心理。

2.病情观察

移位的骨端可压迫临近的血管和神经，引起患肢缺血、感觉、运动障碍。对皮肤感觉功能障碍的肢体要防止烫伤。定时检查患肢末端的血液循环状况，若发现患肢苍白、发冷、大动脉搏动消失，提示有大动脉损伤的可能，应及时处理。动态观察患肢的感觉和运动，以了解患肢神经损伤的程度和恢复情况。

3.复位

做好复位前的身体与心理准备。复位前给予适当的麻醉，以减轻疼痛，同时使用肌肉松弛剂，利于复位。复位成功后被动活动。

4.固定

向患者及家属讲解复位后固定的目的、方法、意义、注意事项。使之充分了解关节脱位后复位固定的重要性。固定期间，要保持固定有效，经常观察患者肢体位置是否正确；固定时间不宜过长，固定时间过长易发生关节僵硬；固定时间过短，损伤得不到充分修复，易发生再脱位。一般固定 3 周左右，若合并骨折、陈旧性脱位、习惯性脱位，应适当延长固定的时间。由于肩关节脱位患肢固定于胸壁，注意腋窝下要垫棉垫以保护腋窝胸壁皮肤。40 岁以上患者可适当缩短制动时间，注意肩关节僵硬的发生。

5.缓解疼痛

早期正确复位固定可使疼痛缓解或消失。移动患者时，帮患者托扶固定患肢，动作轻柔，避免因活动患肢加重疼痛。指导患者和家属应用心理暗示、松弛疗法等转移注意力而缓解疼痛。遵医嘱应用镇痛剂，促进患者舒适与睡眠。

6.健康指导

向患者及家属讲解关节脱位治疗和康复知识，讲述功能锻炼的重要性和必要性，指导并使患者能自觉地按计划进行正确的功能锻炼，减少盲目性。

三、肘关节脱位

全身大关节中，肘关节脱位的发生率相对低，约占总发病数的 1/5。脱位后如不及时复位，容易导致前臂缺血性痉挛。

(一)病因与脱位机制

肘关节脱位可有后脱位、外侧方脱位、内侧方脱位和前脱位，其中后脱位最常见(见图 10-5)，多为间接暴力所致。摔倒时前臂旋后位手掌撑地，由于肱骨滑车横轴线向外倾斜，使所传达的暴力达到肘部时转成肘外翻及前臂旋后过伸的应力，尺骨鹰嘴突在鹰嘴窝内呈杠杆作用，导致尺桡骨近端同时被推向后外侧，产生后脱位。肘前关节囊及肱前肌撕裂，后关节囊及内侧副韧带损伤，可合并肱骨内上髁骨折、正中神经和尺神经损伤。晚期可发生骨化性肌炎。

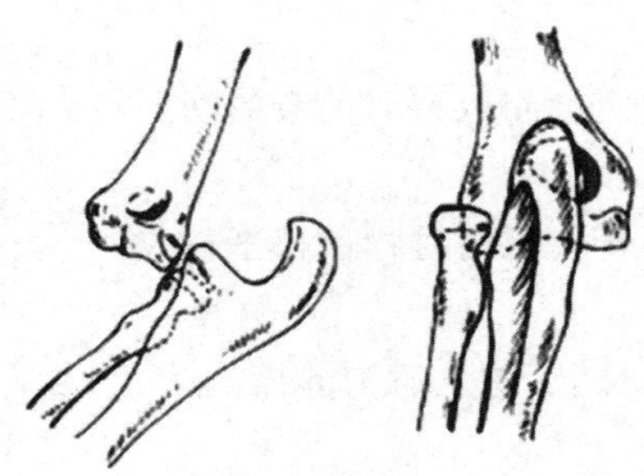

图 10-5　肘关节后脱位

(二)临床表现

1.一般表现

伤后局部疼痛、肿胀、功能和活动受限。

2.特异体征

(1)畸形:肘后突，前臂短缩，肘后三角相互关系改变，鹰嘴突出内外髁，肘前皮下可触及肱骨下端。

(2)弹性固定:肘处于半屈近于伸直位，屈伸活动有阻力。

(3)关节窝空虚:肘后侧可触及鹰嘴的半月切迹。

3.并发症

脱位后，由于肿胀而压迫周围神经、血管。后脱位时可伤及正中神经、尺神经、肱动脉。

(1)正中神经损伤:呈“猿手”畸形，拇指、示指、中指感觉迟钝或消失，不能屈曲，拇指不能外展和对掌。

(2)尺神经损伤:呈“爪状手”畸形，表现为手部尺侧皮肤感觉消失，小鱼际及骨间肌萎缩，掌指关节过伸，拇指不能内收其他四指不能外展及内收。

(3)动脉受压:患肢血液循环障碍，表现为患肢苍白、发冷、大动脉搏动减弱或消失。

(三)实验室及其他检查

X 线检查用以证实脱位及发现合并的骨折。

(四)诊断要点

有外伤史，以跌倒手掌撑地最常见，根据临床表现和 X 线检查可明确诊断。

(五)治疗要点

1.复位

一般均能通过闭合方法完成复位。助手沿畸形关节方向对前臂和上臂作牵引和反牵引，术者从肘后用双手握住肘关节，以指推压尺骨鹰嘴向前下，同时矫正侧方移位，助手在复位过程中配合维持牵引并逐渐屈肘，出现弹跳感则表示复位成功。

2.固定

用长臂石膏或超关节夹板固定肘关节于功能位,3周后去除固定。

3.功能锻炼

要求主动渐进活动关节,避免超限和被动牵拉关节。固定期间,可主动伸掌、握拳、屈伸手指等,去除固定后练习肘关节屈伸旋转以利功能恢复。

(六)护理要点

1.固定

注意观察固定的正确有效,固定期间保持肘关节的功能位,不可随意放松。

2.保持清洁、平整

肘关节周围皮肤保持清洁,石膏夹板内衬物保持平整。

3.指导活动

指导患者活动患侧掌指,按摩患肢,防止肌肉萎缩。

四、桡骨头半脱位

桡骨头半脱位是小儿多见的日常损伤,俗称牵拉肘。多发生在5岁以内,以2～3岁最常见。

(一)损伤机制与病理

患儿肘关节处于伸直位,前臂旋前时突然受到牵拉致伤。前臂旋前时,桡骨头容易从环状韧带的撕裂处脱出,使环状韧带嵌于肱桡关节间隙内。一般环状韧带滑脱不到桡骨头周径的一半,所以屈肘和前臂旋后容易复位。5岁以后,环状韧带增厚,附着力渐强,不易发生半脱位。

(二)临床表现

患儿被牵拉受伤后,因疼痛哭闹,不让触动患部,不肯使用患肢,特别是举起前臂。检查发现前臂多呈旋前位,半屈;桡骨头处可有压痛,但无肿胀和畸形;肘关节活动受限。

(三)辅助检查与诊断

X线检查无阳性发现。诊断主要依靠牵拉病史、症状和体征。

(四)治疗要点

1.复位

闭合复位多能成功。方法是一手握住患儿的前臂和腕部,另一手握住肘关节,拇指压住桡骨头,使前臂旋后多能获得复位。

2.固定

复位后无须特殊固定,用三角巾或布带悬吊患肢于功能位1周即可。

(五)护理要点

嘱患儿家属勿强力牵拉患儿手臂,复位后症状不能立即消除者,要密切观察一段时间来明确复位是否成功。

五、髋关节脱位

髋关节是身体最大的杵臼关节,结构稳固,周围有强大韧带和肌肉附着,只有高能暴力才能导致脱位,如车祸中高速暴力撞击。按股骨头的移位方向,髋关节脱位分为前脱位、后脱位和中心脱位,其中后脱位最多见,占85%～90%。以髋关节后脱位为例详细阐述。

(一)病因、病理与分类

1.脱位机制

髋关节后脱位一般发生于交通事故时,患者处于髋关节屈曲内收和屈膝体位,强力使大腿急剧内收、内旋时,迫使股骨颈前缘抵于髋臼前缘形成支点,因杠杆作用股骨头冲破后关节囊,滑向髋臼后方形成后脱位。如暴力自前方作用于屈曲的膝,沿股骨纵轴传达到髋,也可使股骨头向后方脱位。

2.分类

临床上按有无合并骨折分型。①Ⅰ型:无骨折伴发,复位后无临床不稳定。②Ⅱ型:闭合手法不可复位,无股骨头或髋臼骨折。③Ⅲ型:不稳定,合并关节面、软骨或骨碎片骨折。④Ⅳ型:脱位合并髋臼骨折,须重建,恢复稳定和外形。⑤Ⅴ型:合并股骨头或股骨颈骨折。

(二)临床表现

脱位后出现髋部疼痛,髋关节活动受限。患肢呈屈曲、内收、内旋及短缩畸形,臀部可触及向后上突出移位的股骨头。可合并坐骨神经损伤,表现为大腿后侧、小腿后侧及外侧和足部全部感觉消失,膝关节屈曲,小腿和足部全部肌瘫痪,足部出现神经营养性瘫痪。

(三)实验室及其他检查

X线检查 X线正位、侧位和斜位像可明确诊断。应注意是否合并骨折,特别是容易漏诊的股骨干骨折。CT可清楚显示髋臼后缘及关节内骨折情况。

(四)诊断要点

根据明显暴力外伤史,临床表现有疼痛、髋关节不能活动等确定诊断。

(五)治疗要点

对于Ⅰ型损伤可采取24小时内闭合复位治疗。对于Ⅱ～Ⅴ型损伤,多主张早期切开复位和对并发的骨折进行内固定。

1.闭合复位方法

应充分麻醉,使肌肉松弛。

(1)Allis法(见图10-6):患者仰卧于地面垫上,助手双手向下按压两侧髂前上棘以固定骨盆。术者一手握住患肢踝部,另一前臂置于小腿上端近腘窝处,使髋、膝关节屈曲90°,再向上用力提拉持续牵引。待肌松弛后,再缓慢内旋、外旋,当听到或感到弹响,表示股骨头滑入髋臼,然后伸直患肢。若局部畸形消失、关节活动恢复,表示复位成功。

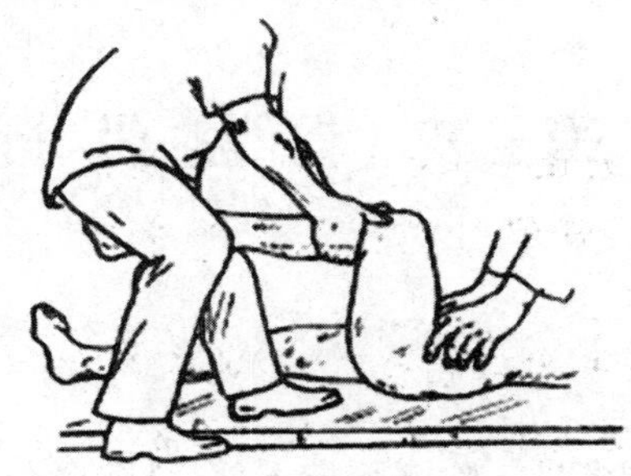

图10-6　Allis法复位

(2)Stimson法:患者俯卧于检查床上,患侧下肢悬空,髋及膝各屈曲90°。助手固定骨盆,术者一手握住患者的踝部,另一手置于小腿近侧,靠近腘窝部,沿股骨纵轴向下牵拉,即可复位(见图10-7)。

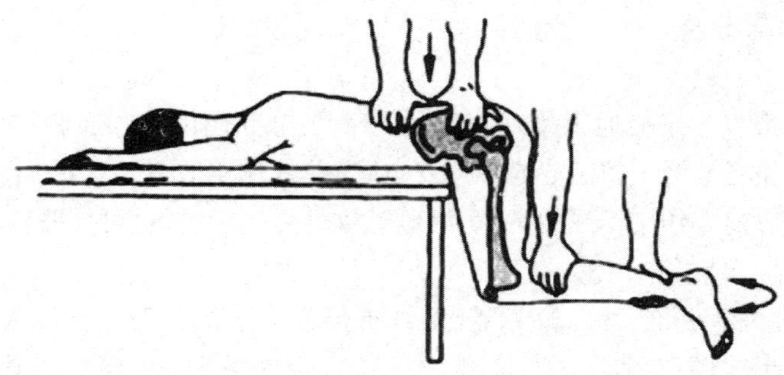

图 10-7 Stimson 法复位

2.切开复位术

当有梨状肌阻挡、关节囊嵌闭或骨软骨碎片卷入关节时，手法复位多失败。合并髋臼骨折片较大，影响关节稳定时，应手术切开复位，同时将骨折复位内固定。

3.固定

复位后患肢皮牵引 3 周。4 周后可持腋杖下地活动，3 个月后可负重活动。

4.功能锻炼

固定期间进行股四头肌收缩训练、未固定关节的活动。3 周后，活动关节。4 周后，皮牵引去除，指导患者拄双拐下地活动。3 个月内患肢不负重，以防股骨头缺血坏死及受压变形。3 个月后，经 X 线证实股骨头血供良好者，尝试去拐步行。

(六)护理要点

1.指导活动

髋关节脱位后常需皮牵引，牵引期间指导患者行股四头肌收缩训练，防止肌肉萎缩。

2.预防压疮

需长期卧床者注意做好皮肤护理预防压疮。

3.饮食护理

注意合理膳食，保持排便规律，预防便秘。

(魏贝贝)

第三节 骨盆骨折

一、基础知识

在多发性损伤中，骨盆骨折多见。除颅脑损伤外，骨盆骨折也是常见的致死原因，其病死率可高达 20%。主要致死原因是由血管损伤引起的难以控制的大出血，以及并发的脂肪栓塞，或由于腹内脏器、泌尿生殖道损伤和腹膜血肿继发感染所产生的严重败血症和毒血症。骨盆骨折合并神经损伤，日后也可能影响患者的肢体、膀胱、直肠功能和性功能。故骨折脱位的早期复位固定，辅以正确的护理不仅有助于控制出血，减少并发症，也有利于功能康复。

(一)解剖生理

1.骨盆

骨盆是由骶骨、尾骨和两侧髋骨(髂骨、耻骨和坐骨)连接而成的坚强骨环,形如漏斗。两髂骨与骶骨构成骶髂关节,髋臼与股骨头构成髋关节,两侧耻骨借纤维软骨构成耻骨联合,三者均有坚强的韧带附着。骨盆是躯干与下肢连接的桥梁,有承上启下、保护盆腔脏器和传递重力的功能。骨盆分为前后两部,后方有两个负重的主弓,一是在站立位时由两侧髋臼斜行向上通过髂骨增厚部到达骶髂关节与对侧相交而成,称骶股弓(见图 10-8),此弓站立时支持体重;二是由两侧坐骨结节向上经髋骨后部至骶髂关节与对侧相交而成,称骶坐弓(见图 10-9),在直立位或坐位时承受体重。此二弓较坚固,不易骨折。前方上下各有1个起约束稳定作用的副弓,称连接弓,由双侧耻骨相连合,上束弓经耻骨体及耻骨上支,防止骶股弓分离;下束弓经耻骨下支及坐骨下支,支持骶坐弓,防止骨盆向两侧分开。副弓远不如主弓坚强有力,受外伤时副弓必先分离或骨折。当负重主弓骨折时,副弓大多同时骨折(耻骨联合分离时可无骨折)。

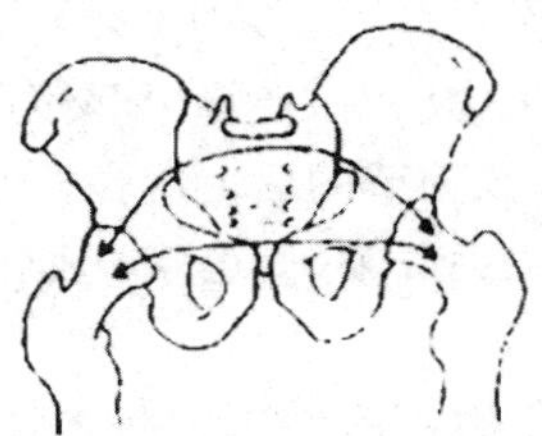

图 10-8　骶股弓

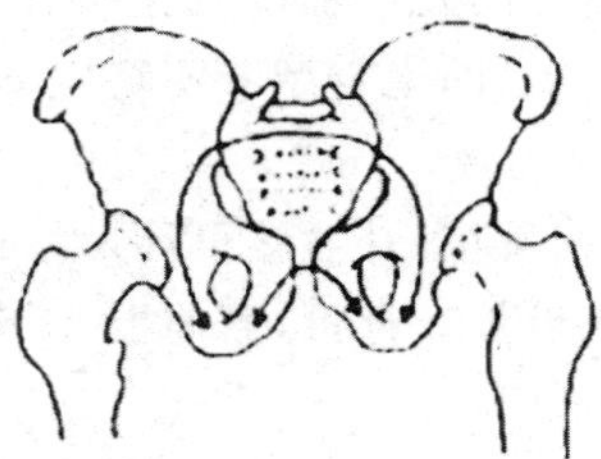

图 10-9　骶坐弓

2.骨盆外围

骨盆外围是上身与下肢诸肌的起止处,如后方有臀部肌肉附着(臀大、中、小肌);坐骨结节处有二头肌、半腱肌、半膜肌附着;缝匠肌起于髂前上棘,股直肌抵止于髂前下棘;在耻骨支、坐骨支及坐骨结节处有内收肌群附着。骨盆的上方,在前侧有腹直肌、腹内斜肌、腹横肌分别止于耻骨联合及耻骨结节和髂嵴上;在后侧有腰方肌抵止于髂嵴。这些肌肉的急骤收缩均可引起附着点的撕脱骨折,同时也是骨盆骨折发生移位的因素之一。

3.盆腔内

盆腔内的主要血管与骨盆的关系密切,耻骨上支前后方各有髂外动、静脉及闭孔动、静脉经过,耻骨下支,坐骨支内缘有阴部内动、静脉经过,当耻骨、坐骨骨折或耻骨联合分离时,上述血管由于贴近骨面易受损伤;髋臼窝处有闭孔动、静脉经过,髋臼骨折或中心型脱位时可伤及此血管;骨盆后段的骶髂关节周围有髂内动、静脉及其主要分支,如臀上动、静脉经坐骨切迹到髂骨后面,骶外侧动脉走在骶骨前面,髂腰动、静脉越过骶髂关节到髂骨前面,髂内动、静脉壁支紧靠盆壁行走，此段血管排列稠密，骨折时常引起损伤，如伴骶髂关节脱位则髂腰动、静脉的分支最易撕裂。骨盆对盆腔内的内脏器官和组织（如膀胱、直肠、输尿管、性器、血管和神经）有保护作用，严重的骨盆骨折除影响负重功能外，常引起血管神经的损伤，尤其是大量出血会造成休克，盆腔脏器破裂可造成腹膜炎而危及生命。

（二）病因

骨盆骨折多由强大的外力所致，也可通过骨盆环传达暴力而发生他处骨折，如车轮碾轧碰撞、房屋倒塌、矿井塌方、机械挤压等外伤所造成。由于暴力的性质、大小和方向的不同常可引起各种形式的骨折或骨折脱位。

（1）前后方向的暴力主要作用于骶骨和耻骨，在外力作用下，骨盆前倾，既增加了负重弓前份的宽度，骶髂关节接触面又更加紧密，加之其后部有非常坚强的韧带，故常造成耻骨下支双侧骨折、耻骨联合分离，并发骶髂关节脱位、骶骨骨折和髂骨骨折等，引起膀胱和尿道损伤。

（2）侧方暴力挤压骨盆，可造成耻骨单侧上下支骨折或坐骨上下支骨折、耻骨联合分离，骶髂关节分离、骶骨纵形骨折、髂骨翼骨折。

（3）间接传导暴力经股骨头作用于髋臼时，还可引起髋臼骨折，甚至发生髋关节中心型脱位，与骶髂关节平行的剪式应力则可导致该关节的后上脱位。

（4）牵拉伤，如急剧的跑跳，肌肉强力收缩，则会引起肌肉附着点撕脱性骨折，常发生在髂前上棘和坐骨结节处。

（5）直接暴力，如由高处坠落，滑倒臀部着地可引起尾骨骨折或脱位、骶骨横断骨折。

（三）分类

骨盆骨折的严重性，取决于骨盆环的破坏程度及是否伴有盆腔内脏、血管、神经的损伤。因此，在临床上可将骨盆骨折分为两大类：即稳定型和不稳定型。

1.稳定型骨折

稳定型骨折指骨折线走向不影响负重，骨盆整个环形结构未遭破坏，其中包括不累及骨盆环的骨折如髂骨翼骨折，一侧耻骨支或坐骨支骨折，髂前上、下棘或坐骨结节处撕脱骨折、骶骨裂纹骨折或尾骨骨折脱位（见图 10-10）。

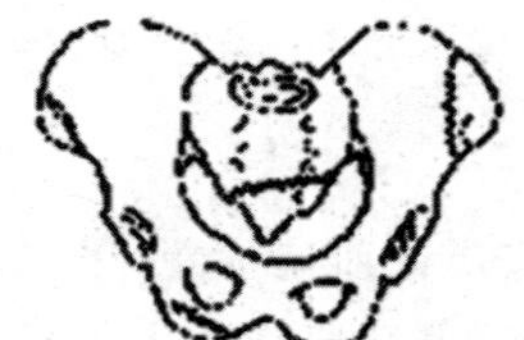
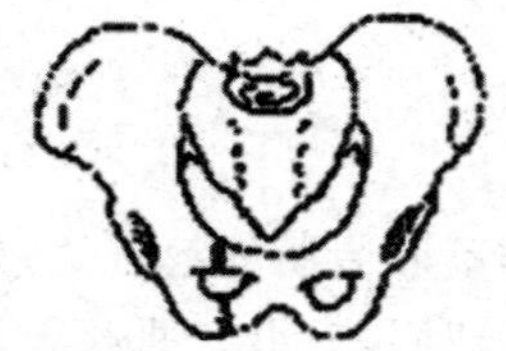

图 10-10　稳定性骨折

2.不稳定型骨折与脱位

不稳定型骨折与脱位指骨盆环的连接性遭到破坏，至少有前后两处骨折或骶髂关节松弛、脱位、骨折错位、骨盆变形，如耻骨或坐骨上、下支骨折伴耻骨联合分离，耻骨或坐骨上、下支骨折伴骶髂关节错位，耻骨联合分离并骶髂关节错位等（见图 10-11）。上述骨折共同的特点是不稳定性。骨折同时发生在耻骨及髂骨部，将骨盆纵向分裂为两半，半侧骨盆连同下肢向后上移位，造成畸形和肢体短缩，导致晚期活动和负重功能严重障碍，而且常伴有其他骨折或内脏损伤，尤以尿道、膀胱损伤多见。也可发生盆腔大血管或肠道损伤，产生严重后果，治疗时需要针对不同情况进行处理。

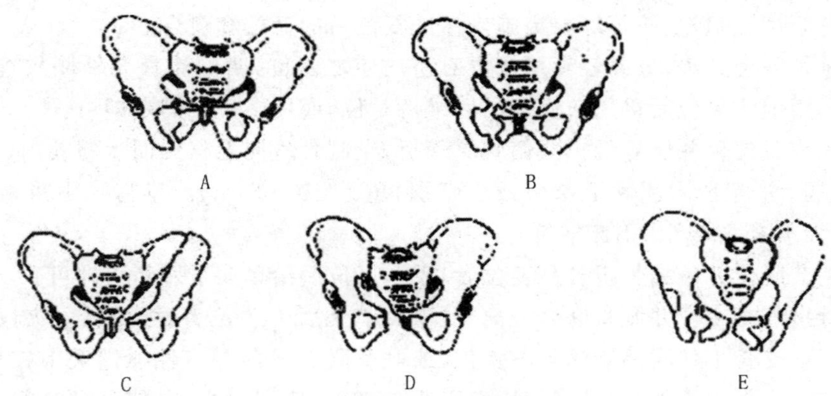

图 10-11 骨盆不稳定型骨折与脱位

A.一侧耻骨上下支骨折合并耻骨联合分离；B.一侧耻骨上下支骨折合并同侧骶髂关节脱位；C.髂骨翼骨折合并耻骨联合分离；D.单侧骶髂关节脱位合并耻骨联合分离；E.双侧耻骨上下支骨折合并骶髂关节脱位。

(四)临床表现

有明显的外伤史，伤后局部疼痛、肿胀、瘀斑。骨盆骨折多由强大暴力造成，可合并有膀胱、尿道、直肠及血管神经损伤而造成大出血。因此，常有不同程度的休克表现。单处骨折骨盆环保持完整者，除局部有压痛外，多无明显症状，其他较重的骨折，如骨盆环的完整性被破坏，患者多不能翻身、坐起或站立，下肢移动时疼痛加重。局部肿胀、皮下瘀斑及压痛明显。在骶髂关节脱位时，患侧髂后上棘较健侧明显凸起，并较健侧为高，与棘突侧间距离也较健侧缩短，从脐到内踝的长度患侧缩短。交叉量诊对比测量两侧肩峰至对侧髂前上棘之间的距离，可发现变短的一侧骶髂关节错位或耻骨联合分离，或骨折向上移位。骨盆挤压试验和分离试验时在骨折处出现疼痛。尾骨骨折或脱位可有异常活动和纵向挤压痛，肛门指诊能摸到向前移位的尾骨。X 线检查可显示骨折类型和移位情况，可摄左、右 45°斜位片及标准前后位片，必要时做 CT 检查。

二、治疗原则

(一)稳定性骨盆骨折的治疗

1.单纯前环耻骨支、坐骨支骨折

不论是单侧或双侧，除个别骨折块游离突出于会阴部皮下，需手法推挤到原位，以免影响坐骑之外，一般不需整复。卧硬板床休息，对症治疗，3～4 周即可下床活动。

2.撕脱性骨折

需改变体位，松弛牵拉骨折块的肌肉，有利于骨折块的稳定和愈合。如髂前上、下棘撕脱骨折，可在屈膝屈髋位休息 3～4 周即可下床活动；坐骨结节骨折，可在伸髋屈膝位休息 4～6 周下床锻炼。

3.尾骨骨折移位

可通过肛门内整复，如遗留疼痛或影响排便者，可行切除术。

(二)不稳定性骨折的治疗

对不稳定性骨折的治疗，关键在于整复骶髂关节脱位和骨盆骨折的变位，最大限度地恢复骨盆环的原状。治疗方法应根据骨折脱位的不同类型，采取相应手法，配合单相或双相牵引，或用外固定架、石膏短裤、沙袋垫挤等综合措施来保证复位后的稳定和愈合。

(1)单纯耻骨联合分离,分离轻者用侧方对挤法使之复位,两侧髂骨翼外侧放置沙袋保持固定。分离宽者,用上法复位后再用布兜悬吊以维持对位,或用多头带固定即可。

(2)骶髂关节脱位合并骶骨骨折或髂骨翼骨折,半侧骨盆向上移位而无髂翼内、外翻者,可在牵拉下手法复位,并配合同侧髁上牵引或皮牵引,重量 10～15 kg。维持牵引重量不宜过早减轻,以免错位。8 周拆除牵引,下床锻炼。

(3)骶髂关节脱位并髂翼骨折外翻变位者,手法复位后给单向下肢牵引即可。

(4)髂翼骨折外翻变位并耻骨联合分离,骶髂关节无后上脱位者,可用骨盆夹固定;耻骨上、下支或坐骨上、下支骨折伴同侧骶髂关节错位,或耻骨联合分离并一侧骶髂关节错位者,复位后多不稳定,除用多头带固定外,患肢需用皮牵引或骨牵引,床尾抬高:如错位严重行骨牵引者,健侧需用一长石膏裤做反牵引,一般牵引时间为 6～8 周。

(5)髋臼骨折并股骨头中心型脱位,采用牵伸扳拉复位法和牵引复位法。牵引固定 6～8 周方可解除。

三、护理

(一)护理要点

(1)骨盆骨折一般出血较多,且多伴有休克征象。急诊入院时,病情急,变化快。接诊人员首先应迅速、敏捷、沉着冷静地配合抢救,以及时测量血压、脉搏以判断病情,同时输氧、建立静脉通道,并备好手套、导尿包、穿刺针等,以便待病情稳定后配合医师检查腹部、尿道、会阴及肛门。若有膀胱、尿道、直肠、血管损伤需要紧急手术处理者,护士应迅速做好术前准备:备皮、留置尿管、配血、抗休克、补充血容量、做各种药物过敏试验。操作时动作要轻柔,以免加重损伤,同时要给患者以心理安慰,解除其紧张恐惧情绪。对病情较轻者,除密切观察生命体征的变化外,还要注意腹部、排尿、排便等情况,警惕隐匿性内脏损伤发生。

(2)牵引治疗期间,要观察患者的体位、牵引重量和肢体外展角度,保证牵引效果,要将患者躯干、骨盆、患肢的体位联系起来观察。要求躯干要放直,骨盆要摆正,脊柱与骨盆要垂直。同时要注意倾听患者的主诉,如牵引针眼疼痛、牵引肢体麻木、足部背伸无力等,警惕因循环障碍而导致的缺血性痉挛,或因腓总神经受压而致的足下垂发生。

(3)预防并发症,长期卧床患者要加强基础护理,预防压疮及呼吸、泌尿系统并发症发生。尤其是年老体弱者,长期卧床,呼吸变浅,分泌物不易排出,容易引起坠积性肺炎及排尿不全,尿渣沉淀。要鼓励患者加强深呼吸,促进血液循环。病情允许者,利用牵引架向上牵拉抬起上身,有助于排净膀胱中尿液。

(二)护理问题

(1)有腹胀、排便困难或便秘的可能。

(2)有发生卧床并发症的可能。

(3)活动受限,自理能力下降。

(4)有骨折再移位的可能。

(5)患者体质下降。

(6)不了解功能锻炼方法。

(三)护理措施

(1)由于腹膜后血肿的刺激,造成肠麻痹或自主神经功能紊乱,可导致腹胀、排便困难或便秘,加之患者长期卧床,肠蠕动减弱,也可引起便秘。①鼓励患者多食富含粗纤维的蔬菜、水果,必要时服用麻仁润肠丸、果导片等缓泻剂。②在排除内出血情况下,可行腹部热敷,并做环形按摩,以促进肠蠕动。按摩时动作要轻柔,不可用力过猛过重。③通过暂禁食,肛管排气,必要时行胃肠减压以减轻肠胀气,逐步恢复胃肠功能。

(2)骨盆骨折后需要牵引、固定,卧床时间长,易发生压疮、肺部及泌尿系统感染等并发症,应予以积极预防。

(3)由于骨折的疼痛或因牵引固定,患者活动功能明显受到限制,给生活起居带来诸多不便。①对于轻患者或有急躁情绪者,应讲明卧床制动的重要性和必要性,以及早期活动的危害,取得患者的配合。②主动关心患者,帮助患者解决饮食、生活起居所需,鼓励患者要安心养病。

(4)预防骨折再移位的发生。①每天晨晚间护理时检查患者的卧位与牵引装置,以及时调整患者因重力牵引而滑动的体位、外展角度,保持脊柱放直,骨盆摆正,肢体符合牵引力线。②指导并教会患者床上排便的方法,避免因抬臀坐便盆而致骨折错位。③告知患者保持正确卧位的重要性,以及扭动、倾斜上身的危害,取得配合。

(5)因出血量多,卧床时间长,气虚食少、营养不足而致患者体质下降。①做好饮食指导,给高热量、高营养饮食,早期宜食清淡之牛奶、豆腐、大枣米汤,水果和蔬菜,后期给鸡汤、排骨汤、牛羊肉、核桃、桂圆等。②每天做口腔护理 2 次,以增进食欲。③病情稳定后可指导患者床上练功活动,如扩胸、举臂等上肢活动,以促进血液运行,增强心肺功能;每天清晨醒后做叩齿、鼓漱、咽津,以刺激胃肠蠕动。

(6)指导功能锻炼。①无移位骨折。单纯耻骨支或髂骨无移位骨折又无合并伤,仅需卧床休息者,取仰卧与侧卧交替(健侧在下),早期可在床上做股四头肌舒缩和提肛训练及患侧踝关节跖屈背伸活动。伤后 1~2 周可指导患者练习半坐位,做屈膝屈髋活动。3 周后可根据患者情况下床站立、行走,并逐渐加大活动量。四周后经拍片证明临床愈合者可练习正常行走及下蹲。②对耻骨上、下支骨折合并骶髂关节脱位,髂骨翼骨折或骶髂关节脱位合并耻骨联合分离者,仰卧硬板床。早期可根据情况活动上肢,忌盘腿、侧卧,以防骨盆变形。2 周后可进行股四头肌等长收缩及踝关节的跖屈背伸活动,每天 2 次推拿髌骨,以防关节强直。4 周后可做膝、髋关节的被动伸屈活动,动作要缓慢,幅度由小到大,逐渐过渡到主动活动。6~8 周去除固定后,可先试行扶拐不负重活动,经 X 线摄片显示骨折愈合后,可逐渐练习扶拐行走。

(四)出院指导

(1)轻症无移位骨折回家疗养者,要告知患者卧床休息的重要性,禁止早期下床活动,防止发生移位。

(2)对耻骨联合分离而要求回家休养的患者,要教会其家属正确使用骨盆兜,或掌握沙袋对挤的方法及皮肤护理和会阴部清洁的方法,防止压疮和感染,禁止侧卧。

(3)临床愈合后出院的患者,要继续坚持功能锻炼。

(4)加强营养,以补虚弱之躯,促进早日康复。

(魏贝贝)

第四节 脊柱骨折

一、疾病概述

(一)概念

脊柱骨折又称脊椎骨折,占全身各类骨折的5%～6%。脊柱骨折可以并发脊髓或马尾神经损伤,特别是颈椎骨折-脱位合并有脊髓损伤时能严重致残甚至丧失生命。

(二)相关病理生理

脊柱分为前中后三柱。中柱和后柱包裹了脊髓和马尾神经,该区的损伤可以累及神经系统,特别是中柱损伤,碎骨片和髓核组织可以突入椎管的前半部而损伤脊髓。胸腰段脊柱(T_{10}～L_2)处于两个生理弧度的交汇处,是应力集中之处,也是常见骨折之处。

(三)病因与诱因

主要原因是暴力,多数由间接暴力引起,少数因直接暴力所致。当从高处坠落时,头、肩、臀部或足部着地,地面对身体的阻挡,使身体猛烈屈曲,所产生的垂直分力可导致椎体压缩性骨折,水平分力较大时则可同时发生脊椎脱位。直接暴力所致的脊椎骨折,多见于战伤、爆炸伤、直接撞伤等。

1.病理和分类

暴力的方向可以通过X、Y、Z轴,牵拉和旋转;在X轴上有屈、伸和侧方移动;在Z轴上则有侧屈和前后方向移动。因此,胸腰椎骨折和颈椎骨折分别可以有六种类型损伤。

2.胸、腰椎骨折的分类

(1)单纯性楔形压缩性骨折:脊柱前柱损伤,椎体成楔形,脊柱仍保持稳定。

(2)稳定性爆破型:前柱、中柱损伤。通常是高处坠落时,脊柱保持正直,胸腰段脊柱的椎体因受力、挤压而破碎;后柱不损伤,脊柱稳定。但破碎的椎体与椎间盘可突出于椎管前方,损伤脊髓而产生神经症状。

(3)不稳定性爆破型:前柱、中柱、后柱同时损伤。由于脊柱不稳定,可出现创作后脊柱后突和进行性神经症状。

(4)Chance骨折:椎体水平状撕裂性损伤。如从高空仰面落下,背部被物体阻挡,脊柱过伸,椎体横形裂开;脊柱不稳定。

(5)屈曲-牵拉型:前柱部分因受压缩力而损伤,而中柱、后柱同时因牵拉的引力而损伤,造成后纵韧带断裂,脊椎关节囊破裂,关节突脱位,半脱位或骨折;是潜在性不稳定型骨折。

(6)脊柱骨折-脱位:又名移动性损伤。脊柱沿横面移位,脱位程度重于骨折。此类损伤较严重,伴脊髓损伤,预后差。

3.颈椎骨折的分类

(1)屈曲型损伤:前柱因受压缩力而损伤,而后柱因牵拉的张力而损伤。前方半脱位(过屈型扭伤),后柱韧带完全或不完全性破裂。完全性者可有棘突上韧带、棘间韧带、脊椎关节囊破裂和横韧带撕裂。不完全性者仅有棘上韧带和部分棘间韧带撕裂。双侧脊椎间关节脱位,因过度屈曲,中后柱韧带断裂,脱位的关节突超越至下一个节段小关节的前方与上方。大多数患者伴有脊髓损伤。单纯椎体楔形(压缩性)骨折,较常见,除椎体压缩性骨折外,还不同程度的后方韧带结构破裂。

(2)垂直压缩损伤:多数发生在高空坠落或高台跳水者。第一颈椎双侧前、后弓骨折,也称Jefferson 骨折。爆破型骨折,颈椎椎体粉碎骨折,多见于第 C_5、C_6 椎体。破碎的骨折片可凸向椎管内,瘫痪发生率高达 80%。

(3)过伸损伤:过伸性脱位,前纵韧带破裂,椎体横行裂开,椎体向后脱位。损伤性枢椎椎弓骨折,暴力来自颏部,使颈椎过度仰伸,枢椎椎弓垂直状骨折。

(4)齿状突骨折:机制不清,暴力可能来自水平方向,从前向后经颅骨至齿状突。

(四)临床表现

有严重的外伤史,如高空坠落、重物撞击腰背部、塌方事件被泥土、矿石掩埋等。胸腰椎损伤后,主要症状为局部疼痛,站立及翻身困难。腹膜后血肿刺激了腹腔神经节,合并肠蠕动减慢,常出现腹痛、腹胀甚至肠麻痹症状。

检查时要详细询问病史、受伤方式、受伤时姿势、伤后有无感觉及运动障碍。注意多发伤,多发伤患者往往合并有颅脑、胸、腹脏器的损伤。要先处理紧急情况,抢救生命。检查脊柱时暴露面应足够,必须用手指从上至下逐个按压棘突,如发现位于中线部位局部肿胀和明显的局部压痛,提示后柱已有损伤;胸腰段脊柱骨折常可摸到后凸畸形。

(五)辅助检查

1.影像学检查

(1)X 线检查:有助于明确脊椎骨折的部位、类型和移位情况。

(2)CT 检查:用于检查椎体的骨折情况,椎管内有无出血及碎骨片。

(3)MRI 检查:有助于观察及确定脊髓损伤的程度和范围。

2.肌电图

测量肌的电传导情况,鉴别脊髓完整性的水平。

3.实验室检查

除常规检查外,血气分析检查可判断有通气不足危险患者的呼吸状况。

(六)治疗原则

1.抢救生命

脊柱损伤患者伴有颅脑、胸、腹脏器损伤或并发休克时,首先处理紧急问题,抢救生命。

2.卧硬板床

胸腰椎骨折和脱位,单纯压缩骨折椎体压缩不超过 1/3 者,可仰卧于木板床,在骨折部加枕垫,使脊柱过伸。

3.复位固定

较轻的颈椎骨折和脱位者用枕颌带做卧位牵引复位;明显压缩移位者做持续颅骨牵引复位。牵引重量 3~5 kg,复位后用头颈胸支具固定 3 个月。胸腰椎复位后用腰围支具固定。也可用两桌法或双踝悬吊法复位,复位后不稳定或关节交锁者,可手术治疗,做植骨和内固定。

4.腰背肌锻炼

胸腰椎单纯压缩骨折,椎体压缩不超过 1/3 者,在受伤后 1~2 天开始进行,利用背伸肌的肌力及背伸姿势,使脊柱过伸,借椎体前方的前纵韧带和椎间盘纤维环的张力,使压缩的椎体自行复位，恢复原形状。严重的胸、腰椎骨折和骨折脱位，可通过腰背肌功能锻炼，使骨折获一定程度的复位。

二、护理评估

(一)一般评估

1.健康史

(1)一般情况：了解患者的年龄、职业特点、运动爱好、日常饮食结构、有无酗酒等。

(2)受伤情况：了解患者受伤的原因、部位和时间，受伤时的体位、症状和体征，搬运方式、现场及急诊室急救情况，有无昏迷史和其他部位复合伤等。

(3)既往史与服药史：有无脊柱受伤或手术史。

2.生命体征与意识

评估患者的呼吸、血压、脉搏、体温及意识情况。包括呼吸形态、节律、频率、深浅、呼吸道是否通畅、患者能否有效咳嗽和排除分泌物；有无心动过缓和低血压；有无出汗，患者皮肤的颜色、温度；有无体温调节障碍。对伴有颅脑损伤的患者，可用格拉斯昏迷量表评估患者的意识情况。排尿和排便情况，患者有无尿潴留或充盈性尿失禁；尿液颜色、量和比重；有无便秘或大便失禁。

3.患者主诉

受伤的时间、原因和部位，受伤时的体位、症状和体征，搬运方式，现场及急诊室急救的情况，有无昏迷史和其他部位的合并伤。患者既往健康情况，有无脊柱受伤或手术史，近期有无因其他疾病而服用药物，应用剂量、时间和疗程。

4.相关记录

疼痛评分、全身皮肤及其他外伤情况。

(二)身体评估

1.视诊

受伤部位有无皮肤组织破损，局部肤色和温度，有无活动性出血及其他复合性损伤的迹象。

2.触诊

评估感觉和运动情况，患者的痛、温、触及位置觉的丧失平面及程度。

3.叩诊

叩诊患肢神经反射是否正常。

4.动诊

肢体感觉，活动和肌力的变化，双侧有无差异，有无腹胀和麻痹性肠梗阻征象。

(三)心理-社会评估

评估患者有无恐惧、紧张心理；评估患者和亲属对疾病的心理承受能力和对相关康复知识的认知程度，家庭及社会支持情况。

(四)辅助检查阳性结果评估

评估患者的影像学检查和实验室检查结果有无异常，以帮助判断病情和预后。

(五)治疗效果的评估

1.术前评估要点

(1)术前实验室检查结果评估：血常规及血生化、腰椎片、心电图等。

(2)术前术区皮肤、饮食、肠道、用药准备情况。

(3)患者准备:评估患者对手术过程的了解程度,有无过度焦虑或者担忧;对预后的期望值等。

2.术后评估要点

(1)生命体征的评估:术后 24 小时内,密切观察生命体征的变化,进行床边心电监护,每 30 分钟至1 小时记录 1 次,观察有无因术中出血、麻醉等引起血压下降。

(2)体位评估:是否采取正确的体位,以保持脊柱功能位及舒适为标准。

(3)术后感觉,运动和各项功能恢复情况。

(4)功能锻炼情况,如患者是否按计划进行功能锻炼及有无活动障碍引起的并发症出现。

三、主要护理诊断

(一)有皮肤完整性受损的危险

皮肤受损与活动障碍和长期卧床有关。

(二)潜在并发症

潜在并发症,如脊髓损伤。

(三)有失用综合征的危险

失用综合征与脊柱骨折长期卧床有关。

四、护理措施

(一)病情观察与并发症预防

1.脊髓损伤的观察和预防

观察患者肢体感觉、运动、反射和括约肌功能是否随着病情发展而变化,以及时发现脊髓损伤征象,报告医师并协助处理。尽量减少搬动患者,搬运时保持患者的脊柱中立位,以免造成或加重脊髓损伤。对已发生脊髓损伤者做好相应护理。

2.疼痛护理

及时评估患者疼痛程度,遵医嘱给予止痛药物。

3.预防压疮

(1)定时翻身:间歇性解除压迫是有效预防压疮的关键,故在卧床期间应每 2~3 小时翻身 1 次。翻身时采用轴线翻身法,胸腰段骨折者双臂交叉放于胸前,两护士分别托扶患者肩背部和腰腿部翻至侧卧位;颈段骨折者还需 1 人托扶头部,使其与肩同时翻动。患者自行翻身时,应先挺直腰背部再翻身,以利用绷紧的躯干肌肉形成天然内固定夹板。侧卧时,患者背后从肩到臀用枕头抵住以免腰胸部脊柱扭转,上腿屈髋屈膝而下腿伸直。两腿间垫枕以防髋内收。颈椎骨折患者不可随意低头、抬头或转动颈部,遵医嘱决定是否垫枕及枕头放置位置。避免在床上拖拽患者,以减少局部皮肤剪切力。

(2)合适的床铺:床单清洁干燥和舒适,有条件的可使用特制翻身床、明胶床垫、充气床垫、波纹气垫等。注意保护骨突出部位,使用垫枕将各肢体保持良肢位并使骨突部位悬空,定时对受压的骨突部位进行按摩。保持个人清洁卫生和床单清洁干燥。

(3)增加营养:保证足够的营养素摄入,提高机体抵抗力。

4.牵引护理

(1)颅骨牵引时,每班检查牵引,并拧紧螺母,防止牵引弓脱落。

(2)牵引重锤保持悬空,不可随意增减或移去牵引重量,定期测量下肢的长度和力线,以免造成过度牵引和骨端旋转。

(3)注意牵引针是否有移位,若有移位应消毒后调整。

(4)保持对抗牵引力:颅骨牵引时,应抬高床头,若身体移位,抵住了床头,以及时调整,以免失去反牵引作用。

(5)告知患者和家属牵引期间牵引方向与肢体方向应成直线,以达到有效牵引。

(二)饮食

给予患者高热量、高蛋白、高纤维素、高钙、富含维生素及果胶成分饮食。如牛奶、鸡蛋、海米、虾皮、鱼汤、骨头汤、新鲜蔬菜和水果等。

(三)用药护理

了解药物不良反应,对症处理用药时观察其用药后效果。根据疼痛程度使用止痛药,并评估不良反应。

(四)心理护理

向患者和家属解释骨折的愈合是一个循序渐进的过程,充分固定能为骨折断端连接提供良好的条件。正确的功能锻炼可以促进断端生长愈合和患肢功能恢复。鼓励患者表达自己的思想,减轻患者及其家属的心理负担。

(五)健康教育

1.指导功能锻炼

脊柱损伤后长期卧床可导致失用综合征,故应根据骨折部位、程度和康复治疗计划,指导和鼓励患者早期活动和功能锻炼。单纯压缩骨折患者卧床 3 天后开始腰背部肌肉锻炼,开始臀部左右活动,然后要求做背伸动作,使臀部离开床面,随着腰背肌力量的增加,臀部离开床面的高度也逐渐增高。2 个月后骨折基本愈合,第 3 个月可以下地少量活动,但仍以卧床休息为主。3 个月后逐渐增加下地活动时间。除了腰背肌锻炼,还应定时进行全身各个关节的全范围被动或主动活动,每天数次,以促进血液循环,预防关节僵硬和肌萎缩。鼓励患者适当进行日常活动能力的训练,以满足其生活需要。

2.复查

告知患者及家属局部疼痛明显加重,或不能活动,应立即到医院复查并评估功能恢复情况。

3.安全指导

指导患者及家属评估家庭环境的安全性,妥善放置可能影响患者活动的障碍物。

五、护理效果评估

(1)患者是否主诉骨折部位疼痛减轻或消失,感觉舒适。

(2)患者皮肤是否保持完整,能否避免压疮发生。

(3)能否避免脊髓损伤等并发症的发生,一旦发生,能否及时发现和处理。

(4)患者在指导下能否按计划进行有效的功能锻炼,能否避免失用综合征的发生。

(魏贝贝)

第五节 脊髓损伤

一、疾病概述

(一)概念

脊髓损伤是脊柱骨折最严重的并发症,由于椎体的移位或碎骨片突出于椎管内,是脊髓或马尾神经产生不同程度的损伤,多发生于颈椎下部和胸腰段。

(二)相关病理生理

按脊髓损伤和马尾损伤的程度可有不同的病理生理变化。

1.脊髓震荡

脊髓震荡属最轻微的脊髓损伤,损伤后脊髓有暂时性功能抑制,呈弛缓性瘫痪,损伤平面以下的感觉、运动、反射及括约肌功能全部丧失,常在数分钟或数小时内逐渐恢复,最后可完全恢复。无组织形态学病理变化。

2.脊髓挫伤和出血

脊髓挫伤为脊髓的实质性破坏,脊髓外观完整,但内部可有出血、水肿、神经细胞破坏和神经传导纤维束的中断。脊髓挫伤的程度很大,轻者少量点状出血、水肿,重者有成片脊髓挫伤和出血,导致脊髓软化及瘢痕形成,预后差。

3.脊髓断裂

脊髓的连续性中断可为完全性或不完全性。不完全性常伴挫伤,又称挫裂伤,脊髓断裂者预后极差。

4.脊髓受压

骨折移位或破碎的椎间盘和碎骨片挤入椎管可直接压迫脊髓,而后方皱褶的黄韧带与血肿便可压迫脊髓,产生一系列病理变化,若能及时解除脊髓压迫,脊髓功能可望得到部分或完全恢复;若压迫时间过久可发生脊髓软化,萎缩或瘢痕形成,瘫痪难以恢复。

5.马尾神经损伤

马尾神经起自 L_2 的骶脊髓,一般终止于 S_1 下缘。L_2 以下的骨折脱位可引起马尾神经损伤,受伤平面以下出现弛缓性瘫痪。

除上述各种病理生理变化外,在各种较重的脊髓损伤后均可立即发生损伤平面以下的弛缓性瘫痪,属失去高级中枢控制的一种病理生理现象,称为脊髓休克。2 周后,随脊髓实质性损伤程度不同而发生损伤平面以下不同程度的痉挛性瘫痪。

(三)病因与诱因

脊髓损伤常见于各种外伤(如交通事故、高空坠落等)所致的椎体移位或碎骨片突出于椎管内,使脊髓或马尾神经产生不同程度的损伤。

(四)临床表现

脊髓损伤可因损伤部位和程度不同而有不同表现。

1.脊髓损伤

主要表现为受伤平面以下单侧或双侧感觉、运动、反射的全部或部分丧失,可出现随意运动功能丧失。因膀胱平滑肌麻痹和排尿反射消失,可有尿潴留或充盈性尿失禁。C_8 以上水平损伤者可出现四肢瘫,C_8 以下水平损伤可出现截瘫。弛缓性瘫痪患者为肌张力降低和反射减弱;痉挛性瘫痪患者为肌张力增强和反射亢进,瘫痪的早期呈弛缓性瘫痪,胸髓及颈髓损伤患者常在伤后 3～6 周逐渐转变为痉挛性瘫痪。

2.脊髓半横切损伤

损伤平面以下同侧肢体的运动和深感觉消失,对侧肢体的痛觉和温觉消失,称脊髓半切征。

3.脊髓圆锥损伤

L_1 骨折可造成脊髓圆锥损伤。表现为会阴部皮肤鞍状感觉缺失,括约肌功能丧失,大小便不能控制,性功能障碍。两下肢的感觉、运动正常。

4.马尾神经损伤

L_2 以下骨折脱位可马尾神经损伤,表现为受伤平面以下弛缓性瘫痪,感觉和运动障碍,括约肌功能丧失,腱反射消失。

(五)辅助检查

1.影像学检查

(1)X 线检查:有助于明确骨折的部位、类型和移位情况。

(2)CT 检查:用于检查椎体的骨折情况,椎管内有无出血及碎骨片。

(3)MRI 检查:有助于观察及确定脊髓损伤的程度和范围。

2.肌电图

测量肌的电传导情况,鉴别脊髓完整性的水平。

3.实验室检查

除常规检查外,血气分析检查可判断有通气不足危险患者的呼吸状况。

(六)治疗原则

1.非手术治疗

(1)固定和制动:一般先采用枕颌带牵引或持续颅骨牵引,以防因损伤部位移位而产生脊髓再损伤。

(2)减轻脊髓水肿和继发性损害:①激素治疗,地塞米松 10～20 mg 静脉滴注,连续 5 天后,改为口服,每次 0.75 mg,每天 3 次,维持 2 周左右。②脱水,20%甘露醇 250 mL 静脉滴注,每天 2 次,连续 5～7 天。③甲泼尼龙冲击治疗,只适用于受伤 8 小时内者。每公斤体重 30 mg 剂量 1 次给药,15 分钟内静脉注射完毕,休息 45 分钟,在以后 23 小时内以 5.4 mg/(kg·h)剂量持续静脉滴注。④高压氧治疗,一般在伤后4～6 小时应用。

2.手术治疗

目前在于尽早解除对脊髓的压迫和稳定脊柱,手术方式和途径需视骨折的类型和受压部位而定。手术指征包括:①脊柱骨折-脱位有关节交锁者。②脊柱骨折复位后不满意或仍有不稳定因素存在者。③影像学显示有碎骨片突至椎管内压迫脊髓者。④截瘫平面不断上升,提示椎管内有活动性出血者。

二、护理评估

(一)一般评估

1.健康史

(1)一般情况:了解患者的年龄、职业特点、运动爱好、日常饮食结构、有无酗酒等。

(2)受伤情况:了解患者受伤的原因、部位和时间,受伤时的体位、症状和体征,搬运方式、现场及急诊室急救情况,有无昏迷史和其他部位复合伤等。

(3)既往史与服药史:有无脊柱受伤或手术史,近期是否因其他疾病而服用激素类药物,以及应用的剂量、时间和疗程。

2.生命体征与意识

评估患者的呼吸、血压、脉搏、体温及意识情况。包括呼吸形态、节律、频率、深浅,呼吸道是否通畅,患者能否有效咳嗽和排除分泌物;有无心动过缓和低血压;有无出汗,患者皮肤的颜色、温度;有无体温调节障碍。对伴有颅脑损伤的患者,可用格拉斯昏迷量表评估患者的意识情况。排尿和排便情况,患者有无尿潴留或充盈性尿失禁;尿液颜色、量和比重;有无便秘或大便失禁。

3.患者主诉

受伤的时间、原因和部位,受伤时的体位、症状和体征、搬运方式、现场及急诊室急救的情况,有无昏迷史和其他部位的合并伤。

4.相关记录

疼痛评分、全身皮肤及其他外伤情况。

(二)身体评估

1.视诊

受伤部位有无皮肤组织破损,局部肤色和温度,有无活动性出血及其他复合性损伤的迹象。

2.触诊

评估感觉和运动情况:患者的痛、温、触及位置觉的丧失平面及程度。

3.叩诊

患肢神经反射是否正常。

4.动诊

肢体感觉,活动和肌力的变化,双侧有无差异,有无腹胀和麻痹性肠梗阻征象。

5.神经系统检查

(1)躯体痛觉、温度觉、触觉及位置觉的丧失平面及程度,肢体运动、反射和括约肌功能损伤情况。

(2)脊髓功能丧失程度评估:可以用截瘫指数来表示。“0”代表功能完全或接近正常;“1”代表功能部分丧失;“2”代表完全或者接近完全瘫痪。一般记录肢体的自主运动,感觉及两便的三项功能情况,相加即为该患者的截瘫指数,范围在0～6。

(三)心理-社会评估

评估患者有无恐惧、紧张心理;评估患者和亲属对疾病的心理承受能力和对相关康复知识的认知程度,家庭及社会支持情况。

(四)辅助检查阳性结果评估

评估患者的影像学检查和实验室检查结果有无异常,以帮助判断病情和预后。

(五)治疗效果的评估

(1)患者躯体感觉、运动和各项生理功能康复情况。

(2)患者有无呼吸系统或泌尿系统功能障碍、压疮等并发症发生。

(3)患者是否按计划进行功能锻炼,有无活动障碍引起的并发症。

三、主要护理诊断

(一)低效性呼吸形态

低效性呼吸形态与脊髓损伤、呼吸肌无力、呼吸道分泌物存留有关。

(二)体温过高或体温过低

体温过高或体温过低与脊髓损伤、自主神经系统功能紊乱有关。

(三)尿潴留

尿潴留与脊髓损伤、逼尿肌无力有关。

(四)便秘

便秘与脊髓神经损伤、液体摄入不足、饮食和活动受限有关。

(五)有皮肤完整性受损的危险

皮肤完整性受损与肢体感觉及活动障碍有关。

(六)体象紊乱

体象紊乱与受伤后躯体运动障碍或肢体萎缩变形有关。

四、护理措施

(一)甲泼尼龙冲击治疗的护理

1.适应证

甲泼尼龙冲击治疗只适用于受伤8小时内者。

2.用法及用量

每公斤体重30 mg剂量,1次给药,15分钟内静脉注射完毕,休息45分钟,在以后23小时内以5.4 mg/(kg·h)剂量持续静脉滴注。

3.注意事项

严格遵医嘱按要求输液,同时必须使用心电监护仪和输液泵,密切观察患者的生命体征变化,同时观察患者有无消化道出血、心律失常等并发症。

(二)术后护理

1.体位

瘫痪肢体保持关节于功能位,防止关节屈曲、过伸或过展。用矫正鞋或支足板固定足部,以防足下垂。

2.观察感觉与运动功能

脊髓受手术刺激易出现水肿反应,术后严密观察躯体及肢体感觉、运动情况,当出现瘫痪平面上升、肢体麻木、肌力减弱或不能活动时,应立即通知医师,以及时处理。

3.引流管护理

观察引流量与引流液颜色,保持引流通畅,以防积血压迫脊髓。

4.活动

对于瘫痪肢体每天被动的全范围关节活动和肌肉按摩，以防止肌萎缩和关节僵硬，减少截瘫后并发症。对于未瘫痪部位，可以通过举哑铃和拉拉力器等方法增强上肢力量，通过挺胸和俯卧撑等增加背部力量，为今后的自理活动准备，增强患者的信心和对生活的热爱。

(三)并发症的预防与护理

1.呼吸衰竭与呼吸道感染

(1)病情观察：观察患者的呼吸功能，如呼吸频率、节律、深浅，有无异常呼吸音、呼吸困难等。若患者呼吸＞22 次/分、鼻翼翕动、摇头挣扎、嘴唇发绀等，则立即吸氧，寻找和解除原因，必要时协助医师气管插管、气管切开或呼吸机辅助呼吸等。

(2)给氧：给予氧气吸入，根据血气分析结果调整给氧浓度、流量和持续时间，改善机体的缺氧状态。及时处理肠胀气、便秘，不用沉棉被压盖胸腹，以免影响患者呼吸。

(3)减轻脊髓水肿：遵医嘱给予地塞米松、甘露醇、甲泼尼龙等治疗，以避免因进一步脊髓损伤而抑制呼吸功能。

(4)保持呼吸道通畅：预防因气道分泌物阻塞而并发坠积性肺炎和肺不张。指导患者深呼吸和咳嗽咳痰，每 2 小时协助翻身叩背 1 次，遵医嘱雾化吸入，经常做深呼吸和上肢外展运动，以促进肺膨胀和有效排痰。对不能自行咳嗽咳痰或有肺不张者及时吸痰。对气管插管或气管切开者做好相应护理。

(5)控制感染：已经发生肺部感染者应遵医嘱选用合适的抗生素，注意保暖。

2.高热和低温

颈脊髓损伤后，自主神经系统功能紊乱，受伤平面以下毛细血管网舒张而无法收缩，皮肤不能出汗，对气温的变化丧失了调解和适应能力。室温＞32 ℃时，闭汗使患者容易出现高热(＞40 ℃)；若未有效保暖，大量散热也可使患者出现低温(＜35 ℃)，这些都是病情危险的征兆。

患者体温升高时，以物理降温为主，如冰敷、乙醇或温水擦浴、冰盐水灌肠等，必要时予输液和冬眠药物。夏季将患者安置在阴凉或设有空调的房间。对低温患者以物理复温为主，如使用电热毯、热水袋或电烤架等逐渐复温，但要防止烫伤，同时注意保暖。

3.泌尿系统感染和结石

(1)留置导尿管或间歇导尿：在脊髓休克期间应留置导尿管，持续引流尿液并记录尿量，以防膀胱过度膨胀。2 周后改为每 4～6 小时开放 1 次尿管，或白天每 4 小时导尿 1 次，晚间 6 小时导尿 1 次，以防膀胱萎缩。

(2)排尿训练：根据脊髓损伤部位和程度不同，3 周后部分患者排尿功能可逐渐恢复，但是脊髓完全损伤者则需要进行排尿功能训练。当膀胱胀满时，鼓励患者增加腹压，用右手由外向内按摩下腹部，待膀胱缩成球状，紧按膀胱底向前下方挤压，在膀胱排尿后用左手按在右手背上加压，待尿不再排出时，可松手再加压 1 次，待尿排尽，训练自主性膀胱排尿，争取早日拔去导尿管，这种方法对马尾神经损伤者特别有效。同时，根据患者病情训练膀胱的反射排尿功能。

(3)预防感染：鼓励患者每天饮水量最好达 3 000 mL 以上，以稀释尿液；尽量排尽尿液，减少残余尿；每天清洁会阴部；根据需要更换尿袋及导尿管；必要时做膀胱冲洗，以冲出膀胱中积存的沉渣；定期检查残余尿量、尿常规和中段尿培养，以及时发现泌尿系统感染征象。一旦发生感染，抬高床头，增加饮水或输液量，持续开放导尿管，遵医嘱使用广谱抗生素。需长期留置尿管而又无法控制泌尿系统感染者，教会患者遵循无菌操作方法进行间歇导尿，也可作永久性耻骨上膀胱造瘘术。

4.便秘

指导患者多食富含膳食纤维的食物、新鲜水果和蔬菜，多饮水。在餐后30分钟做腹部按摩，从左到右，沿大肠行走的方向，以刺激肠蠕动。对顽固性便秘者可遵医嘱给予灌肠或缓泻剂。部分患者通过持续的训练可逐渐建立起反射性排便，方法为用手指按压肛门周围或者扩张肛门，刺激括约肌，反射性引起肠蠕动。当反射建立后用手指按压肛门时即可有大便排出。

5.压疮预防

(1)定时翻身：间歇性解除压迫是有效预防压疮的关键，故在卧床期间应每2～3小时翻身1次。翻身时采用轴线翻身法。

(2)合适的床铺：床单清洁干燥和舒适，有条件的可使用特制翻身床、明胶床垫、充气床垫、波纹气垫等。注意保护骨突出部位，使用气垫或棉圈等使骨突部位悬空，定时对受压的骨突部位进行按摩。保持个人清洁卫生和床单清洁干燥。

(3)增加营养：保证足够的营养素摄入，提高机体抵抗力。

(四)心理护理

帮助患者掌握正确的应对技巧，提高其自我护理能力，发挥其最大潜能。家庭成员和医务人员相信并认真倾听患者的诉说。可让患者和家属参与制订护理计划，帮助患者建立有效的社会支持系统，包括家庭成员、亲属、朋友、医务人员和同事等。

(五)健康教育

(1)指导患者出院后继续康复锻炼，并预防并发症的发生。

(2)指导患者练习床上坐起，使用轮椅、拐杖或助行器等移动工具，练习上下床和行走方法。

(3)指导患者和家属应用清洁导尿术进行间歇导尿，预防长期留置导尿管而引起泌尿系统感染。

(4)告知患者需定期返院检查，进行理疗有助于刺激肌肉收缩和功能恢复。

五、护理效果评估

(1)患者能否保持呼吸道通畅，维持正常呼吸功能。

(2)患者的体温能否维持在正常范围。

(3)患者是否能有效排尿或建立膀胱的反射性排尿功能。

(4)患者是否能有效排便。

(5)患者的皮肤是否清洁、完整，未发生压疮。

(6)患者是否能接受身体及生活改变的现实。

(魏贝贝)

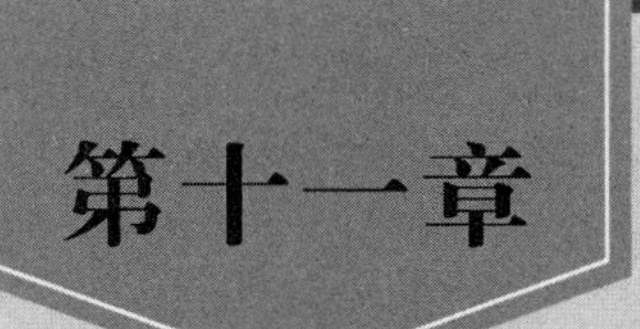

儿科护理

第一节　小儿化脓性脑膜炎

小儿化脓性脑膜炎(简称化脑)是指由各种化脓性细菌引起的脑膜炎症,常继发于败血症或为败血症的一部分,约 30%的新生儿败血症可并发脑膜炎。临床以急性发热、惊厥、意识障碍、颅内压增高和脑膜刺激征及脑脊液脓性改变为特征。

80%以上的化脓性脑膜炎是由肺炎链球菌、流感嗜血杆菌、脑膜炎双球菌引起。2 个月以下婴幼儿和新生儿、原发或继发性免疫缺陷病者,易发生肠道革兰阴性杆菌和金黄色葡萄球菌脑膜炎,前者以大肠埃希菌最多见,其次如变形杆菌、铜绿假单胞菌或产气杆菌等。出生 2 个月至儿童时期以流感嗜血杆菌、脑膜炎双球菌、肺炎链球菌致病为主。

随着抗生素的合理应用,小儿化脓性脑膜炎的病死率明显下降,病死率在 5%～15%,约 1/3 幸存者会遗留各种神经系统后遗症,6 个月以下幼婴患本病预后更为严重。部分患儿可遗留脑积水、耳聋、癫痫、智力低下和肢体瘫痪。

化脓性脑膜炎包括脑膜炎双球菌性脑膜炎、肺炎链球菌脑膜炎、流感嗜血杆菌脑膜炎、金黄色葡萄球菌脑膜炎、革兰阴性菌脑膜炎和新生儿脑膜炎。

一、病因及发病机制

(一)病因

化脑在 0～2 月龄内婴儿,其致病病原常反映母亲的带菌情况和婴儿的生活环境,常见病原有 B 族链球菌和革兰阴性肠杆菌等,偶尔也有流感嗜血杆菌 b 型(Hib)或不定型菌株。在2 月龄至 12 岁的儿童组中,其致病菌常是肺炎链球菌、脑膜炎双球菌或 Hib。在美国,没有应用 Hib 疫苗之前,约 70%小于5 岁儿童的化脑是由 Hib 引起。1986 年在美国,化脑的平均发病年龄为 15 个月。另外,在一些有解剖结构缺陷或免疫功能缺陷的人群,少见病原引起脑膜炎的病例增加,如铜绿假单胞菌、金黄色葡萄球菌、凝固酶阴性葡萄球菌、沙门菌属和李斯特菌等。

细菌性脑膜炎的重要危险因素:其一为年幼儿对感染的病原缺乏免疫力;其二为近期有致病细菌的携带。有密切接触史、居住拥挤、贫穷、小婴儿缺乏母乳喂养都是诱发因素。传播方式是经接触呼吸道分泌物和飞沫传播,脾功能不全如镰状细胞贫血、无脾的患者易患肺炎链球菌脑膜炎，有时也易患 Hib 脑膜炎。

1.肺炎链球菌

肺炎链球菌脑膜炎的发病率为 1/10 万～3/10 万，一生都可以感染此菌，2 岁以下婴幼儿和老年人中的发病率最高。其危险性同感染的肺炎链球菌血清型有关，血清型分布在不同国家和地区也不相同。

2.流感嗜血杆菌

流感嗜血杆菌是广泛寄居在正常人上呼吸道的微生物，在健康儿童中，30%～80%都带有 Hib，绝大多数是无荚膜不定型，无致病性的，仅少数为有荚膜菌株，而侵袭性疾病大多数为 Hib 菌株引起。其中流感嗜血杆菌 b 型（Hib）带菌的高峰年龄主要在 6 个月至 2 岁半，然后很快下降，4 岁后很少带菌。Hib 的传播方式主要由呼吸道经空气、飞沫或经手传染，主要感染 5 岁以下的儿童，引起多器官、组织的侵袭性感染，其中占第一位而且危害最大的是脑膜炎。在美国未用此菌苗前，5 岁以下儿童 Hib 脑膜炎发病率60 例/10 万，病死率为 5%～10%，而由于中枢神经损伤所造成的后遗症发生率为 30%～50%。近年来人们发现，由于耐药菌株的出现，尽管使用了有效的抗生素，仍有 5%的患者死亡，30%的患者有中枢神经系统后遗症。

3.脑膜炎双球菌

脑膜炎球菌性脑膜炎至今仍是全球性疾病，世界各地都有发病。高发地区是非洲、亚洲和南美洲，这些地区平均发病率为 10/10 万，在流行年代可能增加到 500/10 万。在非洲脑脊髓膜炎的流行，A 群脑膜炎球菌仍是最常见的病原菌。此外，在巴西、马里、尼日利亚等地，C 群脑膜炎球菌引起过大爆发。在智利、古巴、挪威等地，B 群脑膜炎球菌也和一些爆发有联系，而且由这种血清群引起的病例最近几年在北美已明显增多了。据世界卫生组织报告近十年来各大洲发病率波动在 10/10 万～30/10 万，美洲的发病率波动在 2/10 万～5/10 万，欧洲、北美、大洋洲发病率较低，平均约 1/10 万，亚洲除我国外发病率也在1/10 万～2/10 万。

（二）发病机制

细菌抵达脑膜可通过多种途径，如外伤或手术直接接种、淋巴或血流播散等。通常脑膜炎是由菌血症发展而来。细菌多由上呼吸道侵入，先在鼻咽部隐匿、繁殖，继而进入血流，直接抵达营养中枢神经系统的血管，或在该处形成局部血栓，并释放出细菌栓子到血液循环中。由于小儿防御、免疫功能均较成人弱，病原菌容易通过血-脑屏障到达脑膜引起化脑。婴幼儿的皮肤、黏膜、肠胃道及新生儿的脐部也常是感染侵入门户。鼻旁窦炎、中耳炎、乳突炎既可作为病灶窝藏细菌，也可因病变扩展直接波及脑膜。颅骨外伤、骨折的并发症，特别是那些涉及鼻旁窦的骨折，更可形成颅内与外界的直接通道，成为细菌侵入的门户。先天性免疫球蛋白缺陷，细胞免疫缺陷或联合免疫缺陷，均影响婴儿预防感染的能力，容易发生严重感染乃至脑膜炎。具有大量荚膜的细菌在血流中生存力加强，在缺乏免疫力的年幼儿中，血清低浓度的抗荚膜 IgM 与 IgG 抗体、血清备解素、血清补体成分如（C_{19}、C_3 和 C_5）也缺乏或减少都影响对细菌有效的调理吞噬作用，使其容易发生脑膜炎。细菌通过血-脑屏障进入脑脊液循环，因为脑脊液中的补体、抗体浓度明显低于血液循环，细菌可迅速繁殖，而化学趋化因子、肿瘤坏死因子、白细胞介素-1、前列腺素 E 和其他细胞因子或炎性介质的局部产生引起了局部炎症，细菌的细胞壁成分也可引起强烈的炎症反应。继而，炎症造成白细胞浸润、血管通透性增加、血管梗死，破坏了血-脑屏障。在脑脊液中已无菌生长时，细胞因子引起的炎症还在继续，这也就造成了慢性炎症后遗症。

二、临床表现

(一)症状及体征

各种细菌所致化脑的临床表现大致相仿,可归纳为感染、颅压增高及脑膜刺激症状。其临床表现在很大程度上取决于患儿的年龄。年长儿与成人的临床表现相似。婴幼儿症状一般较隐匿或不典型。

化脑一般发病急,有高热、头痛、呕吐、食欲缺乏及精神萎靡等症状。起病时神志一般清醒,病情进展可发生嗜睡、谵妄、惊厥和昏迷。严重者在24小时内即出现惊厥、昏迷。体检可见意识障碍、昏迷、颈强直、克氏征与布氏征阳性。如未及时治疗,颈强直加重、头后仰、背肌僵硬甚至角弓反张。

婴幼儿期化脑起病急缓不一。由于前囟尚未闭合,骨缝可以裂开,而使颅内压增高及脑膜刺激症状出现较晚,临床表现不典型。常先以易激惹、烦躁不安、面色苍白、食欲减低开始,然后出现发热及呼吸系统或消化系统症状,如呕吐、腹泻、轻微咳嗽,继之嗜睡、头向后仰、感觉过敏、哭声尖锐、眼神发呆、双目凝视,有时用手打头、摇头。往往在发生惊厥后才引起家长注意和就诊。前囟饱满、布氏征阳性是重要体征,有时皮肤划痕试验阳性。

新生儿特别是未成熟儿的临床表现明显不同。起病隐匿,常缺乏典型症状和体征。由于宫内感染引起的,可表现为出生时即呈不可逆性休克或呼吸暂停,很快死亡。较常见的情况是出生时婴儿正常,数天后出现肌张力低下、少动、哭声微弱、吸吮力差、拒食、呕吐、黄疸、发绀、呼吸不规则等非特异性症状。发热或有或无,甚至体温不升。体格检查仅见前囟张力增高,而少有其他脑膜刺激征。前囟隆起亦出现较晚,极易误诊。唯有腰穿检查脑脊液才能确诊。有些患儿直到尸检时才发现其为化脑。

(二)并发症和后遗症

1.硬膜下积液

婴儿肺炎球菌和流感杆菌脑膜炎时多见。经治疗病情好转而体温持续不退,或体温下降后再升高;前囟持续隆起或第二次隆起,颅透照试验光圈持续超过2 cm或进行性增大;症状好转,又重复出现惊厥等症状。此时应做硬膜下穿刺。如穿刺得黄色或带血微浊液体在1 mL以上,可以确诊。涂片可找到细菌。

2.脑室管膜炎

具备以下两项者,应疑并发脑室膜炎:①病情危重,频繁惊厥,呼吸衰竭。②经合理治疗1周,化脑症状持续加重。③脑超声或CT示脑室明显扩大。④中枢神经系统畸形或化脑复发。如脑室穿刺液白细胞数≥50个/立方毫米,糖<30 mg/dL或蛋白定量>40 mg/dL即可确诊。脑脊液细菌培养或涂片结果与腰穿结果一致也可确诊。

3.脑积水

梗阻性脑积水。

4.脑性低钠血症

并发抗利尿激素分泌过多,又因呕吐、进食差等致使血钠降低或发生水中毒。主要表现为意识障碍加重,惊厥。血化验可证实低钠血症。

5.其他

继发癫痫,智力低下,视、听、运动功能障碍等。

三、实验室及辅助检查

(一)血常规

白细胞总数及中性粒细胞明显增加。贫血常见于流感嗜血杆菌脑膜炎。

(二)血培养

早期、未用抗生素治疗者可得阳性结果,能帮助确定病原菌。

(三)咽培养

对分离出致病菌有参考价值。

(四)瘀点涂片

流脑患儿皮肤瘀点涂片查见细菌阳性率在50%以上。

(五)脑脊液常规、涂片、培养

脑脊液检查可见典型化脓性改变。其外观浑浊或稀米汤样,压力增高(当脓液黏稠、流出困难时,无法测量压力)。显微镜下检查白细胞计数甚多,每立方毫米自数百至数万,每升可达数亿个,其中以多核白细胞为主。糖定量试验,含量常在150 mg/L以下。糖定量不但可协助鉴别细菌或病毒感染,还能反映治疗效果。蛋白定性试验多为强阳性,定量试验明显增高。将脑脊液离心沉淀,作涂片染色,常能查见病原菌,可作为早期选用抗生素治疗的依据。涂片检查用革兰染色,必要时加用美兰染色协助观察细菌形态。

(六)特异性细菌抗原测定

利用免疫学技术检查患儿脑脊液、血、尿中细菌抗原为快速确定病原菌的特异方法。特别是脑脊液抗原检测最重要。血、尿抗原阳性亦有参考价值。国外在十余年前即已广泛开展此项工作,由于缺乏优质抗血清,我国尚未普遍使用。常用的方法有以下几种。

1.对流免疫电泳(CIE)

此法是以已知抗体(特定的抗血清)检测脑脊液中的抗原如可溶性荚膜多糖,特异性高,1小时内即能获得结果,常用做流脑快速诊断,也用以检查嗜血流感杆菌、肺炎链球菌等,阳性率可达80%。北京儿童医院128例化脑抗原检测阳性率为86.7%。

2.乳胶凝集试验(LA)

LA是用已知抗体检测未知抗原(或用已知抗原检测抗体)。对脑膜炎双球菌与流感杆菌检测结果与用CIE方法所测结果相似。但对肺炎链球菌敏感性较差。此法较CIE敏感,但有假阳性可能。所用标本量较CIE多,试剂盒亦较昂贵。

3.免疫荧光试验

用荧光素标记已知抗体,再加入待检抗原(如脑脊液、血液标本),然后用荧光显微镜观察抗原抗体反应。此法特异性高、敏感性强,可快速作出诊断,但需一定设备。

4.酶联免疫吸附试验(ELISA)

用酶标记已知抗体(或抗原)测定相应抗原(或抗体)。

四、主要护理诊断

(一)体温过高

体温过高与细菌感染有关。

(二)合作性问题

颅内高压症。

(三)营养失调

低于机体需要量与摄入不足、机体消耗增多有关。

(四)有受伤的危险

有受伤的危险与抽搐或意识障碍有关。

(五)恐惧、焦虑

恐惧、焦虑(家长的)与疾病重、预后不良有关。

五、护理措施

(一)高热的护理

1.休息

保持病室安静、空气新鲜,绝对卧床休息。

2.病情观察

每4小时测体温1次,并观察热型及伴随症状。体温超过38 ℃时,以及时给予物理降温;如超过39 ℃,按医嘱及时给予药物降温,以减少大脑氧的消耗,防止高热惊厥。记录降温效果。

3.其他护理

鼓励患儿多饮水,必要时静脉补液。出汗后及时更衣,注意保暖。

(二)饮食护理

保证足够热量摄入,按患儿热量需要制定饮食计划,给予高热量、清淡、易消化的流质或半流质饮食。少量多餐,防止呕吐的发生。注意食物的调配,增加患儿食欲。频繁呕吐不能进食者,应注意观察呕吐情况并静脉输液,维持水、电解质平衡。偶有吞咽障碍者,应及早鼻饲,以防窒息。监测患儿每天热量摄入量,以及时给予适当调整。

(三)体位

给予舒适的卧位,颅内高压者抬高头部15°~30°,保持中位线,避免扭曲颈部。有脑疝发生时,应选择平卧位。呕吐时须将头侧向一边,防止窒息。

(四)加强基础护理

做好口腔护理,呕吐后帮助患儿漱口,保持口腔清洁,以及时清除呕吐物,减少不良刺激。做好皮肤护理,以及时清除大小便,保持臀部干燥,必要时使用气垫等抗压力器材,预防压疮的发生。

(五)安全护理

注意患儿安全,躁动不安或惊厥时防坠床及舌咬伤。

(六)生活护理

协助患儿进行洗漱、进食、大小便及个人卫生等生活护理。

(七)病情观察

(1)监测生命体征,密切观察病情,注意精神状态、意识、瞳孔、前囟等变化。若患儿出现意识障碍、前囟紧张、躁动不安、频繁呕吐、四肢肌张力增高等,提示有脑水肿、颅内压升高的可能。若呼吸节律不规则、瞳孔忽大忽小或两侧不等大、对光反应迟钝、血压升高,应注意脑疝及呼吸衰竭的存在。

(2)并发症的观察:如患儿在治疗中发热不退或退而复升,前囟饱满、颅缝裂开、呕吐不止、频繁惊厥,应考虑有并发症存在。可做颅骨透照法、头颅超声波检查、头颅CT扫描检查等,以便早确诊,以及时处理。

(八)用药护理

了解各种药物的使用要求及不良反应。如静脉用药的配伍禁忌;青霉素应现配现用,防止破坏,影响疗效;注意观察氯霉素的骨髓抑制作用,定期做血常规检查;甘露醇须快速输注,避免药物渗出血管外,如有渗出须及时处理,可用50%硫酸镁湿敷;除甘露醇外,其他液体静脉输注速度不宜太快,以免加重脑水肿;保护好静脉,有计划地选择静脉,保证输液通畅;记录24小时出入液量。

(九)心理护理

对患儿及家长给予安慰、关心和爱护,使其接受疾病的事实,鼓励战胜疾病的信心。根据患儿及家长的接受程度,介绍病情、治疗、护理的目的与方法,以取得患儿及家长的信任,使其主动配合。

(十)健康教育

(1)根据患儿和家长的接受程度介绍病情和治疗、护理方法,使其主动配合,并鼓励患儿和家长共同参与制定护理计划。关心家长,爱护患儿,鼓励其战胜疾病,以取得患儿和家长的信任。

(2)在治疗过程中提供相应的护理知识,如吞咽不良、使用鼻饲者,注意鼻饲后的正确卧位,鼻饲后避免立即翻身和剧烈运动;小婴儿要耐心喂养,给予喂养知识及饮食指导;向患儿及家长解释腰穿后须去枕平卧、禁食2小时的意义,以取得患儿和家长的合作;注意保暖,预防感冒;减少陪护,预防交叉感染,以期尽早康复。

(3)对有并发症患儿,向患儿和家长解释原因,在处理过程中需要患儿和家长配合的都应一一说明,以取得患儿和家长的配合。

(十一)出院指导

(1)饮食应根据患儿不同年龄给予饮食指导,给予高热量、富含维生素、易消化饮食,并注意饮食的调配,增进食欲。

(2)注意劳逸结合,根据天气变化及时增减衣服,预防感冒。搞好环境卫生,室内经常开窗通风,充分利用日光。注意个人卫生。小儿尽量少去拥挤的公共场所。流行性脑膜炎流行期间避免大型集会,减少人员流动,外出戴口罩,不去疫区。

(3)有后遗症者,应给予相应的功能训练和康复指导。肢体瘫痪者应每天做各关节的被动活动,鼓励患儿主动运动,加强锻炼。恢复期宜做按摩、理疗、体疗、运动功能锻炼等康复治疗。有失语者宜进行语言训练。有癫痫者应指导患儿按时有规律的服药,注意安全,避免过度劳累和情绪激动,定期复查。

(何雯雯)

第二节　小儿病毒性心肌炎

一、概念

病毒性心肌炎是病毒侵犯心脏,以心肌炎性病变为主要表现的疾病,有的可伴有心包或心内膜炎症改变。本病临床表现轻重不一，预后大多良好，但少数患者可发生心力衰竭、心源性休克，甚至猝死。

二、临床表现

（一）症状

（1）多有轻重不等的前驱症状，如发热、乏力、全身不适、咳嗽、咽痛、肌痛、腹泻、皮疹等表现。

（2）病前曾患流行性感冒、流行性腮腺炎、肝炎、水痘等病毒性感染。

（3）可有心悸、胸闷、心前区不适、气急、头晕、晕厥及抽搐史。

（4）排除中毒性心肌炎、先天性心脏病、风湿热、心包疾病、代谢性疾病、结缔组织病、原发性心肌病等疾病。

（二）查体

（1）心脏大小正常或增大。

（2）心音低钝，可出现奔马律。

（3）心率增快，偶有心动过缓，常有心律不齐。

（4）心尖部可有轻度柔和的收缩期杂音，有心包炎时可有心包摩擦音。

（5）重症病例可出现充血性心力衰竭或心源性休克体征。

三、辅助检查

（一）特殊检查

1.心电图

ST 段下移，T 波低平或倒置，低电压，窦房、房室或室内传导阻滞，期前收缩或其他异位心律，Q-T 间期延长，异常 Q 波等，也可有房室肥大表现。

2.酶学检查

血清 ALT、AST、CK-MB 和 LDH 活性增高，$LDH_1 > LDH_2$，$LDH_1 > 40\%$，心肌肌钙蛋白（cTnI 或 cTnT）阳性。

3.X 线检查

心影大小正常或增大，可有少量胸腔积液。

4.超声波检查

可有房室增大，左心室收缩功能和舒张功能减低或有心包积液。

5.病原学检查

以咽拭子、尿、粪、血液、心包液进行病毒分离，或在恢复期做血清补体结合试验、中和试验等，可有特异性病毒抗体明显升高。

（二）诊断标准

1.临床诊断依据

（1）心功能不全、心源性休克或心脑综合征。

（2）心脏扩大（X 线、超声心动图检查具有表现之一）。

（3）心电图改变：以 R 波为主的两个或两个以上主要导联（Ⅰ、Ⅱ、aVF、V_5）的 ST-T 改变持续 4 天以上伴动态变化，窦房、房室传导阻滞，完全性右或左束支传导阻滞，成联律、多形、多源、成对或并行期前收缩，非房室结及房室折返引起的异位性心动过速，低电压（新生儿除外）及异常 Q 波。

(4)CK-MB 升高或心肌肌钙蛋白(cTnI 或 cTnT)阳性。

2.病原学诊断依据

(1)确诊指标:自心内膜、心肌、心包(活检、病理)或心包穿刺液检查发现以下之一者可确诊。①分离到病毒;②用病毒核酸探针查到病毒核酸;③特异性病毒抗体阳性。

(2)参考依据:有以下之一者结合临床表现可考虑心肌炎由病毒引起。①自粪便、咽拭子或血液中分离到病毒,且恢复期血清同型抗体滴度较第一份血清升高或降低 4 倍以上。②病程早期血中特异性 IgM 抗体阳性。③用病毒核酸探针从患儿血中查到病毒核酸。

(3)确诊依据:具备临床诊断依据两项,可作出临床诊断。发病同时或发病前 1～3 周有病毒感染的证据,则支持病毒性心肌炎诊断。①如具备临床诊断依据两项,可作出心肌炎临床诊断。发病同时或发病前1～3 周有病毒感染的证据,则支持病毒性心肌炎诊断。②同时具备病原学确诊依据之一者,可确诊为病毒性心肌炎。③具备病原学参考依据之一者,可临床诊断为病毒性心肌炎。④凡不具备确诊依据,应给予必要的治疗或随诊,根据病情变化,确诊或除外病毒性心肌炎。⑤应除外风湿性心肌炎、中毒性心肌炎、先天性心脏病、结缔组织病,以及代谢性疾病的心肌损害、甲状腺功能亢进症、原发性心肌病、原发性心内膜弹力纤维增生症、先天性房室传导阻滞、心脏自主神经功能异常、β 受体功能亢进及药物等引起的心电图改变。

四、治疗

(一)休息

急性期应卧床休息,一般 3～4 周,有心脏扩大和心力衰竭时,一般应休息 3～6 个月,随后逐渐恢复至正常活动。

(二)防治诱因

控制继发细菌感染

(三)改善心肌代谢、增进心肌营养

(1)维生素 C:每次 100～200 mg/kg,稀释成 10%～12.5%溶液,静脉注射,每天 1 次,疗程 1/2～1 个月。

(2)辅酶 Q_{10}:剂量 10～30 mg/d,分次服用,疗程 1～3 个月。

(3)1,6-二磷酸果糖:剂量每次 1～2.5 mL/kg,每天 1 次,静脉缓慢滴注,每 10～15 天为 1 个疗程。

(四)肾上腺皮质激素

重症可用地塞米松静脉滴注,或泼尼松口服 1～1.5 mg/(kg · d),分次口服,用 3～4 周,症状缓解后逐渐减量停药。

(五)对症治疗

(1)控制心力衰竭:应用强心药、利尿药和血管扩张药。对洋地黄类药物较敏感,剂量宜小,一般总量减少 1/3～1/2,首次剂量不超过总量 1/3。

(2)纠正心律失常:根据心律失常种类选用不同的抗心律失常药物。

(3)抢救心源性休克:用地塞米松每次 0.5～1.0 mg/kg 静脉注射或静脉滴注,大剂量维生素 C 每次2～5 g,静脉注射,每 2～6 小时 1 次,病情好转后改为每天 1～2 次,多巴胺和/或多巴酚丁胺静脉滴注,5～15 μg/(kg · min),根据血压调节滴注速度,可并用硝普钠静脉滴注,0.5～5 μg/(kg · min)。

五、护理措施

(一)病情观察

密切观察并记录心率、脉搏的强弱和节律,注意血压、体温、呼吸及精神状态的变化,如突然发现面色苍白、恶心、呕吐、烦躁不安、气急、脉搏异常,应立即通知医师,进行抢救。

(二)饮食护理

给予高热量、高维生素、低脂肪饮食,适当增加水果,少量多餐,切忌饱餐。心功能不全时应适当限制食盐和水分的摄入。

(三)用药护理

静脉给药速度宜慢,有条件者可用输液泵。应用洋地黄类药物治疗心力衰竭时应注意由于心肌炎导致对洋地黄制剂较敏感,容易中毒,在用药期间应密切观察心率、心律。若心率过缓或其他不良反应出现时,应立即报告医师妥善处理。

(四)活动与休息

急性期患儿绝对卧床休息,至热退后 3～4 周基本恢复正常时逐渐增加活动量。恢复期继续限制活动量,一般总休息时间不少于 3～6 个月。重症患儿心脏扩大者、有心力衰竭者,应延长卧床时间,待心力衰竭控制、心脏情况好转后再逐渐开始活动。

(五)健康教育

适量的体育锻炼,注意劳逸结合,积极预防病毒性感冒,加强营养,增强抵抗力。嘱咐患儿及家长出院后定期到门诊复查。

(何雯雯)

第三节 小儿感染性心内膜炎

一、概念

感染性心内膜炎指心脏的瓣膜、心内膜或血管内膜的炎症,多发生在有先天或后天心脏病的患儿,但亦可发生在心脏正常者。

二、临床表现

(一)症状

持续发热、寒战、疲乏、出汗、头痛、肌痛、关节疼痛等。小儿常有明显食欲缺乏。如为金黄色葡萄球菌感染,起病多急剧,病势凶险。

(二)查体

(1)苍白,精神不振。

(2)原有心脏杂音改变或出现新的杂音,可有心脏扩大。

(3)广泛的栓塞表现,如皮肤瘀点,眼底出血点,以及肺、肾、脑、脾等实质脏器梗死。

(4)有脾大及压痛,杵状指(趾)。

三、辅助检查

(一)血液学检查

进行性贫血和白细胞计数增高且以中性粒细胞为主,亦可有血小板计数减少,红细胞沉降率增快,血清球 α_2 蛋白增高,C 反应蛋白阳性,部分病例类风湿因子阳性,C_3 减低。常有血尿、蛋白尿及管型尿。

(二)血培养

血培养对诊断治疗至关重要。80%～85%可阳性。早期 1～2 天多次血培养的阳性率较分散,在数天内做培养为高。在血培养标本留置完成前勿用抗生素。如患儿最近已用过抗生素,则需停药至少 48～72 小时,万不得已时应避开血药浓度高峰时期采血。

(三)超声心动图

应用二维超声可准确探测赘生物的部位、数量、形态、大小,心瓣膜损伤情况,心脏大小和心功能状况,有助于判断药物疗效和预后。

四、治疗

(一)支持疗法

卧床休息。保持水、电解质平衡及足够的热量供应。必要时给予输血、血浆或静脉注射免疫球蛋白等。

(二)抗生素治疗

根据血培养选用敏感、有效的抗生素,血培养阴性时选用广谱抗生素。坚持足量及较长期疗程,疗程 4～6 周,需体温正常、急相期蛋白试验正常,血培养连续两次培养阴性后方可逐渐停用。

(三)手术疗法

先天性心脏病缺损修补及切除赘生物、脓肿或更换病变的瓣膜等,手术适应证有以下几点。

(1)瓣膜破坏所致的进行性或不能控制的心力衰竭。

(2)顽固感染经 1～2 个月治疗未控制者。

(3)脱落的赘生物栓塞动脉必须取出时。

(4)人工瓣膜感染或扩展至瓣膜外感染时。

(5)心内赘生物经抗生素治疗后不消失,且发生体循环或肺循环栓塞者。

五、预后

预后取决于下列因素。

(1)治疗越早,治愈率越高。

(2)致病菌的毒性及破坏性。

(3)免疫功能低下或经治疗后免疫复合物滴度不下降者预后差。

(4)抗生素治疗未能控制病情者预后差。

六、护理措施

(一)休息

高热患儿应卧床休息,心脏超声可见巨大赘生物的患儿,应绝对卧床休息,防止赘生物脱落。

(二)饮食护理

发热患儿,给予清淡、高蛋白、高热量、高维生素、易消化的半流质或软食,以补充机体消耗。鼓励患儿多饮水(有心衰征象者除外)。贫血者,遵医嘱服用铁剂。

(三)用药护理

遵医嘱应用抗生素治疗,观察药物疗效及不良反应,并及时告知医师。告知患儿抗生素治疗是本病的关键,需坚持大剂量、长疗程的治疗。严格时间用药,以确保维持有效地血药浓度。应用静脉留置针,以保护静脉血管,减轻患儿痛苦。

(四)发热护理

(1)观察体温及皮肤黏膜变化,发热时每 4 小时测体温 1 次,注意患儿有无皮肤瘀点、指甲下线状出血、Osler 结节和 Janeway 损害等及消退情况。

(2)正确采集血标本:未经治疗亚急性患儿,第一天采血每 1 小时 1 次,共 3 次,次日未见细菌重复采血 3 次后开始治疗。已用抗生素者,停药 7 天后采血。急性患儿入院后立即采血每 1 小时1 次,共 3 次。每次采血 10～20 mL,同时做需氧和厌氧培养。

(3)环境温湿度适宜,高热者给予物理降温,以及时更换衣物,促进舒适。

(五)潜在并发症:栓塞

(1)重点观察瞳孔、神志、肢体活动及皮肤温度。

(2)突然胸痛、气急、发绀、咯血,考虑肺栓塞。

(3)出现腰痛、血尿考虑肾栓塞。

(4)神志和精神改变、失语、吞咽困难、肢体功能障碍、瞳孔大小不对称,甚至抽搐和昏迷,考虑脑血管栓塞。

(5)肢体突然剧烈疼痛、皮肤温度下降,动脉搏动减弱,考虑外周动脉栓塞。

(六)健康指导

(1)告知患儿本病的病因、发病机制,坚持足量、长疗程应用抗生素。

(2)在进行口腔手术、内镜检查、导尿等操作前告知医师心内膜炎史,以预防性应用抗生素。

(3)注意防寒保暖,避免感冒,加强营养,增强机体抵抗力,合理休息。保持口腔和皮肤清洁,少去公共场所。勿挤压痤疮、疖、痈等感染灶,减少病原体入侵机会。教会患儿自测体温,观察栓塞表现,定期门诊随访。

(何雯雯)

第四节 小儿急性上呼吸道感染

一、概念

急性上呼吸道感染简称上感,俗称“感冒”,是小儿时期最常见的疾病。主要侵犯鼻、咽和鼻咽部,常诊断为“急性鼻咽炎、急性咽炎、急性扁桃体炎”等,也可统称为上呼吸道感染。冬春季多发,各种病毒和细菌均可引起,以病毒为多见,约占 90%以上,主要有鼻病毒、流感病毒、副流感病毒、呼吸道合胞病毒、腺病毒,以及冠状病毒、柯萨奇病毒、埃可病毒等。其次为细菌感染,如链球菌、流感嗜血杆菌等,肺炎支原体亦可引起。

二、临床表现

(一)一般类型的上感

(1)年长儿症状较轻,常于受凉后 1～3 天出现鼻塞、喷嚏、流涕、干咳、咽痛、发热等;婴幼儿局部症状不显著而全身症状重,可骤然起病,高热、咳嗽、食欲差、烦躁,甚至高热惊厥。

(2)有些患儿可伴有呕吐、腹泻、阵发性脐周疼痛。

(3)查体:咽部充血,扁桃体肿大,颌下淋巴结肿大、触痛等,肺部呼吸音正常;部分患儿可有不同形态的皮疹。

(4)可伴有中耳炎、鼻窦炎、咽后壁脓肿、颈淋巴结炎、喉炎、气管炎、支气管肺炎等。年长儿若患链球菌性上感可引起急性肾炎、风湿热等。

(5)血常规:病毒性感染时白细胞总数正常或偏低,分类以淋巴细胞增多为主。如为细菌感染或合并细菌感染,白细胞总数大多升高,分类以中性粒细胞增多为主。

(6)C 反应蛋白:取微量血样送检,可辅助鉴别感染源。细菌性感染早期可升高,单纯病毒性感染时正常。

(二)特殊类型的上感

1.疱疹性咽峡炎

疱疹性咽峡炎是柯萨奇 A 组病毒所致,好发于夏秋季。表现为急起高热、咽痛,流涎、厌食、呕吐等;咽部充血,咽腭弓、悬雍垂、软腭等处有 2～4 mm 大小的疱疹,周围有红晕,疱疹破溃后形成小溃疡,病程 1 周左右。

2.咽-结合膜热

咽-结合膜热由腺病毒 3、7 型所致,常发生于春夏季,可在儿童集体机构中流行。以发热、咽炎、结膜炎为特征;咽部充血,一侧或两侧滤泡性眼结膜炎;颈部、耳后淋巴结肿大,有时伴胃肠道症状。病程 1～2 周。

三、鉴别诊断

(一)流行性感冒

流行性感冒是流感病毒、副流感病毒所致,有明显的流行病史。全身症状重,如发热、头痛、咽痛、肌肉酸痛等。上呼吸道卡他症状可不明显。

(二)急性传染病早期

上感常为各种传染病的前驱症状,如麻疹、流行性脑脊髓膜炎、百日咳、猩红热、脊髓灰质炎等,应结合流行病史、临床表现及实验室资料等综合分析,并观察病情演变加以鉴别。

(三)急性阑尾炎

上感伴腹痛者应与本病鉴别。本病腹痛常先于发热,腹痛部位以右下腹为主,呈持续性,有腹肌紧张和固定压痛点;白细胞及中性粒细胞增高。

四、治疗

(一)一般治疗

休息、多饮水;保持室内通风,适宜的温湿度(室内温度 20 ℃,相对湿度 60%);注意呼吸道隔离；预防并发症。

(二)对症治疗

1.发热

低热可给物理降温；体温≥38.5 ℃可口服对乙酰氨基酚或布洛芬(如百服宁糖浆、泰诺林滴剂或美林糖浆、滴剂)；如发生高热惊厥可给予镇静、止惊等处理；如既往有复杂性惊厥史，体温≥38 ℃即可给予药物退热治疗。常用退热药：泰诺林混悬滴剂口服。

2.鼻塞

严重者可给予小儿呋麻液滴鼻。

3.其他

复方锌布颗粒剂，具有良好、迅速的解热、镇痛、消炎、抗过敏及缓解全身症状的作用。用法：小于3岁半包或酌减；3～5岁半包/次；6～14岁1包/次；>14岁1～2包/次，每天3次。儿童每天最大量不超过3包。

(三)病因治疗

常用抗病毒药物

1.利巴韦林

广谱抗病毒作用，疗程5～7天。剂量为10～15 mg/(kg·d)，分3～4次口服。

2.中药

可选用小儿感冒冲剂、小儿热速清口服液、柴胡饮冲剂、双黄连口服液等。

如病情严重、有继发细菌感染或有并发症者可选用抗生素，常用者有青霉素类、头孢一代、头孢二代抗生素，疗程3～5天。如证实为链球菌感染、化脓性扁桃体炎，或既往有风湿热、肾炎史者，青霉素疗程应为10～14天。病毒性结膜炎可用0.1%阿昔洛韦滴眼。

五、护理措施

(一)一般护理

保持口腔清洁，避免口唇干燥，以及时清除鼻腔及咽喉部分泌物和干痂，并用凡士林、液状石蜡等涂抹鼻翼部的黏膜及鼻下皮肤，以减轻分泌物的刺激。适当休息，减少活动。

(二)病情观察与护理

(1)体温、脉搏、呼吸及精神状态的观察。

(2)有无恶心、呕吐、烦躁等某些传染病的先兆症状。

(3)有可能发生高热惊厥的患儿，备好急救物品和药品，加强巡视，以及时发现、及时处理、及时记录，并密切监测体温变化，采取有效措施维持正常体温。

(三)去除和避免诱发因素护理

积极治疗原发病，避免二重感染。

(四)饮食护理

给予富含营养、易消化的饮食，保证水分的供给。根据患儿的年龄，采取适宜的喂养方式，避免饮食用力或呛咳，加重病情。

(五)用药护理

应用解热药后注意补充水分，并观察降温效果。高热惊厥者应用镇静药应观察镇静的效果及药物的不良反应。抗感染药物，注意观察有无变态反应，并及时处理。

（六）心理护理

强化沟通效果，解除患儿及其家长的焦虑情绪。

（何雯雯）

第五节 小儿急性支气管炎

一、概念

急性支气管炎是由病毒、细菌或混合感染引起的气管、支气管黏膜发生炎症。常继发于上呼吸道感染后，或为急性传染病的一种临床表现。婴幼儿多见。常见的诱发因素有免疫功能失调、营养不良、佝偻病、特异性体质、鼻炎、鼻窦炎等。

二、临床表现

（一）症状

大多先有上呼吸道感染症状，咳嗽为主要症状，开始为干咳，以后有痰。发热可有可无、体温可高可低。婴幼儿常有呕吐、腹泻等症状；年长儿常述头痛、胸痛。

（二）查体

双肺呼吸音粗，可有不固定的、散在的干湿啰音；一般无气促、发绀。

（三）胸片

显示正常，或肺纹理增粗，肺门阴影增深。

（四）特殊类型的支气管炎-哮喘性支气管炎

特殊类型的支气管炎-哮喘性支气管炎是指婴幼儿时期有哮喘表现的支气管炎。除上述临床表现外，其特点如下。

(1)多见于3岁以下，有湿疹或其他过敏史者。

(2)有类似哮喘的症状，如呼气性呼吸困难，肺部叩诊呈鼓音，听诊两肺布满哮鸣音及少量粗湿啰音。

(3)有反复发作倾向。一般随年龄增长而发作逐渐减少，多数痊愈，少数于数年后发展为支气管哮喘。

三、治疗

（一）一般治疗

同上呼吸道感染，经常变换体位，多饮水，使呼吸道分泌物易于咳出。

（二）控制感染

由于病原体多为病毒，一般不采用抗生素；对婴幼儿有发热、脓痰、白细胞计数增多者、病毒性感染病程≥7天者或考虑有细菌感染时可适当选用抗生素（如青霉素类、头孢类）。青霉素类首选，如青霉素过敏可选大环内酯类等广谱抗生素。疗程7～10天。病原为肺炎支原体、衣原体者平均疗程常需 2 周以上。

(三)对症治疗

(1)化痰止咳:痰稠者可选用棕色合剂(每岁 1 mL)、乙酰半胱氨酸、氨溴索等;刺激干咳为主者,可用愈美甲麻敏糖浆、右美沙芬;如干咳严重、影响休息者可短期选用复方可待因(可愈糖浆)。

(2)止喘:对喘憋严重者可口服特布他林每次 0.1 mg/kg 或雾化吸入硫酸沙丁胺醇溶液或复方异丙托溴铵溶液,剂量见表 11-1。

(3)喘息严重时可加用泼尼松,1 mg/(kg · d),或静脉滴注氢化可的松,共 1～3 天。

表 11-1　雾化吸入药物用量表

年龄	5%吸入用硫酸沙丁胺醇溶液(mL)	0.025%吸入用异丙托溴铵溶液(mL)	NS(mL)	总量(mL)	吸入用复方异丙托溴铵溶液每支 2.5 mL
1～4 岁	0.25	0.5	1.25	2	每次 1.25 mL＋NS2 mL 稀释
4～7 岁	0.5	0.75	1.75	3	
≥8 岁	0.75	1.0	1.25	3	

四、护理措施

(一)一般护理

卧床休息,减少活动,卧床时需经常变换体位,以便于排除呼吸道分泌物。保持口腔清洁;保持呼吸道通畅,指导并鼓励患儿有效咳嗽、咳痰,加强体位引流,必要时吸痰。

(二)病情观察与护理

观察生命体征的变化,尤其注意体温及呼吸,体温升高者按发热护理常规护理,有呼吸困难、喘憋、发绀者,遵医嘱及时给予适宜的吸氧方式吸氧,并协助医师积极处理。

(三)去除和避免诱发因素护理

积极治疗原发病,避免二重感染。

(四)饮食护理

给予富含营养、易消化的饮食,保证水分的供给。根据患儿的年龄,采取适宜的营养供给方式,应少食多餐,以免因咳嗽引起呕吐,严重者导致误吸。

(五)用药护理

应用解热药后注意补充水分,口服止咳糖浆后不能立即饮水,镇咳药不应常规应用,支气管扩张药应用时观察患儿心率变化,抗感染药物应用时观察有无变态反应等,经常巡视观察用药效果及不良反应,以便及时处理。

(六)心理护理

根据各年龄段患儿及其家长心理特点,采取个性化的沟通技巧,解除患儿及其家长的焦虑情绪。

(何雯雯)

第六节　小儿支气管哮喘

一、概念

支气管哮喘是由肥大细胞、嗜酸性粒细胞和T淋巴细胞等多种炎性细胞参与的气道慢性炎症。这种炎症使易感者对各种激发因子具有气道高反应性，并可引起气道缩窄，表现为反复发作性的喘息、呼吸困难、胸闷和咳嗽等症状，常在夜间和/或清晨发作、加剧。常出现广泛多变的可逆性气流受限，多数患儿可自行缓解或经治疗缓解。

二、诊断

(一)婴幼儿哮喘诊断标准

(1)年龄<3岁，喘息发作≥3次。

(2)发作时双肺闻及呼气相哮鸣音，呼气相延长。

(3)具有特应性体质，如过敏性湿疹、过敏性鼻炎等。

(4)父母有哮喘病等过敏史。

(5)除外其他引起喘息的疾病。

凡具有以上第(1)、(2)、(5)条即可诊断哮喘。如喘息发作2次，并具有第(2)、(5)条诊断为可疑哮喘或喘息性支气管炎。如同时具有第(3)和/或第(4)条时，可考虑给予哮喘治疗性诊断。

(二)儿童哮喘诊断标准

(1)年龄≥3岁，喘息呈反复发作者(或可追寻与某种变应原或刺激因素有关)。

(2)发作时双肺闻及呼气相为主的哮鸣音，呼气相延长。

(3)支气管扩张剂有明显疗效。

(4)除外其他引起喘息、胸闷和咳嗽的疾病。

对各年龄组疑似哮喘同时肺部有哮鸣音者，可做以下支气管舒张试验。①用β_2受体激动剂的气雾剂或溶液雾化吸入。②0.1%肾上腺素0.01 mL/kg皮下注射，每次最大不超过0.3 mL。在做以上任何一项试验后15分钟，如果喘息明显缓解及肺部哮鸣音明显减少，或一秒钟用力呼气容积(FEV_1)上升率≥15%，支气管舒张试验阳性，可作哮喘诊断。

(三)变异性哮喘诊断标准(儿童年龄不分大小)

(1)咳嗽持续或反复发作>1个月，常在夜间和/或清晨发作、运动后加重，痰少，临床无感染征象，或经较长期抗生素治疗无效。

(2)气管舒张剂治疗可使咳嗽缓解(基本诊断条件)。

(3)有个人过敏史或家族过敏史，变应原试验阳性可作辅助诊断。

(4)气道呈高反应性特征，支气管激发试验阳性可作辅助诊断。

(5)除外其他原因引起的慢性咳嗽。

三、哮喘分期与病情评价

(一)哮喘分期

根据临床表现支气管哮喘可分为发作期(急性发作期和非急性发作期)及缓解期。缓解期是指经过治疗或未经过治疗症状、体征消失,儿童肺功能恢复到 FEV_1 或 PEF≥80%预计值,并维持 4 周以上。

(二)病情评价

1.非急性发作期

许多患儿即使没有急性发作,但在相当长的时间内总是不同频度和/或不同程度的出现症状(喘息、咳嗽、胸闷),因此需要依据就诊前临床表现、肺功能对其病情评价(表 11-2)。

表 11-2 非急性发作期哮喘病情的评价

病情	四级重度持续	三级中度持续	二级轻度持续	一级间歇发作
症状/日间	连续有症状,体力活动受限	每天有症状影响体力活动	症状≥1 次/周,但<1 次/天	症状<1 次/周短期发作(数小时~数天)
症状/夜间	频繁	发作>1 次/周	发作>2 次/周	发作≤2 次/月,发作间期无症状
PEF 或 FEV_1/PEF 变异率	≤60%预计值/>30%	≤60%~80%预计值/>30%	≥80%预计值/>30%	肺功能正常≥80%预计值/<20%

诊断注意:①患儿出现某级严重度中的任何一种征象,就足够将患儿归入该级内。②患儿属于任何一级严重度,甚至间歇发作的哮喘,都可以发生严重的哮喘发作。

2.急性发作期

哮喘急性发作时严重程度的评价(表 11-3)。

表 11-3 哮喘急性发作时严重度的评价

参数	轻度	中度	重度	急性呼吸暂停
呼吸急促	走路时可以平卧	说话时喜坐位	休息时前弓位	
谈话	能成句	能短语	单字	
意识	可能出现激惹	经常出现激惹	经常出现激惹	嗜睡或意识模糊
呼吸频率	增快	增快	常>30 次/分	反常呼吸

四、治疗

(一)治疗

坚持长期、持续、规范、个体化的治疗原则。

1.发作期

快速缓解症状、抗炎、平喘。

2.缓解期

长期控制症状、抗炎、降低气道高反应性、避免触发因素、自我保健。

(二)哮喘的治疗方案

1.缓解期的处理

(1)坚持每天定时测量 PEF、记录哮喘日记。

(2)注意有无发作先兆,一旦出现及时用药以减轻发作症状。

(3)病情缓解后继续吸入维持量激素,至少 6 个月至 2 年或更长时间。

(4)根据患儿具体情况,包括诱因和以往发作规律,与患儿家长共同研究,提出采取一切必要的切实可行的预防措施,包括避免接触变应原、避免哮喘发作,保持长期稳定。

2.哮喘药物简介

(1)药物分类。①控制药物:吸入型糖皮质激素、全身型糖皮质激素、色甘酸钠、甲基黄嘌呤、吸入型长效 $β_2$ 激动剂、口服长效 $β_2$ 激动剂、抗白三烯类药物。②缓解药物:吸入型短效 $β_2$ 激动剂、全身型糖皮质激素、抗胆碱能药物、口服短效 $β_2$ 激动剂。

(2)药物的临床应用。

糖皮质激素:最有效的抗炎药物。

肥大细胞稳定剂:色甘酸钠是一种非激素类抗炎制剂,主要用于预防运动、冷空气等引起的急性气道收缩及季节性发作。色甘酸钠气雾剂每次 5~10 mg,每天 3~4 次。连续吸入 4~6 周才能决定其最大的药效。

白三烯受体拮抗剂:是新一代非激素类抗炎药物,对速发、迟发相炎症反应均有抑制作用。但不适用于哮喘发作期的解痉治疗。目前上市的有两种为口服用药,一种是扎鲁斯特每片 20 mg,每天 1 次,用于 12 岁以上儿童。另一种是孟鲁司特,每片 5 mg,主要用于儿童,6~14 岁儿童每次 5 mg,每天 1 次,睡前服用。

$β_2$ 受体激动剂:按需应用,如需要每天增加应用的次数、剂量才能控制病情,提示哮喘加重,需合用激素或增加激素的剂量;每天吸入用药 3~4 次以上者,改用长效制剂。常用药物剂量如下。①静脉注射:A.沙丁胺醇,学龄儿童每次 4~5 μg/kg,静脉注射(学龄前儿童剂量减半);B.盐酸沙丁胺醇 2 mg 入 10%GS 250 mL 静脉滴注,速度为 1 mL/min(速率保持 8 μg/min),起效时间为 20~30 分钟。病情好转速度减慢,维持时间 4~6 小时。静脉注射可能引起严重的低钾,应及时补充,最好做心电监护。注意滴速,防止心律失常和心肌缺血的发生。除重症哮喘,一般不主张静脉用药。②口服。A.短效 $β_2$ 激动剂:硫酸特布他林片,每片 2.5 mg,每天 3 次,每次 0.1 mg/kg。B.长效 $β_2$ 激动剂:美普清,每片 25 μg,每次 1 μg/kg,每 12 小时 1 次(不良反应:心悸、震颤、低血钾);盐酸班布特罗,2~6 岁儿童每次 5 mg 或 5 mL,6 岁以上可增至 10 mL 或 10 mg,睡前服。主要用于夜喘为主、非急性期的患儿,或短效应用无效时改用。③吸入。A.沙丁胺醇(气雾剂、雾化溶液):5%沙丁胺醇雾化溶液 0.01~0.03 mL/kg 用生理盐水稀释至 2 mL,5~10 分钟起效,维持 4~6 小时,常与异丙托溴铵气雾剂合用;B.硫酸沙丁胺醇吸入气雾剂:每喷 200 μg,儿童 1 喷/次,每天 3~4 次;C.特布他林:特布他林气雾剂,儿童 1 喷/次,3~4 次/天;D.沙美特罗替卡松气雾剂:每吸含 50 μg 沙美特罗和 100 μg 丙酸氟替卡松,适用于 4 岁及 4 岁以上的儿童,适用于中、重度持续性哮喘。

茶碱:由于有效剂量与中毒剂量相近,儿科患者少用。①口服用药:A.氨茶碱片,每次 4~5 mg/kg,6~8 小时 1 次;B.控释型茶碱:血药浓度稳定、作用持久,尤其适用于控制夜间发作。慎与口服 $β_2$ 激动剂联合,易诱发心律失常。应用剂量为每次 8~12 mg/kg,12 小时 1 次;C.优喘平:血药浓度为 5~15 mg/L,应用剂量为每次 0.2~0.4 mg,每天 1 次,用于 12 岁以上儿童。

②静脉用药：用于急性发作、24 小时内未用过茶碱者。对于 2 岁以下或 6 小时内用过茶碱者，静脉剂量减半。血药浓度 5～15 μg/mL。首剂：3～5 mg/kg＋5%GS 30 mL 静脉滴注（20～30 分钟内），维持：0.6～0.9 mg/(kg・h)（重症病例需维持）。如不维持用药可每 6 小时重复原剂量。病情好转，每隔 6 小时静脉注射 1 次 4～5 mg/kg。用药 3 天后、给药后 2 小时测血药浓度。症状完全控制后，可用茶碱缓释片。

抗胆碱药：作用弱于 β_2 激动剂，起效较慢，不良反应少。适用于夜间哮喘及痰多的患儿吸入用药。①溴化异丙托品雾化吸入液：成人每次 2.0 mL，3～4 次/天；6～14 岁每次 1.0 mL；6 岁以下每次 0.4～1.0 mL。异丙托溴铵气雾剂：每喷 0.02 mg，成人 2～3 喷/次，2 小时后可重复。②吸入用复方异丙托溴铵溶液（气雾剂、雾化溶液）：为异丙托溴铵和硫酸沙丁胺醇的混合制剂。应用方便。

其他药物。①抗 H_1 受体药物：近年发现这类药物不仅能抗组胺，还有抗气道炎症作用。急性期可选用、缓解期有协同激素作用。氯雷他定：体重≤30 kg，5 mg，每天 1 次；>30 kg，10 mg，每天 1 次。西替利嗪：6～12 岁 10 mg/d，每天 1 次或每天两次；2～5 岁 5 mg/d，每天 1 次或每天两次。②抗原特异免疫疗法：变态反应科检查变应原，进行特异性脱敏治疗。③免疫调节剂：因反复呼吸道感染诱发喘息发作者可酌情加用免疫调节剂。如核酪口服液、中医中药治疗。

五、护理措施

（一）一般护理

病室温度、相对湿度适宜，病室布置力求简单，避免有害气体及强光刺激，护理操作集中进行。加强口腔护理。保持呼吸道通畅，缓解呼吸困难，保持排便通畅。急性期卧床休息，取半坐卧位，恢复期可下床活动。

（二）病情观察与护理

急性期发作期严密监测生命体征，记 24 小时出入量。根据病情监测血气分析，随时调整给氧浓度，保持 PaO_2 在 9.3～12.0 kPa（70～90 mmHg）。观察有无哮喘持续状态，气胸、肺不张、水电解质失衡、呼吸衰竭等并发症发生，一旦发生，应立即通知医师，并做好抢救配合。

（三）去除和避免诱发因素护理

积极治疗原发病，防治并发症，避免感染。

（四）饮食护理

发作时不宜多说话，勿勉强进食，缓解后可给高热量、高维生素、清淡易消化流食或半流食，保证水分的供给，必要时给静脉营养。

（五）用药护理

静脉用药时，根据患儿年龄、病情和药物性质调整合适的输液速度，必要时使用输液泵控制速度。如茶碱类注射不可过快，用量不可过大（静脉注射不得<10 分钟）。观察药物的作用与不良反应。按患儿出现症状的轻重，遵医嘱应用支气管扩张药和激素类呼吸道局部雾化吸入。教会患儿正确使用手持定量雾化吸入的操作方法，也可应用储雾罐。激素吸入后，指导患儿正确漱口、洗脸。

（六）心理护理

急性发作时，守护并安抚患儿，尽量满足患儿合理的需求，减轻患儿焦虑、恐惧，以免加重呼吸困难。允许患儿及其家长表达感情，向患儿家长解释哮喘的诱因、治疗过程及预后，指导他们正确的态度对待患儿，采取措施缓解患儿的恐惧心理。 （何雯雯）

第七节　小儿反流性食管炎

一、概念

反流性食管炎是因食管下端抗反流屏障作用异常导致病理性酸性胃液反流，使食管的鳞状上皮受胃酸和胃蛋白酶的消化作用而引起的炎症。生理情况下，食管下端括约肌张力、食管廓清能力、腹腔内食管长度等是阻止胃食管反流最重要的屏障，当其发育不全，或因各种原因如剧烈呕吐、插胃管等破坏了此功能时，均可导致反流性食管炎发生。

二、临床表现

(1)呕吐：新生儿和婴幼儿以呕吐为主要表现。多数发生在进食后，有时在夜间或空腹时，严重者呈喷射状。呕吐物为乳汁或奶块，少数为黄色液体或咖啡色液体。平卧或头低仰卧易诱发。

(2)年长儿可有胸骨下烧灼痛、胸闷饱胀感，在炎症发作期吞咽困难、反酸，餐后或卧床睡觉时，有酸性液体反流至口咽部。

(3)反复的呼吸道感染，在新生儿及婴幼儿易合并吸入性肺炎，年长儿可有支气管哮喘发作。

(4)生长发育迟缓、出血、贫血、消瘦。当食管炎严重、黏膜糜烂，长期少量失血导致缺铁性贫血，并影响生长发育。

三、辅助检查

(一)实验室检查

1.食管 pH 动态测定

将 pH 电极置于食管下括约肌上方 1～5 cm 处，测定食管的 pH，当 pH＜4 时提示有反流。病理性反流标准为：睡眠时间有反流，总反流时间＞4％监测时间，平均反流持续时间＞5 分钟，平均消除时间＞15 分钟。

2.食管腔压力测定

正常人静止时 LES 压力＞2.0 kPa(15 mmHg)，LES 压力/胃内压＞1.0。当 LES 压力＜1.3 kPa(10 mmHg)，或 LES 压力/胃内压＜0.8，提示反流。

(二)影像学检查

1.食管钡剂造影

食入钡剂后，贲门持续或间歇性开放，正常腹压下见钡剂反流入食管，在新生儿可见钡剂反流至食管上段，食管黏膜增粗、紊乱或食管壁有毛刷状、锯齿状改变。

2.放射性核素扫描

口服或胃管滴入放射性标记液 ^{99m}Tc-DAPA 果汁饮料，仰卧位时，用 γ 闪烁照相机探测胃及食管下部，并用腹部加压连续照相，观察胃内放射性向食管反流情况，食管内有放射性者即可诊断胃食管反流。

(三)内镜检查

食管炎在内镜下表现为充血、水肿、糜烂和溃疡。内镜诊断标准:轻度,红色条纹和红斑,累及食管下 1/3。中度,糜烂<1/2 食管圆周,仅累及食管中、下段。重度,Ⅰ级:糜烂累及>1/2 食管圆周,或已累及上段,或形成溃疡<1/3 食管圆周,在食管任何部分;Ⅱ级:溃疡累及>1/3 食管圆周,任何部位。

四、治疗

治疗原则:改善食管下括约肌功能,减少胃食管反流,降低反流液的酸度,增加食管清除能力和保护食管黏膜。

(一)非手术治疗

1.体位疗法

新生儿和小婴儿的最好体位为前倾俯卧位,上身抬高 30°。儿童在清醒状态下最佳体位为直立位和坐位,睡眠时保持右侧卧位,将床抬高 20~30 cm,以促进胃排空,减少反流频率。

2.饮食疗法

以稠厚饮食为主,少量多餐,婴儿增加喂奶次数,缩短喂奶间隔时间。年长儿亦少量多餐,以高蛋白低脂肪饮食为主,睡前 2 小时不进食,避免食用酸性饮料、高脂食物、巧克力和辛辣食物。

3.药物疗法

(1)促胃动力药:吗丁啉每次 0.3 mg/kg,每天 3~4 次,甲氧氯普胺每次 0.1 mg/kg,西沙比利每次0.2 mg/kg,每天 3 次,饭前 15 分钟口服。

(2)抗酸和抑酸剂:西咪替丁每天 25~35 mg/kg,分 2 次口服,雷尼替丁每天 6~8 mg/kg,奥美拉唑每天 0.6~0.8 mg/kg。

(3)胃黏膜保护剂:蒙脱石散每次 1~3 g,以 10~20 mL 温开水调服,饭后口服,服药后半卧位 15~30 分钟,以及铝碳酸镁每次 0.3~0.5 g,咀嚼服入,口服硫糖铝等。

(二)手术治疗

手术指征包括以下几点。

(1)内科治疗 6~8 周无效,有严重并发症(消化道出血、营养不良、生长发育迟缓)。

(2)严重食管炎伴溃疡、狭窄或发现食管裂孔疝者。

(3)有严重的呼吸道并发症,如呼吸道梗阻、反复发作吸入性肺炎或窒息、伴支气管肺发育不良者。

(4)合并严重神经系统疾病。抗反流手术方式有 Boerema 胃前壁固定术、Hill 胃后壁固定术、BelsyⅣ型手术及 Nissen 胃底折叠术等。

五、护理措施

(一)一般护理

忌酒戒烟:由于烟草中含尼古丁,可降低食管下段括约肌压力,使其处于松弛状态,加重反流;酒的主要成分为乙醇,不仅能刺激胃酸分泌,还能使食管下段括约肌松弛,是引起胃食管反流的原因之一。尽量减少增加腹内压的活动,如过度弯腰、穿紧身衣裤、扎紧腰带等。就寝时床头整体宜抬高 10~15 cm,对减轻夜间反流是个行之有效的办法。保持心情舒畅,增加适宜的体育锻炼。肥胖者应该减轻体重。因为过度肥胖者腹腔压力增高,可促进胃液反流,特别是平卧位更严重,应积极减轻体重以改善反流症状。

(二)饮食护理

注意少量多餐,吃低脂饮食,可减少进食后反流症状的频率。相反,高脂肪饮食可促进小肠黏膜释放缩胆囊素,易导致胃肠内容物反流。晚餐不宜吃得过饱,避免餐后立刻平卧。

(三)用药护理

应在医师指导下用药,避免乱服药物产生不良反应。

(何雯雯)

第八节 小儿消化性溃疡

一、概念

本病是指胃和十二指肠的慢性溃疡,也可发生在与酸性胃液相接触的其他胃肠道部分。溃疡的形成是机体的防御因素和致溃疡因素之间失去平衡的结果。其中胃液的消化作用是溃疡形成的基本条件,胃黏膜屏障损害和幽门螺杆菌感染也是发病的重要因素。

二、临床表现

(一)新生儿期

以突发的上消化道出血及穿孔为主要特征,大多在生后 24～48 小时发生,起病急骤,呕血、便血、腹胀、休克易被误诊,常伴有颅内出血、严重窒息、败血症。常在手术或尸解时才被确诊,病死率较高,胃溃疡多于十二指肠溃疡,且多为应激性溃疡。

(二)婴儿期

以应激性溃疡为主,主要表现突发性呕血、黑便、紊乱性腹膜炎,而原发性溃疡表现食欲差、呕吐、食后哭吵、腹胀、脐周不规则疼痛、生长发育迟缓,胃溃疡与十二指肠溃疡发病率接近。

(三)学龄前期

表现呕吐,腹痛不典型,多位于脐周或全腹,与饮食无明显关系,黑便与呕血仍是胃十二指肠溃疡的主要症状。

(四)学龄期

临床症状逐渐与成人接近,腹痛多表现饥饿痛,进食后缓解,有时有半夜痛醒史。呕吐亦常出现,嗳气、反酸少见。少数患儿平时无慢性胃炎病史,表现突发性呕血、黑便,甚至昏厥,或表现慢性贫血,此期患儿中,十二指肠球部溃疡较胃溃疡多,且男孩多于女孩。

三、辅助检查

(一)实验室检查

胃酸测定,十二指肠球部溃疡患儿基础胃酸与最大胃酸分泌量多增加,而胃溃疡则大多正常或偏低。

(二)内镜检查

内镜检查是诊断消化性溃疡的重要方法。根据部位分型:①胃溃疡。②十二指肠球部溃疡。③复合性溃疡:胃溃疡和十二指肠球部溃疡并存。内镜下见黏膜缺损呈圆形、椭圆形、线形、不规则形,底部平坦,边缘整齐,为白苔或灰白苔覆盖;或为一片充血黏膜上散在小白苔,形如霜斑,称“霜斑样溃疡”。

内镜下将溃疡病分为3期。①活动期(A期,厚苔膜期):溃疡基底有厚白苔,周边黏膜充血、水肿。②愈合期(H期,薄苔膜期):溃疡基底苔膜变薄,周边黏膜充血、水肿消失,有黏膜集中。③瘢痕期(S期,无苔期):溃疡苔膜完全消失,形成红色瘢痕或白色瘢痕。

(三)X线检查

溃疡的X线直接征象为龛影,但十二指肠球部溃疡龛影不易显示,常表现球部变形、激惹和压痛,但球部炎症及溃疡愈合时也可有此征象。

四、鉴别诊断

(1)腹痛:应与肠痉挛、蛔虫症、腹内脏器感染、结石等疾病鉴别。

(2)呕血:新生儿和小婴儿呕血可见于新生儿自然出血症、食管裂孔疝等;年长儿需与肝硬化致食管静脉曲张破裂及全身出血性疾病鉴别。

(3)便血:应与肠套叠、梅克尔憩室、息肉、腹型过敏性紫癜及血液病所致出血鉴别。

五、治疗

治疗原则:降低胃酸,根除幽门螺杆菌感染及增强胃黏膜保护药。

(一)一般治疗

饮食以易消化少刺激为宜,避免过度紧张、劳累,忌食酸辣、咖啡及对胃黏膜有损害的药物。

(二)药物治疗

1.抑制胃酸分泌

H_2受体拮抗剂,如西咪替丁每天25～35 mg/kg,分2次口服,或法莫替丁每天0.7～1 mg/kg,分2次口服,雷尼替丁每天5～7 mg/kg,分2次口服。上述药物效果不佳,可选用质子泵抑制剂奥美拉唑每天0.6～0.8 mg/kg,晨服,疗程6周,改为半量,维持6周。

2.胃黏膜保护剂

蒙脱石散1.5～3 g,每天2～3次;或硫糖铝10～25 mg/(kg・d),每天4次;或枸橼酸铋钾6～8 mg/(kg・d),分3次口服。

3.抗幽门螺杆菌治疗

枸橼酸铋钾6～8 mg/(kg・d);羟氨苄西林50 mg/(kg・d);克拉霉素15～30 mg/(kg・d);甲硝唑25～30 mg/(kg・d)等。

目前采用的方案主要有二联或三联疗法。①含铋剂方案:铋剂＋羟氨苄西林(克拉霉素),铋剂＋羟氨苄西林(克拉霉素)＋甲硝唑(替硝唑)。②不含铋剂方案:质子泵抑制剂＋羟氨苄西林(克拉霉素),H_2受体阻滞剂＋羟氨苄西林(克拉霉素)＋甲硝唑(替硝唑)。

(三)手术治疗

小儿消化性溃疡病一般不主张手术治疗,除非有以下情况:①溃疡合并穿孔。②难以控制的出血,失血量大,48小时内失血量超过血容量的30%。③有幽门完全梗阻,经胃肠减压等保守治疗 72 小时仍无改善。④慢性难治性疼痛。

六、护理措施

（一）疼痛护理

注意观察及详细了解患儿疼痛的规律和特点，并按其特点指导缓解疼痛的方法。向患儿及家属解释疼痛的原因和机制，指导和帮助患儿减少或去除加重和诱发疼痛的因素。对有烟酒嗜好者，劝其戒除。对溃疡活动期患儿，症状较重或有上消化道出血等并发症时，嘱其卧床休息，可使疼痛等症状缓解。

（二）饮食护理

患儿饮食应定时定量、少食多餐、细嚼慢咽，避免餐间零食和睡前进食。食物选择应营养丰富、搭配合理、清淡、易于消化，以避免食物对溃疡病灶的刺激。

（三）用药护理

遵医嘱给患儿进行药物治疗，并注意观察药效及不良反应。抗酸药应在饭后 1 小时和睡前服用。服用片剂时应嚼服，乳剂用药前应充分摇匀，不宜与酸性食物及饮料同服。H_2受体拮抗剂应在餐中或餐后即刻服用，也可把 1 天的剂量在睡前服用。奥美拉唑可引起头晕，用药初期，应嘱患儿用药期间避免开车或做其他必须高度集中注意力的工作。

（四）心理护理

正确评估患儿及家属的心理反应，积极进行健康宣教，减轻不良心理反应。保持乐观情绪，心情愉快，防止精神紧张，忧愁、情绪波动，过度劳累等。

（何雯雯）

第九节 小儿贫血

一、概述

贫血是指单位体积的外周血中红细胞、血红蛋白和血细胞比容低于正常或其中一项明显低于正常。贫血本身不是一种疾病而是多种疾病的伴随症状。世界卫生组织指出：6 个月～6 岁儿童 Hb＜110 g/L；6～14 岁儿童 Hb＜120 g/L 为诊断儿童贫血的标准。我国小儿血液病学会暂定 6 个月以下婴儿贫血标准：新生儿 Hb＜145 g/L；1～4 个 Hb＜90 g/L；4～6 个月 Hb＜100 g/L者为贫血。贫血是儿童时期特别是婴幼儿时期的常见病，不但影响小儿生长发育，而且是一些感染性疾病的诱因。

临床上多根据红细胞和血红蛋白的数量分为轻、中、重、极重度贫血，见表 11-4。

表 11-4 贫血的分类

	轻度	中度	重度	极重度
Hb(g/L)	120～90	90～60	60～30	＜30
RBC($\times 10^{12}$/L)	1～3	3～2	2～1	＜1

根据病因分为造血原料缺乏性贫血、红细胞生成不良性贫血、溶血性贫血和失血性贫血。

形态上根据红细胞平均容积(MCV)、红细胞平均血红蛋白量(MCH)、红细胞平均血红蛋白浓度(MCHC)的测定结果分类(表 11-5)。

表 11-5 贫血的形态分类

贫血类型	MCV(fl)	MCH(pg)	MCHC(%)	疾病
大细胞性	＞94	＞32	32～38	巨幼红细胞贫血
正常细胞	80～94	28～32	32～38	急性失血
单纯小细胞性	＜80	＜28	32～38	遗传性球形红细胞增多症
小细胞低色素性	＜80	＜28	＜28	缺铁性贫血

二、护理评估

(一)临床症状评估与观察

(1)询问患儿的病史及喂养史,起病的急和缓;发病年龄;喂养史,是否有偏食、挑食,是否未及时添加辅食;既往史,有无消化系统疾病如消化道溃疡和畸形、慢性、肾病、反复鼻出血、钩虫病等疾病。

(2)评估患儿有无贫血表现。①一般表现:皮肤黏膜苍白,以口唇、结膜、甲床最明显。年长儿可诉全身无力、头晕、耳鸣、眼前发黑等。病程长者可出现易疲乏、毛发枯黄、营养低下及体格发育迟缓等。②造血器官反应:尤其是婴幼儿常出现骨髓外造血,导致肝、脾、淋巴结增大,且年龄越小、病程越长、贫血越严重增大越明显,末梢血出现有核红细胞、幼稚粒细胞。③呼吸循环系统:心悸、血压增高、呼吸加快。重度失代偿时,可出现心脏扩大和充血性心力衰竭。④消化系统:胃肠道蠕动和消化酶的分泌功能均受影响,可出现腹胀、便秘、食欲减退、恶心等。⑤神经系统:表现为精神不振、注意力不集中,头痛、眩晕或耳鸣等。

(3)评估不同贫血的表现特点。①缺铁性贫血:发生隐匿。皮肤、黏膜苍白。易疲乏,活动后气短。消化系统可出现食欲缺乏、恶心、腹泻、口腔炎、舌乳头萎缩等,少数有异嗜癖;神经系统可出现萎靡不振或易激惹、注意力不易集中、记忆力减退、学习成绩下降等,循环系统可出现心率增快,重者出现心脏扩大及心前区收缩期杂音,甚至发生心力衰竭;其他如细胞免疫功能降低;因上皮组织异常而出现指甲扁平、反甲等。②巨幼细胞性贫血:神经精神症状主要是表情呆滞、对周围反应迟钝,嗜睡、少哭不笑,智力、动作发育落后甚至出现倒退现象;维生素 B_1 缺乏可出现乏力、手足对称性麻木、感觉障碍、下肢步态不稳、行走困难,年幼儿表现为精神异常、无欲状。③溶血性贫血:A.急性溶血,起病急骤,常伴发热、寒战、恶心、腹痛及腰背痛、苍白、黄疸、血红蛋白尿或胆红素尿。重者可发生心力衰竭、急性。肾衰竭甚至休克。B.慢性溶血,贫血多为轻至中度,有时重度,但一般情况下能耐受。多伴轻度黄疸,肝脾轻一中度肿大,血管外溶血多以脾大为主,血管内溶血肝脾肿大不明显,部分免疫性溶血肝大明显。C.慢性溶血因感染等诱因而呈急性发作时,为溶血"危象"。细小病毒 B19 感染而表现贫血加重、网织红细胞减少、骨髓红系增生受抑制的现象是"再生障碍危象"。贫血突然加重伴黄疸、网织红细胞增高为"溶血危象"。红细胞葡萄糖-6-磷酸脱氢酶(G-6-PD)缺乏症常在服药、吃蚕豆、感染及接触樟脑丸等诱因作用下发生溶血,除贫血表现外,有黄疸、血红蛋白尿,严重者可出现少尿、无尿、酸中毒和急性肾衰竭。④遗传性球形红细胞增多症以不同程度贫血、脾大、球形红细胞增多及红细胞渗透脆性增加为特征。地中海贫血多表现为慢性进行性溶血性贫血，严重者出现地中海贫血特殊面容，即头颅变大、额部隆起、颧骨增高、鼻梁塌陷、两眼距增宽。

（二）辅助检查评估

（1）血常规：根据红细胞和血红蛋白可判断贫血程度，根据红细胞大小、形态及染色情况判断疾病，如红细胞较小、染色浅、中央淡染区扩大，多提示缺铁性贫血；红细胞大、中央淡染区不明显多提示巨幼细胞性贫血；红细胞大小不等、染色浅并有异形、靶形，多提示地中海贫血等。

（2）骨髓象：除再生障碍性贫血表现为增生低下外，其他贫血表现为增生活跃。缺铁性贫血为早幼红及中幼红细胞比例增高，染色质颗粒致密，血红蛋白形成差。粒系和巨核细胞系正常。巨幼细胞性贫血骨髓增生活跃，红系明显增多，有巨幼变，核浆发育不平衡。

（3）血生化检查：缺铁性贫血患儿血清铁降低＜50 μg/d，总铁结合力增高＞360 μg/d，转铁蛋白饱和度降低＜15%，铁蛋白减低＜15 g/L。巨幼细胞性贫血患儿血清叶酸水平减低＜2.5 ng/mL，维生素 B_2＜100 pg/mL。

（4）特殊检查：红细胞脆性试验示脆性增高考虑遗传性球形红细胞增多症，减低则见于地中海贫血；红细胞酶活力测定对溶血性贫血有诊断意义等。

三、护理问题

（1）营养失调：低于机体需要量与铁摄入不足、吸收障碍、需求增加、丢失过多有关。

（2）活动无耐力：与缺铁性贫血引起全身组织缺血、缺氧有关。

（3）有感染的危险：与机体免疫功能下降有关。

（4）潜在并发症：心力衰竭。

四、护理目标

（1）患儿食欲增加，偏食得到纠正，体重增加，血清铁恢复正常。

（2）患儿活动量增加，活动时无明显心悸、气促、无力等不适感觉。

（3）患儿（或家长）能说出预防感染的重要性，减少或避免感染的发生。

（4）患儿住院期间不发生心力衰竭或发生时能及时发现、处理。

（5）患儿住院期间不发生药物不良反应或发生时能及时发现、处理。

五、护理措施

（一）合理安排患儿饮食

（1）改变不良的喂养方式，提倡合理的母乳喂养，以及时添加含铁或维生素 B_{12} 及叶酸丰富的辅食，如动物肝脏、瘦肉、血、蛋黄、黄豆、海产品、黑木耳、绿叶蔬菜等，改善饮食结构。

（2）培养良好的饮食习惯，纠正偏食，采取措施为患儿提供色香味形俱全的膳食，增加患儿食欲。

（3）G-6-PD 患儿应注意避免食用蚕豆及其制品，忌服有氧化作用药物。

（二）用药的护理

1.缺铁性贫血者补充铁剂的护理

（1）口服铁剂会刺激胃肠道，引起恶心等胃部不适，应从小剂量开始，逐渐增加至全量，在两餐之间服用，避免空腹服用以减少对胃的刺激；忌与影响铁吸收的食品如茶、咖啡、牛乳、谷类、钙片、植酸盐等同时服用，也应避免同时服用抗酸药物及 H_2受体拮抗剂。与稀盐酸和/或维生素 C、果糖等同服，可促进铁吸收；为避免牙齿及舌质被染黑，服用铁剂时可用吸管将药液吸至舌根部咽下，服药后漱口；告知患儿及家长服用铁剂期间，患儿的粪便会变成黑色，是由于铁与肠内的硫化氢作用生成黑色的硫化铁所致，是正常现象，不必顾虑。

(2)如果需要肌内注射铁剂，应深部肌内注射，抽药和给药必须使用不同的针头，以防铁剂渗入皮下组织，造成注射部位的疼痛及皮肤着色或局部炎症。首次注射右旋糖酐铁后应观察 1 小时，警惕发生过敏现象。

(3)应用铁剂的疗效判断：用药 3 天后，网织红细胞开始上升，7～10 天达高峰，1 周后血红蛋白逐渐上升，常于治疗 3～4 周达到正常。此时不能停药，应在血红蛋白恢复正常后再继续用药 6～8 周以增加铁储存。

2.巨幼细胞贫血者补充维生素 B_{12}和叶酸的护理

(1)应用维生素 B_2和叶酸时应同时口服维生素 C，恢复期加服铁剂。单纯维生素 B_2缺乏时，不宜加用叶酸，以免加重神经、精神症状。

(2)药物疗效观察：用维生素 B_2治疗 2 天后患儿精神好转，网织红细胞增加，6～7 天时可达高峰，2 周左右降至正常，随后红细胞、血红蛋白上升，一般 1～2 个月恢复正常。神经系统的症状恢复较慢。口服叶酸后 1～2 天食欲好转，网织红细胞增加，4～7 天达高峰，随后红细胞、血红蛋白增加，一般 2～6 周恢复正常。

(三)合理安排患儿的休息和活动

轻、中度贫血患儿，让其规律生活，安排患儿进行适合自身状态、力所能及的活动限制危险性、活动量大的活动，防止出现意外；严重贫血者应卧床休息减少氧耗，减轻心脏负担，定时测量心率，观察有无心悸、呼吸困难等表现，必要时吸氧。

(四)预防感染

居室应阳光充足、空气新鲜，温、湿度要适宜，根据气温变化及时增减衣服，尽量不到人群集中的公共场所；鼓励患儿多饮水，保持口腔清洁，必要时每天进行 2 次口腔护理，预防舌炎、口腔炎。注意保持皮肤的清洁，勤换内衣裤。观察皮肤、黏膜、呼吸系统等有无感染迹象，以及时给予治疗护理。

(五)防止心力衰竭

密切观察患儿的生命体征，注意心率、呼吸、面色、尿量等变化，若出现心悸、气促、肝脏增大等心力衰竭的症状和体征，应及时通知医师，并按心力衰竭患儿进行护理如卧床休息、取半卧位、酌情吸氧等。重症贫血患儿输血、输液时要根据病情严格控制输液速度，以防心力衰竭。

(六)对于急性溶血性贫血的患儿

要建立并保持静脉通道的通畅。全日液体应使用输液泵均匀、准确泵入。严格记录 24 小时出入量，密切观察患儿尿量及尿色变化，并详细记录

(七)健康教育

加强预防宣教，强调孕妇及哺乳期妇女预防，婴儿应提倡母乳喂养，并及时添加辅食，早产儿从 2 个月开始补充铁剂，足月儿从 4 个月开始补充。宣教科学喂养的方法，以及时添加辅食，改善饮食习惯。注意饮食的搭配，用铁锅炒菜，选用富含铁的动物性饮食与富含维生素 C 的蔬菜搭配以利铁的吸收。黄绿色蔬菜、蛋黄、肉类、动物内脏及紫菜中都含有大量的铁，可以根据孩子的消化能力及饮食习惯进行烹饪。

做好宣教，掌握口服铁剂、补充叶酸、维生素 B_{12} 的方法及注意事项。

解除思想压力，对患儿要多给予关怀、疏导、理解和鼓励，对有异食癖的患儿，应正确对待，不可过多责备。

及时治疗各种慢性失血性疾病。避免服用可诱发疾病的各种食品和药品。

（何雯雯）

第十节　小儿白血病

一、概况

白血病是造血系统的恶性疾病，主要是造血器官内的白血病细胞恶性增生和非造血器官内的白血病细胞浸润。白血病是儿童时期最常见的恶性肿瘤，日本及欧美学者统计 18 岁以下小儿白血病发病率男性为（9～47）/100 万，女性（7～43）/100 万，其中儿童急性淋巴细胞白血病（ALL）占 75%～80%。

白血病临床上常以发热、出血、贫血，肝、脾、淋巴结肿大为特点。在分类方面，根据细胞的来源分为淋巴细胞白血病（占 75%左右）和非淋巴细胞白血病（占 25%左右）。在儿童中，迄今没有慢性淋巴细胞白血病，慢性粒细胞白血病约占 5%。在分型方面，目前采用 MICM 即形态学、免疫学、细胞遗传学和分子学分型。白血病的分类和分型是指导临床选用治疗方案和提示预后的基础。

急性白血病的病因尚不明确，但通过研究认为白血病是一组异质性疾病，是遗传与环境相互作用的结果。目前认为白血病的发生与病毒、电离辐射、化学药物及遗传因素有关。

随着科学技术的发展，目前儿童急性淋巴细胞白血病患儿的 5 年无病生存率在发达国家已达 82%。白血病的治疗主要是杀灭体内癌细胞，降低其浸润症状，在使用化疗药物的同时，加强支持治疗，减少并发症的发生。目前治疗儿童急性淋巴细胞白血病的主要方法是化学药物治疗。根据正确的诊断、分型选择治疗方案，采用多药强烈诱导化疗方案，包括诱导缓解，巩固治疗，庇护所预防，早期强化治疗及维持治疗。提倡早期、足量、联合、注意预防髓外白血病及个体化的治疗原则。疗程为 2.5～3 年。

二、护理评估

（一）临床症状评估与观察

1.评估白血病细胞浸润影响正常造血细胞生成的表现

（1）发热：是本病常见症状。急性白血病的首发症状也多为发热，一般为低热，继发感染可致高热。感染发生的部位通常为口腔、呼吸道、泌尿道、肛周及皮肤，以上呼吸道感染多见。

（2）出血：约有半数患儿有出血表现。可发生在身体任何部位的皮肤与黏膜，以皮肤、黏膜出血、瘀斑多见，严重者可出现内脏大出血，甚至发生颅内出血。

（3）贫血：绝大多数患儿有不同程度的贫血。早期即可出现进行性苍白，皮肤、黏膜较明显，随着贫血的加重可出现活动后气促、无力、心慌。

2.评估白血病细胞浸润骨髓以外器官出现的体征

(1)肝、脾、淋巴结肿大:肝脾大是本病较常见的体征,约占50%。淋巴结肿大可高达90%,以急性淋巴细胞白血病为多见。

(2)骨、关节疼痛:约有25%的患儿以骨、关节痛为起病症状。胸骨压痛是对本病有诊断意义的体征。疼痛的部位多发生在四肢骨及关节,呈游走性,局部无红、肿、热现象。

(3)皮肤可见斑丘疹、结节、肿块、皮炎等。还可见齿龈肿胀出血、口腔溃疡和咽痛表现。

(4)眼部:髓性白血病细胞在骨膜(尤其是眼眶骨膜)下或软组织内浸润,患儿可以出现绿色瘤,可引起眼球突出、复视、失明。

(5)中枢神经系统由于浸润及出血等可出现脑内压增高及脑神经损害,如头痛、恶心、呕吐、嗜睡甚至昏迷。

(6)睾丸:睾丸受浸润时表现为无痛性肿大,大多为一侧性。

(7)外周神经也可受累。心包膜、心肌、心内膜、支气管及肺均可被白血病细胞浸润。

(二)辅助检查评估

(1)血常规红细胞和血小板计数减少,白细胞计数可以增高,也可以减低,有时外周血可以见到幼稚血细胞。

(2)骨髓穿刺或活检骨髓涂片显示相应类型的幼稚细胞明显增生,但有少数患儿骨髓增生低下。骨髓穿刺液进一步行免疫学、细胞遗传学和分子学检查。

(3)细胞化学染色用组织化学染色检测细胞内糖原、过氧化酶、脂酶等协助区分不同类型的白血病。

三、护理问题

(一)活动无耐力

活动无耐力与发热、长期化疗、贫血有关。

(二)口腔黏膜改变

口腔黏膜改变与化疗药物的不良反应有关。

(三)有感染的危险

有感染的危险与粒细胞减少、化疗引起机体抵抗力下降有关。

(四)潜在并发症出血

潜在并发症出血与化疗药物不良反应、白血病细胞浸润有关。

(五)营养不足

营养不足与化疗后胃肠道反应、应用MTX后口腔黏膜改变有关。

(六)恐惧

恐惧与白血病治疗的有创操作、感受死亡威胁有关。

四、护理目标

(1)患儿活动量增加,活动时无明显心悸、气促、无力等不适感觉。

(2)患儿口腔黏膜恢复正常,表现为溃疡愈合、疼痛消失、正常进食。

(3)患儿(或家长)能说出预防感染的重要性,减少或避免感染的发生。

(4)患儿住院期间不发生出血或发生出血时能及时发现、处理。

(5)患儿食欲增加,进食量能满足机体需要,体重无明显减轻。

五、护理措施

(一)预防感染

感染是导致白血病患儿死亡的重要原因之一。白血病患儿免疫功能减低,应用化疗药物的主要不良反应是对骨髓的抑制,导致中性粒细胞减少或缺乏,使免疫功能下降。粒细胞减少或缺乏、免疫功能下降是发生感染的危险因素。最常见的是呼吸道感染。

(二)基础护理

1.休息

急性白血病患儿在疾病早期有乏力、贫血、血小板低时需卧床休息,病情好转后逐渐增加活动量。对长期卧床者,应注意加强皮肤护理,定时更换体位、预防压疮发生。

2.口腔护理

保持口腔清洁卫生,晨起、睡前用软毛刷刷牙或用棉球轻轻擦洗口腔,避免出血及损伤。进食后嘱患儿用生理盐水漱口。口腔黏膜炎发生后,遵医嘱每天给予口腔护理 2～3 次,根据口腔 pH 及具体情况选用碳酸氢钠、过氧化氢、甲硝唑(灭滴灵)等交替漱口。遵医嘱选用有针对性药物如制霉菌素鱼肝油、金霉素鱼肝油、金因肽、扶剂复等涂口腻涂药前应先轻轻除去坏死组织,反复冲洗再将药膏涂抹患处。当口腔出现假膜时,应用过氧化氯溶液漱口,不可强行撕拉,以免发生出血和感染。如有黏膜真菌感染可用氟康唑或伊曲康唑涂擦忠处。口腔溃疡疼痛时可用 2% 利多卡因喷雾,或加人漱口水中含漱止痛。护士应密切观察患儿口腔情况,注意有无口腔黏膜颜色改变、充血、破溃等情况,详细记录口腔黏膜破损程度、范围及治疗护理后的反应。

3.外阴、肛周护理

注意个人卫生,勤换内衣裤,每天清洁皮肤有利于汗液排泄,减少发生毛囊炎和皮肤疖肿。女性患儿要注意经期卫生。协助患儿多饮水,每天晨起饮温开水,可预防便秘,避免直肠黏膜的损伤。每次便后用柔软的便纸,用清水清洁肛周皮肤,以免损伤皮肤。对患儿进行健康宣教,避免搔抓皮肤。

护士每天评估患儿肛周皮肤的颜色及状况。在应用可引起黏膜损伤的化疗药期间,给予患儿硼酸粉坐浴,预防感染。如肛周皮肤发生破溃,应遵医嘱给予肛周护理,清洁肛周皮肤后,给予远红外线灯照射 20 分钟后用制霉菌素鱼肝油、金霉素鱼肝油、金因肽等涂肛周皮肤,也可选用雷夫诺尔湿敷。如果形成肛周脓肿,应请外科医师行切开引流,术后要注意观察伤口情况。

(三)出血的预防与护理

出血是白血病患儿常见的症状,是引起死亡的主要原因之一。除疾病本身的因素外,大剂量化疗后骨髓抑制引起血小板减少、凝血因子异常、感染,也常导致出血。因此做好出血的预防和护理尤为重要。

1.健康宣教

让患儿不要剧烈运动,减少磕碰,避免外伤。病室内不留水果刀等可引起患儿损伤的利器。经常修剪指甲,不要挖耳、鼻,禁剔牙。每天用液状石蜡棉签湿润鼻腔 2～3 次,防止鼻腔黏膜干燥出血。避免应用阿司匹林或含阿司匹林的药品,非激素类药物、抗凝药。

2.观察生命体征变化及皮肤黏膜情况

对有出血倾向的患者要注意观察有无新鲜出血点、鼻腔、牙龈出血等,对女性患儿应注意有无月经过多和非月经性阴道出血。观察尿、粪、呕吐物的颜色有无异常，注意有无突然剧烈头痛、呕吐伴视物模糊等颅内压升高的表现。如发现异常应详细记录，以及时处理。

3.出血的处理

血小板计数低于 20×10^9/L 时，尽量避免肌内注射，不可避免时应在注射后用无菌棉球压迫针眼 3～5 分钟。静脉注射、骨穿后压迫注射部位 10 到 15 分钟。鼻腔少量出血时可用头部冷敷、肾上腺素棉球填塞压迫止血，出血较多时可用凡士林纱条填塞，填塞物留置时间不应超过 72 小时，填塞后要注意观察止血效果。牙龈出血可用冷盐水含漱，或用无菌纱布、吸收性明胶海绵压迫出血。消化道出血易引起失血性休克，应密切监测血压、心率、呼吸，迅速建立双静脉通路，保证液体输入的液量及速度。对于颅内出血患者还要注意观察神志、瞳孔变化。要保持安静、绝对卧床、避免搬动。准备好各种抢救物品、药品，积极配合医师进行抢救。

(四)用药期间的护理

化疗是儿童急性淋巴细胞白血病最主要的治疗手段，大剂量联合化疗可以提高白血病患儿的缓解率、延长生存期。然而大剂量化疗药物也给患儿带来了一定的不良反应，预防、减轻化疗不良反应是我们努力的方向。

(1)熟悉化疗药物的毒副作用及注意事项，密切观察药物的毒性反应。长春新碱可引起周围神经炎，药物渗漏会引起局部疼痛、红肿及组织坏死。护士要注意观察患儿有无四肢感觉障碍，手足麻木感，给药时要确保针头在血管内，边推药边抽回血，防止药物外渗；环磷酰胺可引起脱发、出血性膀胱炎，应用期间应注意给予水化碱化，并嘱患儿多饮水，详细记录出入量，促使代谢产物尽快排出体外，减少对脏器的毒性。大剂量环磷酰胺在治疗前和治疗中遵医嘱给予美司那解救；应用蒽环类药物时用药速度宜慢，护士要注意观察药物的心脏毒性，包括急性心肌损伤和慢性心功能损害，在用药期间要监测心率(律)，并定期复查心电图：急性胰腺炎是门冬酰胺酶最严重的不良反应之一。它还可以引起变态反应，因此在使用之前必须做过敏试验，若皮试阳性，应在密切监测下给予脱敏治疗，如仍有变态反应，应立即停药；甲氨蝶呤可引起口腔、肛周黏膜溃疡，应加强口腔、肛周皮肤的护理，水化、碱化，以减轻药物对黏膜的毒性刺激。遵医嘱按时按量给予四氢叶酸钙拮抗，以减少毒副反应。准时抽取甲氨蝶呤血浓度。甲氨蝶呤静脉滴注时需注意用黑纸包裹，使用避光输液器，以免药物分解。

(2)掌握化疗方案、给药途径，给药时间。治疗白血病的化疗药物以静脉途径给药多见，并有严格的给药时间、维持时间、解救时间，应准确计算液量，使用输液泵控制滴速，合理安排输液顺序，每班次详细记录输入液体的量、时间及剩余液体量，并要注意观察输液泵运转情况，防止输液管道扭曲、打折，如输液泵报警，要及时查找原因，立即处理。做好床头交接班，保证药物准确、按时按量输入。泼尼松、地塞米松等激素类药物多为口服给药，部分患儿因为害怕出现库欣综合征等不良反应会将药物暗地丢弃，这样会严重影响治疗效果，因此护士在发药时一定要看到患儿把药服下后方可离去。

(3)为防止胃肠道反应可在化疗前 30 分钟使用止吐药，在化疗过程中密切观察患儿胃肠道反应情况。患儿不能进食或存在电解质紊乱时，予以静脉高营养并纠正电解质紊乱。

(4)静脉的护理化疗。药物可刺激和破坏小静脉，应制订静脉使用计划，合理选择静脉。由远端开始，左右静脉交替使用，一般情况下选择粗、直的大血管进行穿刺，成功后应检查回血良好，穿刺部位无疼痛，才能进行化疗药物的输注。输注化疗药物过程中勤巡视患儿，一旦发现注射部位肿胀、疼痛等外渗情况时，应立即停止输液，拔除针头。推注药物时应证实静脉穿刺成功，先推注 10～20 mL 生理盐水，顺利后方可用化疗药，推注化疗药物后，再推注 20 mL 生理盐水。

静脉炎的发生率与药物浓度成正比，要尽可能稀释药物的浓度。一旦发生化疗药物外渗，立即通知值班医师及护士长，遵医嘱进行相应处理。立即用硫酸镁或利多卡因局部封闭；外渗部位还可用硫酸镁进行局部湿敷，纱布浸硫酸镁以不滴水为宜，湿敷面积应超过外渗面积的3 cm，如在手部可给患儿戴上一次性塑料手套保持湿度，湿敷时间应在 24 小时以上；在早期也可以穿刺部位为起点沿血管走向用冰袋冷敷。若为长春新碱外渗时，暂不拔除针头，先抽出余药后，用地塞米松做局部封闭处理，并可外擦京万红，严密观察局部皮肤变化，必要时做理疗。

(五)饮食护理

1.提倡合理平衡的膳食

注意膳食结构的合理搭配，给予患儿高蛋白、高维生素、多纤维素适合患儿口味的食物。如禽蛋、奶类、鱼虾、瘦肉、动物内脏、豆腐、豆浆、骨头汤等。多吃蔬菜和水果，忌食过辣、过热及生冷刺激性食物。注意饮食卫生，食具应消毒。新鲜水果应洗净、去皮后再食用。不要食用隔夜或变质食品。

避免食用坚硬、油炸食品，如麻花、锅巴等，肉、鱼、虾制品应尽量去骨、刺、皮，以防硬物刺伤口腔黏膜，导致口腔溃疡造成继发感染。

2.化疗期间的饮食

在化疗过程中，消化系统往往会出现恶心、呕吐、腹泻等症状，可采取少食多餐的进食方法，给予清淡易消化的饮食。血细胞下降时可选用红枣、花生、动物血、甲鱼、鸡蛋、河蟹、黄鳝、黑鱼、牛肉等。补脾益气、健脾开胃的食物有马铃薯、鸡肉、大豆、葱、番茄、大麦、卷心菜等。恶心、呕吐时可选用芦根、扁豆等食物。含维生素 C 丰富的食物有油菜、西红柿、小白菜、荠菜、山楂、柑橘、鲜枣、猕猴桃、沙棘及柠檬等。

在应用门冬酰胺酶化疗期间，应给予低脂饮食。但应当注意的是低脂饮食并非无脂、低蛋白饮食，一些家长怕患儿发生胰腺炎，只让患儿吃无油的青菜、面条、馒头，造成患儿水肿、营养不良。而门冬酰胺酶本身可通过减少门冬酰胺和谷氨酰的产量抑制蛋白质的合成，产生低蛋白血定，应注意蛋白质的摄入。患儿服用低脂饮食期间会感到饥饿，要防止暴饮暴食。

鼓励患儿多饮水，特别是在诱导缓解期间及应用大剂量甲氨蝶呤、环磷酰胺期间，保证患儿有足够的入量，促进尿酸排出，预防因大量白细胞破坏引起的高尿酸血症，也有利于药物毒素的排泄。同时有软化大便的作用，以防便秘诱发肛裂，增加局部感染的机会。

消化道出血的患儿应禁食，出血停止后，可给予温凉的流食或半流食，避免使用刺激性、有渣食物。

(六)心理护理

尽可能帮助新入院的白血病患儿及其家长适应医院的环境，用微笑、亲切问候语或拥抱，拉近与患儿之间的距离，热情帮助、关心患儿让其感到温暖。

调查显示低年龄患儿对白血病的认知能力较差，心理负担及压力相对成人低，他们对疾病的恐惧更多是由于各种有创穿刺的疼痛，化疗药物所致的胃肠道反应、与家长同学的分离等因素引起的，在病房开展各种活动丰富孩子们的生活，让患儿忘记或转移对疼痛、不适的注意力。

向年长患儿介绍有关白血病的知识，宣传儿童白血病的预后已有很大改善，让患儿认识生命的意义，建立起战胜疾病的信心。请已康复的白血病儿童到医院看望患儿，以身说法增强他们战胜疾病的信心；建立白血病患儿与大学生志愿者的通信交流，结交朋友。

家长的心态影响孩子，也直接关系着治疗效果。定期召开家长座谈会，让家长之间交流配合护理、治疗的经验。

定期召开联欢会，让新老患儿家长交流体会，让治疗者看到已治愈者的健康状况，从而增加治愈的信心。

（七）健康教育

化疗期间保持居室内空气新鲜，避免在居室内饲养宠物，减少家庭聚会。

患儿血白细胞计数低于正常时，避免到人多的室内公共场合，外出时须戴口罩。注意保暖，以免感冒或感染其他疾病。经常进行口腔、皮肤黏膜的检查，预防各种意外伤害。

注意均衡饮食，可摄入高蛋白、高维生素易消化的食物。调整心态，保持轻松、愉快的心情。保证充足的睡眠。

适当进行身体锻炼，循序渐进地增加活动量，以恢复体力，增强抵抗力，尽早回归学校。

指导患儿及家长根据医嘱按时服药，说明坚持服药的意义。遵医嘱定期到医院复查血常规、生化及骨髓常规检查。如果有不适要及时到医院就诊。

（何雯雯）

第十一节 小儿营养不良

营养不良是指缺乏热量和/或蛋白质引起的一种营养缺乏症。多见于＜3 岁婴幼儿。主要表现为体重下降，生长发育迟缓，消瘦及全身各系统的功能紊乱，常伴有多种营养素缺乏，易并发肺炎、腹泻等疾病。

一、临床特点

（一）体重不增

体重不增为最初表现，继之体重下降，皮下脂肪逐渐减少或消失，首先为腹部，其次为躯干、臀部、四肢，最后为面颊部；随病情发展营养不良程度由轻变重。

1.轻度

体重下降比正常小儿减轻 15%～25%，腹部皮下脂肪厚度为 0.8～0.4 cm，身高不受影响，皮肤干燥，精神状态正常。

2.中度

体重比正常小儿减轻 25%～40%，腹部皮下脂肪厚度为＜0.4 cm，身高较正常减低，皮肤干燥、苍白，烦躁不安，肌张力明显减低，肌肉松弛。

3.重度

体重比正常小儿减轻 40%以上，皮下脂肪消失，呈老人面容，皮包骨样，身高明显低于正常，皮肤苍白、干燥无弹性，肌肉萎缩，肌张力低下，精神萎靡，烦躁与抑制交替，对外界反应差。常有低体温，脉细缓，血压低，心电图呈低电压、T 波可低平。患儿食欲低下，便秘或腹泻，血浆蛋白降低而水肿。常并发营养性贫血，多种维生素和微量元素缺乏，低血糖及各种感染性疾病。

(二)分型

目前国内又根据患儿体重及身高减少情况将营养不良分为3种类型。

(1)体重低下型：患儿的年龄别体重低于同年龄、同性别正常小儿的参照人群均值减2个标准差，此指标提示患儿过去和/或现在有营养不良，但不能区分急、慢性。

(2)生长迟缓型：患儿的年龄和身高低于同年龄、同性别的参照人群均值减2个标准差，此指标提示患儿过去或长期慢性营养不良。

(3)消瘦型：患儿的身高和体重低于同年龄、同性别小儿的参照人群均值减2个标准差，此指标提示患儿近期患营养不良。

(三)辅助检查

血清总蛋白下降，尤其是清蛋白浓度下降最明显，血糖、血胆固醇水平降低，多种维生素、微量元素缺乏。

二、护理评估

(一)健康史

询问患儿的喂养史，有无喂养不当、摄入不足；有无急慢性疾病史，如慢性腹泻、先天性畸形(唇裂、腭裂、幽门狭窄)、各种传染病及消耗性疾病。

(二)症状、体征

评估体重、身长、皮下脂肪厚度及消瘦部位、精神状况、智力发育、有无肌张力下降及水肿。

(三)社会、心理

评估家庭经济状况，父母及保育者是否具备科学育儿知识。

(四)辅助检查

了解血清总蛋白、血清蛋白、血常规、血糖、微量元素、心电图等检查结果。

三、护理问题

(一)营养失调

低于机体需要量与热能、蛋白质摄入不足和/或丢失、消耗过多有关。

(二)体温低下

体温低下与热能摄入不足、皮下脂肪减少致产热少、散热快有关。

(三)有感染的危险

有感染的危险与免疫功能下降有关。

(四)有低血糖发生的可能

有低血糖发生的可能与热量摄入不足及脂肪转化供能不够有关。

(五)有皮肤完整性受损的危险

有皮肤完整性受损的危险与免疫力低下，各种维生素缺乏有关。

四、护理措施

(一)调整饮食，纠正营养失调

(1)轻度营养不良者在基本维持原饮食的基础上，添加含蛋白质和高热量食物。供给热量由每天418～502 kJ/kg，逐渐递增。当供能达每天585 kJ/kg时，体重可获满意增长。体重接近正常后恢复小儿正常需要量。

(2)中、重度营养不良者供给能量从每天 167～250 kJ/kg 开始，逐渐增加至每天 502～628 kJ/kg。待体重与身长比例接近正常后，恢复至正常小儿生理需要量。

(3)适量补充维生素及矿物质，尤其是维生素 A、钾、镁，可给予新鲜蔬菜和水果。

(4)不能进食者可采用鼻饲法或静脉全营养。

(二)维持正常体温

保持环境温度在 22～24 ℃，勿使患儿过多暴露，可用保暖毯、热水袋、电保温箱保暖，操作时注意安全。监测体温每 6 小时 1 次。

(三)预防感染

(1)中、重度营养不良患儿要做好保护性隔离。

(2)保持床单位清洁，内衣质地柔软、吸水。口腔黏膜保持清洁。

(3)每次大便后，用温水清洗臀部并擦干，涂鞣酸软膏保护。

(4)定时翻身，翻身动作轻柔，避免拖、拉、拽等动作，防止皮肤损伤，骨突处多加按摩。

(5)一切侵入性操作应严格无菌。

(四)健康教育

(1)向患儿家长解释导致营养不良的原因。

(2)介绍科学育儿知识，鼓励母乳喂养，指导混合喂养、人工喂养的方法，纠正患儿的不良饮食习惯。

(3)合理安排生活作息制度，坚持户外活动，保证充足睡眠，按时预防接种，预防感染。

(4)先天性畸形患儿应及时手术治疗，告知正确的护理方法。

(5)定期监测体重，做好生长发育监测。

五、出院指导

(1)鼓励母乳喂养。

(2)人工或混合喂养者，开始可给予稀释牛乳，少量多餐，若吸收良好逐渐增加牛奶量及浓度。

(3)添加辅食应遵循从少到多，从软到硬，从稀到稠，从细到粗，从一种到多种，逐步过渡，循序渐进的原则。同时根据患儿的食欲情况、月龄大小给予适合的饮食，尽可能给予高能量、高蛋白饮食，如豆浆、蛋类、肝、肉末、鱼泥等。

(4)幼儿期及儿童期营养不良患儿应创造舒适的进食环境，鼓励患儿进食。

(5)每次调整饮食时，要注意患儿食欲及大便消化情况。

(6)定期测体重，了解饮食调整效果。

(7)做好个人卫生，以及时添加衣服，防止受凉。小婴儿及重度营养不良者，少去公共场所，防止交叉感染。

(何雯雯)

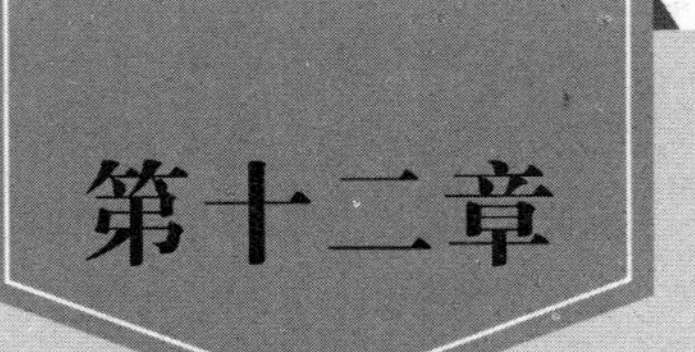

第十二章 精神科护理

第一节 躁狂发作

一、临床表现

躁狂发作主要有三个临床特征，即情感高涨或易激惹、思维奔逸和精神运动性兴奋，又称三高症状。如果上述症状一次发作持续在 1 周以上，称为躁狂发作(或称躁狂症)。

(一)情感高涨

情感高涨是躁狂发作必备的症状。患者主观体验愉快，自我感觉良好，整天兴高采烈，欢欣喜悦。心境高涨往往生动、鲜明，与内心体验和周围环境相协调，具有感染力，常引起周围人的共鸣。患者虽然失眠，但自感精力充沛，心情舒畅。

有的患者情绪反应不稳定、易激惹，时而欢乐愉悦，时而激动暴怒。部分患者以愤怒、易激惹、敌意为特征，并不表现为情感高涨，动辄暴跳如雷、怒不可遏，甚至可出现破坏及攻击行为，但常常很快转怒为喜或赔礼道歉。

(二)思维奔逸

患者表现为联想迅速，自觉大脑反应格外敏捷，思维内容丰富多变，概念接踵而至，有时感到说话跟不上思维的速度，常表现为说话声大、语速变快、高谈阔论、滔滔不绝、手舞足蹈、眉飞色舞。但讲话内容较肤浅，且凌乱无意义，常给人以信口开河之感。患者注意力不集中，常随境转移，讲话的内容常从一个主题很快转到另一个主题，表现为意念飘忽，有的患者可出现音联和意联。

(三)活动增多

患者精力显得异常旺盛，兴趣范围扩大，喜热闹、交往多，精力旺盛，忙碌不停，爱管闲事，好打抱不平，兴趣广泛但无定性。动作快速敏捷，活动明显增多，但做任何事常常是虎头蛇尾，有始无终。对自己的行为缺乏正确判断，如任意挥霍钱财，乱购物，处事欠深思熟虑，行为轻率不顾后果。注重打扮装饰，但并不得体，行为轻浮，好接近异性。工作上，自认为有过人的才智，乱指挥别人，训斥同事，狂妄自大，但毫无收获。自觉精力充沛，不知疲倦，睡眠明显减少。病情严重时，自我控制能力下降，举止粗鲁，甚至有冲动毁物行为。

(四)躯体症状

患者很少有躯体不适主诉,可有交感神经功能兴奋症状,表现为面色红润、双目有神、瞳孔轻度扩大、心率加快、便秘等。因患者体力过度消耗,容易引起失水、体重减轻等。患者食欲增加,性欲亢进,睡眠需要减少,往往影响周围人的正常休息。

(五)精神病性症状

部分患者在情绪高涨的基础上可能出现幻觉与妄想。幻觉多为幻听,内容多是称赞自己的才能和权力,与其情绪相符合。妄想的内容常与其自我评价过高密切相关,甚至形成夸大妄想,但内容并不荒谬,与现实联系紧密,经过努力可能办到;而且妄想很少是固定不变的。有时也可出现关系妄想、被害妄想等,一般持续时间不长。

(六)其他症状

躁狂发作时患者的主动和被动注意力均有增强,但不能持久,易为周围事物所吸引。在急性发作期,这种随境转移的症状最为明显。部分患者有记忆力的增强,常常充满许多细节琐事,对记忆的时间常失去正确的分界,以致与过去的记忆混为一谈而无连贯。在发作极为严重时,患者呈极度的兴奋躁动状态,可有短暂、片段的幻听,行为紊乱而毫无指向,伴有冲动行为;也可出现意识障碍,有错觉、幻觉及思维不连贯等症状。多数患者在疾病的早期即丧失自知力。

躁狂发作临床表现较轻者称为轻躁狂。患者可存在持续数天的情感高涨、精力充沛、活动增多,有显著的自我感觉良好,注意力不集中,也不能持久,轻度挥霍,社交活动增多,性欲增强,睡眠需要减少。有时表现为易激惹,自负自傲,行为较莽撞,但不伴有幻觉、妄想等精神病性症状,对患者社会功能有轻度的影响。部分患者有时达不到影响社会功能的程度,一般人常不易觉察。

老年躁狂发作的患者临床上表现为心境高涨的较少,主要表现为易激惹,狂妄自大,有夸大观念及妄想,言语增多,但常较为啰唆,可有攻击行为。意念飘忽和性欲亢进等症状亦较少见。病程较为迁延。

二、诊断标准

以情绪高涨为主,与其处境不相称,可以从高兴愉快到欣喜若狂,某些病例仅以易激惹为主。病情轻者社会功能无损害或仅有轻度损害,严重者可出现幻觉、妄想等精神病性症状。

(1)症状以情绪高涨或易激惹为主,并至少有下列三项(若仅为易激惹,至少需 4 项):①注意力不集中或随境转移;②语量增多;③思维奔逸(语速增快、言语急促等);④有联想加快或意念飘忽的体验;⑤自我评价过高或夸大;⑥精力充沛、不感疲乏、活动增多、难以安静,或不断改变计划和活动;⑦鲁莽行为(如挥霍、不负责任,或不计后果的行为等);⑧睡眠需要减少;性欲亢进。

(2)严重标准:严重损害社会功能,或给别人造成危险或不良后果。

(3)病程标准:符合症状标准和严重标准至少已持续 1 周。可存在某些精神分裂性症状,但不符合精神分裂症的诊断标准,若同时符合精神分裂症的症状标准,在精神分裂症状缓解后,满足躁狂发作标准至少 1 周。

(4)排除标准:排除器质性精神障碍或精神活性物质和非成瘾物质所致躁狂。

三、护理评估

(一)评估主观资料

(1)认知活动:评估患者有无联想障碍、注意力障碍,有无夸大观念、妄想,以及对自己精神状态的认识能力和程度。

(2)情感活动:评估患者的情绪有无不稳定、自我感觉很好、容易激惹、急躁,评估患者的心情是否高涨。

(3)意志行为活动:评估患者有无活动明显增多、行为异常,是否为兴奋状态,自我控制能力如何,有无冲动、攻击行为等。

(二)评估客观资料

(1)躯体状况:评估患者有无睡眠需要减少、精力异常旺盛,以及食欲情况,有无交感神经兴奋表现等。

(2)对精神疾病的认知:评估患者有无自知力及损害程度。

(3)社会心理状况:评估患者的家庭环境、各成员之间关系是否融洽、经济状况、受教育情况、工作环境及社会支持系统。

(4)既往健康状况:评估患者的家族史、患病史、药物过敏史。

(5)治疗用药情况:评估患者以往治疗用药情况、药物不良反应,有无碳酸锂中毒等情况。

(6)实验室及其他辅助检查:评估患者的血、尿、便常规,血生化、心电图、脑电图检查,以及特殊检查等结果。

四、护理诊断/问题

(1)有暴力行为的危险:与情感控制力下降、激惹状态、挑衅滋事、意识障碍所致谵妄和错乱等有关。

(2)有外走的危险:与情绪控制力下降、缺乏自知力有关。

(3)营养失调:营养摄入低于机体需要量与极度兴奋、活动过多,消耗增加、摄入不足等有关。

(4)睡眠形态紊乱:入睡困难、睡眠需求减少与精神运动性兴奋有关。

(5)思维过程障碍:与躁狂所致的思维联想过程和思维内容障碍有关。

(6)个人应对不良:与好管闲事、情绪不稳定、易激惹有关。

(7)自知力不全或缺乏:与疾病所致精神症状有关。

(8)生活自理能力下降:与极度兴奋有关。

(9)便秘:与生活起居无规律、饮水量不足等有关。

(10)感知改变:与躁狂的感知改变有关。

(11)不合作:与自知力缺乏有关。

(12)社交障碍:与极度兴奋、易激惹有关。

五、护理措施

(一)一般护理

1.提供安全和安静的环境

躁狂患者情绪兴奋,躁动不安,且注意力增强,很容易受周围环境影响,因此应提供一个较宽大的空间,居室须安静、舒适,保持空气新鲜、避免阳光刺激。室内物品要求颜色淡雅、整洁,尽量简化以避免患者亢奋后毁坏物品。应与其他冲动易激惹的患者分开管理,以减少患者间情绪相互感染。密切注意患者的精神状态,对情绪亢奋、行为不能自制者,须防止其毁物伤人;对情绪低落者,须防止其自杀。

2.维持适当的营养

患者由于极度兴奋，整日忙碌于他认为有意义的活动，而忽略了最基本的生理需求，护理人员必须以少量多餐的方式主动地提供高营养、易消化的食物及充足的饮水，满足患者的生理需求。同时，合理地安排患者活动、休息和睡眠的时间，并提示患者维持适当的穿着及个人卫生。

3.指导患者重建规律的睡眠模式

指导并督促患者每天养成定时休息习惯，如有入睡困难，应做好安眠处理，以保证患者足够的休息时间，这有利于控制症状，安定情绪，促使病情早日康复。

4.引导患者正确消耗过剩的精力

躁狂症患者往往精力充沛、不知疲倦，加之急躁不安、自控力差、易激惹，容易使精力发泄变成破坏性行为，护理人员应正面引导患者做不需要专心、又无竞争性的活动，以发泄过剩的精力，如参加工娱治疗、打球、跑步、拔河比赛、擦地板等活动，并加以鼓励和肯定。

(二)症状护理

部分躁狂症患者以愤怒、易激惹、敌意为特征，甚至可出现破坏和攻击行为。护理人员需及时了解患者既往发生暴力行为的原因，是否有新的诱发因素出现，设法消除或减少这些因素。护理人员要善于早期发现暴力行为的先兆，如情绪激动、无理要求增多、有意违背正常秩序、出现辱骂性语言、动作多而快等，以便及时采取预防措施，避免暴力行为的发生。对处在疾病急性阶段的患者，应尽可能地满足其大部分要求，对于不合理、无法满足的要求也应尽量避免采用简单、直接的方法拒绝，以避免激惹患者。当确定患者有明显的暴力行为先兆时，应立刻按照暴力行为的防范措施处理。

(三)用药护理

躁狂患者有不同程度的自知力缺乏，不安心住院，甚至拒绝治疗。应耐心劝说，鼓励患者表达对治疗的感觉和看法，针对个体进行帮助分析并设法解决。在用药的过程中，护理人员应密切观察患者的合作性、药物的耐受性和不良反应，特别是对应用锂盐治疗的患者要更加关注，注意血锂浓度的监测，防止发生锂盐中毒。对恢复期的患者，应明确告知维持用药对巩固疗效、减少复发的意义，并了解患者不能坚持服药的原因，与患者一起寻找解决的办法。对容易忘记服药的患者，则必须与其商量将吃药与日常活动配合在一起的方法，并取得家属配合。

(四)心理护理

建立良好的护患关系。患者常常兴奋好动，语言增多。患者诉说的诸多感受，往往并非是真正的内心感受和体验，而是用否认的意念来逃避真正的想法。因此，建立良好的护患关系有利于护患间的沟通和交流，让患者表达内心的真实想法，以利病情的缓解。

(陈　蛟)

第二节　抑郁发作

一、临床表现

抑郁发作以明显而持久的心境低落为主，并有相应的思维和行为改变，病情严重者可有精神病性症状，表现可分为核心症状、心理症状群与躯体症状群三方面。如果抑郁症状一次发作持续存在 2 周以上即为抑郁发作，也称抑郁症。

(一)核心症状

心境或情绪低落、兴趣缺乏及乐趣丧失三个主征是抑郁的关键症状。

1.情绪低落

患者终日忧心忡忡、愁眉苦脸，可从轻度心情不佳、闷闷不乐到忧伤、悲观、绝望。此种低落的情绪不为喜乐的环境而改变，患者即使碰到令人高兴的事也高兴不起来，对现在感到无用和无助，对将来感到无望。患者常常可以将自己在抑郁状态下体验的悲观、悲伤情绪与丧亲所致的悲哀相区别。有时患者也会察觉到自己与别人不同，因而尽力掩饰伪装，称为微笑性抑郁。典型的病例其抑郁心境具有晨重夜轻节律的特点，清晨或上午陷入心境低潮，下午或傍晚渐见好转，此时能进行简短交谈和进餐。

2.兴趣缺乏

丧失既往生活、工作的热忱，对任何事都兴趣索然。患者行为缓慢，活动减少，生活被动、疏懒，多终日独坐一处，不想做事，不愿和周围人接触交往，逐渐发展到不去工作、疏远亲友、回避社交。

3.乐趣丧失

患者无法从生活中体验到乐趣，或称为快感缺失。

(二)心理症状群

1.焦虑

焦虑常是抑郁症的主要症状，常与抑郁伴发，患者表情紧张、恐惧，坐立不安，惶惶不可终日，搓手顿足、来回踱步等，特别是更年期和老年抑郁症患者更明显。伴发的躯体症状可以掩盖主观的焦虑体验而成为临床主诉。

2.自罪自责

在情感低落的影响下，患者自我评价过低，往往以消极和否定的态度看待自己，过分贬低自己的能力、才智，对过去感到自责自罪，严重时可达妄想程度。

3.自杀观念和行为

这是患者最危险的症状。有些患者病理性意志增强，可反复出现自杀观念和行为，不惜采用各种手段和途径，进行周密计划以达到自杀目的。抑郁者的自杀率是正常人的 20 倍，约有 67％的患者有自杀观念，有 10％～15％的患者有自杀行为，有过一次重度抑郁(达到要住院的程度)的人群中，最后有 1/6 死于自杀。抑郁症自杀行为可出现在疾病的任何时期，但往往发生在缓解期，可能是重症期精神运动性抑制而不能将自杀行为付诸行动。

4.精神病性症状

抑郁症患者悲观失望，有罪过感、无价值感，在此基础上形成妄想。如罪恶妄想、疾病妄想、被害妄想等。可有轻度的感知觉障碍，如幻听、幻视，但抑郁心境缓解后不持续存在。对疾病缺乏自知力。

5.认知症状

主要是注意力和记忆力的下降。这类症状可逆，随治疗的有效而缓解。认知扭曲也是重要特征，如对各种事物均做出悲观解释，将周围一切都看成灰色的。

6.精神运动性迟滞

患者思维联想速度缓慢，反应迟钝，注意力集中困难，记忆力减退。临床表现为主动言语减少，回答问题拖延很久，语速明显减慢，声音低沉，患者感到脑子不能用了，思考问题困难，工作和学习能力下降。有的患者回答问题过程中，声音越来越小，语速越来越慢，词语越来越减少，严重者无法进行交流。严重时可达木僵状态，称为抑郁性木僵。部分患者可出现激越症状。

(三)躯体症状群

1.睡眠障碍

典型的睡眠障碍是早醒，比平时早醒2～3小时，醒后不能再入睡，在早醒的同时常伴有情绪的低潮。有的表现为入睡困难，睡眠不深，少数患者表现为睡眠过多。

2.食欲减退、体重减轻

多数患者都有食欲缺乏、胃纳呆症状，患者不思茶饭或食之无味，味同嚼蜡，常伴有体重减轻。体重减轻与食欲减退不一定成比例，少数患者可表现为食欲增强、体重增加。

3.性功能减退

疾病早期即可出现性欲减低，男性可能出现阳痿，女性患者有性感缺失。

4.非特异性躯体症状

患者可表现身体任何部位的疼痛，躯体不适主诉可涉及各脏器，自主神经功能失调的症状也较常见。抑郁发作临床表现较轻者称为轻度抑郁，主要表现为情感低落、兴趣和愉快感的丧失、易疲劳，自觉日常工作能力及社交能力有所下降，不会出现幻觉和妄想等精神病性症状，但临床症状较环性心境障碍和恶劣心境为重。老年抑郁症患者除有抑郁心境外，多数患者有突出的焦虑烦躁情绪，有时也可表现为易激惹和敌意。精神运动性迟缓和躯体不适主诉较年轻患者更为明显。因思维联想明显迟缓及记忆力减退，可出现较明显的认知功能损害症状，类似痴呆表现，如计算力、记忆力、理解和判断能力下降，国内外学者将此种表现称为抑郁性假性痴呆。躯体不适主诉以消化道症状较为常见，如食欲减退、腹胀、便秘等，常常纠缠于某一躯体主诉，并容易产生疑病观念，进而发展为疑病、虚无和罪恶妄想。病程较漫长，易发展成为慢性。

二、诊断标准

以情感低落为主，与其处境不相称，可以从闷闷不乐到悲痛欲绝，甚至发生木僵，严重者可出现幻觉、妄想等精神病性症状，某些病例的焦虑与运动性激越很显著。

(1)以情感低落为主，并至少有下列4项：①兴趣丧失、无愉快感；②精力减退或疲乏感；③精神运动性迟滞或激越；④自我评价过低、自责，或有内疚感；⑤联想困难或自觉思考能力下降；⑥反复出现想死的念头或有自杀、自伤行为；⑦睡眠障碍，如失眠、早醒，或睡眠过多；⑧食欲降低或体重明显减轻；⑨性欲减退。

(2)严重标准：社会功能受损，或给本人造成痛苦或不良后果。

(3)病程标准：符合症状标准和严重标准至少已持续2周。可存在某些精神分裂性症状，但不符合精神分裂症的诊断。若同时符合精神分裂症的症状标准，在精神分裂症状缓解后，满足抑郁发作标准至少2周。

(4)排除标准：排除器质性精神障碍，或精神活性物质和非成瘾物质所致抑郁。

三、护理评估

(一)评估主观资料

(1)认知活动：评估患者有无自责自罪观念及妄想、疑病观念、疑病妄想、被害妄想和关系妄想,有无自卑、无价值感,有无无助、无望及无力感,以及对自己疾病的认识情况。

(2)情感活动:评估患者是否兴趣减退或丧失,有无愁眉不展、唉声叹气、悲观绝望、哭泣流泪、焦虑恐惧、自罪感、负罪感等。

(3)意志行为活动:评估患者有无意志活动减少、不愿参加平素感兴趣的活动,有无懒于生活料理及不顾个人卫生,有无自杀、自伤的消极企图及行为。

(二)评估客观资料

(1)躯体状况:评估患者有无疲乏无力、心悸、胸闷、胃肠不适、便秘、性功能下降等,有无体重明显减轻或增加。

(2)对疾病的认识:评估患者的自知力和损害程度。

(3)社会心理状况:评估患者的家庭环境、经济状况、受教育情况、工作环境及社会支持系统。

(4)既往健康状况:评估患者的家族史、患病史、药物过敏史。

(5)治疗用药情况:了解患者以往用药情况、药物不良反应等。

(6)实验室及其他辅助检查:评估患者的血、尿、便常规,血生化、心电图、脑电图的结果。

四、护理诊断/问题

(1)有自伤(自杀)的危险:与抑郁、悲观情绪、自责观念、自罪观念、自我评价低、无价值感等有关。

(2)焦虑:与情绪抑郁、无价值感、罪恶感、内疚、自责、疑病等因素有关。

(3)营养失调:营养摄入低于机体需要量与抑郁所致食欲下降,自罪、木僵状态等所致摄入量不足有关。

(4)睡眠形态紊乱:早醒、入睡困难与情绪低落等因素有关。

(5)思维过程障碍:与认知障碍、思维联想受抑制有关。

(6)个人应对无效:与情绪抑郁、无助感、精力不足、疑病等因素有关。

(7)自知力不全或缺乏:与精神疾病症状有关。

(8)自我防护能力改变:与精神运动抑制、行为反应迟缓有关。

(9)生活自理能力下降(缺失):与精神运动迟滞、兴趣减低、无力照顾自己有关。

(10)便秘与尿潴留:与日常活动减少、胃肠蠕动减慢、药物不良反应有关。

(11)情境性自我贬低:与抑郁情绪、自我评价过低、无价值感等有关。

(12)不合作:与自知力缺乏有关。

(13)社交孤立:与抑郁悲观情绪、社会行为不被接受、社会价值不被接受等有关。

(14)绝望:与严重的抑郁情绪、认知功能障碍等有关。

五、护理措施

(一)一般护理

1.饮食护理

食欲缺乏、便秘是抑郁患者常出现的症状。饮食种类应选择患者较喜欢的食物,食物宜含有充足热量、蛋白质、维生素及丰富纤维。可采取少量多餐的进食方式。若患者有低价值感或自罪妄想不愿进食或拒食时,按相应护理措施处理。若患者坚持不肯进食或体重持续减轻,则必须采取进一步的护理措施,如喂食、鼻饲、静脉输液等。

2.生活护理

抑郁患者由于情绪低落、悲观厌世、毫无精力和情绪顾及自己的卫生及仪表，对轻度抑郁患者，护理人员可鼓励其在能力范围内自我料理；重度抑郁患者则应帮助其洗脸、洗脚、口腔护理、会阴护理、更衣、如厕、仪表修饰，使患者感到整洁、舒适。允许患者适度地依赖，有助于减轻心理压力。

3.保证充足睡眠

患者大部分时间卧床不动、不易入睡、睡眠浅、易醒或早醒，而这些又会加剧患者的情感低落，患者的许多意外事件，如自杀、自伤等，就发生在这种时候。护理人员应主动陪伴和鼓励患者白天参加多次短暂的工娱活动，如打球、下棋、唱歌、跳舞等。为患者创造舒适安静的入睡环境，可采取睡前喝热饮、热水泡脚或洗热水澡等协助患者入睡，避免看过于兴奋、激动的电视节目或会客、谈论病情。

(二)安全护理

与患者建立良好的治疗性人际关系，随时了解患者自杀意志的强度及可能采取的方法，密切观察有无自杀的先兆症状，尤其在交接班时间、吃饭时，清晨、夜间或工作人员较少时，不让患者单独活动，可陪伴患者参加各种团体活动。谨慎地安排患者生活和居住的环境，安置患者住在护理人员易观察的房间，环境设施安全，光线明亮，整洁舒适，墙壁以明快色彩为主，以利于调动患者积极良好的情绪。严格管理制度，定期巡视。加强对病房设施的安全检查，严格做好药品及危险物品的保管工作，杜绝不安全因素。

(三)心理护理

建立良好的护患关系，要有温和、接受的态度，对患者要有耐心和信心，鼓励患者抒发自身的感受，帮助患者了解抑郁症的知识，护理人员应设法打断患者的一些负性思考，帮助患者回顾自己的优点、长处、成就，培养正性的认知方式。严重抑郁患者思维过程缓慢，思维量减少，护理人员应鼓励患者表达自己的想法，引导患者增加对外界的兴趣，协助患者完成某些建设性的工作和参与社交活动，为患者创造和利用各种个人或团体人际接触的机会，以协助患者改善处理问题、人际互动的方式，增强社交的技巧。

(陆　丹)

第三节　酒精所致精神障碍

酒精所致精神障碍是指过量使用酒精或酒精饮品引起的各种精神障碍，包括依赖、戒断综合征以及精神病性症状。发病率较高，好发于中青年男性。一般需要药物治疗，预后良好。

一、概述

(一)临床表现

1.急性酒精中毒

(1)单纯性醉酒：单纯性醉酒是由一次大量饮酒后出现的急性酒中毒。表现为早期情绪不稳、欣快话多、言语轻佻、不加思考等类似于轻躁狂的症状；后期兴奋，易激惹，冲动，不顾后果；随后出现吐词不清、步态不稳、困倦嗜睡等麻痹期症状，若醉酒进一步发展，则出现意识障碍，如意识清晰度下降和/或意识范围狭窄，出现嗜睡、昏睡，甚至昏迷，过量饮酒可引起死亡。大多经数小时或睡眠后可恢复正常。

(2)病理性醉酒：病理性醉酒是由于个体特异性体质引起的对酒精的变态反应。发生于极少数人，以往不饮酒，一次少量饮酒就会出现严重的意识障碍，多伴有片段恐怖性幻觉和被害妄想，表现为高度兴奋、极度紧张惊恐。在幻觉妄想的支配下，患者常常突然产生攻击性的暴力行为，如毁物、自伤或攻击他人等。病理性醉酒发生突然，持续数分钟、数小时乃至一整天，随患者进入酣睡状态而结束发作。清醒后，患者对发作过程不能回忆。

(3)复杂性醉酒：复杂性醉酒是介于单纯性醉酒和病理性醉酒之间的一种状态。患者一般有脑器质性疾病或躯体疾病，如癫痫、脑血管病、颅脑外伤、肝病等。在此基础上，患者对酒精的敏感性增高，小量饮酒后便发生急性中毒反应，出现明显的意识障碍，常伴有错觉、幻觉、片段被害妄想，可出现攻击和破坏行为。发作通常持续数小时，缓解后患者对事情经过部分或全部遗忘。

2.慢性酒精中毒

(1)酒精依赖：是由于长期反复饮酒所致的对酒渴求的一种特殊心理状态。其特征如下：①对饮酒的渴求与强迫。②固定的饮酒模式，患者必须定时饮酒，以避免或缓解戒断症状。③饮酒成为一切活动的中心，严重影响其工作、家庭和社会活动。④耐受性增加，饮酒量增多，但酒精依赖后期，耐受性会下降，少量饮酒会导致精神和身体损害。⑤戒断症状反复出现。若患者减少酒量或延长饮酒间隔、体内酒精浓度下降时，就会出现戒断症状，如手、足四肢和躯干震颤、共济失调、情绪急躁及多汗、恶心和呕吐等。若及时饮酒，上述戒断症状迅速消失。此现象多发生于清晨，称为“晨饮”。⑥戒断后重饮，会在较短时间内再现依赖综合征的全部症状。

(2)戒断反应：是指长期大量饮酒者减少或停止饮酒后所引起的一系列躯体和精神症状。①单纯性戒断反应：长期大量饮酒后停止或减少饮酒量，于数小时后出现自主神经功能亢进症状，如心动过速、血压升高、出汗，手、舌或眼睑震颤、恶心、呕吐、失眠、焦虑等，少数患者可有短暂的听、视、触幻觉或错觉。②震颤谵妄：在长期酒精依赖的基础上骤然减少或停止饮酒时引发的短暂意识障碍。约在停饮 48 小时后出现。经典的三联征包括伴有生动的幻视与被害妄想、全身肌肉震颤和行为紊乱。震颤谵妄持续时间不等，一般为 3～5 天。恢复后患者对病情经过部分或全部遗忘。

(3)酒精中毒性幻觉症：因长期饮酒引起的幻觉状态，一般在突然减少或停饮后 48 小时内发生。通常以幻视为主，幻视内容多为原始性幻视或各种动物。幻听以评论性和命令性幻听多见，内容对患者不利。病程长短不定，少则几小时，最长一般不超过 6 个月。

(4)酒精中毒性妄想症：慢性中毒患者，在意识清晰情况下出现嫉妒妄想与被害妄想，内容十分荒谬，受其支配可出现攻击、凶杀等行为。酒精中毒性妄想症起病缓慢，病程迁延，如长期坚持戒酒可以逐渐恢复。

(5)酒精中毒性脑病：是慢性酒精中毒最为严重的精神病状态，是长期大量饮酒引起脑器质性损害的结果。临床以谵妄、记忆力缺损、痴呆和人格改变为主要特征，常见酒精中毒性脑病有韦尼克脑病、酒精中毒性痴呆、柯尔萨科夫综合征，绝大部分患者不能完全恢复正常。

(二)诊断

有确定的饮酒史，以及有充分的理由断定患者的精神症状直接由饮酒或戒断引起。对饮酒具有强烈意愿或者强制性的愿望；出现生理戒断反应；个人饮酒方式的控制能力下降；不受约束的随意饮酒;不顾饮酒引起的严重躯体疾病、对社会职业的严重影响及所引起的心理上的抑郁仍继续使用;中断饮酒后产生戒断综合征后又重新饮酒,无法戒断。

二、治疗

(一)急性酒精中毒治疗

急性酒精中毒可危及生命,要立即催吐、洗胃、维持生命体征、促进代谢,尽快使用纳洛酮催醒。纳洛酮是纯阿片受体拮抗剂,其安全、有效、可反复使用,不良反应小,可使血液中酒精含量明显下降,减少或避免意识不清患者出现呕吐、窒息等并发症。

(二)慢性酒精中毒治疗

1.戒酒

戒酒是治疗能否成功的关键步骤。临床上应根据患者酒精依赖和中毒的严重程度灵活掌握戒酒的进度,轻者可尝试一次性戒断,而对酒精依赖严重的患者应采用递减法逐渐戒酒,避免出现严重的戒断症状以致危及生命。无论一次或分次戒酒,临床上均要予以密切观察与监护。尤其在戒酒开始后第一周,特别是注意患者的体温、脉搏、血压、意识状态和定向能力,及时处理可能发生的戒断反应。

2.对症治疗

针对患者出现的焦虑紧张和失眠症状,可用抗焦虑药,如地西泮、阿普唑仑、盐酸羟嗪等对症处理,宜给予能控制戒断症状的最低剂量。若患者出现抽搐,可肌内注射地西泮,必要时每4小时重复注射1次,亦可口服给药。因为上述药物均能引起依赖,故只宜短期使用。对于兴奋躁动明显的患者,可小剂量给予氯丙嗪或氟哌啶醇肌内注射或口服治疗。应用促大脑营养代谢疗法对减轻戒断症状也有较好的效果。

3.支持治疗

因多数患者有神经系统损害以及躯体营养状态较差,应给予促进神经营养药物治疗,同时补充大量维生素,尤其是B族维生素。对合并有胃炎和肝功能异常的患者,一般常规使用治疗胃炎药和保肝药物。

4.心理治疗

心理治疗的第一步是建立良好的治疗关系,酒精依赖者常会否认自己的问题,治疗师需要以真诚耐心的态度倾听和帮助患者。可让患者记录每天的饮酒情况,包括饮酒量、次数、环境、酒友、饮酒时的内心活动,以便治疗师全面了解患者与饮酒有关的问题,进行有目的的干预。临床实践证明,行为疗法对帮助患者戒酒有一定的作用。

5.行为疗法

戒酒硫是一种阻断酒精氧化代谢的药物,能造成乙醛在体内聚积。患者如在服药期间饮酒,可产生乙醛引起的恶心、头痛、焦虑、胸闷和心率加快等。使用戒酒硫是行为疗法中常采用的一种手段,能促使患者建立对饮酒的厌恶反射。该药有一定的毒性,不可长期使用。

6.社会支持治疗

建立社会支持系统,提供咨询和团体的不断支持可帮助患者克服酒精依赖。鼓励患者参加社会活动及文体活动。另外,家庭支持对酒精依赖患者成功戒酒具有重要意义。要教会家属学习新的应对技巧,使家庭成为具有治疗作用的环境。对于有些酗酒者,如已经与家庭和朋友失去了联系,长期失业,存在法律纠纷或其他问题,那么康复的内容要考虑其居住、生活、工作等实际问题。

三、护理

(一)护理评估

可应用评估工具对患者酒精使用情况进行筛查和评估,如世界卫生组织开发的用于筛查酒精及其他精神活性物质使用问题的访谈量表、酒精依赖疾病识别测验等。酒精依赖者因根据其身体及活动能力情况选择评估工具,如针对性选择跌倒、噎食、暴力等风险评估工具,及时识别可能存在的安全风险,以便进行预防和干预;如有明显的躯体功能障碍,则应进行相应专科康复评估,必要时邀请相应专科专家进行会诊指导;如日常生活自理能力改变,可选用日常生活能力量表进行评定;如患者的人际关系对其康复过程有明显影响的话,还应进行家庭关系和其他社会关系的评估。

(二)护理诊断

(1)急性意识障碍:与戒酒有关。

(2)有体液不足的危险:与过度饮酒、进食少有关。

(3)有暴力行为的危险:与幻觉、错觉、妄想有关。

(4)有受伤的危险:与意识障碍有关。

(5)有感染的危险:与长期饮酒致营养缺乏,机体抵抗力降低有关。

(6)有废用综合征的危险:与长期饮酒引起严重脑器质性综合征有关。

(7)定向力障碍:与意识清晰度下降有关。

(8)持家能力障碍:与酒依赖有关。

(三)护理目标

(1)保持良好的意识水平。

(2)保持水电解质平衡,提供足够的营养。

(3)患者不发生自身或对他人的伤害。

(4)抵抗能力增加,不发生感染等并发症。

(5)恢复生活自理能力和社会功能。

(6)掌握有关疾病的健康知识。

(四)基础护理

1.安全护理

将患者安排在安全、安静、整洁的房间。室内空气清新,光线充足,尽可能提供舒适的环境,避免诱发因素。做好危险品的管理,对于那些震颤、步态不稳的患者,行走时要有人陪护,严重者绝对卧床,必要时给予保护性约束,并派专人守护,尽可能避免增加对患者的刺激。酒精戒断综合征患者常因痉挛发作及意识障碍而导致病情复杂多变。应将酒精戒断反应的具体症状表现及可能出现的危险情况提前告知患者家属,使其具有心理准备。若出现谵妄、幻觉等症状时,要严密监护,并尽量减少容易激惹患者的话语和行为。

2.饮食护理

患者长期以酒代食,往往存在饮食差、营养不良、体质较差等问题。要保证患者饮食的摄入量,给予足够的热量、高蛋白、富含维生素膳食,纠正患者的水、电解质和酸碱平衡紊乱,可补充适量维生素。吞咽困难的患者,进食时特殊照顾,嘱其细嚼慢咽,防止发生噎食等意外;不能进食者及时遵医嘱给予鼻饲或静脉营养支持，保持水、电解质平衡。

3.生活护理

由于长期饮酒，患者存在体质差、无力、步态不稳、肢体震颤等症状。患者应尽量减少活动，多卧床休息，防止跌倒意外。入院后督促患者勤洗澡、勤更衣，保持皮肤清洁，做好生活护理，培养良好的个人卫生习惯。当患者身体健康状况改善时，让患者进行力所能及的生活料理和参与病区活动。

(五)康复护理

1.催眠疗法

在舒适安静的环境中，通过心理咨询师的语言引导，使患者进入类似睡眠的状态。然后利用条件反射的理论，让患者想象闻到酒味或饮酒的场景与引起头昏脑涨、恶心、呕吐的情景，在患者的潜意识中建立起这两种情景的联系，从而形成条件反射，以达到缓解患者对酒精的心理依赖。

2.社会交际能力训练

通过组织患者参加唱歌、跳舞、画画等娱乐活动，帮助患者寻找饮酒以外的兴趣爱好等，在缓解其负面情绪的同时，提升患者的社会交际能力，增加其重返社会的勇气。

3.心理支持

大多数酒精依赖患者工作、生活中存在大量的应激，对自己又缺乏信心，自暴自弃；且多数患者被家属强制送来戒酒，如忽视其心理状况，无疑会增加他们的复饮现象，最终使戒酒失败。酗酒者常见心理防御反应为否认，患者否认失去自制，否认家庭的痛苦或对家庭关系的影响。护士要善于等待，允许患者用较多的时间做出反应。护士应从尊重、理解、同情的心理出发，爱护患者已受到损害的自我价值感，耐心介绍戒酒成功的实例，或让戒酒成功的患者现身说法，起到以点带面的作用，帮助患者树立信心。

4.社会支持

(1)提高家庭、社会支持：家庭成员提供可靠的支持对酒精依赖患者的康复非常重要，但家庭成员往往对患者的行为感到失望，因此护士及其他有经验的工作人员要做家庭咨询，以协助家属了解疾病知识，强化家庭功能，充分发挥家庭支持的作用，帮助患者戒酒。社区应建立无歧视的康复环境，让患者在这个环境中既可以学习到有效的应对知识，又能够参与健康有益的娱乐活动。

(2)鼓励参与自助团体：鼓励酒精依赖者参与康复自助团体活动，如“匿名戒酒会”是由戒酒者自行组织的自助团体，主要是帮助众多的酒精依赖者彻底戒酒，重新过上正常的生活。该组织通过互助与自助相结合，依靠酒精依赖者集体的力量来解决共同的问题。

(3)利用过渡性安置机构：让酒精依赖患者参与社区暂时性的安置机构，如“中途之家”可以让患者从戒断期至完全康复返回社区的过渡期间有一个生活的地方，还可以为患者提供个体和团体的咨询，指导患者解决依赖和康复方面的问题，从而帮助患者调整自己，慢慢适应社区生活。

(六)健康教育

患者住院期间，加强对患者的心理指导，针对不同患者的个人情况，制订相对应的康复护理计划。患者出院前，向患者介绍复饮的征兆与防治，指导患者避开或减少朋友聚餐活动；必须参加时以茶或饮料代酒。心情烦闷时参加一些自己喜爱的活动。遇有挫折或有心理压力时寻求亲朋的帮助，向他们倾诉内心苦闷，获取他们的支持。培养广泛兴趣，丰富生活内容，生活要规律，保证睡眠等。要与家属取得联系，对患者家属进行健康教育，使他们改变对酒精依赖患者的态度，不排斥、歧视患者，学会与患者的沟通交流，使家庭和谐，从而为患者回归社会创造有利条件。

（七）护理评价

患者能够保持良好的意识水平，控制自身的情绪，不对自身或他人造成伤害；患者的营养状态得到改善，能保持水、电解质平衡，自身的抵抗能力增加，不发生感染等并发症；患者恢复生活自理能力和社会功能，能够有基本的持家能力，能承担起家庭角色的责任；患者对酒精所致精神障碍的相关知识有所掌握和理解，能够防止复饮的发生。

（刘　高）

第四节　阿片类物质所致精神障碍

阿片类物质所致精神障碍是指长期接触阿片类物质，导致机体出现中毒、依赖综合征、戒断综合征、精神病性症状等一类躯体和心理症状的症候群。阿片类物质滥用是世界范围内的公共卫生问题和社会问题，其中在我国由于非治疗目的的使用，导致严重公共卫生问题的主要是阿片和海洛因。

一、概述

（一）临床表现

1.急性中毒症状

因单次过量使用阿片类物质所致，主要表现为反应迟钝、意识丧失、呼吸抑制，严重时可导致死亡。典型的临床"三联征"表现为昏迷、针尖样瞳孔和呼吸抑制。其他表现有皮肤湿冷、体温降低、发绀、肺水肿、心律减慢、休克、下颌松弛及舌后坠等。

2.阿片类依赖

阿片类物质依赖的常见临床表现如下。①精神症状：记忆力下降、注意力不集中；情绪低落、消沉、易激惹；性格变化明显，自私、说谎、诡辩、缺乏责任感。②躯体症状：营养状况差，体重下降，食欲丧失；性欲减退，男性患者出现阳痿，女性患者出现月经紊乱、闭经；头晕、冷汗、心悸，睡眠障碍，体温升高或降低，血糖降低，白细胞计数升高。③神经系统体征：震颤、步态不稳、言语困难、缩瞳、腱反射亢进等。

3.戒断症状

（1）戒断综合征症状：指停止或减少使用阿片类物质，或使用阿片受体拮抗剂后出现的一组特殊症状群。

（2）急性戒断症状和体征：①症状，如渴求感、恶心、呕吐、肌肉疼痛、骨关节痛、腹痛、不安、食欲缺乏、疲乏、发冷、发热等；②体征，如流泪流涕、哈欠、喷嚏、瞳孔扩大、出汗、鸡皮征、血压升高、脉搏和呼吸加快、体温升高、震颤、腹泻、失眠等；③精神障碍。

（3）稽延性戒断症状：部分阿片类物质使用障碍患者在急性戒断状态消退数月甚至数年后，仍可出现如睡眠障碍、疼痛、情绪障碍、消化道症状、渴求、全身乏力等症状，统称为"稽延性戒断综合征"，是导致复发的主要原因之一。

4.躯体及社会功能损害

非治疗目的使用阿片类物质可导致使用者个体健康和社会功能等方面受到损害。

(1)躯体损害:阿片类物质成分复杂,常掺有其他药物或杂质,可对躯体各系统造成损害,此外,注射使用还可导致艾滋病、丙型肝炎、乙型肝炎等传染病的感染。

(2)社会功能损害:主要表现为不同程度的人际交往能力和工作能力的损害,依次表现为人际交往能力、职业或学习能力、家务能力及生活自理能力等的降低。

5.其他精神和行为障碍

可能出现人格改变、抑郁、焦虑、睡眠及性功能障碍等,还可能出现精神病性障碍、记忆障碍和智能障碍。临床上应注重分析阿片类物质使用与上述障碍之间的关系并加以鉴别诊断。

(二)诊断

参照ICD-10阿片类药物依赖诊断标准,在全面检查评估的基础上,根据患者物质使用史及相关临床表现,结合体格检查、精神科检查及实验室检查等辅助检查的结果进行诊断。

1.阿片类物质急性中毒

(1)病史:①单次大剂量使用阿片类物质;②完成脱毒治疗后机体对阿片类物质的耐受性下降,再次使用与之前相同剂量的阿片类物质导致中毒;③合并其他物质(多药使用)导致中毒;④因共患躯体疾病导致耐受性下降,在未明显增加使用剂量时中毒;⑤为迅速缓解戒断症状而补偿性超量使用。

(2)临床表现:阿片类物质急性中毒相应临床表现。

(3)体格检查:意识障碍迅速加重,呼吸抑制和瞳孔缩小(严重危及生命的过量中毒导致的呼吸抑制可致瞳孔散大),出现典型阿片类物质急性中毒"三联征"表现。

(4)辅助检查:血液和尿液的吗啡(或其他阿片类物质)检测呈阳性反应。

(5)排除由其他原因如外伤、感染等所致的急性意识障碍。

2.阿片类物质有害性使用

(1)病史:有海洛因等阿片类物质滥用史。

(2)临床表现:出现与使用阿片类物质相关的躯体、精神或行为等方面的损害,认知及情绪改变。

(3)体格检查:可见躯体各系统损害体征,可见丙型肝炎病毒、人类免疫缺陷病毒感染等相关体征。

(4)精神检查:有认知及情绪改变。

(5)社会功能损害:表现出明显的与使用阿片类物质有关的工作能力降低和学习成绩下降,家庭及婚姻关系紧张,以及导致法律等方面的负面结果。

3.阿片类物质依赖综合征

(1)药物滥用史:反复、强迫性、非医疗目的使用阿片类物质至少12个月。

(2)临床表现:①渴望使用阿片类物质。②耐受性增加。③试图减量或停用时出现戒断反应。④对阿片类物质使用行为失控,难以控制使用剂量、频率及使用时间。⑤花费大量时间获得或者使用阿片类物质,难以控制对阿片类物质的心理渴求。同时,可继发和伴有身体损害、精神障碍等。患者的家庭和社会功能受损,并常出现违法犯罪行为。

(3)体格检查:多有营养不良、浅表静脉注射疤痕、皮肤感染体征,以及合并其他躯体疾病的相应体征。减量或者停用时,可出现阿片类戒断症状和体征。

(4)精神检查:意识清楚,接触一般较差,态度多冷漠,情绪敌对或不稳定。一般无幻觉、妄想等精神病性症状。日常作息时间昼夜颠倒,常常合并睡眠障碍。戒断症状发作时,索药行为明显,高级意向活动降低,甚至夸大或伪装成某种躯体不适。

(5)辅助检查:尿液吗啡检测阳性。实验室检查可有贫血,白细胞计数升高或下降,肝功能异常,病毒性肝炎、梅毒、艾滋病阳性等。心电图检查可有异常,胸部影像学可发现肺部感染征象。抑郁或者焦虑量表可发现抑郁或焦虑症状。

4.阿片类物质戒断状态

(1)病史:有反复、长期和/或大剂量使用阿片类物质,停止或减少用量时出现急性戒断症状史。同时,男性还可有自发泄精,女性可出现性兴奋等。

(2)临床表现:出现与所使用阿片类物质的种类和剂量有关的戒断症状。

(3)体格检查:一般呈卷曲姿势,可有血压升高、脉搏加快、体温升高、皮肤出现"冷火鸡"样鸡皮疙瘩、瞳孔扩大、流泪、流涕、哈欠、喷嚏、震颤、腹泻、呕吐、失眠等表现。

(4)精神检查:意识清楚,不合作,甚至敌对。一般无幻觉、妄想等精神病性症状。焦虑严重时行为冲动激越,索药行为突出。

(5)辅助检查:吗啡检测阳性。焦虑和抑郁量表评分较高,渴求指数较高。实验室检查可见贫血、电解质紊乱等。

二、治疗

对阿片类物质使用相关障碍患者的治疗应该由具备或接受过专业训练的临床医师、心理治疗师、职业治疗师、社会工作者等共同协作,采用包括生物、心理及社会干预在内的综合方法进行治疗。

(一)急性中毒的治疗

1.一般治疗措施

维持呼吸道通畅,确保有效供氧;建立双路静脉给药通道,一路保证纳洛酮的维持使用,另一路用于进行呼吸、循环衰竭的救治;注意维持水、电解质和酸碱平衡,保持足够尿量,注意保暖;持续监护意识状态、生命体征、心肺功能,严重者应定期进行动脉血气和有关生化检查;对伴有低血压、心动过缓、非心源性肺水肿和颅内压升高患者,应及时对症处理,以防止病情加重;病情平稳后,还应持续注意观察患者意识状态、生命体征和心肺功能变化 24 小时以上,以防止发生意外。

2.拮抗剂的使用

纳洛酮的使用无固定的剂量范围,主要依据阿片类滥用剂量及用药后的拮抗效果和个体中毒症状的缓解程度,结合生命体征改善情况确定。①无意识障碍者可肌肉或静脉注射盐酸纳洛酮 0.4 mg(或 0.01 mg/kg),必要时 2～3 分钟重复 1 次;②有意识障碍,但无明显呼吸抑制者,可先静脉注射盐酸纳洛酮 0.4～0.8 mg,若无反应,可间隔 2～3 分钟重复注射,直到意识恢复;③意识障碍、呼吸抑制较重者,立即静脉注射盐酸纳洛酮 2 mg,若没有好转,再注射 2～4 mg,必要时重复,总量可达到 20 mg 或以上。

(二)戒断症状的治疗

1.急性戒断症状的脱毒治疗

脱毒治疗是指通过躯体治疗减轻戒断症状,预防由突然停药而可能引起的躯体健康问题。阿片类脱毒治疗一般在封闭的环境中进行。

(1)替代治疗：利用与毒品有相似作用的药物来替代毒品，以减轻戒断症状，然后在一定的时间内(14～21天)逐渐减少替代药物，直至停用。目前常用的替代药物有美沙酮和丁丙诺啡，使用剂量视患者情况而定。①美沙酮：使用原则为“有效控制症状、逐天递减、先快后慢、只减不加、停药坚决”。首次剂量为20～40 mg/d(口服)，4小时后若症状控制不理想可酌情增加5～10 mg，直至有效控制戒断症状及不出现过量表现。除特殊情况外，脱毒治疗第一天总剂量原则上不超过60 mg/d；有效控制戒断症状后维持原剂量1～2天；之后逐天递减前1天剂量的20%，减至5～10 mg/d时，改为每1～3天减1 mg，直至停药。递减速度和疗程可根据个体情况制定，通常可在21天内完成。②丁丙诺啡(复方丁丙诺啡)：首次剂量为4 mg，根据情况可在2～4小时后再增加4 mg，随后2～3天可逐步增加剂量到12～16 mg/d，稳定治疗至少2天后进入减量期。减量期可根据患者具体情况采取不同的递减方案。丁丙诺啡(复方丁丙诺啡)递减停药时间通常为10～14天，如从8～16 mg/d的稳定剂量，按照每2～3天减少2 mg的速度逐渐递减直至停药。

(2)非替代治疗：主要指使用可控制和缓解阿片类物质戒断症状药物的治疗，常用药物包括中枢α_2受体激动剂(如可乐定、洛非西定)和某些中药及成药等非阿片类药物。非替代治疗的特点为用药时间短(一般不超过10天)、用药剂量大(多用到极量)、药物不良反应大，目前临床上已较少使用。

2.稽延性戒断症状的治疗

主要为对症治疗，具体方法如下。

(1)睡眠和情绪障碍：对于失眠、焦虑、抑郁等症状，可在医师的指导下，酌情使用小剂量镇静催眠及抗抑郁药，应避免大剂量苯二氮䓬类药物，以防止产生依赖。

(2)全身乏力、四肢关节和肌肉疼痛：可对症治疗或使用具有缓解戒断症状的中成药。

(三)预防复吸治疗

单纯给予成瘾者进行脱毒治疗的复吸率高达90%以上。故脱毒只是治疗的第一步，为降低复吸率，应尽可能让成瘾者接受纳屈酮防复吸治疗和心理社会康复治疗。

1.纳曲酮防复吸治疗

纳曲酮是一种口服的阿片受体拮抗药，能阻断阿片类物质的致欣快效应，消除正性强化作用，可逐渐淡化、减轻乃至消除心理渴求，预防复吸。使用前需确定患者已经完全躯体脱毒，否则会激发戒断症状。该药口服吸收良好，长期使用无蓄积作用。首剂量25 mg，若无戒断症状出现，则第二天后每天给予50 mg。也可采用逐渐增加剂量的诱导方案，即：第一天2.5～5 mg；第二天5～15 mg；第三天15～30 mg；第四天30～40 mg；第五天40～50 mg。3～5天完成诱导后转入维持剂量。维持期纳曲酮服药方法可分为每天服用50 mg和每周服用350 mg(如周一100 mg，周三100 mg，周五150 mg)法，用药时间长短依患者具体情况确定，原则上只要存在复发的可能，即可服用盐酸纳曲酮预防复发。建议服用盐酸纳曲酮时间至少半年以上。

2.心理社会康复治疗

心理社会干预主要是针对影响阿片类物质使用相关障碍患者的心理、社会因素，包括对个体心理、行为及家庭、社会环境多个方面的干预，是治疗的重要环节。

(1)动机强化治疗：采用相应的治疗策略，以强化患者做出改变自己物质使用障碍行为动机为目标的治疗方式，有助于提高治疗效果，可以单独使用或者与其他治疗联合使用。

(2)认知行为治疗：通过识别和改变患者的不合理认知，来减少或消除不良的情绪或物质滥用等适应不良行为。主要包括预防复发、应对技能训练等,以有效预防复发。

(3)行为疗法:应用行为医学的理论,帮助患者消除或建立某种行为,从而达到治疗目的,包括使用行为强化治疗、线索暴露疗法、社区强化等,以提高治疗依从性,增加治疗效果。

(4)家庭治疗:通过改善吸毒人员人际关系,特别是家庭成员间的关系,促进家庭成员间的感情交流,提高治疗支持程度。

(5)社会干预:即政府或非政府组织在社会事务中的干预行为,通过动员社会资源来帮助物质使用障碍者适应社会,保持操守状态,是康复过程中的重要环节。

三、护理

(一)护理评估

评估患者滥用阿片物质的开始剂量及目前剂量、使用方式、持续时间及对药效的体验;评估患者的精神状态、营养状态、生命体征、意识状态等;评估患者有无药物依赖、急性中毒及戒断综合征表现;评估患者神经系统检查和实验室检查的情况,觅药方式,不良行为的程度与家庭的关系。

(二)护理诊断

(1)营养失调:低于机体需要量与厌食有关。

(2)有体液不足的危险:与呕吐、腹泻引起体内水分丢失有关。

(3)有感染的危险:与防卫功能受损及微生物局部侵入有关。

(4)睡眠形态紊乱:与戒毒综合征有关。

(5)焦虑:与毒品戒断有关。

(6)保持健康能力改变:与毒品致机体多器官受损有关。

(7)慢性疼痛:与戒毒综合征有关。

(8)性生活形态改变:与自我概念紊乱、滥用阿片类药物造成阳痿及失去性欲有关。

(9)社交隔离:与沉溺于毒品人格改变有关。

(10)家庭应对无效:与吸食毒品致经济、家庭关系恶化有关。

(11)便秘:与长期应用阿片类药物致肠蠕动减少有关。

(三)护理目标

(1)患者能主动进食,维持足够的营养摄入,体重增加。

(2)患者的抵抗能力增加,降低对感染的易感性。

(3)患者能保证足够的睡眠及良好的情绪状态。

(4)患者恢复性生活的欲望,融洽夫妻关系。

(5)患者的饮食习惯得到纠正,能保持大便通畅。

(6)患者恢复社交能力,改善人际关系。

(7)患者及家属能掌握有关疾病的健康知识。

(四)基础护理

1.安全护理

为患者提供良好的住院环境,确保病房安全和患者的安全。做好对患者和家属的安全教育,严格执行安全检查和探视制度,杜绝各类精神活性物质流入病房。对严重冲动、躁动的患者可采取约束或临时隔离,并有专人护理,避免伤人毁物。

2.饮食护理

阿片类物质所致精神障碍患者的饮食没有规律，大多数患者存在食欲下降或厌食，戒断反应重时，患者甚至拒绝饮食。因此，护理人员应鼓励患者多饮水或补液，增加体内水分和营养物质，定期测量尿比重、血浆渗透压、肌酐等，及时记录液体摄入量和尿量，了解电解质水平，保持电解质平衡。给予患者易消化、营养丰富的食物。

3.个人卫生护理

加强患者口腔、皮肤、排泄等方面的护理。戒毒的患者对疼痛异常敏感，护理人员在护理时动作需轻柔。

4.生活护理

在戒断治疗期间，对于生活不能自理的患者，护士应及时给予帮助。加强患者的口腔护理、饮食护理、睡眠护理等，及时更换污染的床单、被服、衣物，保证给患者创造清洁、舒适的治疗环境。

5.心理护理

护士对患者进行个别心理护理和小组心理护理，给予患者心理疏通、心理干预，及时发现患者的情绪变化，引导患者安心住院，积极配合治疗和护理，顺利完成临床脱毒治疗。

6.睡眠护理

消除焦虑紧张情绪，创造良好的睡眠环境，室内温度适宜，光线柔和，减少噪音。减少白天睡眠时间，参加有益活动，睡前避免饮浓茶和咖啡等饮料，学会放松术，以利睡眠。必要时使用药物催眠。

7.用药护理

在逐渐减药过程中，要认真观察患者的各种不良反应，其中生理状况危机的处理应优先考虑，配合医师做好危重患者的抢救和护理，同时在病房内备好抢救药品及器材。

8.疼痛护理

运用有效的方法应对疼痛症状，对患者的疼痛表示关心，向患者解释疼痛的原因，让其了解这种慢性疼痛将持续一段时间，要有充分的思想准备。指导患者使用缓解疼痛的方法，如放松练习、想象等，以转移对疼痛的注意力。尽可能减少应激因素，保证充分的休息时间。必要时遵医嘱给予止痛剂，并观察其效果。

(五)康复护理

1.家庭、社会支持治疗

家庭成员提供可靠的支持对物质依赖者的康复非常重要，但家人常会对患者的行为感到沮丧失望，所以必须由有经验的工作人员做家庭咨询，以协助家属了解疾病知识，强化家庭功能，给予患者重要的社会支持。此外，在社区建立活动站，可以让吸毒人员拥有一个既可以学到有用知识，又能够开展健康有益的娱乐活动的场所，有利于为患者创造无歧视的社会康复环境。

2.工娱疗法

建立良好的护患关系，多接触患者，关心患者，谈论患者感兴趣的话题。鼓励患者参加娱乐活动，调动患者参加活动的积极性。提供参与社交活动的机会，指导患者与人交往的技巧，增强社交的自信心。通过参加工娱活动，将患者从抑郁、焦虑等情绪中解放出来，增强患者康复的信念。

3.技能训练

通过职业评估，了解患者的身体、心理和职业能力状况，对患者职业训练和就业的可能性进行指导，提供职业技能训练，培养其就业技能，以解决患者出院后的就业问题。

（六）健康教育

了解患者的痛苦和心理需求，增强患者的治疗、康复的信心。了解患者的家庭情况，使家属接受现实，精心关照患者，积极配合治疗。建立家庭成员间相互支持的功能系统。取得家人的理解，或轻压力。尊重患者的隐私，鼓励患者对药物依赖的行为做出评价；消除思想顾虑。向家属讲解其责任和义务及阿片类依赖的有关知识，向患者宣教有关感染危险因素及注射毒品的危害性。指导出院患者及家属定期检查和防止复吸的方法。

（七）护理评价

患者的营养状态恢复良好，食欲增加，自身抵抗力增强；患者能保证充足的睡眠和稳定的情绪，不对自己或他人造成伤害；患者的疼痛得到缓解，戒断症状有所改善，恢复对生活的希望和和谐的家庭关系；患者能够掌握相关的疾病知识，防止复吸的发生。

（刘　高）

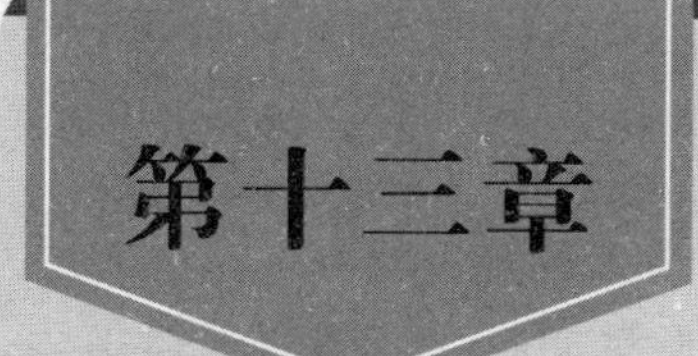

第十三章 中医科护理

第一节 痢 疾

一、概述

痢疾是以腹痛，里急后重，大便次数增多，痢下赤白脓血为主症的病证，是夏秋季常见的肠道传染病。病因有外感时疫邪毒和内伤饮食两方面。细菌性痢疾、阿米巴痢疾，以及溃疡性结肠炎、放射性结肠炎、细菌性食物中毒等出现类似本节所述症状者，可参照本病护理。

二、辨证论治

（一）湿热痢

腹痛，里急后重，下痢赤白脓血，赤多白少或纯下赤冻，肛门灼热，小便短赤，或发热恶寒，头痛身楚，口渴发热。舌红苔黄腻，脉滑数。治以清热解毒，调气行血。

（二）疫毒痢

起病急骤，壮热，恶呕便频，痢下鲜紫脓血，腹痛剧烈，口渴，头痛，后重感特著，甚者神昏惊厥。舌红绛苔黄燥，脉滑数或微欲绝。治以清热凉血解毒。

（三）寒湿痢

腹痛拘急，痢下赤白黏冻，白多赤少，里急后重，脘闷，口淡，饮食乏味，头身困重。舌淡苔白腻，脉濡缓。治以温中燥湿，调气和血。

（四）阴虚痢

下痢赤白，日久不愈，或下鲜血，脐下灼痛，虚坐努责，食少，心烦，口干口渴。舌红绛少津少苔，脉细数。治以养阴清肠化湿。

（五）虚寒痢

下痢稀薄，带有白冻，甚则滑脱不禁，腹部隐痛，排便不爽，喜按喜温，久痢不愈，食少神疲，四肢不温。舌淡苔白滑，脉沉细而弱。治以温补脾肾，收涩固脱。

（六）休息痢

下痢时发时止，常因饮食不当、受凉、劳累而发，发时便频，夹有赤白黏冻，腹胀食少，倦怠嗜卧。舌淡苔腻,脉濡软虚数。治以温中清肠,调气化滞。

三、病情观察要点

(一)腹痛、里急后重

观察发作的时间、性质、部位、程度、与体位的关系、缓解的方法及伴随症状。

(1)新病年少,形体壮实,腹痛拒按,里急后重便后减轻者多为实证;久病年长,形体虚弱,腹痛绵绵,痛而喜按,里急后重便后不减或虚坐努责者为虚证。

(2)湿热痢腹痛阵作:疫毒痢腹痛剧烈;寒湿痢腹部胀痛;阴虚痢为脐腹灼痛,或虚坐努责;虚寒痢常为腹部隐痛,腹痛绵绵。

(二)肛门灼痛

与湿热下注、肛周炎症、分泌物刺激有关。

(三)大便次数及性状改变

注意观察大便与腹痛的关系,大便的次数、性质、量、气味、颜色、有无脓血黏冻。

(1)痢下白冻或白多赤少者,多为湿重于热,邪在气分,其病清浅;若纯白冻清稀者,为寒湿伤于气分;白而滑脱者属虚寒。

(2)痢下赤冻,或赤多白少,多为热重于湿,热伤血分,其病较深;若痢下纯鲜血者,为热毒炽盛,迫血妄行。

(3)痢下赤白相杂,多为湿热夹滞。

(4)痢下色黄而深,其气臭秽者为热;色黄而浅,不甚臭秽者为寒。

(5)痢下紫黑色、黯褐色者为血瘀;痢下色紫黯而便质清稀为阳虚。

(6)痢下焦黑,浓厚臭秽者为火。

(7)痢下五色相杂为湿热疫毒。

(四)发热

观察发热程度及伴随症状。

(1)湿热痢若兼有表证则恶寒发热,头痛身楚,热盛灼津则口渴。

(2)疫毒痢热因毒发,故壮热。热盛伤津则口渴,热扰心神则烦躁,热扰于上则头痛。热入营分,高热神昏谵语者,为热毒内闭。

四、症状护理要点

(一)腹痛、里急后重

(1)腹痛时,可指压内关或合谷等穴位。

(2)疫毒痢者,腹痛剧烈,痢下次多,应暂禁食,遵医嘱静脉补液或按揉天枢、气海、关元、大肠俞等穴。

(3)寒湿痢者,腹部冷痛,注意保暖,给予热敷,或用白芥子、生姜各 10 g 共捣烂成膏敷脐部。

(4)虚寒痢者,腹痛绵绵,注意四肢保暖,可给予艾灸天枢、神阙等穴,或食用生姜、生蒜,以温中散寒。

(5)患者里急后重时,嘱患者排便不宜过度用力或久蹲,以免脱肛。

(二)肛门灼痛

(1)保持肛周皮肤清洁,便后用软纸擦肛门并且用温水清洗,如肛门周围有糜烂溃破,可遵医嘱外涂油膏治疗。

(2)肛门灼热、水肿时,可遵医嘱予中药熏洗。

(3)有脱肛者,清洁后用消毒纱布涂上红油膏或黄连软膏轻轻还纳。

(三)发热

(1)正确记录体温、脉搏呼吸、汗出情况。

(2)保持皮肤清洁,汗出后用毛巾擦拭,并及时更换湿衣被,保持床铺清洁干燥。

(3)协助高热患者做好口腔护理,饭前饭后用银花甘草液、氯己定、生理盐水等漱口,口唇干裂可涂保湿唇膏或油剂。

(4)保证足够液体量,鼓励患者多饮温开水、淡糖盐水,可用麦冬、清竹叶、灯芯草等泡水代茶饮或遵医嘱静脉补液。

(5)高热无汗时,可遵医嘱行物理降温或给予中西药退热,或给予背部刮痧以辅助治疗。观察退热情况,防止抽搐、神昏等险证。

五、饮食护理要点

饮食以清淡、细软、少渣、易消化的流质或半流质为主,鼓励患者多饮温开水或淡盐水,每天总液量为3 000 mL左右。不宜饮用牛奶,忌食生冷、辛辣、油腻、硬固、煎炸之品,忌豆类、薯类等产气食品。

(一)湿热痢

宜食清热解毒之品,如铁苋菜、地锦草、马齿苋、西瓜、苹果等。

食疗方:蒜泥马齿苋、薏米粥、陈茗粥(陈茶叶、大米)。

(二)疫毒痢

宜食清热凉血解毒之品,如鲜芦根煎汤代茶饮,痢下次多,应暂禁食。

食疗方:鲫鱼汤。

(三)寒湿痢

宜食温中燥湿,调气和血之品,如粳米、鲈鱼、大枣等。

食疗方:薏米莲子粥、大蒜炖肚条、肉桂粥。

(四)阴虚痢

宜食养阴清肠化湿之品,如黑木耳、茯苓、枸杞子、桑椹、龙眼肉、薏苡仁、莲子及大枣等。

食疗方:绿茶蜜饮、绿豆汤、石榴皮煮粥(石榴皮、粳米)。

(五)虚寒痢

宜食温补脾肾,收涩固脱之品,如山药、莲子、胡桃肉、白扁豆、薏苡仁、生姜、生蒜等。

食疗方:姜汤、桃花粥、豆蔻粥(肉豆蔻、生姜、粳米)。

(六)休息痢

宜食温中清肠,调气化滞之品,如粳米、南瓜、香菇、黄花菜等。

食疗方:参枣米饭、山药饼。

六、中药使用护理要点

(一)口服中药

口服中药时,应与西药间隔 30 分钟左右。

(1)中药汤剂:宜饭前服用。若有恶心,服用前可以在舌上滴少许生姜汁。

(2)香连浓缩丸(片):不宜与阿托品、咖啡因等同用,否则会增加生物碱的毒性;忌油腻、生冷之品,禁烟、酒。

(3)葛根芩连微丸(胶囊):泄泻腹部凉痛者忌服。

(4)芩连片:泄泻腹部凉痛者忌服。不宜与乳酶生、丽珠肠乐同服。

(二)中药注射剂

中药注射剂应单独使用,与西药注射剂合用时须前后用生理盐水做间隔液。

穿心莲注射剂:不宜与氟罗沙星、左氧氟沙星、乳酸环丙沙星、妥布霉素、红霉素、阿米卡星、维生素 B_6 等同用。

(三)外用中药

观察局部皮肤有无不良反应。

(1)保留灌肠:给药前排空二便,取右侧卧位,臀部抬高 10 cm,液面距肛门不超过 30 cm,肛管插入15 cm左右,药液温度 39～41 ℃,量 50～100 mL,徐徐灌入,灌完后取平卧位,再取左侧卧位,保留 60 mm 以上,保留至次晨疗效更佳。

(2)中药贴敷:神阙穴,1 次/天,每次贴敷 3～4 小时。注意观察局部皮肤有无发红、瘙痒,或水疱等症状,并及时通知医师。告知患者切忌搔抓,以防止感染。

七、健康宣教

(一)用药

慢性患者应坚持治疗,在医师指导下合理用药。

(二)饮食

不宜过食生冷,不吃变质食物。在痢疾流行季节可以适量食用生蒜瓣,或用马齿苋、绿豆煎汤饮用以预防感染。

(三)运动

宜卧床静养,不可过度活动。指导久病体虚的患者循序渐进地锻炼身体,增强抗病能力和促进康复。

(四)生活起居

注意个人卫生,养成饭前、便后洗手习惯,预防疾病发生和传播。加强水饮食卫生管理,避免外出用餐,防止病从口入。久病初愈,正气虚弱,注意生活起居有节,劳逸结合。

(五)情志

开展多种形式的文娱活动,以丰富生活内容,怡情悦志。

(六)定期复诊

遵医嘱定期复诊,若出现大便次数及性状的改变、腹痛、里急后重等症状时,应及时就医。

(刘　倩)

第二节 呕 吐

一、概述

凡由于胃失和降,气逆于上,迫使胃中之物从口中吐出的一种病证,称为呕吐。多由于外感六淫,内伤饮食,情志不调,禀赋不足等影响于胃,使胃失和降,胃气上逆所致。急性胃炎、胃黏膜脱垂症、神经性呕吐、幽门痉挛、不完全性幽门梗阻、胆囊炎、胰腺炎等出现呕吐时可参照本病护理。

二、辨证论治

(一)外邪犯胃

突然呕吐,胸脘满闷,发热恶寒,头身疼痛。舌苔白腻,脉濡缓。治以疏邪解表,化浊和中。

(二)饮食停滞

呕吐酸腐,脘腹胀满,嗳气厌食,大便或溏或结。舌苔厚腻,脉滑实。治以消食化滞,和胃降逆。

(三)痰饮内停

呕吐清水痰涎,脘闷不食,头眩心悸。舌苔白腻,脉滑。治以温中化饮,和胃降逆。

(四)肝气犯胃

呕吐吞酸,嗳气频作,胸胁胀痛。舌红苔薄腻,脉弦。治以疏肝理气,和胃降逆。

(五)脾胃虚寒

呕吐反复迁延不愈,劳累或饮食不慎即发,伴神疲倦怠,胃脘隐痛,喜暖喜按。舌淡或胖苔薄白,脉弱。治以温中散寒,和胃降逆。

(六)胃阴不足

时时干呕恶心,呕吐少量食物黏液,饥不欲食,咽干口燥,大便干结。舌红少津,脉细数。治以滋阴养胃,降逆止呕。

三、病情观察要点

(一)呕吐

观察呕吐的虚实,呕吐物的性状与气味,呕吐时间等。

(1)呕吐的虚实:发病急骤,病程较短,呕吐量多,呕吐物酸腐臭秽,多为实证;起病缓慢,病程较长,呕而无力,呕吐量不多,呕吐物酸臭不甚,伴精神萎靡,倦怠乏力多为虚证。

(2)呕吐物的性状:酸腐难闻,多为食积内腐;黄水味苦,多为胆热犯胃;酸水绿水,多为肝气犯胃;痰浊涎沫,多为痰饮中阻;泛吐清水,多为胃中虚寒。

(3)呕吐的时间:大怒、紧张或忧郁后呕吐,多为肝气犯胃;暴饮暴食后发病,多为食滞内停;突然发生的呕吐伴有外感表证者,多为外邪犯胃;晨起呕吐在育龄女性,多为早孕;服药后呕吐,则要考虑药物反应。

(二)伴随症状

如出现下述症状,及时报告医师,配合抢救。

(1)呕吐剧烈,量多,伴见皮肤干燥,眼眶下陷,舌质光红。

(2)呕吐频繁,不断加重或呕吐物腥臭,伴腹胀痛、拒按、无大便及矢气。

(3)呕吐物中带有咖啡样物质或鲜血。

(4)呕吐频作,头昏头痛,烦躁不安,嗜睡、呼吸深大。

(5)呕吐呈喷射状,伴剧烈头痛、颈项强直,神志不清。

四、症状护理要点

(一)呕吐

(1)虚寒性呕吐:胃脘部要保暖,热敷或可遵医嘱隔姜灸中脘,或按摩胃脘部。

(2)寒邪犯胃呕吐时,可用鲜生姜煎汤加红糖适量热服。

(3)食滞欲吐者,可先饮温盐水,然后用压舌板探吐。

(4)呕吐后用温热水漱口,保持口腔清洁。

(5)呕吐频繁者可耳穴埋籽:取脾、胃、交感等穴;亦可指压内关、合谷、足三里等穴。

(6)穴位贴敷:取穴足三里、中脘、涌泉、内关、神阙等穴位。

(7)昏迷呕吐者,应予侧卧位,防止呕吐物进入呼吸道而引起窒息。

(二)胸胁胀痛

稳定患者情绪,可推拿按揉肝俞、脾俞、阳陵泉等穴。

(三)不思饮食

可自上而下按揉胃脘部,点按上脘、中脘、天枢、气海等穴。

(四)咽干口燥

可用麦冬、玉竹或西洋参代茶饮。

(五)恶寒发热

做好发热护理,根据医嘱采取退热之法,注意观察生命体征的变化。

五、饮食护理要点

饮食应清淡开胃易消化,禁食辛辣、煎炸、肥甘、生冷、油腻的食物。宜少食多餐。

(一)肝气犯胃

宜食陈皮、萝卜、山药、柑橘等理气降气之品,禁食柿子南瓜、马铃薯等产气的食物。

食疗方:香橙汤(香橙、姜、炙甘草)。

(二)饮食停滞

宜食山楂、米醋等消食化滞,和胃降逆之品。

食疗方:山楂麦芽饮,炒莱菔子粥,山楂粥等。

(三)阴虚呕吐

宜食木耳、鸡蛋、鲜藕、乳制品等益胃生津之品。

食疗方:雪梨汁、荸荠汁、藕汁、西洋参泡水、银耳粥等。

(四)脾胃虚寒

宜食鸡蛋、牛奶、姜、熟藕、山药、红糖等温中健脾之品。

食疗方：姜丝红糖水，紫菜鸡蛋汤。

(五)痰饮内停

宜食温化痰饮，和胃降逆之品，如姜、薏苡仁、山药、红豆等。

食疗方：山药红豆粥。

六、中药使用护理要点

(一)口服中药

口服中药时，应与西药间隔30分钟左右。

(1)中药汤剂：①取坐位服药，少量频服，每次20～40 mL，忌大口多量服药。②外邪犯胃、脾胃虚寒者宜饭后热服；饮食停滞、痰饮内停者宜饭后温服；肝气犯胃者宜饭前稍凉服。

(2)中成药：①舒肝丸(片、颗粒)，不应与西药甲氧氯普安合用。②沉香化气丸，不宜与麦迪霉素合用。③藿香正气散、保和丸、山楂丸，应在饭后服用。

(二)外用中药

观察局部皮肤有无不良反应。

遵医嘱选穴，穴位贴敷时注意按时更换。

七、情志护理要点

(1)护士应多与患者交谈，了解患者的心理状态，建立友好平等的护患关系。关怀、同情患者，减轻其紧张、烦躁及怕他人嫌弃的心理压力。

(2)教会患者进行自我舒缓情绪的方法，如音乐疗法、宣泄法、转移法等。

(3)鼓励患者多参与娱乐活动，如下棋、读报、看电视、听广播等。

(4)对精神性呕吐患者应消除一切不良因素刺激，必要时可用暗示方法解除患者不良的心理因素。

八、健康宣教

(一)用药

遵医嘱服药，中药汤剂应少量频服。

(二)饮食

饮食应清淡开胃易消化，禁食辛辣、煎炸、肥甘、生冷、油腻的食物。注意饮食卫生，规律进食，少食多餐，逐渐增加食量，不暴饮暴食。

(三)运动

加强身体锻炼，提高身体素质。每天饭前、饭后可用手掌顺时针方向按摩胃脘部10分钟。

(四)生活起居

养成良好的生活习惯，注意冷暖，特别注意胃部保暖，以减少或避免六淫之邪或秽浊之邪的侵袭。平日可于饭前饭后按摩内关、足三里等穴，每次5～10分钟。

(五)情志

调摄精神，保持心情舒畅，避免精神刺激，防止因情志因素引起呕吐。

(六)定期复查

遵医嘱定时复诊，若出现呕吐频繁，或伴腹胀腹痛无排便，或呕吐带血时需及时就医。

(刘　倩)

第三节 胁痛

一、概述

胁痛是以一侧或两侧胁肋部疼痛为主要表现的病证，多由于情志失调、饮食不节、外感湿热、劳欲久病或跌仆损伤等引起，肝胆失于疏泄条达而致本病。急慢性肝炎、肝硬化、肝寄生虫病、肝癌、急性胆囊炎、慢性胆囊炎、胆石症、慢性胰腺炎、胁肋外伤及肋间神经痛等疾病以胁痛为主要症状时皆可参照本病护理。

二、辨证论治

(一)肝气郁结

胁肋胀痛，走窜不定，常因情志刺激而加重，胸闷太息，嗳气食少，妇女月经不调。苔薄，脉弦。治以疏肝理气。

(二)肝胆湿热

胁肋灼热，胀痛拒按，口干咽干，胸闷纳呆，恶心呕吐，可兼有目赤或目黄、身黄；身热恶寒；小便黄赤，大便不爽。舌红苔黄腻，脉弦滑数。治以清热利湿。

(三)淤血阻络

胁肋刺痛，痛有定处，按之痛剧，夜尤甚，胁下或见痞块。舌紫黯，或有瘀斑，脉沉涩。治以祛瘀通络。

(四)肝阴不足

胁肋隐痛，绵绵不休，遇劳加重，头晕目眩，口干咽燥，心中烦热。舌红少苔，脉弦细数。治以养阴柔肝。

三、病情观察要点

(一)疼痛

注意观察疼痛的部位、性质、时间及伴随症状、诱发因素等。注意是否有腹肌紧张、板状腹。

(1)胀痛且痛无定处，多属气滞。

(2)刺痛且痛有定处，多属血瘀。

(3)隐痛不已，多属肝阴不足。

(4)阵发性绞痛，多为胆结石症状。

(二)呕吐

注意观察呕吐物的颜色、性质、量及呕吐的时间、次数，伴随症状。必要时留送标本。

(三)皮肤变化

注意是否有目黄、身黄等黄疸情况。

(四)体温

有无发热等情况。

(五)二便情况

有无小便黄赤,大便不爽,便秘等。

(六)伴随症状

有无头晕,口干咽燥,胸闷,嗳气,妇女月经不调等。

四、症状护理要点

(一)胁肋疼痛

(1)注意卧床休息,选择舒适的体位,以偏向患侧卧位为宜,尽量减少不必要的搬动;变动体位要缓慢,避免体位的突然变动而加重疼痛。

(2)轻者可以适当活动,如散步、打太极拳等,做到动静适宜,以不感到疲劳为度。

(3)胁肋疼痛时可行耳穴埋籽,主穴:胸、肝、胆、神门;配穴:内分泌、肋缘下、交感。

(4)按摩疗法:选用自我按摩法,每天早晚在两侧胁肋部自上而下按摩1次,每次10分钟。

(5)淤血阻络者痛剧时,可取屈膝卧位,局部热敷。

(二)呕吐

(1)应及时清除呕吐物,呕吐后及时漱口,保持口腔清洁;及时留送标本。

(2)口含姜片止呕,或指压内关穴。

(3)可行耳穴埋籽,主穴:胃、神门、交感;配穴:皮质下、肝、胆反应点等。

(三)皮肤有黄染

皮肤若有黄染,确诊为黄疸型肝炎,要做好消毒隔离工作。

(四)发热

恶寒发热者及时增减衣被,做好发热护理。

(五)便秘

便秘时,指导或协助患者顺时针方向按摩腹部,促进肠蠕动;可遵医嘱给予耳穴埋籽,主穴:大肠、小肠、交感;配穴:肺、便秘点等。

(六)头晕目眩

头晕目眩时注意卧床休息,尽量减少活动,注意安全。

五、饮食护理要点

饮食宜清淡、温软、易消化之物;忌寒凉、辛辣、油腻、刺激之品,定时定量。恶心呕吐严重时应暂时禁食,待病情好转后,逐渐进食易消化的流食或软食。

(一)肝气郁结

宜食柑橘、萝卜、荔枝、丝瓜、菠菜、茄子等疏肝理气之品,避免食用马铃薯、南瓜、红薯等食品。

食疗方:柴橘粥(柴胡、陈皮、粳米)。

(二)肝胆湿热

宜食西瓜、冬瓜、荸荠、黄瓜等清热利湿之品可,饮绿豆汤、冬瓜汤等。

食疗方:鸡骨草瘦肉汤。

(三)淤血阻络

宜食藕汁、梨汁、山楂、红糖、红心萝卜、木耳等活血化瘀之品,忌食寒凉及油腻黏滞之品。

食疗方:三七郁金汤(三七花、郁金、猪瘦肉)、桃仁莲藕汤。

(四)肝阴不足

宜食鱼、瘦肉、银耳、藕、梨等滋阴之品。

食疗方:沙参玉竹老鸭汤(北沙参、玉竹,老鸭)、鲜生地粥(主料鲜生地黄、粳米)。

六、中药使用护理要点

(一)口服中药

口服中药时,应与西药间隔30分钟左右。

(1)疏肝理气、清利肝胆湿热、养阴柔肝中药汤剂宜饭前稍凉服;祛瘀通络止痛中药宜饭前稍温服。

(2)平肝舒络丸:属虚证者慎用,长期使用易导致蓄积性汞中毒。

(3)木香顺气丸:服药期间忌食生冷、油腻食物;孕妇慎服。

(4)元胡止痛胶囊(片、软胶囊、滴丸):药性温燥,阴虚火旺者慎服;服药期间忌食生冷食物。

(5)扶正化瘀胶囊:孕妇忌服,湿热盛者慎用。

(二)中药注射剂

中药注射剂应单独使用,与西药注射剂合用时须前后用生理盐水做间隔液。

舒肝宁注射液:用10%葡萄糖注射液250~500 mL稀释后静脉滴注,速度不宜过快。

(三)外用中药

观察局部皮肤有无不良反应。

(1)芒硝30 g布包后敷于胁肋部以助止痛,注意温度适宜。

(2)隐痛者可用生姜、葱白、韭菜、艾叶,加盐同炒后,敷于患处。

七、情志护理要点

(1)胁痛随情志变化而增减,因此,平素保持情绪稳定,心情舒畅,避免过怒、过悲、过劳及过度紧张。

(2)耐心倾听患者的感受,尽量解答患者提出的问题,护士说话速度要慢,语调要平静;向患者介绍成功的病例,增强患者战胜疾病的信心。

(3)根据患者的兴趣爱好、文化素养,选择适宜的乐曲欣赏,以分散注意力,使患者心境坦然,气机条达。

八、健康宣教

(一)用药

遵医嘱服药,积极治疗,以免延误病情。

(二)饮食

宜温软、清淡、易消化;忌烟、酒、肥甘之品,保持大便通畅。

(三)情志

排解不良情绪,注意保持心情舒畅,避免抑郁、郁怒等不良刺激。

(四)运动

适当进行体育运动,以不感劳累为宜,活动中不要用力过猛,避免碰撞伤及胁肋。

(五)生活

起居养成健康的生活方式和行为,起居有常,避免过劳。

(六)定期复诊

遵医嘱定时复诊,若胁痛加剧并伴恶心、呕吐症状时应及时就医。

(刘 倩)

第四节 鼓 胀

一、概述

鼓胀是以腹部胀大如鼓,皮色苍黄,甚则腹壁脉络显露,四肢不肿或微肿为主要表现的病证。多由于饮食不节,七情、劳欲所伤,以及感染其他疾病后,肝脾失调,继则累及肾脏而成。肝硬化、结核性腹膜炎、腹腔肿瘤可参照本病护理。

二、辨证论治

(一)气滞湿阻

腹大胀满,按之不坚,叩之有声,胁下痞满或疼痛,纳食减少,食后作胀,嗳气不畅,失气为舒,大便不爽,小便短少。苔白腻,脉弦。治以疏肝理气,运脾利湿。

(二)湿热蕴结

腹大坚满,脘腹撑急,或腹痛拒按,烦热口苦,渴不欲饮,或有面目皮肤发黄,小便赤涩,大便秘结或溏垢。舌边尖红,苔黄腻或兼灰黑,脉数。治以清热利湿,攻下逐水。

(三)肝脾血瘀

腹大坚满,腹壁青筋怒张,胁腹刺痛,面色黯黑,面颈胸臂有血痣,呈丝纹状,手掌赤痕,唇色紫褐,口渴,饮水不能下,大便色黑。舌紫红或有紫斑,脉细涩或芤。治以活血化瘀,行气利水。

(四)肝肾阴虚

腹大胀满隆起,皮肤绷紧,或见脉络显露,形体消瘦,面色黧黑,唇紫,口燥,心烦,失眠,齿鼻衄血,小便短赤。舌红绛少津,脉弦细数。治以滋养肝肾,凉血化瘀。

三、病情观察要点

(一)腹痛、腹胀、腹水、腹泻

观察腹痛、腹胀的性质、部位、诱因和发作时间;腹水的颜色、性状、量;患者的体重、腹围的变化;腹泻的次数,大便性状、量的变化等。

(二)贫血及出血

观察有无齿衄、鼻衄、皮肤紫斑及消化道出血。

(三)皮肤症状

观察有无面色萎黄、巩膜或皮肤黄疸、手掌殷红、面颈胸部红丝赤缕、血痣及蟹爪纹、腹壁静脉曲张等变化。

（四）生命体征

尤其是神志、体温、呼吸、血压的变化；若出现性格改变，举止言语反常或嗜睡等为肝昏迷早期症状。

（五）伴随症状

有无乏力、食欲缺乏、尿少，形体消瘦，青筋暴露，腹大如瓮，脉络怒张等情况，并及时报告医师。

（六）突发情况

如突然出现血压下降、便血、呕血、神志异常等时，应立即报告医师，并配合处置。

四、症状护理要点

（一）腹痛、腹胀、腹水

重症患者应卧床休养。定时更换体位，防止压疮的发生；因腹胀而致呼吸困难者，可取半坐卧位；轻者可适当活动。治疗方法如下。

(1)大量腹水患者，应避免增加腹内压的一切因素，如用力咳嗽，打喷嚏、便秘等。

(2)腹痛、腹胀时行耳穴埋籽。主穴：取肝、脾、交感、肾、神门。配穴：心、肺、三焦等。

(3)便秘时行推拿调护轻柔腹部，或顺时针方向按摩腹部；遵医嘱给予耳穴埋籽，主穴：大肠、小肠、交感；配穴：肺、便秘点等；给予生理盐水灌肠(禁用肥皂水灌肠)。

(4)艾灸疗法：气滞湿阻者可以在腹部以脐为中心呈十字形(即上、下、左、右)艾灸 30 分钟。也可灸关元、中极、神阙等穴，以理气宽胀，或施以腹部热敷法、盐熨法、葱熨法。

（二）出血

如有头晕、心悸、血压下降等情况，应立即报告医师处理，建立静脉通道，做好输血准备，必要时给予三腔两囊管压迫止血。治疗方法如下。

(1)齿衄时，可用银花甘草水漱口，亦可用黑山栀粉或马勃粉止血，或用藕节炭、白茅根煎水代茶饮。

(2)鼻衄时应坐位，手压鼻梁两侧，鼻根部、额部冷敷，也可用棉球蘸云南白药、黑山栀粉或吸收性明胶海绵塞鼻，禁止头向后仰。

(3)指导患者平时养成良好的卫生习惯，禁止挖鼻孔、剔牙。平时用软毛牙刷刷牙，也可用地骨皮煎水漱口，3 次/天。

（三）皮肤

床单位保持整洁干燥，无皱褶渣屑，内衣、裤、鞋袜选择柔软宽松的纯棉制品。防护措施如下。

(1)皮肤瘙痒时可用触摸或拍打的方式缓解瘙痒，避免使用刺激性的洗浴产品。

(2)皮肤瘙痒及水肿甚者谨慎使用胶布。

(3)教育患者不抓搔皮肤，如有破溃应及时处理。帮助患者修剪指甲。

(4)如臀部、阴囊、踝部水肿，可用棉垫垫起，以改善血液循环，防止和减少压疮发生。

（四）黄疸型肝炎

如为黄疸型肝炎，要做好消毒隔离工作。

（五）腹泻

腹泻者，应协助患者保持臀部皮肤和肛门处清洁，必要时涂以油剂保护。并及时留取粪便标本，送检化验。

（六）躁动不安

对躁动不安的患者，应使用约束带、床挡等保护性措施，防止坠床。

（七）测量与记录

每天准确记录出入量，定期测量腹围、体重；注意监测血电解质、血常规、血清总蛋白等变化。

（八）腹腔穿刺大量放腹水

应督促患者术前排尿，严格无菌操作，放液速度宜慢，一次放液不得超过 2 000 mL，并记录腹水量、颜色和性质，标本及时送检，指导患者 2 小时后再适当下床活动。

五、饮食护理要点

饮食以低盐低脂、清淡、易消化、高维生素、少渣食物为原则。禁食辛辣、生冷煎炸、粗糙硬固之品，进食时需细嚼慢咽；高血氨时禁用高蛋白食品；出现腹水时给低盐或无盐饮食，并限制水的摄入；吐血者，暂禁饮食。

（一）气滞湿阻

宜食疏肝理气，运脾利湿之品，如萝卜、山药、柑橘、薏仁粥、玫瑰花茶等。

食疗方：胡桃山药粥（胡桃肉、山药、小米、大米）。

（二）湿热蕴结

宜食清热利湿，攻下逐水之品，如菠菜、芹菜、黄瓜、冬瓜、赤小豆、雪梨等。

食疗方：五豆粥（扁豆、黄豆、赤小豆、黑豆、大豆、莲子肉、大米）；泥鳅豆腐汤。

（三）肝脾血瘀

宜食活血化瘀，行气利水之品，如木耳、洋葱、桃仁、山楂、茯苓、陈皮、当归等，可用葱、姜、桂皮等做调料。

食疗方：桃仁粥。

（四）肝肾阴虚

宜食滋养肝肾，凉血化瘀之品，如番茄、梨、藕、草莓、牛奶等。

食疗方：黑豆首乌复肝散（黑豆、藕粉、干首乌、干地黄等）。

六、中药使用护理要点

（一）口服中药

口服中药时，应与西药间隔 30 分钟左右。

（1）中药汤剂宜浓煎，肝肾阴虚、湿热蕴结者中药宜温服；气滞湿阻者中药宜热服。

（2）攻下逐水药宜清晨空腹服。

（3）食管胃底静脉曲张者，服片、丸药物时应研碎后服用。

（4）舒肝丸：不宜同时服用甲氧氯普胺，以免降低药效。

（5）人参健脾丸：服药期间，忌食生冷，避免腹部受凉。个别患者服后可致转氨酶升高，注意监测肝功能。

（二）中药注射剂

中药注射剂应单独使用，与西药注射剂合用时须前后用生理盐水做间隔液。

（1）茵栀黄注射液：注意观察有无结晶或固体析出；不宜与氯化钠注射液、复方氯化钠注射液、葡萄糖氯化钠注射液、辅酶A、甘露醇、肌苷、精氨酸、维生素C、维生素B_6、氯化钙、葡萄糖酸钙、盐酸林可霉素、复方甘草酸单铵、甘草酸二铵等配伍；用10%葡萄糖注射液250～500 mL稀释后静脉滴注，速度不宜过快；注意药物不良反应如皮疹、荨麻疹及变态反应。用药期间，忌食生冷、辛辣、油腻、鱼虾海鲜类食物。

(2)丹参注射液：不宜与维生素C、维生素B_6、氯化钾、碳酸氢钠、硫酸阿米卡星、喹诺酮类(环丙沙星、左氧氟沙星、氟罗沙星、甲磺酸加替沙星等)、卡那霉素、洛贝林、肌苷、甲氧氯普胺、川芎嗪、胸腺素、利血平、痰热清、双黄连、氨苄西林、头孢拉定、氯霉素、甲硝唑、异丙肾上腺素、普鲁卡因、硫酸镁、呋塞米、氨茶碱、胸腺素、黄芪等配伍。

(三)外用中药

观察局部皮肤有无不良反应。

(1)芒硝湿敷腹部用于消肿止痛。

(2)大蒜、车前草，捣烂贴脐可治疗气滞湿阻实胀。

七、情志护理要点

(1)多与患者交谈，了解患者心理状态，做好心理评估。取得患者的信任，建立友好平等的护患关系，解除其心理障碍。

(2)教会患者进行自我调适的方法，如转移法、音乐疗法、宣泄法，控制自己的情绪，将思维集中在一件轻松、愉快的事情上。

(3)参与娱乐活动如下棋、读书读报、看电视、听广播、做气功等多种形式的活动。

八、健康宣教

(一)用药

遵医嘱按时服药，中药与西药口服时间隔30分钟左右。

(二)饮食

注意规律饮食，以低盐低脂、清淡、易消化、高维生素、低纤维素、无刺激性、少渣的食物为原则。禁食辛辣刺激、肥甘厚味、生冷煎炸、粗糙硬固的食物，限制钠盐的摄入。戒烟禁酒。

(三)情志

与亲人朋友沟通与交流，参与娱乐活动。

(四)运动

注意休息，避免过度劳累。适当参加活动，如散步、下棋、打太极拳等。注意安全，避免磕碰。

(五)生活起居

指导患者和家属掌握测量腹围、记录出入量、测体重等方面的知识；注意保持口腔卫生、预防皮肤感染；保持大便通畅，排便勿努责。养成良好的卫生习惯，禁止挖鼻孔、剔牙，平时用软毛牙刷刷牙。

(六)定期复诊

遵医嘱定时复诊，若鼓胀、乏力加剧或有出血倾向、尿量明显减少等症状应及时就医。

（刘　倩）

第十四章 内镜室护理

第一节 消化内镜概述

一、消化内镜的发展史及应用领域

消化内镜的发明和临床应用是近代胃肠病学发展史上的重大突破。经过一个多世纪的发展，消化内镜从单纯诊断的初期阶段，发展为集诊断、治疗于一体的微创介入技术的高级阶段。各种新型、功能各异的应用于上消化道、下消化道、胆道的具有放大、超声等功能的电子内镜及胶囊内镜的不断推出，显著提高了消化系统疾病的诊治水平。内镜下各种诊疗技术如内镜逆行胰胆管造影术（ERCP）、内镜乳头括约肌切开术（EST）等相继应用于临床，预示着内镜治疗将会有更加广阔的前景。超声内镜、内镜下黏膜切除术（EMR）、内镜下黏膜剥离术（ESD）等的开展，使早期癌的内镜根治成为可能。

（一）消化内镜的发展历史

自 1805 年德国的 Bozzini 首创烛光＋铁管式的简陋内镜装置，到现在光导纤维、超大规模集成电路组成的内镜系统，消化内镜经历了硬式内镜、半软式内镜、纤维内镜（软式内镜）、电子内镜、胶囊内镜、超声内镜的几代变革。

1.硬式内镜（1805—1932 年）

1805 年，德国的 Bozzini 制造了一种以蜡烛为光源和一系列镜片组成的器具，并将此器具用于观察动物的膀胱和直肠内部结构，虽然未用于人体，但仍被誉为内镜的发明人。

1879 年，柏林泌尿外科医师 Nitze 制成了第一个含光学系统的内镜（即膀胱镜），其前端含一个棱镜，该内镜仅被用于泌尿系统。

1881 年，Mikulicz 和 Leiter 采用 Nitze 的硬管光学系统成功地制成了第一个适用于临床的胃镜，Mikulicz 在维也纳 Billroth 外科门诊部用该胃镜对许多患者进行了检查并获得诊断结果。1895 年。Rosenhein 研制的硬式胃镜由 3 根管子呈同心圆状设置，中心管为光学结构，第二层管腔内装上铂丝圈制的灯泡和水冷结构，外层壁上刻有刻度反映进镜深度。总而言之，早期硬式胃镜应用在弯曲多变的消化腔道中，操作困难，患者痛苦大，视野不清晰，盲区较多，使其使用价值大受限制。

2.半软式内镜(1932—1957 年)

由于硬式内镜难以充分检查,半软式内镜应运而生。真正意义上的第一个半软式内镜被称为 Wolf-Schindler 式胃镜,是由 Schindler 从 1928 年起与优秀的器械制作师 Wolf 合作开始研制并最终在 1932 年获得成功。该胃镜直径为 12 mm,长为 77 cm,光学系统由 48 个透镜组成,其特点是前端可屈性,即在胃内有一定范围的弯曲,使术者能清晰地观察胃黏膜图像,该胃镜前端有一光滑金属球,插入较方便,灯泡光亮度较强,有空气通道用以注气,近端为硬管部。有接目镜调焦。wolf-Schindler 式胃镜的创制。开辟了胃镜检查术的新纪元。

之后,武井胜、Benedict 及 Schindler 本人等对该式胃镜进行了改造。使其功能更为齐全,更为实用。

3.纤维内镜(1957 年至今)

1954 年,英国的 Hopkings 及 Kapany 研究了纤维的精密排列,有效地解决了纤维束的图像传递,为纤维光学的实用性奠定了基础。

1957 年,由美国人 Hirschowitz 和他的研究小组制成了世界上第一个用于检查胃、十二指肠的光导纤维内镜,从而开启了纤维光学内镜的大门,这是内镜发展过程中的一次质的飞跃。日本在 1963 年开始生产纤维胃镜。开始在原胃内照相机上安装了纤维光束,制成了带有纤维内镜的胃内照相机,后来又在纤维胃镜上加上了活检孔道,增加了纤维胃镜端部的弯曲结构,采用了导光束外接强光源的冷光技术,终于使纤维内镜进入了更为实用的阶段。20 世纪 60 年代后期,日本和美国的科学家对初期的纤维胃镜进行了多方面的改进,增强了活检和治疗管道等,同时出现前视式和斜视式内镜,可一次性检查食管、胃、十二指肠等结构。

1962 年,Overhoet 首先研制出纤维结肠镜并将其应用于临床。1968 年,Mucune 首先通过纤维十二指肠乳头插管成功进行了逆行胰胆管造影。

4.电子内镜(1983 年至今)

1983 年,美国 Welch Allyn 公司研制并宣告了电子内镜的诞生,这是内镜发展史上另一次历史性的突破。

1984 年,在日本的一次会议上。富士公司发表声明,研制出日本国内第一套电子内镜。

电子内镜主要由内镜(endoscope)、电视信息系统中心(video information systemcenter)和电视监视器(TV monitor)三个主要部分组成。特点为其既非通过棱镜。也非通过光导纤维传导图像,而是通过在内镜顶端被称为微型摄像机的 CCD 将光能转变为电能,由同轴电缆导出,再经视频处理器处理后将图像重建在监视器上。电子内镜的优点如下:①操作简单、灵活、方便;②患者不适感降到了最低程度,便于患者密切配合;③比纤维内镜的图像清晰,色泽逼真,分辨率更高,它可以观察到胃黏膜的微细结构,也就是说能观察到胃黏膜的最小解剖结构,一胃小区及胃小沟,大大提高了诊断能力;④可供多人同时观看,可以对检查过程进行录像、照相。在临床、教学和科研中发挥出巨大的优势。电子内镜的问世给百余年来内镜的诊断和治疗开创了新的历史篇章,是消化内镜发展史上的第三个里程碑。

5.胶囊内镜(2001 年至今)

20 世纪 90 年代,以色列 Given 公司研制开发出一种新型的内镜——M2A 胶囊内镜。2001 年应用于临床,2002 年进入中国。

胶囊内镜是通过图像无线传导技术,将腔内的图像储存在随身携带的记录器内,然后导入计算机进行图像处理和分析。由于胶囊内镜的体积小(直径 10 mm、长 30 mm 的圆柱体)。进入腔内时患者无痛苦,具有检查方便、无创伤、无导线、无痛苦、无交叉感染、不影响患者的正常工作等优点,从而扩展了消化道检查的新视野,克服了传统的插入式内镜所具有的耐受性差、不适用于年老体弱和病情危重等缺陷,可作为消化道疾病尤其是小肠疾病诊断的首选方法。但是,胶囊内镜不能用于活检和治疗,因此使用时有一定的局限性。

胶囊内镜的诞生为消化道疾病的诊断带来了革命性的突破,被人们称为消化内镜史上的第四个里程碑。随着科技的不断发展,胶囊内镜将有可能发展成为无线遥控内镜,通过医师的控制进行更多的诊断和治疗,为内镜的发展带来无限的空间。

6.超声内镜

20 世纪 80 年代诞生了内镜、超声探测仪联合装置——超声内镜,分为线阵式和扇形扫描超声内镜。超声内镜主要应用于以下四个方面:①消化道黏膜下异常,如探测黏膜下肿瘤及其浸润的深度等;②消化道、胰腺及胆管癌的术前 TNM 分期诊断;③诊断胰腺内分泌肿瘤及胆管结石;④进行穿刺内引流等治疗。

(二)消化内镜的应用领域

近年来,消化内镜飞速的进步和发展对提高消化系统疾病的诊断和治疗水平起到了巨大的推动作用。其临床应用范围也越来越广,为多种消化道及消化道周围脏器疾病提供了新的诊治方法。消化内镜正由单纯的诊断功能延伸到非手术治疗领域。内镜治疗学飞速发展,经内镜高频电切除息肉、取异物、静脉套扎术(EVL)及硬化疗法,经内镜十二指肠乳头切开取石术、经内镜胆管内外引流术、食管狭窄扩张及支架安放术、腹腔镜切除胆囊等治疗方法在我国各地区医疗机构逐步得到了推广和应用。

1.诊断

诊断性胃镜检查除了通过内镜直接观察上消化道黏膜的形态学改变,还可根据具体情况做一些特殊检查,以明确病变性质及诊断,主要包括以下内容。

(1)活组织检查:若发现黏膜颜色及质地改变或有糜烂、溃疡及肿瘤等病变表现,均应做活组织检查(简称活检),一般在全部检查完毕及摄影后再做活检。胃溃疡病变应在溃疡侧边缘取4～6 块组织,以免漏诊胃癌。取活检时应适当调节充气量及角度、视野,准确钳取病变。将组织取出后置于 10%福尔马林溶液内,并应在病理申请上注明活检部位及肉眼所见。

(2)细胞学检查:该检查对于诊断恶性肿瘤有重要意义,共有三种方法。①将取下的活组织块在玻片上涂抹;②用少量盐水冲洗活检钳,然后沉淀收集细胞;③用细胞刷在溃疡或病变处刷拭,然后将细胞刷退到胃镜内连同胃镜一并拔出做涂片。

(3)细菌学检查:检查 Hp 可通过活检,将组织块加入快速尿素酶试剂,观察组织块颜色的变化;也可将病理切片 Warthin-Starry 染色或改良 Giemsa 染色,用显微镜观察细菌;或将活检组织做匀浆。

(4)黏膜染色:可用来诊断或鉴别某些病变,目前常采用的有靛胭脂、亚甲蓝、刚果红和碘溶液,多在检查中进行喷洒染色。

(5)摄影与录像:遇有病变或可疑病变应首先摄影,然后取活检。拍片应有远、近不同距离及不同角度的图像,以便分析病变部位表现的特点。此外,最好有病变的动态记录,录像即可满足这一要求。

2.通过内镜对胃肠生理功能进行检测

(1)胃黏膜血流量测定:胃黏膜血流量(GMBF)直接反映胃黏膜微循环灌注的状态,胃黏膜血流量的改变与病变发生的机理有密切关系。测定方法包括中性红清除法、氢气清除法、计算机分光光度法及激光多普勒血流测定法，这些方法灵敏、准确，可通过胃镜直视下无创地测定胃内不同部位的胃黏膜血流量，也易于重复测定。

(2)胃黏膜电位差测定：胃黏膜电位差(PD)是指胃黏膜表面与浆膜之间的电位差值，可反映黏膜结构的完整性。目前内镜下测定胃黏膜电位差的方法主要包括琼脂盐桥电极直接测定法、Ag-AgCl电极直接测定法和液体介导的间接测定法。前两种方法可在内镜直视下测定胃内任一部位的胃黏膜电位差，但影响因素较多。后一种方法主要是检测整个胃的胃黏膜电位差，却不能测定某一区域的胃黏膜电位差。

(3)食管压力测定：利用半导体直接转换器，可在内镜直视下测定食管腔内压力，如测量贲门失弛缓症食管下括约肌的压力。

(4)胃黏膜表面的pH测定：应用玻璃电极可在内镜直视下测量黏膜表面的pH，并可以此评价泌酸功能。例如，正常情况下pH＜3.0提示为胃底腺区，pH＞6.0提示为幽门腺区。

(5)胃肌电图：通过活检孔道将电极放于胃黏膜表面，可在内镜直视下测定胃内任何部位的肌电图。例如，可用此方法来评价选择性迷走神经切断术患者动力及术后的状态。

3.内镜治疗

(1)电凝电切技术：高频电流(500～2 500 kHz)可以产生高温。使细胞水分汽化，蛋白分解，起到切开、凝固效用。可根据凝固或切开的需要选择不同的波形(如切开波、凝固波和混合波等)，在消化道出血的内镜下止血治疗、消化道息肉及黏膜下层良性肿物的内镜下切除术、消化道早期癌的内镜下切除术、内镜逆行胰胆管造影术(ERCP)、内镜乳头括约肌切开术(EST)等领域，均有广泛的应用。

(2)微波治疗：医用微波频率为2 450 MHz，是通过急速变化的电场。使组织中所含极性分子急速旋转、生热，可用于组织的凝固及止血，如息肉的凝固、早期胃癌的去除、狭窄的解除、溃疡出血的止血等。

(3)激光治疗：激光能被组织吸收产生高热能，使组织凝固、汽化，可用以止血、凝固病变及切除病变。目前用于内镜治疗的有钕一钇铝石榴石激光(Nd:YAG)等。通过内镜由石英纤维将激光导入胃内，用于内镜下止血及治疗胃肠道恶性肿瘤和胃肠道血管瘤、血管畸形、毛细血管扩张症等。

(4)药物注射：通过内镜活检孔道，将内镜注射针送入胃内，可在直视下对病变部位做药物注射，如硬化剂、抗癌药等。现在食管静脉曲张的硬化治疗已广泛应用，注射抗癌药物治疗食管癌也有报道。

(5)取异物：通过胃镜，使用各种不同类型的钳子钳住异物，可将进入胃内的异物如硬币、戒指、刀片、义齿、别针等取出。从而避免了手术的创伤。

(6)经皮内镜下胃、空肠造瘘术：借助于内镜置入造瘘管以进行肠内营养。可避免剖腹手术。

(7)食管、幽门狭窄扩张治疗：通过内镜活检孔道，可放入球囊或金属扩张器进行食管或幽门狭窄的扩张，还可在胃镜帮助下在狭窄部位放入支架，以较长期维持狭窄部位的通畅，解决进食问题。

(8)食管曲张静脉破裂出血时治疗：食管曲张静脉破裂出血时进行结扎、硬化剂治疗、组织黏合剂注射。

(9)早期肿瘤切除：例如，内镜下黏膜切除术(EMR)、内镜下黏膜剥离术(ESD)等的开展。

使早期肿瘤的内镜根治成为可能。

(10)其他治疗:乳头切开引流、碎石取石、鼻胆管引流等治疗胆道结石、胆管梗阻、胆囊癌、肝管结石、胰头癌及胰腺囊肿。

此外,很多内镜新技术在临床上已得到应用,如经口内镜括约肌切开术(POEM),可通过食管黏膜层切开,分离黏膜层,建立黏膜下"隧道",将环形肌切开,关闭黏膜层切口治疗贲门失弛缓症;经人体自然腔道内镜手术(NOTES)经由自然腔道(如胃肠、阴道等)进入腹腔进行各种诊断和治疗,已成为近年来的研究热点。

目前,消化内镜不但成为消化内科日常不可或缺的诊疗工具,而且由于腹腔镜手术的开展和应用,引起了外科手术领域的革命性变化。

二、消化内镜护理学的发展史、现状与趋势

随着医学科学的发展,社会的进步,医学模式已由单纯的生物医学模式转为生物-心理-社会医学模式。护理学的地位、任务、作用和目标也随之发生了很大的变化。2011 年 3 月 8 日,国务院学位委员会和教育部颁布了新的《学位授予和人才培养学科目录(2011 年)》,其中护理学从临床医学二级学科中分化出来,成为一级学科,与中医学、中药学、中西医结合、临床医学等一级学科平行。护士既是治疗疾病的合作者,又是预防疾病的宣传者,还是家庭护理的教育者和社区护理的组织者。护士专业化和多面化的完美结合将使以患者为中心的护理得以进一步发展,护理的目标不仅是满足患者生理上的需求,还着眼于患者心理的平衡和社会的适应,所有这一切都标志着传统护理向现代护理的过渡。

(一)护理学的发展史

从护理内容及形式看护理学的发展主要经历了自我护理(远古时代)、家庭护理(古代)、宗教护理(中世纪)、医院护理(中世纪末)、近代护理(19 世纪中叶)和现代护理(20 世纪以后)几个阶段。现代护理学的发展从 19 世纪中叶开始,英国的南丁格尔首创科学的护理专业,这成为近代护理的转折点,也是护理专业化的开始。

现代护理学的发展过程,也就是护理学科的建立和护理形成专业的过程。现代护理学主要经历了以疾病为中心、以患者为中心和以人的健康为中心三个主要发展阶段。20 世纪初期,随着科学技术的进步,新的技术和药品不断涌现,医学分科越来越细。为了提高护理质量,护理人员逐步开展了专科护理,使临床护理逐步向专科化方向发展。

(二)内镜护理的发展史

世界各地受经济发展、文化、教育、宗教、妇女地位等各方面因素的影响,对护理工作和护理教育的重视程度大相径庭,各国护理专业的发展也很不均衡。20 世纪 60 年代,纤维内镜开始在临床广泛应用,对内镜服务的专职护士逐渐产生,他(她)们的工作主要围绕清洗内镜开展。我国在 20 世纪 70 年代初开始引进纤维内镜技术,当时的内镜室护士工作单一,工作量小,往往由病房护士兼职。

随着科技迅猛发展,内镜护士的工作范围也相应扩大,从单纯的清洗内镜到规范化清洗消毒、保养内镜,还参与了内镜诊疗全过程,从单纯的诊断配合到复杂的治疗配合、全程的患者看护等。随着内镜护理队伍的壮大,目前不仅成立了专业学术团体,如美国消化内镜学会(ASGE)、美国消化护士及相关技术人员学会(SGNA)、英国胃肠病学会(BSG)等,而且还出版了刊物、建立了体制和规范。随着内镜技术的发展,我国内镜护理也逐渐与国际接轨,现阶段,国内内镜中

心护理人员，要求至少由有 2 年以上相关临床经验的年轻护士经过专业培训之后逐步胜任。

（三）内镜护理的发展趋势

近年来，诊疗组织和医疗设施中心化正成为现代医疗体系发展的一个趋势，越来越多的医疗机构成立了独立的内镜中心。我国未来对内镜护理方面的要求如下：建立独立的内镜中心，整合各科室的内镜资源，统一管理，协调力量，发挥集体协同作用，做好内镜诊疗工作，为患者解除痛苦，同时又为科研、教学提供有利的条件。因此，对内镜护士的知识水平、综合素质提出了更高的要求。提高内镜护理人员的综合素质成为内镜技术发展的重要环节。

目前内镜中心主要承担胃镜、结肠镜、小肠镜、十二指肠镜、胆道镜、超声内镜等检查及相关治疗。由此，内镜的护理实践和护理教育对内镜护士的知识水平提出了更高的要求，提高内镜护理人员的综合素质成为内镜护理管理者的重要任务。

1.建立高素质的内镜中心护士队伍及健全的内镜中心科学管理制度

现代化医院是高度制度化、规范化、程序化、标准化、信息化的医院。因此，内镜中心高素质的护理队伍、健全的科学管理制度是提高内镜中心现代化管理水平的根本保证。

随着内镜的迅速发展，各种新的技术理念、新信息知识层出不穷，对护理人员也提出了更高的要求。建立一支高素质的护理队伍，才能适应新时期内镜中心的发展需要。有效制订专科的学习计划，按计划落实，拓宽护理人员的理论知识，提升操作水平。同时制订内镜中心各项规章制度，操作流程，明确岗位职责，建立各种应急预案，培养护士的风险意识及应急能力。管理人员坚持按制度去管理、按制度去考核，使内镜中心的护理工作逐步制度化、规范化、标准化。

2.开展内镜护理专科培训

消化内镜相关理论专业性极强，作为一名合格的内镜护士不仅要具备普通护士的基本条件，熟悉消化系统各种疾病的发病机制、临床症状、处理原则及并发症的急救，更要熟练掌握各种内镜检查及治疗的配合技术，能熟练处理各种突发应急事件。因此，对于每一位内镜护士都应进行严格的专科培训后再上岗，实行资质考核，岗位准入制度。不同年资的护士制订不同的培训考核计划，如新护士岗前培训，通过各项专科技能培训，使其掌握内镜技术的基本理论和技术操作，巩固专科知识；工作 2～3 年的护士，提高其内镜下难度较大手术的配合技术，提高紧急情况下的应变能力，进一步提高自身及专业素质等。通过系统的学习培训，不断提高内镜中心护理专业护士的素质、提高护理人员的理论水平、操作技能，有效地提高内镜中心护理工作的质量。

3.控制内镜中心感染并逐渐完善仪器与设备管理

内镜是集光学、机械、电子学于一体昂贵易损的精密医疗仪器，其保养和维护非常重要，这是确保内镜正常使用及延长其使用寿命的关键。

随着内镜技术的广泛应用，患者自我保护意识逐渐加强，由于内镜材料特殊，精密度高，结构复杂，用后的消毒灭菌难度大，其内镜及附件消毒、灭菌日益受到重视，极大地影响了医疗质量和患者的医疗安全。首先要严格按照原卫生部《内镜清洗消毒技术操作规范》，对内镜室的清洗消毒工作进行规范。其次内镜中心全体医护人员必须做好岗前培训，熟练掌握内镜的性能和原理，熟悉内镜的保养和维护，加强内镜中心的医院感染控制与管理工作。专人管理、规范布局，做到操作治疗室与清洗消毒室分离，设置单独的清洗消毒室和内镜诊疗室，严格消毒程序，定期监测。监测结果符合要求并做好监测记录。另外，内镜中心医护人员需加强自身防护，注射肝炎疫苗，操作时穿隔离衣、穿鞋套、戴口罩、戴帽子、戴乳胶手套等。规范的内镜中心医院感染管理，可以有效地控制医院感染发生，确保医疗护理安全。

当代护理学已经与自然科学、社会科学、人文科学等多学科相互渗透，在理论上相互促进，在方法上相互启示，在技术上相互借鉴，许多新的综合型、边缘型的交叉学科和分支学科由此而生，从而开拓了护理学的发展范围。内镜护理的发展面临与国际接轨的挑战，对护理教育的层次和质量提出了新的要求。每一位内镜护士都应迎合时代发展的需要，用开拓创新、开放的态度接受新技术的诞生，不断充实和完善自己，在实践、研究中去探索规律、总结经验。过去的内镜护理开创了新型护理科学的新方向，未来的内镜护理将形成更为完善的专科理论体系，不断创新，不断进步，使医学护理水平和质量进入新的高度。

（刘爱芬）

第二节 内镜检查患者的安全管理

内镜检查是最常见的侵入性检查，诊治项目复杂、工作量大、患者交接频繁、存在较多的安全隐患。操作安全核查、预防跌倒的管理和患者交接是消化内镜诊疗操作中患者安全管理的关键环节。为确保患者安全，减少交接失误，医院依据 IPGS.4.1 标准使用操作安全核查表。

一、操作安全核查

医院就有创操作实施术前核查，并按相应的流程执行。核查实施应涵盖预约处核查、诊疗准备核查、诊疗操作前核查几项内容。依据安全核查表各项内容对患者进行核查评估，预约护士核对患者身份无误并初步排除内镜诊疗操作禁忌，确认检查时间。

（一）准备室检查前准备

患者进入准备室，再次按消化内镜诊疗操作核查表内容对患者逐项评估，除核对身份外，重点了解患者有无消化内镜诊疗操作禁忌，是否根据医嘱进行诊疗前准备，各项知情同意书是否签署完整等。

（二）诊疗操作间检查前

准备诊疗操作前核查是在患者进入诊疗操作间准备检查前，诊疗操作小组（至少医师、护士各 1 名）再次进行安全核查，医师重点了解患者病史资料，排除诊疗操作禁忌，明确诊疗目的及操作过程需要特别注意的事项，了解术前准备是否充分；护士重点了解患者体位是否正确，义齿等是否取出，是否按医嘱进行相关准备等，核查无误后方可进行诊疗操作。

实施内镜诊疗操作安全核查要从不同环节多次了解患者病史，以及时给予相应的处理，避免严重并发症的发生，从而确保患者的医疗安全。

二、预防跌倒管理

IPGS.6 标准：医院制定并实施相应流程，以降低住院患者因跌倒导致伤害的风险。进行内镜检查的患者具有其特殊性，患者均为空腹，尤其是肠镜检查的患者更要求提前服用泻药，以保证检查中良好的视野，避免误诊。内镜中心为患者进行跌倒风险评估，内镜中心所有患者均为高风险的患者，对于特殊的患者，如高龄、行动不便、服用药物或者出血穿孔等急危重症患者优先进行诊疗，并设立特殊等待区域。该区域位于导诊台前方，靠近护士台，便于及时观察病情变化。

预防跌倒措施包括通过科内宣传栏、告示、预约单上温馨提示、预约时口头交代等形式进行预防跌倒、坠床的护理安全教育，告知患者家属陪同的重要性，指导患者来医院检查时着装简单合适，最好穿防滑鞋，合适的检查衣裤，以穿脱方便。

(一)加强预防跌倒与坠床的健康教育

在候诊时播放相关视频，指导患者正确上下检查床，正确使用轮椅、平车。教会患者如厕时，如有紧急情况，按厕所内呼叫器通知护士。

(二)环境整洁，标识清楚

保持候诊厅环境整洁，标识清楚，划分住院患者、危重患者、麻醉患者及跌倒高危人群候诊区域，有利于观察与护理；注意保持诊室、走廊、厕所地板的干燥。

(三)协助患者诊查

患者进入检查区域时协助患者家属正确使用轮椅或平车，对年老体弱患者协助搀扶入诊室，上下检查床时适当降低检查床高度，检查结束时保证有人搀扶并及时加床栏保护，操作过程中如果要变换体位应进行指导和协助，检查结束后叮嘱患者不要立即起床，应先平躺再慢慢坐起再下床。

(四)加强对麻醉胃肠镜检查患者的巡视

麻醉胃肠镜检查患者完全复苏后，护士监测患者的生命征平稳并无头晕等不适才允许患者离开检查床，下床过程中仍然注意搀扶并让其在椅子上休息 30 分钟后才离开医院。并指导患者家属照顾患者预防跌倒。

三、患者交接

IPGS.2.2 标准：医院制定并实施交接的沟通流程。住院患者必须无缝式交接，由病房护士携带住院病历护送患者到内镜中心，当面与内镜护士进行交接，同时双方签名；患者检查后由内镜护士带回病房，再与病房护士当面交班，并签名；麻醉患者则交接给复苏室护士，再由复苏室护士交接给病房护士。

交接内容包括腕带、身份识别、意识、生命体征、知情同意书、检查资料、肠道准备情况、活动性义齿、皮肤完整性、术前术后用药情况、血管通道、切口敷料情况、留置管道、输液/输血情况、转运方式等。

(刘爱芬)

第三节　内镜检查患者的镇静管理

由于内镜检查为侵入性操作，会给患者带来生理和心理上的不适感与恐惧感，越来越多的群体选择麻醉下内镜检查。根据标准，操作时镇静的管理在全院范围内实行标准化。内镜中心主要采取中深度镇静，药品常用的为丙泊酚。执行操作者为专职的麻醉医师与麻醉护士。

一、麻醉前风险评估

做好麻醉前风险评估，如心肺功能、是否敏感体质等。设置独立的麻醉评估室，一医一患，保护患者隐私。麻醉复苏室必须是独立空间，靠近内镜诊疗间，尽量缩短转运路程。配备转运床、心电监护仪、氧气装置和负压吸引器，在此区域固定麻醉呼吸机、抢救车、除颤仪及麻醉药品拮抗剂。

二、麻醉专职人员管理

复苏区应配有麻醉师及麻醉护士，负责麻醉患者的监护。麻醉护士监护权限：经护理部资格认定的本院护士，掌握镇静过程中监护及生命支持技术，能处理简单的并发症，具有 CPR 证书，可负责镇静患者的术中和术后监护。对所有处于深度镇静的患者，应进行全程血氧饱和度和心电监护，镇静期间应常规吸氧。镇静术后患者转至观察室后，继续观察呼吸、循环等情况，根据 PACU 评分标准（表 14-1）进行评分，确认患者各项指标符合离室标准后，交由家属方可离院。

表 14-1　PACU 评分标准（改良 Aldrete 评分）

肛肠指标/评分	0	1	2
意识	无反应	对呼唤姓名有反应	完全清醒
按指令活动	不能活动	两个肢体可活动	所有肢体均可活动
呼吸	呼吸暂停	呼吸困难、过度呼吸、阻塞性呼吸	自由呼吸
循环	血压改变为术前水平的 50%或更严重	血压改变在术前水平的 50%～20%或更严重	血压改变在手术前水平的 20%内
氧饱和度	补充纯氧后氧饱和度<92%	维持脉搏血氧饱和度>92%需要补充纯氧	呼吸室内空气条件脉搏血氧饱和度>92%

三、麻醉药品管理

麻醉药品由麻醉科集中管理，当天使用的麻醉药由麻醉师申请领取，存放于专用的密码箱，设置固定基数，工作结束后即刻归回麻醉科。严禁其他人员私自获取麻醉药品。每天患者所用的丙泊酚由专职麻醉医师开具麻醉医嘱，打印药品标签，经双人核对无误后方可使用，使用后的空安瓿应保存，连同药品标签带到药房，麻醉科指定专人与药师核对后补足药箱基数，次日备用。

（刘爱芬）

第四节　内镜的清洁、消毒与灭菌

内镜检查中防止交叉感染很重要。消毒要求：方法简单，不损伤内镜；对人无害；对多种细菌、真菌及病毒在短时间内达到杀灭作用。

一、灭菌

（一）高压灭菌

压力 121.3 ℃ 30 分钟，适用活检钳、圈套丝。对不耐湿热的内镜用化学消毒法。

(二)环氧乙烷灭菌

800 mg/L 环氧乙烷,温度 55~60 ℃,相对湿度 60%~80%,在环氧乙烷灭菌容器内消毒 6 小时,适用各种内镜的消毒、灭菌。

(三)2%戊二醛浸泡消毒灭菌

消毒 20 分钟,使用前与使用后浸泡 30 分钟,结核、肝炎、艾滋病可疑患儿使用过的器械需浸泡45 分钟。

二、消毒

采用四槽人工消毒法:A 槽流动清洗,B 槽酶解液,C 槽消毒液,D 槽流动净化水。消毒水采用酸性氧化还原电位水,pH 2.3~2.7,有效氯浓度 50 PPM,氧化还原电位+1 100 MV。具体流程如下。

(1)把内镜放入 A 槽中,用海绵或柔软纱布在流动水的冲击下轻轻擦拭、清洗镜身上附着的黏液,拆下并清洗注气、水按钮,吸引按钮,对活检入口阀门处进行清洗,用清洁毛刷刷洗活检管道和导光的吸引管管道,刷洗时必须两头见刷头并洗净刷头上的污物,安装全管道灌流器,高压水枪冲洗送气送水管道、活检管道。

(2)除去内镜与附件的水分,置于 B 槽酶解液内浸泡 2 分钟,使酶液充满送气-水、活检管道,操作部用酶解液擦拭,用水枪冲洗各管道及内镜外表面,最后将水分除去。

(3)内镜与附件全部浸没在消毒液中,两名检查患儿之间的器械消毒,浸泡时间不少于 10 分钟。终末消毒 15 分钟。从消毒槽取出前,更换手套,去除各管腔内的消毒液。

(4)在流动净化水下清洗内镜外表面,反复注水冲洗各管道。擦净吹干外表面及各管道。

HBsAg 阳性或其他传染病患儿使用过的胃镜,在执行上述流程前先用酸性氧化还原电位水消毒液流动浸泡,时间不少于 15 分钟。各清洗槽用含氯消毒液擦拭消毒。

每天诊疗结束,将消毒后的内镜用 75%乙醇擦拭外表面,干燥后存放在储镜柜内。

(刘爱芬)

第五节　消化内镜护理人员的职业防护

纤维内镜具有纤细、光端能弯曲,可视范围大,患者易于耐受等优点,在临床上的应用日趋广泛。目前,大型的综合性医院或专科医院多成立了独立的内镜室。随着内镜使用的越来越广泛,有关内镜导致的医源性感染和伤害也越发受到人们的重视。因此,内镜室的医护人员除了做好预防患者间的交叉感染和伤害外,还应做好自身的防护,防止来自患者和医疗器械方面的感染和伤害。

一、常见的职业危害因素

(一)生物性危害因素

在内镜室,护理人员面对的生物性危害因素主要是一些传染性病毒和细菌,如结核杆菌、乙肝病毒、丙肝病毒、HIV 等。常见的暴露途径有以下几点。

(1)胃镜检查时,接触到患者的口腔分泌物、胃液、呕吐物等。

(2)行纤维支气管镜检查时,患者咳出的痰液,可能溅到操作者及助手的头面部。

(3)清洗内镜过程中,与患者的体液、血液、分泌物等发生接触。

(4)锐利器械刺伤:可发生在内镜诊疗术前用药、内镜下注射止血、注射硬化剂等,在使用注射器的过程中,发生针刺伤。

(二)化学性危害因素

1.戊二醛的危害

内镜室常用 2%的戊二醛浸泡内镜,这种消毒液作用强,对内镜无损害,但容易挥发,可刺激使用者的皮肤、黏膜、眼结膜,长期接触甚至可引发皮炎、结膜炎。

2.乳胶手套的危害

参考手术室护理的职业防护。

(三)物理性危害因素

内镜室的物理性危害因素除了锐利器械刺伤外,还包括放射线电离辐射。主要发生在逆行胰管造影(ERCP)及胆胰管介入治疗时需在 X 线下进行。经常接触放射线,容易发生白细胞计数减少,甚至导致癌症的发生。

二、防护措施

(一)预防感染

1.控制传染源

进行内镜诊治前,需对患者做乙肝表面抗原(HBsAg)等项目的筛查,有条件的医院应进行抗 HCV 的筛查。对于 HBsAg 阳性者,已知的特殊感染患者或非特异性结肠炎患者等,应使用专用内镜或安排在每天最后检查。按传染性疾病消毒用过的内镜、附件及其他物品,这样既可以阻断患者之间的交叉感染,也可预防从业人员被感染。

2.阻断传播途径

(1)正确使用防护用具:医护人员操作前穿防渗透隔离衣,戴口罩、帽子、手套,必要时戴防护镜。操作中若患者的分泌物、呕吐物、体液等溅到医护人员的头面部或工作服上,应立即用 75%的乙醇擦拭并更换隔离衣。

(2)做好环境消毒:每天开窗通风,每例患者诊治结束要及时清理分泌物及排泄物,被患者分泌物或血液污染的检查床、地面等处,用含有效氯 1 000 mg/L 的消毒液擦拭。

(3)严格按规定清洗消毒内镜及附件:详见内镜清洗消毒技术操作规范。

(4)避免锐器刺伤:抽吸药液或注射药物时,应严格按操作规程进行,用后的针头直接放入耐刺防身的锐器盒内,避免被针头扎伤。若不慎被锐器刺伤,伤口的处理程序参考手术室护理的职业防护。

(二)预防消毒液危害

内镜室的诊治间与消毒间应分开设置,清洗消毒间内应通风良好,最好安装气体交换设备,以尽可能减少空气中有害气体的浓度。戊二醛应放在有盖的容器内,不使用时封闭保存,以减少蒸发。护理人员清洗消毒内镜时要戴防护镜、口罩、橡皮手套等,防止消毒液溅入眼内、接触皮肤或被吸入体内。一旦发生意外接触应立即在流水下反复冲洗,把损害减至最低程度。

(三)电离辐射防护

行X线下的内镜诊治时，应穿隔离衣、戴铅帽等防护用具，减少电离辐射的危害。不安排妊娠期或哺乳期的护理人员参加此类操作。

(四)实行内部轮岗制度

护理人员可在登记、诊疗、清洗消毒等不同环节轮换岗位，避免长期接触消毒液或放射线。

(五)建立护理人员健康档案

对内镜室护理人员每年体检，发现问题及时治疗。对乙肝五项阴性者注射乙肝疫苗，实行计划免疫。

(刘爱芬)

第六节　电子胃镜检查技术及护理

一、发展史

正当纤维内镜不断改进并向治疗内镜迅速发展过程中，1983年美国Welch Allyn公司又发明了电子内镜并用于临床。电子内镜是在纤维内镜的前端将光纤导像束换上微型摄像电荷耦合器件(charge coupled divice，CCD)，经过光电信号转换，于监视器屏幕上显示彩色图像。由于CCD的像素超过30 000，配套高分辨率的监视器(电视机)，图像非常清晰，色泽逼真，且可供多人共同观察、会诊，又可同步照相和录像，深受内镜工作者的欢迎。但由于该公司早期生产的电子内镜其镜身的硬度和机件性能逊色于纤维内镜，加之售后服务未能跟上，1986年当Olympus电子内镜及继后的Pentax双画面电子内镜输入中国，以其优异的性能优势，迫使Welch Allyn公司退出中国市场。目前国内引进较多的有Olympus、Pentax电子内镜，近几年来，日本Fujinon宽屏幕、高分辨电子内镜亦进入中国。

由于电子内镜价格昂贵，国内基层医院难以推广应用。近年来，Fujinon和Olympus都开发了简易电子内镜，价格低廉而图像却优于纤维内镜的电视摄像系统。再加之随着电子元件性能的提高，生产成本的下降，电子内镜的售价日趋低廉，以其超越纤维内镜的多种提高诊断的功能，记录、分析、存储功能等优势，预测电子内镜将逐步取代纤维内镜。

二、基本结构及原理

(一)电子胃镜的基本结构

一套完整的电子胃镜设备包括电子内镜、图像处理中心、冷光源和电视监视器。电子内镜由操作部、插入部、万能导索及连接部组成；图像处理中心将电子内镜传入的光电信号转变成图像信号，并将其在电视监视器上显示出来。

1.操作部

操作部的结构及功能与纤维内镜相似，包括活检阀、吸引钮、注气注水钮、弯角钮及弯角固定钮。操作部无目镜而有4个遥控开关与图像处理中心联系，每个控制开关的功能在图像处理中心选择。

2.先端部

先端部包括CCD、钳道管开口、送气送水喷嘴及导光纤维终端。如EVIS-200有两条导光束，EVIS-100只有一条导光束。

3.插入部

包括两束导光纤维、两束视频信号线的CCD电缆、送气管、注水管、弯角钮钢丝和活检管道。这些管道和导索的外面包以金属网样外衣，金属外衣的外层再包以聚酯外衣。

4.弯曲部

转动角度钮，弯曲部可向上、下、左、右方向弯曲，最大角度可达上180°～210°，下180°，左160°，右160°。

5.电子处理部

包括导光纤维束和视频信号线，视频信号线与电子内镜先端部的CCD相连，与导光纤维束一起经插入部及操作部，由电子内镜电缆与光源及图像处理中心耦合。此外，送气、注水管也包在其中。

6.连接部

电子内镜连接部除有光源插头、送气接头、吸引管接头、注水瓶接口外，还有视频线接头。

7.送气送水系统及吸引活检系统

电子内镜的送气送水及吸引活检孔道设计与纤维镜相同，电子内镜光源内亦装有电磁气泵与送气送水管道相通，内镜与光源接头处有吸引嘴与负压吸引器相接。

(二)电子胃镜的传光传像原理

与纤维内镜相似，其照明仍用玻璃纤维导光束，但其传像则以电子内镜前端所装的电荷耦合器件或电感耦合器件即CCD所代替。CCD是20世纪70年代开发的一种器件，属于固体摄像管器件，相当于电子摄像管的真空管，但其具有把图像光信号变成电信号在监视器上表达的功能，因此，CCD代替了纤维内镜的导像束，称为电子内镜。

CCD的结构由光敏部分、转换部分和输出电路3个部分组成，受光部分由能把光信号变成电信号的二极管组成，这些二极管之间是绝缘的，一个独立的二极管叫一个像素，二极管有传像传色的功能，有多少二极管就有多少像素，二极管越多，则像素越多，图像越清晰。

电子内镜对彩色图像接收的处理，有顺次方式及同时方式两种。顺次方式是于光源装置的灯光前加20～30 r/s旋转的红、绿、蓝(RGB)三原色滤光片，使用黑白CCD束捕捉RGB的依次信号，通过记忆装置变换成同时信号，在内镜的前端部形成高品质的图像。同时方式则在CCD的成像镜前镶嵌彩色的管状滤光片，使用彩色管状滤光CCD。顺次方式分辨率高，颜色再现性好，可制成细径镜子。缺点是被照物体移动度大时，可以引起套色不准，出现彩条现象。同时方式最大的特点是可以使用纤维内镜光源，可以使用1/205秒的高速快门，故对运动较快的部位不会出现套色不准。缺点是颜色再现能力差，可出现伪色，分辨率低。目前EVIS-200系列消化内镜，其摄像方式均用顺次方式。

三、适应证及禁忌证

(一)适应证

(1)有上消化道症状，需做检查以确诊者。

(2)不明原因上消化道出血者。

(3)疑有上消化道肿瘤者。

(4)X线钡餐检查发现病变,但不能确定其性质者。

(5)反复或持续出现上消化道症状和/或粪便隐血阳性,尤其是年老者。

(6)需随诊的病变,如溃疡病、萎缩性胃炎、息肉病等。

(7)胃、十二指肠溃疡手术或药物治疗后随访。

(8)需内镜治疗者。

(二)禁忌证

(1)严重心脏病。

(2)严重肺部疾病。

(3)上消化道大出血生命体征不稳者。

(4)精神不正常,不能配合检查者。

(5)咽部急性炎症者。

(6)明显主动脉瘤。

(7)腐蚀性食管炎急性期。

(8)疑有胃肠穿孔者。

(9)严重食管静脉曲张。

(10)明显出血性疾病。

(11)活动性肝炎。

(12)全身衰竭者。

四、操作流程

(一)操作前准备

1.评估患者并解释

(1)评估患者:年龄、性别、病情、意识、治疗及是否装有心脏起搏器等情况,活动能力及合作程度。

(2)向患者解释胃镜检查的目的、方法、注意事项及配合要点。

2.患者准备

(1)了解胃镜检查的目的、方法、注意事项及配合要点。

(2)愿意合作,取左侧卧位,头微曲,下肢屈曲。

(3)解开衣领或领带,宽松裤带。

(4)如患者装有活动义齿,应将其取出置于冷水中浸泡。

(5)常规口服咽部麻醉祛泡剂。

3.护士自身准备

衣帽整洁,修剪指甲,洗手,戴口罩,系围裙,戴手套及袖套,必要时戴防护目镜。

4.用物准备

完整的电子胃镜标准套,包括主机、操作键盘、电子胃镜、监视器、冷光源、吸引器、内镜台车;有条件者配备图像记录和打印系统。弯盘、牙垫、治疗巾、活检钳、滤纸条、玻片、细胞刷、标本固定瓶和/或缸、乳胶手套、生理盐水、祛泡剂、麻醉霜或2%利多卡因、各种规格的注射器、干净纱布块、纸巾等。备有氧气、急救物品车,车内包括吸氧面罩、吸氧管、简易球囊呼吸器、复苏药物及局部止血药物等。

5.环境准备

调节室温，关闭门窗及照明灯，拉上遮光窗帘。

6.设备检查及调试

(1)在使用前，把胃镜与冷光源、吸引器、注水瓶连接好，注水瓶内装有1/2～2/3的蒸馏水或冷开水。

(2)连接：①连接主机和监视器，将RGB连接线的一端接到主机后面板的RGB接口的"OUT"接口上，另一端接到监视器后面的RGB接口的"IN"接口上；②连接键盘和主机，将键盘的连接线插头插入主机后面板上的"?"插口上；③连接主机和冷光源；④连接主机和图像记录及打印系统，将Y/C连接线的一头接到主机后面板的Y/C接口的"OUT"接口上，另一端接到打印机后面Y/C接口的"IN"接口上；⑤连接主机和图像记录手控装置，此线接好后，可完成通过内镜操纵部的手控按钮控制图像摄影工作。

(3)一切连接好后，将冷光源的电源插头插入电源插座中，开启冷光源的电源开关，可见光从胃镜先端射出，并听到气泵转动的声音，证明光源工作正常。注意在胃镜各部没接好之前，不能打开光源的开关，防止损伤胃镜或造成操作者的身体伤害。

(4)做白平衡调节。打开光源，见到光从胃镜头端传出后，将胃镜头端对准内镜台车上附带的白色塑料帽2～3分钟，电子内镜会自动进行白色平衡。白色是所有色彩的基本色，只有白色是纯白了，其他色彩才有可比的基础，因而电子内镜都设有白平衡系统。

(5)用一大口杯装1/2杯水，将胃镜先端置入水中，用示指轻轻塞住送气送水按钮，检查送气送水功能。

(6)将胃镜先端置入盛水杯中，按下吸引按钮，踩下吸引器脚踏开关，观察吸引功能是否正常。

(二)操作步骤

此处介绍取活检时的配合操作步骤。

1.核对

核对患者姓名、性别、年龄、送检科室是否与申请单一致。

要点与说明：确认患者。

2.检查活检钳

右手持活检钳把手，来回推拉把手滑杆，左手握住活检钳的先端，观察活检钳瓣是否开闭灵活，关闭时钳瓣是否能完全闭拢。

要点与说明：活检钳必须是经过消毒处理过的干净钳。一切正常，方可使用。如果发现有不正常出，应该立即更换一把。

3.送入活检钳配合

右手握住活检钳把手，左手用一块乙醇溶液纱布包住活检钳末端10 cm处，在活检钳处于关闭状态下将活检钳递与术者。术者接住活检钳末端，将其插入胃镜活检通道。

要点与说明：将金属套管绕成一个大圈握在手中，以便于操作，防止套管拖到地上污染套管。送钳过程中，始终保持活检钳金属套管垂直于钳道管口，避免套管成锐角打折而损坏活检钳套管。

4.取活检配合

活检钳送出内镜先端后，根据意思指令张开或关闭活检钳钳取组织。

要点与说明：活检钳未送出内镜先端时，不能做张开的动作，以免损坏内镜钳管。钳取标本时，不能突然过度用力，防止损坏钳子里面的牵引钢丝或拉脱钳瓣开口的焊接点。如果遇到某些癌肿组织较硬，钳取时关闭速度要慢才能取到大块组织。

5.退活检钳配合

在钳取组织后，右手往外拔出钳子，左手用乙醇溶液纱布贴住活检孔，既擦去钳子身上的黏液血迹，又可初步消毒。

要点与说明：活检钳前端有一个焊接点连接前后两部分，该焊点易折弯、折断，操作时注意保护该处，防止受损。防止胃液溅至术者。

6.留取活检组织

活检钳取出后张开钳瓣在滤纸上轻轻一夹，钳取的组织便附在滤纸上，将多块组织一起放入盛有10%溶液的小瓶中，写上患者姓名、取样部位，并填写病理检查申请单送检。

要点与说明：不同部位钳取的活检组织应分别放入不同的小瓶中。小瓶要给予编号。申请单上要注明不同编号组织的活检部位。

7.观察

病情与患者反映。

要点与说明：观察有无恶心、呕吐，观察呼吸、心率、血压、血氧饱和度的变化，观察有无发绀、呼吸困难等。

8.用物处理

备用。

9.洗手记录

记录检查结果、患者反映等。

五、常见故障及排除方法

内镜常见故障的排除一般来说由内镜厂家的技术人员来完成，然而，许多有经验的内镜工作者都知道，掌握这些知识对于内镜诊疗技术的开展是非常重要的，通过对内镜的结构原理的认识，一方面，可以尽量减少内镜故障的发生，在故障出现时也可以尽快进行处理，减少维修服务的环节和时间，从而提高使用效率；另一方面，在真正出现故障时可以理解维修的内容及服务的概念，缩短维修周期。设备的故障如人类的疾病一样，有病因，也有它的处理方法。下面以最常见的日本Olympus电子内镜为例，介绍使用和维护过程中常见的故障及排除方法。

（一）喷嘴堵塞

1.故障原因

(1)在使用、运送或清洗的过程中内镜的先端部不小心与硬物相碰撞，外力则可能会作用于喷嘴，从而导致喷嘴变形、内腔狭窄甚至堵塞。

(2)内镜使用后没有立即进行床侧清洗、反复送水及送气等有效的维护措施，使检查过程中进入到喷嘴的黏液、组织碎片、血液等滞留在喷嘴腔内没有得到及时的清理，干结淤积，长期如此最终导致喷嘴堵塞。

(3)使用内有杂质、污物的冲洗管等附件对内镜管道进行加压冲洗，将杂质、污物冲入内镜管道内，最终淤积在最狭窄的喷嘴内部导致堵塞。

(4)在戊二醛浸泡前没有用酶液将附着在内镜管道内的体液和血液彻底分解、洗净，当使用戊二醛浸泡时，残留在内镜管道内的体液或血液中的蛋白质在喷嘴内部结晶，导致堵塞。

(5)使用纱布来回擦拭内镜镜面，当逆着喷嘴开口方向进行擦拭的时候容易将棉纱塞入喷嘴，导致堵塞。

(6)喷嘴堵塞后用针挑喷嘴或自行拆卸喷嘴，使喷嘴内部腔道变形或损坏，导致堵塞，这是非常危险的行为。

2.故障排除方法

(1)在操作、运送、清洗和保存内镜的时候注意保护好内镜的先端部，避免与内镜台车、检查床、清洁台或其他任何硬物相碰撞。注意拿镜子的时候运用标准的持镜手法，保护好内镜的先端部，避免镜身下垂的时候晃动碰到硬物。悬挂保持内镜时注意避免挂镜柜门挤压内镜。

(2)在出血量较大的情况下，血液容易倒流入喷嘴内形成堵塞，因此在操作过程中不时地少量送水送气，一则随时检查喷嘴的通畅程度，二则避免血液倒流入喷嘴内凝固。

(3)勿使用污染的内镜清洗附件，如刷毛脱落的清洗刷，内有杂质的冲洗管等，在清洗前检查清洗附件。

(4)使用标准的内镜清洗程序，使用符合标准的酶液进行标准冲洗可将体液和血液中的蛋白质很好地分解，避免在戊二醛浸泡程序中蛋白质形成无法去除的结晶堵塞喷嘴。

(5)顺着喷嘴的方向擦拭镜面，切勿逆着喷嘴的方向进行擦拭。

(6)通常在喷嘴有少许堵塞时，通过检测进行判断。将内镜先端部放入带有刻度的量杯中，持续送水 1 分钟，如果出水量超过 30 mL，则喷嘴的堵塞情况尚不严重，而低于此数值就可以认为已经堵塞并需要进行处理。

(7)喷嘴堵塞后的处理：将水气管道注满浓度较高的酶液，其浓度为正常浓度的 2～3 倍，将内镜浸泡在 40 ℃左右的酶液中 2～3 小时，然后进行全管道灌流加压冲洗。如果喷嘴通畅了，就可以继续使用。如果堵塞是突然形成的，则不宜强行进行加压冲洗内管道，否则容易造成管道内部接头爆裂。如上述方法仍无法解决喷嘴堵塞的问题，则需通知厂家的工程技术人员进行处理。

(二)附件插入困难

1.故障原因

(1)内镜在体内处于大角度弯曲的状态下时是很难插入附件的，如胃镜反转观察胃角的时候。

(2)当内镜的插入部遭受不正常的外力挤压或弯折角度过大的时候，可能会使内部的活检管道受折。活检管道是用特殊的硬塑料制成，一旦受折则无法恢复原来的形状。

(3)没有经过酶洗的管道内部蛋白质结晶阻碍了附件的顺利通过。

(4)附件的插入部受折或其他原因导致的损坏，都可导致插入困难。

2.故障排除方法

(1)在操作、运送、清洗和保存内镜的时候注意保护好内镜，避免过度弯曲内镜，以防内镜的活检管道受折。

(2)内镜必须正确地清洗消毒，避免杂质淤积，酶洗可避免活检管道内蛋白质结晶，保证通畅的附件通道。如因未经酶洗造成的内镜活检管道堵塞，可将活检管道内注满浓度较高的酶液，其浓度为正常浓度的 2～3 倍，将内镜浸泡在 40 ℃左右的酶液中 2～3 小时，然后进行全管道灌流加压冲洗，使活检管道通畅。

(3)如果附件已经损坏，切忌勉强插入，以免对内镜造成损害，一旦发现，立即更换正常的附件。

(4)插入附件时要细心,动作轻柔,当内镜处于大角度弯曲状态时,须将镜身取直后,再插入附件进行操作。

(三)内镜漏水

内镜漏水是常见的故障,也是最为危险的故障。漏水可导致电子内镜短路,烧毁严重者导致医疗事故。因此,要针对引起漏水的原因,采取有效的处理方法。

1.故障原因

(1)弯曲部橡皮套漏水:①术中没有使用口垫或口垫脱落,或因口垫的质量问题;②保养不良,如内镜长期放置于内镜的包装箱内,使弯曲橡皮老化;如使用非厂家指定消毒剂导致弯曲橡皮被腐蚀等;③内镜与尖锐的硬物放置在一起被扎伤;④若挂镜子的台车或贮存柜是金属铁板喷漆制成,当表层的漆部分掉落,会产生尖锐的毛刺损伤内镜;⑤内镜先端部受到敲击导致脆弱的弯曲橡皮套破裂漏水;⑥在消毒和将内镜放入有盖的容器时,不小心会夹住内镜造成损坏。

(2)活检管道漏水:①使用破旧的清洗刷,损坏管道;②使用不配套的附件,如使用较大的附件鲁莽插入活检管道导致管道破裂;③不正确使用附件,如在管道内张开活检钳,将注射针头露出管鞘或其他不规范的操作导致管道破损;④使用设计不当或损坏的带针活检钳;⑤使用设计不良的注射针;⑥使用激光、微波、热探头时,探针的温度尚未降低就撤回,造成钳子管道烧坏。

(3)其他部位漏水:①先端部受外力碰撞导致镜头破裂漏水;②插入管被挤压;③浸泡时忘了盖防水盖;④老化的插入外管长期操作或受不规则力弯折时可能导致皱褶。

2.故障排除方法

(1)进行胃镜检查前,必须先使用口垫,术中注意保护,防止口垫脱落,建议使用有固定带的口垫。

(2)内镜保存在干燥的环境,勿使用带臭氧消毒的镜柜;严格遵循清洗消毒规程,每次操作结束后清洗之前进行测漏。

(3)在清洗之前必须盖上防水盖。

(4)轻拿轻放,保护内镜的先端部,使用正确的持镜手法。

(5)使用质量好与内镜匹配性好的内镜附件,在挑选附件前把好质量关。

(6)正确维护治疗附件,使用前检查是否已经损坏,一旦发现有损坏,立即更换新附件。

(7)如因浸泡清洗时忘了盖上防水盖引起的漏水,则要根据浸泡清洗时间的长短来处理,如内镜刚浸泡清洗就发现未盖防水盖,马上捞出内镜,立即用内镜吹干机将所有管道吹干,再测漏,如无漏水,则可继续使用;如浸泡清洗时间过长,仍要马上捞出内镜,立即用内镜吹干机将所有管道吹干,必须通知专门维修部门修理。如弯曲部橡皮套、活检管道、外力造成先端部漏水,则需送至专门维修部门修理或通知厂家的工程技术人员进行处理。

六、设备管理与维护

由于内镜是精密设备,维护与维修的难度大,对零部件的材料要求高,导致维护成本与维修成本较大多数设备要昂贵,故日常维护和使用方法关系着消化内镜科室的设备使用效率和维护成本的高低。

(一)安全使用

(1)非专业人员不许拆开设备检查。在使用该设备时,注意勿用有腐蚀性液体涂抹镜子,否则可能导致镜子外皮损坏。

(2)使用胃镜前,从镜柜取出镜子时,要一手握住胃镜的操作部和导索接头部,一手握住胃镜的先端部,两手之间距离略宽过双肩的距离。握操作部和接头部的手注意一要握住该部的硬性部分,不能握其软性部分,否则因软性部分承受不住操作部和接头部的重负发生弯曲,造成玻璃纤维的折断;要注意用一手指隔开操作部和接头部,避免两部的凸起部分互相碰撞,伤及胃镜外皮导致胃镜漏水。

(3)检查胃镜弯曲功能时,旋转各角度钮不要用力过猛,以免损坏角度钮。

(4)连接冷光源时,要一手握住胃镜的接头部,一手固定冷光源,将胃镜接头部对准冷光源的内镜插座插入,避免未对准插口强行插入,引起胃镜接头部的损坏。待O形圈全部插入后,胃镜才能与冷光源紧密连接。

(5)在插入注水管接头时,要一手扶住胃镜接头部,一手插入注水管接头,单手插入容易因用力不均损伤胃镜接头部。

(6)在胃镜各部没接好之前,不要打开光源的开关,防止损伤胃镜或造成操作者的身体伤害。

(7)在进行胃镜检查前,必须让患者咬住牙垫。在胃镜检查过程中,如为单人插镜法,护士位于患者头侧或医师旁固定牙垫,防止在插镜患者有恶心、呕吐反应时牙垫脱出,咬坏镜身。对于意识不清、烦躁不安、小儿、不合作者,可在镇静或全身麻醉下进行胃镜检查。

(8)如需给患者取活检,在活检钳尚未送出胃镜先端时,钳瓣始终保持关闭状态,不能做张开的动作,否则会损伤内镜钳道管。

(二)清洁消毒

电子胃镜在临床应用非常广泛,故其消毒就显得非常重要。本文重点介绍全自动内镜洗消机法。

全自动的概念,就是要按照卫生部(现卫健委)所规定的全浸泡五部法。将做完检查后胃镜放在水槽中并盖防水帽,让蒸馏水冲洗镜子外部,同时用软纱布擦洗掉镜子上的黏液及组织,然后测漏。

(1)把镜子按消毒机的槽子结构自然弯曲摆放好,将消毒机3条接管和测漏头接在镜子上(如需测漏时)。消毒Olympus的镜子时,3个接头分别接在送气管,吸引连接器和钳子口,同时把全管路冲洗器接在镜子上,盖上机盖,打开电源,按“启动”开关,消毒开始。清洗消毒的全过程需要18分钟。

(2)如需在机上测漏,则可打开正面的小门。开启测漏电源,观察是否有气泡,连续30秒或1分钟,如有气泡立即按主板上的“启动/暂停”键,然后按一下排气开关,等30秒或1分钟后,把镜子取出,拧开测漏开关,取出镜子待修。如没有气泡,按一下排气开关,继续消毒。待设定的时间到后,机器有声音报警,液晶屏连续闪烁,提示消毒完毕。戴上干净的手套把镜子取出,用高压气枪吹干。

(3)如果是当天最后一次消毒,可按正面板上“乙醇消毒”键,再按“确认”键,此时机器会对镜子管腔进行乙醇消毒2分钟。如果需要吹干,再按一下正面板上的“吹干”键,再按“确认”,此时机器会对管腔吹干6分钟。

(4)消毒Fujinon镜子时,消毒机的两条管接在专用的接头上,再把此接头接在镜子的吸引管口和送水送气管口。消毒机另一条管接在镜子的活检孔道口上,同时把光电连接头连接好防水帽后放在槽内的中间突出部位,避免全浸泡在水中,其他操作与上面一致。

(5)消毒机的全过程需要18分钟,除消毒时间10分钟外,其他的时间各为2分钟,如需要进行调整,可在正面的面板设置。

(三)日常维护

(1)见纤维胃镜的保养。

(2)某些情况下内镜需要灭菌,只能采用低温灭菌的方式,而有些环氧乙烷设备要求55 ℃的灭菌温度时,内镜仍然可能耐受该温度,但不能长期在该温度下灭菌,尤其是弯曲橡皮会老化,建议使用频率为低于每周3次。

(3)送气/送水按钮、吸引按钮要根据按钮的类型对其进行保养:通常按钮可分为无硅油型和硅油型两种。无硅油型按钮千万不能使用硅油,否则会导致按钮橡胶圈过于润滑,在内镜操作中很容易弹出,长时间上硅油还会导致按钮橡胶老化;硅油型的按钮应该经常用硅油给予润滑,但是一定要注意两点:首先在上硅油时保持按钮的清洁和干燥,上硅油时用棉签将硅油均匀地涂抹在橡胶和金属上,通常硅油瓶上应有涂抹部位的指示,涂抹的量不要太多,通常送气/送水和吸引两个按钮以一滴为宜,一般使用20～30例可以重新再上一次硅油。其次,在涂抹硅油后,可以立即将按钮安装在内镜中使用,但是,在不使用时,必须将按钮拆下,不能长时间放在内镜中,因为硅油可以使按钮上的密封橡胶圈膨胀,如果长时间没有空间给予伸展,则密封圈容易变形而导致内镜操作困难。因此,日常存放时,应该把按钮拿出放在小的器皿中,拥有两种不同按钮时也应该将它们分开放置。

(四)保管要求

(1)内镜保管时的环境温度要求在10～40 ℃,温度过低时,内镜插入管会变硬,低于−10 ℃时会造成部分零件损坏。因此,应安装空调以保证内镜的使用。

(2)内镜对气压的要求是70.0～106.0 kPa(525～795 mmHg),平原地区无须做任何处理,而高原地区就需要进行放气操作,但也只需安装时操作,将内外气压导通达到平衡即可。

七、使用期限

该设备在正常使用情况下,使用期限为10年。具体使用期限,见设备使用说明书。

(刘爱芬)

第七节　小儿电子胃镜检查的护理

小儿电子胃镜是诊断和治疗上消化道疾病的重要手段之一,已在儿科广泛应用。临床上对原因不明的腹痛、呕吐、便血、厌食、X线检查难以确诊的病变、小儿消化道疾病的外科术前诊断及在判断治疗效果上等都有明显的实用价值。应用内镜止血、扩张食管狭窄、用硬化剂栓塞食管静脉曲张、切除息肉、取出异物等均已取得显著成效。

一、适应证

(1)反复腹痛,尤其是上腹部及脐周疼痛。

(2)上消化道出血。

(3)经常性呕吐。

(4)有明显的消化不良症状,如厌食、反酸、嗳气、上腹饱胀、胃灼热感等。

(5)原因不明的贫血。

(6)不能用心肺疾病解释的胸骨后疼痛。

(7)上消化道异物、息肉摘除、胃扭转复位。

二、禁忌证

(1)严重的心、肺疾病或处于休克昏迷等,不能耐受检查者。

(2)疑患有上消化道穿孔、腹膜炎、腹水伴严重腹胀者。

(3)吞食腐蚀物的急性期。

(4)有发热、急性咽喉炎、扁桃体炎者。

(5)有出血性疾病者检查时禁做活检和息肉摘除。

(6)精神病患儿、严重智力障碍、脊柱明显畸形及极不合作者。

三、术前护理

(一)患儿准备

(1)检查前 1 天晚 10 时后禁食、禁药,检查日晨起后禁水;哺乳期婴儿小于 5 个月禁食 4 小时、禁水 2 小时,6～12 月龄,禁食 6 小时以上。

(2)幽门梗阻患儿术前流质一天,禁食 12～14 小时。

(3)做过钡餐透视的患儿于透视后 2～3 天方可进行检查。

(二)术前指导

评估患儿及家长对内镜检查的接受程度,有疑虑、恐惧心理的,可直接讲解或通过录像介绍有关内镜检查的内容,先解除家长的顾虑,再诱导、说服患儿,争取配合。讲清检查应取的体位,告诉患儿在插镜时配合做好吞咽动作,学做深呼吸。

(三)器械准备

将胃镜与光源、吸引器、注水瓶连接好,注水瓶内应装有 1/2～2/3 的蒸馏水。检查胃镜角度、控制旋钮、注气注水管道是否通畅、吸引器负压及光源是否正常,观察镜面清晰与否,吸痰管、活检钳备用。HBsAg 结果阳性或其他传染病患儿应使用专用胃镜,无条件使用专用内镜的,安排专用时间段进行。

(四)检查用品准备

备好一次性口垫、中单,纱布,标本瓶,手套等。

(五)术前用药

(1)个别精神过度紧张无法合作者,给予镇静剂,单独使用咪达唑仑 0.1～0.2 mg/kg 肌肉或静脉注射,可达满意镇静效果;或地西泮 0.1～0.3 mg/kg,肌内注射与硫酸阿托品每次 0.01～0.02 mg/kg,肌内注射联合应用,此法除镇静外尚能减少消化腺的分泌和胃肠蠕动。

(2)除婴儿外可用 1%利多卡因或 1%丁卡因咽部麻醉。

(六)急救药品与用品准备

急救药品与用品准备包括氧气、吸氧面罩、简易呼吸器、复苏药物及局部止血用药等。

(七)检查前核对

核对患儿姓名、性别、年龄。了解检查目的,阅读有关实验室检查及其影像资料。

四、术中护理

(1)患儿取双下肢屈曲左侧卧位,解开衣领、皮带。

(2)在左侧颌下垫干净毛巾,检查牙齿,若有松动将要脱落的牙齿,先拔除。专人扶住患儿头部、口垫,严防口垫脱落咬伤镜身。

(3)镜进咽喉部对准悬雍垂下方,入食管口后循腔而进避免碰及、损伤黏膜,引起患儿不适。

(4)观察面色、唇色,分泌物多时应及时抽吸,并随时向医师报告患儿的呼吸情况,如由哭闹突然变为安静,发绀加重者,视情况可立即退镜终止检查。

(5)全过程中,不时地鼓励、夸奖,尽可能使患儿能配合检查;示范做深呼吸,分散注意力,缓解其紧张、恐惧心理,使患儿逐渐放松。

(6)退镜时吸出十二指肠及胃内气体,以减轻患儿不适。

五、术后护理

(1)术后留院观察半小时,禁食、禁水 30 分钟至 2 小时,至咽麻醉感消失后方可进温凉流质或软食。术后 1 天恢复正常饮食。

(2)对在胃镜下做息肉摘除、创面止血等治疗者应严密观察有无呕血、便血、穿孔等并发症。

(刘爱芬)

第八节 经皮内镜下胃造瘘术的护理

经皮内镜下胃造瘘术(percutaneous endoscopic gastrostomy,PEG)是指在内镜引导下经腹部皮肤穿刺放置造瘘管,直接给予胃肠营养支持的一种内镜下治疗技术。对于不能经口进食的患者,留置鼻胃管是临床常用的治疗方法,但长期留置鼻胃管容易导致吸入性肺炎,同时鼻腔、咽喉、食管长期受压易发生局部黏膜糜烂、出血等并发症。经皮内镜下胃造瘘术能建立肠内营养支持治疗,有效地改善各种不能经口进食患者的营养状况,提高生活质量,操作简单安全,也能较好地解决留置鼻胃管注食所引发的并发症问题。护士应积极掌握其适应证及置管后注意事项,术中顺利配合术者操作,以达到满意的治疗效果。

一、适应证

(1)食管广泛瘢痕形成者。

(2)严重的胆外漏需将胆汁引流回胃肠道者。

(3)各种中枢神经系统疾病或全身性疾病导致的吞咽障碍:①脑血管意外,脑肿瘤,脑干炎症、变形或咽肌麻痹。②系统性硬化、重症肌无力。③完全不能进食的神经性厌食或神经性呕吐。④意识障碍、痴呆。

(4)耳鼻喉科肿瘤(咽部、喉部、口腔)。

(5)颌面部肿瘤。

(6)气管切开,同时需行经皮内镜下胃造瘘术者。

二、禁忌证

(1)严重的凝血功能障碍者。

(2)完全性口、咽、食管、幽门梗阻者。

(3)大量腹水者。

(4)胃前壁有巨大溃疡、肿瘤或穿刺部位腹壁广泛损伤,皮肤感染者。

(5)器官变异或胃大部切除术后残胃极小者。

(6)胃张力缺乏或不全麻痹者。

三、术前准备

(一)器械准备

(1)前视或前斜视治疗胃镜:胃镜的安装与检查同常规胃镜检查。

(2)牵拉式置管法:备 3 号粗丝线或引导钢丝 150 cm、16 号套管穿刺针、造瘘管等。

(3)直接置管法:备 18 号穿刺针、16F 或 18F 特制套有塑料外鞘的中空扩张器、12F 或14F的 Foley 球囊造瘘管、长 40 cm 的 J 形引导钢丝。

(4)1%利多卡因、生理盐水、注射器、润滑剂、抗生素软膏。

(5)手术切开包:消毒剂、棉签、无菌洞巾、无菌敷料、无菌止血钳和剪刀等。

(6)圈套器。

(7)两个吸引装置。

(8)必要时备齐急救药品,确保各种抢救及检查仪器性能良好。

(9)其他物品同常规胃镜检查。

(二)患者准备

(1)向患者及家属讲明手术的目的和风险性,取得患者及家属同意后,签署手术同意书。

(2)术前评估患者身体状况。检查血常规、出凝血时间、肝功能等。凝血功能障碍者禁忌。

(3)了解患者过敏史及用药情况,如近期正在服用阿司匹林类和抗血小板凝集药物,应停药至少 7 天后才可行经皮内镜下胃造瘘术。

(4)做好心理护理。清醒患者置管前向患者解释经皮内镜下胃造瘘术的目的、方法及注意事项,告之术中可能出现恶心、腹痛、腹胀等不适,可以通过深呼吸缓解,以消除其紧张、恐惧心理。

(5)术前禁食 12 小时,禁水 4 小时。

(6)建立静脉通道,术前 1 小时给予静脉滴注抗生素预防感染。术前 30 分钟肌内注射地西泮10 mg。

(7)其他同常规胃镜检查护理。

四、术中护理配合

(一)患者护理

(1)给予持续低流量吸氧,有效提高其血氧饱和度,减少心肺意外的发生。

(2)根据术者指令协助患者调整体位,保证患者安全,防止坠床。

(3)术中注意观察患者神志、面色、生命体征变化,如有异常,立即停止手术,并做对症处理。

(4)由于患者是在局部麻醉下接受手术,术中处于清醒状态,随时了解和安慰患者,消除其紧张情绪。

(5)及时清理口咽分泌物,保持呼吸道通畅,防止误吸。

(二)治疗过程中的配合

1.牵拉式置管法

(1)体表定位:协助患者取左侧卧位,术者插入胃镜后取平卧位,抬高头部15°~30°并左转,双腿伸直。向胃内注气使胃前壁与腹壁紧密接触。将室内灯光调暗,观察胃镜在腹壁的透光点,胃镜下可见到胃前壁压迹,即确定该处为造瘘部位。助手在腹壁透光处用手按压此点,术者在内镜直视下可见胃腔内被按压的隆起,指导助手选定体表经皮内镜下胃造瘘术最佳穿刺位置,一般在左上腹左肋缘下4~8 cm处。术者固定胃镜并持续注气,保持胃腔张力。护士将圈套器经胃镜活检孔插入胃腔内并张开置于胃内被按压的隆起处。

(2)局部麻醉:助手消毒穿刺点皮肤,铺无菌巾。抽1%利多卡因在腹壁各层注入。

(3)助手于穿刺部位皮肤做小切口至皮下,再钝性分离浅筋膜至肌膜下。

(4)助手将经皮内镜下胃造瘘术套管穿刺针经皮肤切口垂直刺入胃腔的圈套器内,退出针芯,沿套管将长150 cm的粗丝线或导丝插入胃腔。圈套器套紧粗丝线或导丝后,连同胃镜一起退出口腔外,使粗丝线或导丝一端在口腔外,一端在腹壁外。

(5)术者将口端粗丝线或导丝与造瘘管尾部扎紧,将造瘘管外涂抹润滑油。助手缓慢牵拉腹壁外粗丝线或导丝,将造瘘管经口、咽喉、食管、胃和腹壁拉出腹壁外。

(6)再次插入胃镜,观察造瘘管头端是否紧贴胃壁,确认后退镜。用皮肤垫盘固定锁紧造瘘管,于造瘘管距腹壁20 cm处剪断,装上Y形管。

2.直接置管法

(1)体表定位、麻醉同牵拉置管法。

(2)术者插入胃镜,向胃内注气使胃前壁与腹壁紧密接触。助手用18号穿刺针在确定好的腹壁穿刺点处垂直穿刺入胃内,拔出针芯,将J形导丝头端由针管插入胃腔。

(3)助手拔出穿刺针,沿导丝切开皮肤至肌膜,根据扩张器的直径确定皮肤切口的大小。将特制套有外鞘的中空扩张器在导丝引导下旋转进入胃腔内。拔出扩张器,保留外鞘于胃腔内。

(4)将Foley球囊造瘘管通过外鞘插入胃腔,向球囊内注气或注水,使其充分扩张。向外牵拉造瘘管,使扩大的球囊壁紧贴胃黏膜,拔出外鞘。固定腹壁外造瘘管,锁紧或缝于皮肤上,剪去多余造瘘管,装上Y形管。

五、术后护理

(一)患者护理

(1)术后患者保持头背部抬高或取侧卧位,防止误吸。

(2)术后注意观察患者有无发热、呼吸困难等表现,发现异常及时报告医师处理。遵医嘱应用抗生素及止血剂。

(3)经皮内镜下胃造瘘术喂饲护理:①经皮内镜下胃造瘘术术后24小时禁食、禁水。24小时后先从造瘘口注入50 mL生理盐水,4小时后再注入50 mL,如无不适,可给予营养液。②每次喂饲量为100~300 mL,由低浓度到高浓度,由慢到快。喂饲时,清醒患者取坐位或半卧位,昏迷患者抬高床头30°,以防止食物反流和吸入性肺炎。每次注入食物或药物后,应用50 mL。温水冲管,以防堵塞。③每次喂饲前应用50 mL。注射器抽吸,以检查食物潴留情况。如果食物潴留超过50 mL,应停止食物注入,并且报告医师。④尽量不经营养管给片剂药物,必要时需研碎溶解后输注。

(4)造瘘管周围皮肤护理:①术后24小时内密切观察穿刺口周围敷料,如有脓性或血性分泌物污染应及时更换。②注意观察造瘘口周围皮肤的情况,注意有无红、肿、热、痛及胃内容物渗漏。③保持造瘘管周围清洁,可以用肥皂和清水清洗。保持敷料清洁、干燥直到造瘘管周围切口闭合为止。如造瘘管周围切口闭合,无分泌物排出,可撤掉敷料。④保持造瘘口周围皮肤清洁、干燥,防止感染。⑤每天用2%碘伏液消毒造瘘口2次,无菌纱布遮盖,胶布固定。

(5)造瘘管的护理:①妥善固定造瘘管,注意保持造瘘管的适当松紧度,过松易于出现胃内容物沿管侧向腹壁流出,过紧则易造成局部缺血,进而出现红肿,甚至局部坏死等情况。②保持造瘘管通畅,每次灌注营养液后用温开水冲洗导管,如需喂饲药物,必须充分捣碎溶解后方可注入,并用温开水冲洗导管。③如长时间不喂养,至少每8小时应冲洗管道1次。

(二)器械及附件处理

检查结束后,一次性物品应销毁,内镜及其附件按消毒规范进行处理。

六、并发症及防治

(一)恶心、呕吐

恶心、呕吐常因营养液灌注过多和过快所致。营养液的量以递增方式注入,配方根据患者的能量需求、耐受程度及全身疾病状况而定。从少量开始,根据患者的适应能力逐渐调快输注的速度,保持在注入食物时将床头抬高30°～40°或坐起。如出现恶心、呕吐,应暂停灌注,用30～50 mL温开水冲洗导管并夹闭,清洁口腔,保持呼吸道通畅,必要时肌内注射甲氧氯普胺10 mg。

(二)腹泻和腹胀

营养液乳酸和脂肪过多及长期大量抗生素使肠道菌群失调可引起腹胀、腹泻。温度过高可能灼伤肠道黏膜,过低则会刺激肠道引起痉挛。同时输注食物应遵循由少到多、由慢到快、由稀到浓的原则进行。指导患者床上勤翻身,多下床活动,促进肠蠕动,同时辅助应用促进消化或增强胃肠动力的药物。

(三)造瘘口皮肤感染

在经皮内镜下胃造瘘术后一周内每天检查造瘘口周围的皮肤,观察有无红、肿、热、痛及胃内容物渗漏,保持造瘘口周围皮肤清洁、干燥,防止感染。造瘘口根据具体情况换药,有胃内容物渗漏者,用锌氧油保护皮肤。沐浴时避免淋湿造瘘口,保持造瘘口的清洁、干燥。

(四)肉芽生长预防

主要方法如下:①保持造瘘口清洁、干燥。②帮助患者翻身时动作轻柔,保护管道不被拉扯,减少管道刺激瘘口变大或使渗液从管口旁渗出。③每次从造瘘管注入食物量不超过300 mL,每次鼻饲的时间为15～20分钟。出现肉芽组织时,用10%氯化钠局部湿敷半小时,再用0.9%外用生理盐水清洗后用氧气吹干或棉签抹干,用无菌纱布Y形固定,直至肉芽组织痊愈。出现肉芽生长时用3%～10%的高渗盐水局部湿敷。

(五)堵塞管道

造瘘管堵管、断管及脱管食物的颗粒过大、输注速度太慢、药物与食物配伍不当形成凝块都可堵塞管道。因此所有食物均用搅拌机搅碎调匀；喂药时药片要研碎溶解后注入，保持造瘘管的清洁、通畅，每次注入食物或药物前后均用30～50 mL温开水冲洗造瘘管，每次注完食物后不要平睡，应坐起30分钟，以免食物反流阻塞造瘘管。为防止造瘘管滑脱，应定期检测球囊的完整性，必要时重新充气，至少维持8 mL的体积。造瘘管体外段断裂时可用力拔出残端，更换造瘘管；造瘘管胃内段断裂时应及时在胃镜下取出残端。

(六)误吸

误吸常因呕吐时食物进入气管或食物反流所致，管饲过程中及管饲后30分钟内给患者采取半坐位。合理安排吸痰时间，在给患者管饲前应进行较彻底吸痰，管饲后1小时内尽量不吸痰。患者一旦发生误吸，尽快吸出口腔、咽喉、气管内的食物，情况较严重时用纤维支气管镜冲洗，配合抗生素治疗。

(七)咽喉部疼痛或异物感

主要原因与胃镜检查，管腔压迫或损伤咽喉部组织有关。必要时行雾化吸入，每天两次，缓解咽喉部不适症状。

七、注意事项

(1)造瘘管放置后即可进行间歇性喂养，每次应注入适量的肠内营养物，避免快速大量输注而发生胃食管反流。

(2)患者应保持半卧位，减少误吸的危险。

(3)患者出院后可继续利用造瘘管进行持续肠内营养支持，维持正常营养状态。

(4)造瘘管要及时更换和拔除，如果造瘘管出现磨损、破裂或梗阻时就应及时更换。患者病情好转，可以自主经口进食时，则可拔除造瘘管。但拔管必须在窦道形成以后，通常至少在放置术后10天。目前常用的造瘘管借助内镜帮助即可拔除，不需手术，有些造瘘管还可直接从体外拔除。为了更加方便、更加美观，拔除原造瘘管后还可为患者更换一种按压式的胃造瘘装置，该装置一般应在腹壁窦道形成、拔除之前的造瘘管后放置。

(5)患者出院前，要对患者及其家属进行相关教育。①管饲指导：指导患者如何正确地进行管饲，包括一些注意事项。②营养指导：根据每个患者的实际情况，合理科学地进行营养成分的搭配，保证量与质的需求。③造瘘口、造瘘管清洁护理的指导。④并发症预防指导，告知相关的并发症，如有发生可及时就医。⑤定期复诊。

（刘爱芬）

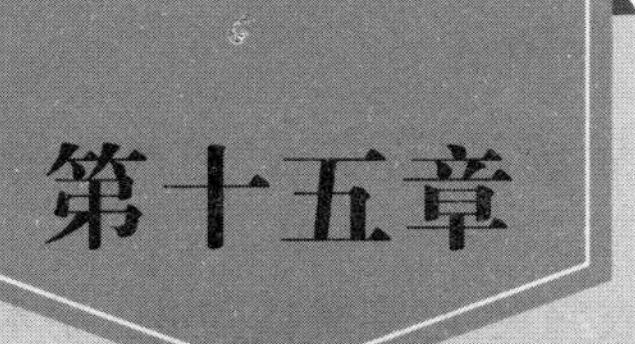

第十五章 手术室护理

第一节 手术室管理与工作制度

随着科技的不断发展，外科手术也日益更新、不断完善，新技术、新设备不断投入临床使用，对手术室提出了更高的要求，手术室必须建立一套科学的管理体系和严密的组织分工，健全的规章制度和严格的无菌技术操作常规，创造一个安静、清洁、严肃的良好工作环境。由于手术室负担着繁重而复杂的手术医疗和抢救患者的工作，具有工作量大，各类工作人员流动性大等特点，造成手术室工作困难。因而，要求各类工作人员务必严格贯彻遵守手术室各项规章制度。

一、手术室管理制度

（一）手术室基本制度

（1）为严格执行无菌技术操作，除参加手术的医疗人员和有关工作人员外，其他人员一律不准进入手术室（包括直系家属）。患有呼吸道感染，面部、颈部、手部有创口或炎症者，不可进入手术室，更不能参加手术。

（2）手术室内不可随意跑动或嬉闹，不可高声谈笑、喊叫，严禁吸烟，保持肃静。

（3）凡进入手术室人员，必须按规定更换手术室专用的手术衣裤、口罩、帽子、鞋等。穿戴时头发、衣袖不得外露，口罩遮住口鼻；外出时更换指定的外出鞋。

（4）手术室工作人员，应坚守工作岗位，不得擅离、接私人电话和会客，遇有特殊情况必须和护士长联系后，把工作妥善安排，方准离开。

（二）手术室参观制度

如无教学参观室，必须进入手术室者，应执行以下制度。

（1）外院来参观手术者必须经医务科同意；院内来参观者征得手术室护士长同意后，方可进入手术室。

（2）学员见习手术必须按计划进行，由负责教师联系安排。

（3）参观及见习手术者，先到指定地点，更换参观衣裤、帽子、口罩及拖鞋。

（4）参观及见习手术者，手术开始前在更衣室等候，手术开始时方可进入手术间。

（5）参观及见习手术者，严格遵守无菌原则，接受医护人员指导，不得任意走动和出入。

(6)每一手术间参观人员不得超过2人，术前1天手术通知单上注明参观人员姓名。

(7)对指定参观手术人员发放参观卡，持卡进入，用后交回。

(三)更衣管理制度

(1)手术人员包括进修医师进入手术室前，必须先办理登记手续，如科室、姓名及性别等，由手术室安排指定更衣柜和鞋柜，并发给钥匙。

(2)进入手术室先换拖鞋，然后取出手术衣裤、帽子和口罩到更衣室更换，穿戴整齐进入手术间。

(3)手术完毕，交回手术衣裤、口罩和帽子，放入指定衣袋内，将钥匙退还。

(4)管理员必须严格根据每天手术通知单、手术者名单，发给手术衣裤和更衣柜钥匙，事先未通知或未写入通知单内的人员，一律不准进入手术室。

(四)更衣室管理制度

(1)更衣室设专人管理，保持室内清洁整齐。

(2)脱下的衣裤、口罩和帽子等放入指定的袋内，不得随便乱扔。

(3)保持淋浴间、便池清洁，便后立即冲净，并将手纸丢入筐内，防止下水道阻塞。

(4)除参加手术人员在工作时间使用淋浴外，任何人不得随意使用淋浴并互相监督。

(5)参加手术人员应保持更衣室清洁整齐，严禁吸烟，谨防失火，随时关紧水龙头和电源开关，爱护一切公物。

二、手术室工作制度

(一)手术间清洁消毒制度

(1)保持手术间内医疗物品清洁整齐，每天手术前后，用固定抹布擦拭桌面、窗台、无影灯及托盘等，擦净血迹，拖干净地面，通风消毒。

(2)手术间每周扫除1次，每月彻底大扫除1次，扫除后空气消毒，并作空气细菌培养。手术间拖把、敷料桶等应固定使用。

(3)每周室内空气培养1次，细菌数不得超过500/m^3。如不合格，必须重新关闭消毒，再做培养，合格后方可使用。

(4)污染手术后，根据不同类型分别按消毒隔离制度处理。

(二)每天手术安排制度

(1)每天施行的常规手术，由手术科负责医师详细填写手术通知单，一式3份，于手术前1天按规定时间送交手术室指定位置。

(2)无菌手术与污染手术应分室进行，若无条件时，应先做无菌手术，后做污染手术。手术间术后必须按消毒隔离制度处理后方可再使用。

(3)临时急诊手术，由值班负责医师写好急诊手术通知单送交手术室。如紧急抢救危重手术，可先打电话通知，手术室应优先安排，以免延误抢救时间，危及患者生命。

(4)夜间及节假日应有专人值班，随时进行各种急诊手术配合。

(5)每天施行的手术应分科详细登记，按月统计上报。同时经常和手术科室联系，了解征求工作中存在的问题，研究后及时纠正。

(三)接送患者制度

(1)接送患者一律用平车，注意安全，防止坠床。危重患者应有负责医师陪送。

(2)接患者时，遵守严格查对制度，对床号、住院号、姓名、性别和年龄，同时检查患者皮肤准备情况及术前医嘱执行情况，衣裤整洁，嘱解便后携带患者病历和输液器等，随时推入手术室。患者贵重物品，如首饰、项链、手表等不得携入手术室内。

(3)患者进入手术室后必须戴手术帽，送到指定手术间，并与巡回护士当面交接，严格做好交接手续。

(4)患者进入手术间后，卧于手术台上，防止坠床。核对手术名称和部位，防止差错。

(5)患者步行入手术室者，更换指定的鞋、帽后护送到手术间，交巡回护士做好病历物品等交接手续。

(6)危重和全麻患者，术后由麻醉医师和手术医师送回病房。

(7)护送途中，注意保持输液通畅。到病房后详细交代患者术后注意事项，交清病历和输液输血情况及随带的物品，做好交接手续并签名。

(四)送标本制度

(1)负责保存和送检手术采集标本，放入10%甲醛溶液标本容器内固定保存，以免丢失。

(2)对病理申请单填写不全、污染、医师未签字的，通知医师更正，2天内不改者按不要处理。

(3)负责医师详细登记患者姓名、床号、住院号、科室、日期，在登记本上签名，由手术室专人核对，每天按时与病理科交接，查对后互相签名。

(五)借物制度

(1)凡手术室物品、器械，除抢救外一律不准外借。特殊情况需经医务科批准方可外借。

(2)严格执行借物登记手续，凡经批准或经护士长同意者，应登记签字。外借物品器械如有损坏或遗失，以及时追查，照价赔偿。

(3)外借物品器械，应消毒处理后方可使用。

(六)安全制度

(1)手术室电源和蒸气设备应定期检查，手术后应拔去所有电源插头，检查各种冷热管道是否漏水漏气。

(2)剧毒药品应标签明确，专柜存放，专人保管，建立登记簿，经仔细检对后方能取用。

(3)各种易燃药品及氧气筒等，应放置指定通风阴暗地点，专人领取保管。

(4)各手术间无影灯、手术床、接送患者平车等应定期检查其性能；检查各种零件、螺丝、开关等是否松解脱落，使用时是否正常运转。

(5)消防设备、灭火器等，应定期检查。

(6)夜班和节假日值班人员交班后，应检查全手术室水电、门窗是否关紧，手术室大门随时加锁。非值班人员不得任意进入手术室。

(7)发生意外情况，应立即向有关部门及院领导汇报。

(陈梦媛)

第二节 手术室护士的素质要求与工作职责

现代科学技术的发展，对我们的护理职业提出了更高的要求。另外，许多科学仪器和设备的创新，扩大了手术配合工作范围的同时也增加了工作难度，因此手术室护士必须有热爱本职工作和广泛的知识和技术，才能高标准地完成各科日益复杂的手术配合任务。

一、手术室护士应具备的素质

护理人员在工作中应不断提高个人素质，加强对护理职业重要意义的认识，把护理工作看作是光荣的神圣的职业。因此，要努力做到以下几点。

（一）具有崇高的医德和奉献精神

一名护士的形象，通过它的精神面貌和行动表现出内在的事业品德素质，胜过一个护士的经验和业务水平所起的作用，也可能给患者带来希望、光明和再生。所以，护士要具备高尚的医德和崇高的思想，具有承受压力、吃苦耐劳、献身的精神，并有自尊、自爱、自强的思想品质。为护理科学事业的发展做出自己的贡献，无愧于白衣天使的光荣称号。

（二）树立全心全意为患者服务的高尚品德

手术室的工作和专业技术操作都具有独特性。要求手术室护士必须自觉的忠于职守、任劳任怨，无论工作忙闲、白班夜班都要把准备工作、无菌技术操作、贯彻各种规章制度等认真负责地做好。对患者要亲切、和蔼、诚恳，不怕脏、不怕累、不厌烦，使患者解除各种顾虑，树立信心，主动与医护人员配合，争取早日康复。

（三）要有熟练的技能和知识更新

随着医学科学的发展，特别是外科领域手术学的不断发展，新的仪器设备不断出现，因而护理工作范围也日益扩大，要求也越来越高。护理工作者如无广泛的有关学科的基本知识，对今天护理的工作复杂技能就不能理解和担当。所以今天作为一名有远大眼光的护士，必须熟悉各种有关护理技能的基本知识，才能达到最高的职业效果。护理学亦成为一门专业科学，因此，作为一名手术室护士，除了伦理道德修养外，还应有基础医学、临床医学和医学心理学等新知识。努力学习解剖学、生理学、微生物学、化学、物理学，以及各种疾病的诊断和治疗等知识，特别是外科学更应深入学习。此外，还要了解各种仪器的基本结构、使用方法，熟练掌握操作技能。只有这样，才能高质量完成护理任务。

二、手术室护士长应具备的条件

护理工作范围极广，有些工作简单、容易，有些工作却很复杂，需要有高度的判断力和精细的技术、熟练的技巧。今天的护理工作，一个人已不能独当重任，而需要即分工又协作来共同完成。因此，必须有一名护士长，把每个护理人员的思想和行为统一起来，才能使人的积极性、主动性和创造性得到充分发挥，团结互助，共同完成任务。护士长应具备的条件归纳如下。

（一）有一定的领导能力及管理意识

有一整套工作方法和决策能力。善于出主意想办法，提出方案，做出决定，推动下级共同完成，并具有发现问题、分析问题的能力，了解存在问题的因素，掌握本质，抓住关键，分清轻重缓急，提出中肯意见。出现无法协商的问题时能当机立断，勇于负责。有创新的能力，对新事物敏感，思路开阔，能提出新的设想。要善于做思想工作。能否适时的掌握护士的心理动向，并进行针对性的思想教育，使之正确对待个人利益和整体利益的关系，不断提高思想水平，是提高积极性和加强凝聚力最根本的问题。

（二）有一定组织能力和领导艺术

管理是一门艺术，也是一门科学。首先处理好群体间人际关系。护士长需要具有丰富的才智和领导艺术，才能胜任手术室护士护理管理任务。具体要求如下。

(1)护士长首先应把自己置身于工作人员之中，经常想到自己与护士之间只是分工的不同，而无地位高低之分。要有民主作风，虚心听取护士的意见，甚至批评意见，认真分析，不埋怨、不沮丧，不迁怒于人，有助于建立自己的威信。

(2)护士长首先想到的是人，是护士和工作人员，而不是自己，不管是关心任务完成情况，还要关心她们的生活、健康、思想活动及学习情况等。都使每个护士和工作人员亲身感到群体的温暖，对护士长产生亲切感。

(3)护士长要善于调动护士的积极性，培养集体荣誉感，善于抓典型，树标兵，运用先进榜样推动各项手术室工作，充分调动护士群体的积极性，护士长的领导作用才能得到体现。

(三)有较高的素质修养

手术室护士长应较护士具备更高的觉悟和更多的奉献精神。科里出现的问题应主动承担责任，实事求是向上级反映，不责怪下级。凡要求护士做到的，首先自己要做到，严格要求自己，树立模范行为，才能指挥别人。要注意廉洁，不要利用工作之便谋私，更不能要患者的礼物，注意自身形象。此外，要做到知识不断更新，经常注意护理方面的学术动态，接受新事物，在这方面应较护士略高一筹，使护士感到护士长是名副其实的护理业务带头人。

三、手术室护士的分工和职责

(一)洗手护士职责

(1)洗手护士必须有高度的责任心，对无菌技术有正确的概念。如有违反无菌操作要求者，应及时提出纠正。

(2)术前了解患者病情，具体手术配合，充分估计术中可能发生的意外，术中与术者密切配合，保证手术顺利完成。

(3)洗手护士应提前30分钟洗手，整理无菌器械台上所用的器械、敷料、物品是否完备，并与巡回护士共同准确清点器械、纱布脱脂棉、缝针，核对数字后登记于手术记录单上。

(4)手术开始时，传递器械要主动、敏捷、准确。器械用过后，迅速收回，擦净血迹。保持手术野、器械台的整洁、干燥。器械及用物按次序排列整齐。术中可能有污染的器械和用物，按无菌技术及时更换处理，防止污染扩散。

(5)随时注意手术进行情况，术中若发生大出血、心脏骤停等意外情况，应沉着果断及时和巡回护士联系，尽早备好抢救器械及物品。

(6)切下的病理组织标本防止丢失，术后将标本放在10%甲醛溶液中固定保存。

(7)关闭胸腹腔前，再次与巡回护士共同清点纱布及器械数，防止遗留在体腔中。

(8)手术完毕后协助擦净伤口及引流管周围的血迹，协助包扎伤口。

(二)巡回护士职责

(1)在指定手术间配合手术，对患者的病情和手术名称应事先了解，做到心中有数，有计划的主动配合。

(2)检查手术间各种物品是否齐全、适用。根据当天手术需要落实补充、完善一切物品。

(3)患者接来后，按手术通知单核对姓名、性别、床号、年龄、住院号和所施麻醉等，特别注意对手术部位(左侧或右侧)，不发生差错。

(4)安慰患者，解除思想顾虑。检查手术区皮肤准备是否合乎要求，患者的义齿、发卡和贵重物品是否取下，将患者头发包好或戴帽子。

(5)全麻及神志不清的患者或儿童，应适当束缚在手术台上或由专人看护，防止发生坠床。根据手术需要固定好体位，使手术野暴露良好。注意患者舒适，避免受压部位损伤。用电刀时，负极板要放于臀部肌肉丰富的部位，防止灼伤。

(6)帮助手术人员穿好手术衣，安排各类手术人员就位，随时调整灯光，注意患者输液是否通畅。输血和用药时，根据医嘱仔细核对，避免差错。补充室内手术缺少的各种物品。

(7)手术开始前，与洗手护士共同清点器械、纱布、缝针及线卷等，准确地登记于专用登记本上并签名。在关闭体腔或手术结束前和洗手护士共同清点上述登记物品，以防遗留体腔或组织内。

(8)手术中要坚守工作岗位，不可擅自离开手术间，随时供给手术中所需一切物品，经常注意病情变化。重大手术充分估计术中可能发生的意外，做好应急准备工作，以及时配合抢救。监督手术人员无菌技术操作，如有违犯，立即纠正。随时注意手术台一切情况，以免污染。保持室内清洁、整齐、安静，注意室温调节。

(9)手术完毕后，协助术者包扎伤口，向护送人员清点患者携带物品。整理清洁手术间，一切物品归还原处，进行空气消毒，切断一切电源。

(10)若遇手术中途调换巡回护士，须做到现场详细交代，交清患者病情，医嘱执行情况，输液是否通畅，查对物品，在登记本上互相签名，必要时通知术者。

(三)夜班护士职责

(1)要独立处理夜间一切患者的抢救手术配合工作，必须沉着、果断、敏捷、细心地配合各种手术。

(2)要坚守工作岗位，负责手术室的安全，不得随意外出和会客。大门随时加锁，出入使用电铃。

(3)白班交接班时，如有手术必须现场交接，如患者手术进行情况和各种急症器械、物品、药品等。认真写好交接班本，当面和白班值班护士互相签名。

(4)接班后认真检查门窗、水电、氧气，注意安全。

(5)严格执行急症手术工作人员更衣制度和无菌技术操作规则。

(6)督促夜班工友清洁工作，保持室内清洁整齐，包括手术间、走廊、男女更衣室、值班室和办公室。

(7)凡本班职责范围内的工作一律在本班完成，未完不宜交班，特殊情况例外。

(8)早晨下班前，巡视各手术间、辅助间的清洁、整齐、安全情况。详细写好交接班报告，当面交班后签字方可离去。

(四)器械室护士职责

(1)负责手术科室常规和急症手术器械准备和料理工作，包括每天各科手术通知单上手术的准备供应，准确无误。

(2)保证各种急症抢救手术器械物品的供应。

(3)定期检查各类手术器械的性能是否良好，注意器械的关节是否灵活，有无锈蚀等，随时保养、补充、更新，做好管理工作，保证顺利使用。特殊精密仪器应专人保管，损坏或丢失时，以及时督促寻找，并和护士长联系。

(4)严格执行借物制度，特殊精密仪器需取得护士长同意后，两人当面核对并签名后方能外借。

(5)保持室内清洁整齐，包括器械柜内外整齐排列，各科器械柜应贴有明显的标签。定期通风消毒。

(五)敷料室护士职责

(1)制定专人负责管理。严格按高压蒸汽消毒操作规程使用。定期监测灭菌效果。

(2)每天上午检查敷料柜1次，补充缺少的各种敷料。

(3)负责一切布类敷料的打包，按要求保证供应。

(六)技师职责

(1)负责对各种仪器使用前检查，使用时巡查，使用后再次检查其运转情况，以保证各种电器、精密仪器的正常运转。

(2)定期检查各种器械台、接送患者平车的零件和车轮是否运转正常，负责各种仪器的修理或送交技工室修理。

(3)坚守工作岗位，手术过程中主动巡视各手术间，了解电器使用情况。有问题时做到随叫随到随维修，协助器械组检查维修各种医疗器械。

(4)帮助护士学习掌握电的基本知识和各种精密仪器基本性能、使用方法与注意事项等。

(刘　畅)

第三节　手术室护理工作内容

手术室护理工作的内容主要为手术室管理和手术患者的护理。

手术室管理包括对手术室设施、仪器设备、手术器械、周围环境、常用药品的管理，要求物品配备齐全、功能完好并处于备用状态。手术间内部设施、温控、湿控要求应当符合环境卫生学管理和医院感染控制的基本要求。

手术室护理工作具有高风险、高强度、高应急等特点，因此必须与临床科室等有关部门加强联系，有效预防手术患者在手术过程中的意外伤害，保证手术患者的安全和围术期各项工作的顺利进行。

手术室护理实施以手术患者为中心的整体护理模式，根据岗位各司其职，但又需相互密切合作，共同完成护理任务。

一、手术室巡回护士

(一)手术前一天

1.术前访视

手术前一天至病房访视手术患者，有异常特殊情况及时交班。

2.术前用物检查

检查灭菌手术用物是否符合规范、准备齐全；检查次日手术所用仪器、设备性能是否正常；检查次日手术特殊需求是否满足(如骨科和脑外科特殊体位的手术床准备)。

(二)手术当天

1.术前

(1)检查手术灭菌包的有效期和室内各类用物、仪器设备、医用气体是否齐全;调节室内温湿度,做好环境准备;检查室内恒温箱是否调节至适当温度。

(2)核对手术通知单无误后,由手术室工作人员(一般为工勤人员)至病房接手术患者;病房护士陪同手术患者至手术室半限制区,与手术室巡回护士进行手术患者交接,共同核对手术患者身份、手术信息、术前准备情况及所带入用物,正确填写“手术患者交接单”并签名,适时进行心理护理。

(3)手术室巡回护士护送下,将手术患者转运至手术间内手术床,做好防坠床措施。协助麻醉师施行麻醉。

(4)按医嘱正确冲配抗生素,严格执行用药查对制度,并于划皮前30~60分钟给药。

(5)协助洗手护士穿无菌衣。提供手术操作中所需的无菌物品(如手套、缝针等)。

(6)与洗手护士共同执行“手术物品清点制度”。按规范正确清点纱布、器械、缝针等术中用物的数量、完整性,以及时正确地记录清点内容,并签字。

(7)严格执行手术安全核查制度。在麻醉前、手术划皮前,手术室巡回护士、手术医师、麻醉师共同按“手术安全核查表”内容逐项核查确认,并签字。

(8)手术护理操作尽量在手术患者麻醉后进行。例如,留置导尿管,放置肛温测温装置等,尽量减少手术患者的疼痛。操作时注意保护患者的隐私。

(9)正确放置手术体位,充分暴露手术野;妥善固定患者肢体,约束带松紧适宜,维持肢体功能位,防止受压;床单保持平整、干燥、无皱折;调节头架、手术操作台高度;调整无影灯位置、亮度。

(10)正确连接高频电刀、负压吸引、外科超声装置、腹腔镜等手术仪器设备,划皮前完成仪器设备自检,仪器脚踏放置在适宜的位置;完成手术仪器使用前准备工作。例如,正确粘贴高频电刀电极板、环扎止血仪器的止血袖带。

(11)督查手术人员执行无菌操作规范的情况。例如,手术医师外科洗手、手术部位皮肤消毒、铺无菌手术巾等操作,以及时指出违规行为。

2.术中

(1)维持手术间室内环境整洁、安静、有序。严格督查手术医师、洗手护士、麻醉师、参观手术人员、实习同学遵守无菌操作原则、消毒隔离制度和手术室参观制度。

(2)密切关注手术进展调整无影灯光,以及时供给手术操作中临时需求的无菌物品(如器械、缝针、纱布、吻合器、植入物等),并记录。

(3)注意手术患者的生命体征波动。保持静脉输液通路、动静脉测压通路、导尿管等通畅;观察吸引瓶液量,以及时提示手术医师术中出血量;定时检查调整手术患者的手术体位,防止闭合性压疮的发生。

(4)术中输液、输血、用药必须严格遵守用药查对制度。紧急情况下执行的术中口头医嘱,应复述2遍后经确认再执行,术后手术医师必须补写医嘱。

(5)熟练操作术中所需仪器设备。例如,正确调节高频电刀、超声刀、心脏除颤仪等仪器设备的参数;变温毯的故障排除、电钻术中拆装等。

(6)手术中在非手术部位盖大小适宜的棉上衣保暖。术中冲洗体腔的盐水,水温必须在35~

37 ℃。遇上大手术或年老体弱患者，根据现有条件，加用保温装置(温水循环热毯或热空气装置)。

(7)术中手术标本及时与洗手护士、手术医师核对后放入标本袋存放(特殊情况除外)。如手术标本需快速做冰冻切片检验，必须及早送检。

(8)术中发生应急事件(如停电、心脏停搏、变态反应等)，应及时按照手术室应急预案，积极配合抢救，挽救患者生命。

(9)与洗手护士在关闭腔隙前、关闭腔隙后及缝皮后分别共同执行"手术物品清点制度"，按规范正确清点术中用物数量、完整、正确、及时、记录，并签字确认。

(10)准确及时书写各类手术室护理文件和表单。

3.术后

(1)协助医师包扎手术切口，擦净血迹，评估患者皮肤情况，采取保暖措施，妥善固定肢体，执行防坠床措施。固定各种引流管及其他管道，防止滑脱，待麻醉医师记录尿量后，将尿袋内的尿液放空。

(2)手术患者离开手术间前，手术室巡回护士、手术医师、麻醉师共同再按"手术安全核查表""手术患者交接单"内容逐项核查、确认、签字。

(3)手术人员协同将手术患者安全转运至接送车。手术患者的病历、未用药品、影像学资料等物品随手术患者带回病房或监护室。护送手术患者离开手术室。

(4)严格执行手术室标本管理制度。手术室巡回护士、手术医师、洗手护士共同再次核对手术标本，正确保存、登记、送检。

(5)清洁、整理手术间设施、设备、仪器，填写使用情况登记手册。所有物品物归原位，更换手术床床单及被套，添加手术间常用的一次性灭菌物品，如手套、缝线等。若为感染手术，则按感染手术处理规范进行操作。

(6)正确填写各种手术收费单。

二、手术室洗手护士

(一)手术前一天

(1)了解手术情况：了解次日手术患者病情、手术方式、手术步骤，以及所需特殊器械、物品及仪器设备。

(2)协助巡回护士检查术前用物。

(二)手术当天

1.术前

(1)协助巡回护士检查灭菌器械、敷料包是否符合规范、准备齐全；准备手术所需一次性无菌用品，包括各类缝针、引流管、止血用物和特殊器械等。准备次日手术所用仪器、设备。

(2)严格按照查对制度检查无菌器械包和敷料包的有效期、包外化学指示胶带及外包装完整性，是否潮湿及被污染。在打开无菌器械包和敷料包后，检查包内化学指示卡。严格按照无菌原则，打开器械包和敷料包。

(3)提前15分钟按规范洗手、穿无菌手术衣、戴无菌手套。

(4)与巡回护士共同执行"手术物品清点制度"。按规范正确清点纱布、器械、缝针等术中用物的数量、完整性，按规范铺手术器械台。

(5)协助并督查手术医师按规范铺无菌巾，协助手术医师系无菌手术衣带、戴无菌手套。

(6)严格按照无菌原则将高频电刀、负压吸引、外科超声装置、腹腔镜等各种连接管路或手柄连接线交给巡回护士连接,并妥善固定在手术无菌区域。

2.术中

(1)严格执行无菌操作,遇到打开空腔脏器的手术,需用无痛碘纱布垫于其周围。及时回收处理相关器械,关闭空腔脏器后更换手套和器械。

(2)密切关注手术进展及需求,主动、正确、及时地传递器械、敷料及针线等。

(3)及时取回暂时不用的器械,擦净血迹;及时收集线头;无菌巾一经浸湿,以及时更换或加盖,手术全程保持手术操作台无菌、干燥、整洁。

(4)密切关注手术进展,若术中突发大出血、心搏骤停等意外情况,沉着冷静,积极配合手术。

(5)密切注意手术器械等物品的功能性与完整性,发现问题及时更换;规范精密器械的使用与操作。

(6)正确与手术医师核对并保管术中取下的标本,按标本管理制度及时交予巡回护士。

(7)妥善保管术中的自体骨、异体骨、移植组织或器官,不得遗失或污染。

(8)正确管理术中外科用电设备的使用,防止电灼伤患者和手术人员。

(9)术中手术台上需用药,按查对制度抽取药物,并传递于手术医师使用。

(10)术中需使用外科吻合器、手术植入物时,应及时向巡回护士通报型号、规格及数量,与手术医师、巡回护士共同核对后,方能在无菌区域使用。

(11)与巡回护士在关闭腔隙前、后及缝皮后分别按手术用物清点规范正确清点术中用物数量并检查完整性。

3.术后

(1)协助巡回护士做好手术患者的基础护理工作,并协助将患者安全转运至接送车上。

(2)按手术用物清点规范,在手术物品清点记录单上签字。

(3)与手术医师、巡回护士共同核对手术标本。

(4)对常规器械、专科器械和腹腔镜器械等进行规范清洗和处理,精密器械和贵重器械单独进行规范清洗和处理,若为感染手术,则按感染手术处理规范对器械、敷料等物品进行处理。

三、手术室器械护士

(1)每天上午检查灭菌物品的有效期、包外化学指示胶带及外包装情况;清点手术器械包与敷料包数量;及时补充添加一次性消毒灭菌物品。

(2)检查包装,保持灭菌区和无菌物品存放区清洁整齐,保持敷料柜、无菌用品柜上用物排列整齐、定位放置、标签醒目。无菌用品柜上的无菌包和一次性消毒灭菌物品按失效日期的先后顺序排列。

(3)检查与核对每包手术器械的清洁度、完好性、关节的灵活性,对损坏或功能不良的器械进行更换或及时送修。

(4)负责待灭菌器械及物品的包装,选择正确的包装方法及材料,按规定放置包外及包内化学指示物,并填写灭菌物品包装的标识,若遇硬质容器还应检查安全闭锁装置。

(5)负责每天对预真空压力蒸汽灭菌、过氧化氢低温等离子灭菌和环氧乙烷灭菌的技术操作,保证灭菌手术物品及时供应。

(6)根据手术通知单准备并发放次日手术用器械、敷料,如需特殊手术器械,应立即准备做灭菌处理并发放。如需植入物及植入性手术器械，应在生物监测合格后方可发放。

(7)负责外来器械及手术植入物的接收、清点、清洗、核对、消毒灭菌及监测登记发放工作。

(8)负责手术器械的借物管理，严格执行借物管理制度。

(9)对清洗、消毒、灭菌操作过程、日常监测和定期监测进行具有可追溯性的记录，负责保存清洗，消毒监测资料和记录≥6 个月，保留灭菌质量监测资料和记录≥3 年。

(10)专人负责管理精密器械与贵重器械，并督查各专科组员进行保养管理工作，并做相应记录。

(11)负责与各专科组长之间保持沟通，了解临床器械使用情况，每半年对器械进行一次保养工作。

(12)根据持续质量改进制度及措施，发现问题及时处理，认真执行灭菌物品召回制度。

四、手术室值班护士

(1)与日班护士交班前，完成手术间内基数物品、体位垫、贵重仪器及值班备用物品的清点核对，做到数量相符、定位放置并登记签名。核对所有术中留取标本，确认手术标本、病理申请单、标本送检登记本，三者书写内容一致。

(2)与日班护士交班前，按次日手术通知单检查并核对次日手术所需器械、敷料及特殊手术用物；检查灭菌包有效期、灭菌效果及是否按失效日期进行先后顺序排列。

(3)与日班护士进行交接班，全面了解手术室内各种情况，做到心中有数。

(4)根据轻重缓急，合理安排并完成急症手术，积极并正确应对可能出现的各种突发事件，遇有重大问题，以及时与医院总值班人员或手术室护士长取得联系。

(5)仔细核对次日第一台手术患者的姓名、病区床号和住院号，如信息缺失或错误，应及时与相关病房护士和手术医师取得沟通。

(6)值班过程中，若接到次日选择性手术安排有改变通知，应及时汇报手术室护士长及麻醉科，征得同意，通知供应室，更换器械、敷料，准备特殊手术用物，并做好次日的晨交班。

(7)临睡前仔细巡视手术室，负责手术间内所有物品及仪器、设备归于原位。认真检查手术室内所有门窗、消防通道、水、电、中心供气、中心负压、灭菌锅等开关的关闭情况，以及时发现问题，处理解决。

(8)次日晨巡视手术间，检查特殊手术用物是否处于备用状态（如 C 型臂机、显微镜、腹腔镜、体外变温毯等）。开启室内恒温箱，调节至适当温度并放置 0.9%的生理盐水。检查洗手用品(如手刷、洗手液等)处于备用状态。

(9)负责检查待灭菌器械的灭菌状况，保证次日第一台手术器械的正常使用。

(10)按照手术通知单顺序，安排接手术患者。迎接第一台手术患者入室，核对手术患者身份、手术信息、术前准备情况及所带入用物，正确填写《手术患者交接单》并签名。做好防坠床和保暖工作，进行心理护理。

(11)完成手术室护理值班交班本的填写，要求书写认真，字迹清楚，简明扼要，内容包括值班手术情况及手术室巡视结果、物品及手术标本清点结果、当天手术器械及特殊手术用物准备情况等。

(12)第一值班护士参加手术室晨间交班，汇报相关值班内容。

五、手术室感染监控护士

(1)每天对含氯消毒剂进行浓度监测。至少每周一次对戊二醛浓度进行监测。每月对手术室空气、无菌物品及器械、化学灭菌剂、物体表面和手术人员手进行细菌培养监测。每半年对紫外线灯管强度进行监测。

(2)负责收集、整理、分析相关监测数据和结果,将化验报告单按时间顺序进行粘贴保存;一旦细菌培养监测不合格,应及时告知护士长,查明原因,采取有效措施后,再次进行细菌培养监测,直至培养合格。

(3)负责将细菌培养监测的数据和结果报告护士长和医院感染控制部门。

(4)监督和检查手术室消毒隔离措施及手术人员无菌操作技术,对违反操作规程或可能污染环节应及时纠正,并与护士长一同制订有效防范措施。

(5)完成手术室及医院感染知识的宣传和教育工作。

六、手术室护理教学工作

(1)根据手术室护理教学计划与实习大纲及实习护生学历层次,制订手术室临床带教计划,包括确立具体教学目标、教学任务、考核内容与方法,并安排教学日程。

(2)完成手术室环境、规章制度、手术室工作内容、常用手术器械物品、手术体位、基本手术配合等手术室专科理论教学,达到手术室护理教学计划与实习大纲的要求。

(3)进行手术室专科操作技能教学,完成外科洗手、铺无菌器械台等基本手术室操作的示教与指导;带领实习护生熟悉各种中小手术的洗手及巡回工作,并逐步带教实习护生独立参加常见中小手术的洗手工作。

(4)带领实习护生参与腹腔镜、泌尿科、脑外科、胸骨科等大型疑难手术的见习教学。

(5)带领实习护生参与供应室工作,完成供应室布局、器械护士工作内容、常用消毒灭菌方法及监测等理论教学,并指导实习护生参与待灭菌器械及物品的包装等操作。

(6)开展手术室专科安全理论教育,防止实习护生发生护理差错和事故。

(7)及时与手术室护士、实习护生进行沟通,了解实习护生学习效果,反馈信息和思想动态,以及时并正确解答实习护生提问,满足合理学习要求。

(8)负责组织实习护生总复习,完成手术室专业理论、专科技术操作考核;完成《实习考核与鉴定意见》的填写。

(9)对实习护生进行评教评学,征求实习护生对手术室护理教学及管理的建议和意见,提出整改措施,以及时向护士长及科护士长反映实习期间存在的情况。

七、手术室护理管理工作

手术室护士长作为手术室的主要管理者,全面负责手术室的护理管理工作,保证手术室高质量的工作效率和有效运转。

(1)全面负责手术室的护理行政管理、临床护理管理、护理教研管理及对外交流。

(2)制订手术室护理工作制度和各级各班各岗位护理人员职责、手术室护理操作常规、护理质量考核标准,督查执行情况,并进行考核。负责组织手术室工勤人员的培训和考核。

(3)合理进行手术室护理人员排班,根据人员情况和手术特点科学地进行人力资源调配。定期评估人力资源使用情况，负责向护理部提交人力资源申请计划。合理进行手术室人才梯队建设。

(4)每天巡视、检查并评估手术配合护理质量和岗位职责履行情况，参加并指导临床工作。检查手术室环境清洁卫生和消毒工作，检查工勤人员工作质量。

(5)定期组织与开展科室的业务学习并进行考核，关注学科及专业的发展动态。负责组织和领导科室的护理科研普及推广和护理新技术应用。

(6)对手术室护理工作中发生的隐患、差错或意外特殊事件，组织相关人员分析原因并提出整改措施和处理意见，并及时上报护理部。

(7)填报各类手术量统计报表，与手术医师及其他科室领导进行沟通和合作。

(8)负责手术室仪器设备、手术器械购置前的评估和申报。定期检查并核对科室物资、一次性耗材的领用和耗用情况，做好登记，控制成本。

(刘 畅)

第四节 手术室应急情况处理

一、心搏骤停

心搏骤停是指各种原因(如急性心肌缺血、电击、急性中毒等)所致的心脏突然停止搏动，有效泵血功能消失造成全身循环中断、呼吸停止和意识丧失引起全身严重缺血、缺氧。一旦发生手术患者心搏骤停，手术团队成员应第一时间进行快速判断，并实施心肺复苏术。

(一)术中发生心搏骤停的原因

1.各种心脏病

各种心脏病如心肌梗死、心肌病、心肌炎、严重心律失常、严重瓣膜疾病。

2.麻醉意外

术中麻醉过深，或大量应用肌松剂，或气管插管引起迷走神经兴奋性增高，使原来有病变的心脏突然停跳。

3.药物中毒或过敏

常见的如局麻药(普鲁卡因胺)中毒，抗生素过敏、术中血液制品过敏等。

4.心脏压塞

心脏外科手术如术中止血未完全或术中出血未及时引流出心包，易形成血块导致心脏压塞。

5.血压骤降

如快速大量失血、失液，或术中过量使用扩血管药物(如硝普钠)，可使手术患者血压骤降至零，心搏骤停。

(二)心肺复苏术的实施

心肺复苏术(CPR)是针对呼吸心跳停止的急症危重患者所采取的抢救关键措施，即胸外按压形成暂时的人工循环并恢复自主搏动，采用人工呼吸代替自主呼吸，快速电除颤转复心室颤动，以及尽早使用血管活性药物重新恢复自主循环的急救技术。若手术患者因心脏压塞引起心脏呼吸骤停应当马上实行手术，清除心包血块。心跳呼吸骤停急救有效的指标：触及大动脉搏动，收缩压 8.0 kPa(60 mmHg)以上；皮肤、口唇、甲床颜色由紫转红；瞳孔缩小，对光反射恢复，睫毛反射恢复；自主呼吸恢复；心电图表现室颤波由细变粗。

1.迅速评估

如果为术中已实施麻醉监护的手术患者，可以通过监护仪实时监测数据和触摸颈动脉搏动，判断脉搏和呼吸；但不可反复观察心电示波，丧失抢救时机；如果为术中未实施麻醉监护的手术患者，则手术室护士或手术医师应迅速判断其意识反应、脉搏和呼吸情况，若手术患者意识丧失，深昏迷，呼之不应，医护人员用 2 个或 3 个手指触摸患者喉结再滑向一侧，于此平面的胸锁乳突肌前缘的凹陷处，触摸颈动脉搏动，检查至少 5 秒，但不要超过 10 秒，如果 10 秒内没有明确地感受到脉搏，应启动心肺复苏应急预案。

2.启动心肺复苏应急预案

如果麻醉师在场，手术室护士应配合麻醉师和手术医师一同进行心肺复苏术；如果为局麻手术患者，手术室巡回护士应当立刻呼叫麻醉师帮助，同时协助手术医师开始心肺复苏术。

3.胸外按压及呼吸复苏

(1)胸部按压：抢救者站于手术患者的一侧，使手术患者仰卧在坚固平坦的手术床上，如果手术患者为特殊体位如俯卧位、侧卧位，手术团队应将其翻转为仰卧位，翻转时应尽量使其头部、颈部和躯干保持在一条直线上。抢救者一手的掌根放在手术患者胸部中央，另一手的掌根置于第一只手上，伸直双臂，使双肩位于双手的正上方。按压时要求用力快速按压，胸骨下陷至少 5 cm，按压频率至少 100 次/分，每次按压后让胸壁完全回弹，尽量减少按压中断。

(2)开放气道，进行呼吸支持：如果手术患者已置气管插管，则应使用呼吸机或简易人工呼吸器进行呼吸支持。如果手术患者未置气管插管，则手术室护士应协助麻醉师或手术医师用仰头提颏法和推举下颌法两种方法开放气道，同时给予简易人工呼吸面罩呼吸支持，同时应尽快实施气管内插管，连接呼吸器或麻醉机。仰头提颏法是指抢救者一手置于手术患者的前额，用手掌推动，使其头部后仰，另一只手的手指置颏附近的下颌下方，提起下颌，使颏上抬。推举下颌法是指抢救者同时托起手术患者左右下颌，无须仰头，当手术患者存在脊柱损伤可能时，应选择推举下颌法开放气道。

(3)胸内心脏按压：在胸外心脏按压无效的情况下，可实施胸内心脏按压。应用无菌器械，局部消毒，左第 4 肋间前外侧切口进胸，膈神经前纵形剪开心包，正确地施行单手或双手心脏按压术。一般用单手按压时，拇指和大鱼际紧贴右心室的表面，其余 4 指紧贴左心室后面，均匀用力，有节奏地进行按压和放松，60～80 次/分；双手胸内心脏按压，用于心脏扩大、心室肥厚者，术者左手放在右室面，右手放在左室面，双手掌向心脏做对合按压，余同单手法。切勿用手指尖按压心脏，以防止心肌和冠状血管损伤。术后彻底止血，置胸腔引流管。

(三)电除颤

部分循环骤停的手术患者实际上是心室颤动，在心脏按压过程中，出现心室颤动者随时进行电击除颤才能恢复窦性节律。

1.胸外除颤

将除颤电极包上盐水纱布或涂上导电膏，一电极放在患者胸部右上方(锁骨正下方)，另一电极放在左乳头下(心尖部)，成人一般选用 200～400 J，儿童选用 50～200 J，第一次除颤无效时，可酌情加大能量再次除颤。

2.胸内除颤

术中或开胸抢救时使用胸内除颤电极板，电极板蘸以生理盐水，左右两侧夹紧心脏，成人用10～30 J，放电后立即观察心电监护波形，了解除颤效果。

二、外科休克

休克是一急性的综合征，是指各种强烈致病因素作用于机体，使循环功能急剧减退，组织器官微循环灌流严重不足，导致细胞缺氧和功能障碍，以致重要生命器官功能、代谢严重障碍的全身危重病理过程。休克分为低血容量性、感染性、心源性、神经性和过敏性休克五类。其中低血容量休克是手术患者最常见的休克类型，由于体内或血管内血液、血浆或体液等大量丢失，引起有效血容量急剧减少所致的血压降低和微循环障碍，如肝脾破裂出血、宫外孕出血、四肢外伤、术中大出血等均可造成低血容量性休克。

（一）低血容量性休克的临床表现

早期患者出现精神紧张或烦躁，面色苍白，出冷汗，肢端湿冷，心跳加快，血压稍高，晚期患者出现血压下降，收缩压＜10.7 kPa（80 mmHg），脉压＜2.7 kPa（20 mmHg），心率增快，脉搏细速，烦躁不安或表情淡漠，严重者出现昏迷；呼吸急促，发绀；尿少，甚至无尿。

（二）低血容量性休克的急救措施

休克的预后取决于病情的轻重程度、抢救是否及时、抢救措施是否得力。所以一旦手术患者发生低血容量性休克，手术室护士应采取以下护理措施，协助手术医师、麻醉师，共同对手术患者进行急救。

1.一般护理措施

休克的手术患者送入手术室后，首先应维持手术患者呼吸道通畅，同时使其仰卧于手术床并给予吸氧；选择留置针，迅速建立静脉通路，保证补液速度；调高手术间温度，为手术患者盖棉被，同时可使用变温毯等主动升温装置，维持手术患者正常体温。

2.补充血容量

低血容量休克治疗的首要措施是迅速补充血容量，短期内快速输入生理盐水、右旋糖酐、全血或血浆、清蛋白以维持有效回心血量。同时正确地评估失液量，失液量的评估可以凭借临床症状、中心静脉压、尿量和术中出血量等进行判断。因此休克患者术前必须常规留置导尿管，以备记录尿量；术中出血量包括引流瓶内血量及血纱布血量的总和，巡回护士应正确评估、计算后告知手术医师；在快速补液时，手术室护士应密切观察手术患者的心肺功能，防止急性心力衰竭；在给手术患者输注库血前，要适当加温库血，预防术中低体温的发生。

3.积极处理原发病

（1）术前大量出血引起休克：如术前因肝脾破裂出血、宫外孕出血而引起休克的患者，进入手术室后所有手术团队成员应分秒必争，立即实施手术进行止血。

（2）四肢外伤引起休克：手术室护士事先准备止血带，并协助手术医师及时环扎止血带，并记录使用的起止时间。

（3）术中大出血：洗手护士在无菌区内做好应急配合，密切关注手术野、协助手术医师采取各种止血措施，传递器械、缝针时应确保动作迅速、准确。巡回护士应及时向洗手护士提供各类止血物品和缝针，与麻醉师共同准备并核对血液制品。

（4）剖宫产术中发生大出血：手术医师可以通过按摩子宫、使用缩宫素、缝扎等方式进行止血，巡回护士应及时准备缩宫素等增强子宫收缩的药物。如遇胎盘滞留或胎盘胎膜残留情况，洗手护士应配合手术医师尽快徒手剥离胎盘控制出血，若出血未能有效控制，在输血、抗休克的同时，行子宫次全切除术或全子宫切除术，巡回护士应及时提供洗手护士手术器械、敷料及特殊用物，并准确进行添加器械和纱布的清点记录。

4.及时执行医嘱

在抢救手术患者的紧急情况下，巡回护士可以执行手术医师的口头医嘱，执行前必须复述，得到确认后方可执行。

5.做好病情观察及记录

注意观察手术患者的生命体征，包括出入量(输血、输液量、尿量、出血量、引流量等)；记录各类抢救措施、术中用药及病情变化。

三、输血反应

输血是临床抢救患者，治疗疾病的有效措施，在外科手术领域应用较广。一般情况下输血是安全的，但仍有部分患者在输血或输入某些血液制品后出现各种反应，可能由供、受者间血细胞表面同种异型抗原型别不同所致，常见的输血反应为红细胞 ABO 血型不符导致的溶血反应。除了溶血反应还有非溶血性反应即发热反应、变态反应。

(一)溶血反应

溶血反应是最严重的输血反应，死亡率高达 70%以上。发生溶血反应的患者，临床表现与发病时间、输血量、输血速度、血型、溶血程度密切相关且差异性大。术中全麻患者最早出现的征象是手术野出血、渗血和不明原因的低血压、无尿。

(二)发热反应

发热是最常见的非溶血性输血反应，发生率可达 40%以上。通常在输血后 1.5～2 小时发生，症状可持续 0.5～2 小时，其主要表现为输血过程中手术患者出现发热、寒战。如遇发生发热反应的手术患者，立即终止输血，用解热镇痛药或糖皮质激素处理。造成该不良反应的原因：①血液或血制品中有致热原；②受血者多次受血后产生同种白细胞或(和)血小板抗体。

(三)变态反应

变态反应是输血常见的并发症之一，发生在输血过程中或输血后数分钟，临床表现为受血者出现荨麻疹、血管神经性水肿，重者为全身皮疹、喉头水肿、支气管痉挛、血压下降等。造成该不良反应的原因：①所输血液或血制品含变应原；②受血者本身为高过敏体质或因多次受血而致敏。

(四)输血反应急救措施

一旦发生输血反应，应立即停止输血，更换全部输液管路。遵医嘱进行抗过敏等治疗，紧急情况下，口头医嘱必须完整复述得到确认后方可执行。将未输完的血液制品及管道妥善保存送输血科。

四、火灾

手术室发生火灾虽然罕见，但如果手术室工作人员忽视防火安全管理，操作不规范，仍然可能发生。因此手术室人员要充分认识到火灾的危险性，提高手术室火灾防范意识，防止发生火灾，并制订火灾应急预案，一旦发生火灾将损失降至最低。

(一)手术室发生火灾的危险因素

1.火源

(1)手术室内各种仪器设备:如电刀、激光、光纤灯源、无影灯、电脑、消毒器等,当设备及线路老化、破损发生漏电、短路,接头接触不良,使用后忘记关闭电源等情况,均是手术室发生火灾的导火索。

(2)手术室相对封闭的空间:如果通风不良、湿度过低,特别是在秋冬季,物体间相互摩擦极易产生静电,遇可燃物或助燃剂即可能导致火灾。

(3)高危设备的使用不当:如高频电刀在使用时会产生很高的局部温度,输出功率越高,产生温度也越高,遇到高浓度氧和酒精时就会诱发燃烧。

2.氧气

氧气是最常见的助燃剂,患者在手术过程中一般都需持续供养,故可造成手术室中局部高氧环境,特别在患者头部。而当术中面罩吸氧时,由于密闭不严造成无菌巾下腔隙中的氧达到较高的浓度,可燃物在此环境中很容易燃烧。

3.可燃物

手术室内可燃物种类很多,如酒精、碘酊、无菌巾、纱布、棉球、胶布等,尤以酒精燃烧最常见,特别是酒精挥发和氧气浓度增大可造成一种极易燃烧的混合物,一旦有火源就能燃烧,严重者可引起爆炸。

(二)手术室火灾预防措施

1.加强手术室管理

改进手术室的通风设备,防止氧气和酒精在空气中积聚浓度过高;定期对仪器设备、线路进行维护和检修;氧气瓶口、压力表上应防油、防火,不可缠绕胶布或存放在高温处,使用完毕立即关好阀门;制订手术室防火安全制度及火灾应急预案,手术室内放置灭火器材,保证消防通道通畅。

2.加强术中管理

使用电刀时严格控制输出功率,严禁超出电刀使用的安全值范围;使用酒精或碘酊消毒时,不可过湿擦拭,待其挥发完全后再开始使用电刀;使用任何带电的仪器设备前,必须确定不处在高氧环境中,使用完毕后及时关闭电源;对需要面罩吸氧的手术患者,应尽量给予低流量吸氧。

3.加强手术室人员的消防安全意识

树立防患于未然的观念,杜绝火灾隐患,防止发生火灾。组织全体医务人员学习一些基本的防火灭火安全知识,掌握灭火器材的使用方法。灭火器材有干粉、泡沫、二氧化碳,手术室配备的灭火器主要是二氧化碳灭火器,适合扑灭易燃液体、可燃气体、带电物质引起的火灾。

(三)手术室火灾应急预案及处理

1.原则

早发现、早报警、早扑救,以及时疏散人员,抢救物资,各方合作,迅速扑灭火灾。

2.现场人员应对火灾四步骤(按照国际通用的灭火程序“RACE”)

(1)救援(rescue):组织患者及工作人员及时离开火灾现场;对于不能行走的患者,采用抬、背、抱等方式转移。

(2)报警(alarm):利用就近电话迅速向医院火灾应急部门及“119”报警,有条件者按响消防报警按钮,迅速向火灾监控中心报警;在向“119”报警时讲清单位、楼层/部门、起火部位、火势大小、燃烧物质和报警人姓名，并通知邻近部门关上门窗、熟悉灭火计划和随时准备接收患者；与此同时，即刻向保卫科、院办、主管副院长汇报，并派人在医院门口接应和引导消防车进入火灾现场。

(3)限制(confine)：关上火灾区域的门窗、分区防火门，防止火势蔓延。

(4)灭火或疏散(extinguish or evacuate)：如果火势不大，用灭火器材灭火；如果火势过猛，按疏散计划，以及时组织患者和其他人员撤离现场。

3.救助人员灭火、疏散步骤

救助人员接到报警到达后，立即采取以下步骤展开灭火和疏散。

(1)报警通报：立即通知所有相关领导、部门及可能殃及的区域，要求相关人员到位，启动相应流程，做好灭火和疏散准备。

(2)灭火：①确定火场情况，做到“三查三看”。一查火场是否有人被困，二查燃烧的是什么物质，三查从哪里到火场最近；一看火烟，定风向、定火势、定性质，二看建筑，定结构，定通路，三看环境，定重点、定人力、定路线。②在扑救中，参加人员必须自觉服从现场最高负责人的指挥，沉着、机智、正确使用灭火器材，做到先控制、后扑灭。③抓住灭火有利时机，对存放精密仪器、昂贵物资的部位，应集中使用灭火器灭火，一举将火灾扑灭在初起阶段。④有些物品在燃烧过程中可产生有毒气体，扑救时应采取防毒措施，如使用氧气呼吸面罩，用湿毛巾、口罩捂住口鼻等。

(3)疏散：积极抢救受火灾威胁的人员，应根据救人任务的大小和现有的灭火力量，首先组织人员救人，同时部署一定力量扑救火灾，在力量不足的情况下，应将主要力量投入救人工作。

4.疏散的原则和方法

(1)火场疏散先从着火房间开始，再从着火层以上各层开始疏散救人；本着患者优先的原则，医院员工有责任引导患者向安全的地方疏散。即先近后远，先上后下。要做好安抚工作，不要惊慌、随处乱跑，要服从指挥；对于被火围困的人员，应通过内线电话或手机等通信工具，告知其自救办法，引导他们自救脱险。

(2)疏散通道被烟雾所阻时，应用湿毛巾或口罩捂住口鼻，身体尽量贴近地面，匍匐前进，向消防楼梯转移，离开火场；对火灾中造成的受伤人员，抢救人员应采用担架、轮椅等形式，以及时将伤员撤离出危险区域。

(3)禁止使用电梯，防止突然停电造成人员被困在电梯里。疏散通道口必须设立哨位指明方向，保持通道畅通无阻；最大限度分散分流，避免大量人员涌向一个出口，因拥挤造成伤亡事故。

(4)疏散与保护物资：对受火灾威胁的各种物资，是进行疏散还是就地保护，要根据火场的具体情况决定，目标是尽量避免或减少财产的损失。在一般情况下，应先疏散和保护贵重的、有爆炸和有毒害危险的及处于下风方向的物资。疏散出来的物资不得堵塞通路，应放置在免受烟、火、水等威胁的安全地点，并派人保护，防止丢失和损坏。

五、停电

手术室停电通常可分为由人为原因造成的停电和意外情况引起的停电。如维修线路、错峰用电、拉闸限电或打雷时保护性的关闭电源等人为原因导致的停电，应事先告知手术室，做好停电准备，保证手术安全。若由恶劣天气、火灾、电路短路等意外情况引起的手术室停电，虽无法事先预料，但要提高警惕，完善应急工作。

(一)手术室停电预防措施

1.按手术室建筑标准做好配电规划

医院及手术室系统应建立两套供电系统,当其中一路发生故障时,自动切换至备用系统,保障手术室及其他重要部门的供电。同时,医院及手术室还应备有应急自供电源系统,当两套外供系统全部出现故障时,可紧急启动,维持短时间供电,为抢修赢得时间,为患者的安全提供保障。

2.加强手术室管理

每个手术间配备有足够的电插座,术中用电尽量使用吊塔与墙上的电源插座,少用接线板,避免地面拉线太多;电插座应加盖密封,防止进水,避免电路发生故障;每个手术间有独立的配电箱及带保险管的电源插座,以防一个手术间故障影响整个手术室运作。设备科相关人员必须定期对手术室的电器设备进行检测和维护;手术室严禁私自乱拉乱接电线;如发生断电应马上通知相关人员查明原因,防止再次发生。

3.加强手术室人员的用电安全意识

制订防止术中意外停电制度、停电应急预案,组织学习安全用电知识,术中合理使用电器设备,防止仪器短路。

(二)手术室停电应急预案及处理

1.手术间突发停电

(1)手术室人员立即报告科主任、护士长,电话报告医院相关部门。

(2)巡回护士使用应急灯照明,保证手术进行,清醒的患者做好安抚工作。

(3)断电后麻醉呼吸机、监护仪、微量输液泵等用电设备均停止工作,尽量使用手动装置替代动力装置,如呼吸机改手控呼吸,监护仪蓄电池失灵无法正常工作,应手动测量血压、脉搏和呼吸,以及时判断患者的生命体征,保证手术患者呼吸循环支持。

(4)防止手术野的出血,维持手术患者生命体征稳定,如为单间手术间停电可以先将电刀、超声刀等仪器接手术间外电源;如为整个手术室的停电应立即启动应急电源。

(5)关闭所有用电设备开关(除接房外电源的仪器),由专业人员查明断电原因,排除后恢复供电。

(6)做好停电记录包括时间及过程。

2.手术室内计划停电

(1)医院相关部门提前通知手术室停电时间,做好停电前准备。

(2)停电前相关部门再次与手术科室人员确认,以保证手术的安全。

(3)问题解除后及时恢复供电。

(陈梦媛)

第十六章 消毒供应中心护理

第一节 物品的回收、分类

一、回收

(一)目的

对重复使用的医疗器械、器具和物品进行集中回收处理,防止污染扩散,减轻临床负担。

(二)操作规程

1.工作人员着装

穿外出服,戴网帽、口罩。

2.回收工具

密闭回收车、密封回收容器或贮物袋,密闭同收车要有污车标记。车上备有手套和快速手消毒液。同收工具存放在标示明确,固定的存放区域。

3.同收

(1)使用科室包括门诊、病区和手术室负责人员,应将重复使用的污染诊疗器械、器具和物品直接放置于密封的容器或贮物袋中,并注明科室、物品名称、数量。

(2)沾染较多血液和污物的器械应在使用科室进行简单冲洗,如手术器械、阴道窥镜、直肠窥镜,来不及处理的采用保湿液保湿并且密封储存。

(3)消毒供应中心下收人员每天定时收回,回收时与使用科室负责人员当面点清已封存好的物品名称、数量,并做好登记,双方签字。在诊疗场所不再对污染的诊疗器械、器具和物品进行拆封清点,以减少对环境的污染。

(4)回收时,污染器械应放在有盖的容器中或使用密封专用车。精密器械应单独放置在容器中运送,防止损坏。

(5)被朊毒体、气性坏疽及突发原因不明的传染病病原体污染的诊疗器械、器具和物品,使用者应用双层黄色胶袋密封,胶袋外标明科室、传染病名称、器具数量,由消毒供应中心单独回收处理。

(6)在回收过程中,应尽量缩短回收时间,防止有机污染物的干涸,降低清洗难度。

(7)保障运输过程中装载物不会发生掉落等意外,任何的撞击对手术器械都会造成一定的伤害,同时也会出现污染的问题。

(8)维护装载物的安全性,任何人不得私自打开/拆开密封容器。也就是说负责运送的操作人员对内装物品不具数量的责任,如容器在运送途中有打开过的迹象,责任就在运送人员,而如果封存完整则出问题就在临床或消毒供应中心两者上。

(9)使用后的医疗废弃物和材料,不得进入消毒供应中心处理或转运。

(10)回收人员将回收污染器械物品通过消毒供应中心污物接收口与接收分类人员交接,无误后整理、清洗、消毒回收工具。

4.回收工具的处理

回收车、容器等用具,每次使用后用消毒液擦拭消毒,清水冲洗后擦干备用。消毒液通常使用含氯消毒剂擦拭消毒。

(三)质量标准

(1)按规定的时间到科室对被污染的、可重复使用的医疗器械器具和物品进行同收。

(2)与科室责任人做好交接登记,包括日期、时间、科室、物品名称、数量,交与接人员同时签全名。

(3)不在科室内清点数目,直接把科室移交的被封存的污染物品放入密封污物车或密封容器中。分类清楚,摆放整齐,运输途中无丢失、拆封、器械坏损。

(4)严格遵守消毒隔离原则,不得污染环境及工作人员,包括消毒供应中心到科室之间途经的场所、通道、电梯、门等,携带快速手消毒液。

(5)做好个人防护,回收人员必须戴口罩、戴手套,不得徒手操作。

(四)注意事项

(1)回收科室物品时,与科室主管人员当面交接,并认真做好每项登记。

(2)采用密封回收方式,不得将污染液体外漏,以防污染环境。

(3)消毒供应中心回收人员将回收的物品送到去污区及时清点数目,发现与登记不符按规定时间与科室联系,要求科室增补或记账赔偿。

二、分类

(一)目的

将回收后的污染器械、器具、物品进行接收清点、检查和分类,保证物品数量准确、结构完整,同时防止器械在清洗过程中被损坏、洗不干净及工作人员被锐器刺伤。

(二)操作规程

(1)工作人员着装:隔离衣、圆帽、口罩、手套、防护鞋。

(2)在消毒供应中心的去污区,回收人员与接收分类人员对回收的诊疗器械、器具和物品进行清点数目、检查其结构的完好性,并做好登记,包括日期、科室、物品名称、数量、清点人员签字。发现问题立即与相关科室联系。

(3)根据器械物品材质、结构、污染程度、污染物性质、精密程度等进行分类处理。根据器械的材质可分为金属、橡胶、玻璃等,根据形状可分为尖锐器械、单管腔类器械,套管腔类器械、轴节器械、盆、盘、瓶等。各种分类的物品应放置在不同的容器或清洗装置上,注明标记防止混乱。

(4)根据器械、物品的材质、结构、污染程度,选择清洗的方式,如手工清洗、超声清洗机清洗、全自动消毒清洗机清洗。

(5)标有“特殊感染”的器械,按国家规定选择处理方法。

(6)一些专科器械可根据使用科室的要求,进行特别处理。

(三)质量标准

(1)数目清点及时准确,器械、器具、物品结构完好。

(2)分类清晰、摆放整齐。

(3)选择清洗方法正确。

(四)注意事项

(1)做好接收分类前的准备工作。将各类清洗容器、篮筐、清洗架等摆放在分类操作台上或周围,便于分类时物品有序摆放,操作便捷。

(2)尖锐器械摆放方向一致,避免清洗时人员被刺伤。

(3)对缺失、坏损的器械,在与科室及时沟通的同时要与护士长申请补充,以保证器械数量,使无菌物品正常供应。

(4)做好自身防护,严格按要求着装,手套破损时及时更换。

(刘振勤)

第二节　物品的清洗、消毒、保养干燥

一、清洗

(一)目的

去除医疗器械、器具、物品上的污物(如微生物、颗粒异物、其他有害污染物),使物品灭菌前其污染量降低到可以接受的水平。

(二)操作规程

根据器械、器具、物品的材质、结构、污染程度、污染物性质、精密程度等选择手工清洗、机械清洗。机械清洗包括自动清洗消毒器清洗和超声清洗机清洗。选择不同的清洗方式遵循相应的工作流程。

1.工作人员着装

戴网帽、口罩、眼罩或面罩,戴手套,穿防水功能的隔离衣或防水围裙及工作鞋。

2.物品准备

(1)清洁剂:碱性清洁剂,PH≥7.5,对各种有机物有较好的去除作用,对金属腐蚀性小,不会加快返锈的现象。中性清洁剂:pH 为 6.5～7.5,对金属无腐蚀。酸性清洁剂:pH≤6.5,对无机固体粒子有较好的溶解去除作用,对金属物品的腐蚀性小。酶清洁剂:含酶的清洁剂,有较强的去污能力,能快速分解蛋白质等多种有机污染物。根据物品的性质及污染程度,选择适宜的清洁剂。不得使用去污粉。

(2)手工清洗用具:棉签,用于擦拭穿刺针针座内部。不同型号的管腔绒刷,用于管腔器械的刷洗。手握式尼龙刷,用于带轴节、咬齿器械的刷洗。禁止使用钢丝球,以防损坏器械。

(3)除垢除锈剂,用于去除器械上的锈迹或污垢。

3.机械清洗流程

(1)将待清洗器械、物品有序摆放在清洗架上,打开轴节,能拆卸的拆至最小结构,进入清洗机。

(2)检查清洗酶、润滑剂液面是否在吸管口之上,吸引管是否通畅和完好。检查电、蒸汽、自来水压力、蒸馏水制水机工作状况是否满足清洗机工作需要。

(3)根据需要选择清洗程序进行清洗。

(4)清洗过程注意观察机器运行情况并做好记录。如有故障,可根据报警提示原因及时处理。

(5)机械清洗程序。①冲洗:使用流动水去除器械、器具和物品表面污物。②洗涤:使用含有化学清洗剂的清洗用水,去除器械、器具和物品污染物。③漂洗:用流动水冲洗洗涤后器械、器具和物品上的残留物。④终末漂洗:用软水、纯化水或蒸馏水对漂洗后的器械、器具和物品进行最终的处理。

(6)进入消毒程序。

4.手工清洗流程

(1)工作人员洗手戴手套、穿专用鞋、戴圆帽、口罩、防水罩衣、面罩。

(2)将器械分类。

(3)将器械在流动自来水下冲洗。

(4)器械浸泡在规定配比浓度的多酶清洗液中 5~10 分钟。

(5)各种穿刺针座用棉签处理,有水垢、锈迹的除垢除锈处理。

(6)自来水清洗(管腔用高压水枪冲洗)。

(7)进入消毒程序。

近年来,大量实验证明,物品的清洗质量直接影响灭菌质量,生物膜、有机物污垢均可阻碍灭菌因子的穿透,从而影响灭菌效果,造成医院内感染恶性事件的发生。所以清洗是消毒供应中心工作的一项重要环节。

(三)质量标准

(1)工作人员着装符合要求和分区规定。

(2)环境清洁,地面无杂物、无水迹,垃圾分类处理。

(3)备用物品摆放整齐、保持台面、设备清洁。

(4)正确选择处置方式(机洗/手工清洗)。

(5)清洁剂浓度配制符合要求并做好记录、器械分类浸泡过面。

(6)每批次监测清洗消毒器的物理参数及运转情况并记录。

(7)清洗消毒器维护运转正常、腔体机面无锈迹,清洗程序选择正确。

(8)机洗器械摆放整齐、有轴节器械充分打开。

(9)保证金属类器械表面光亮,齿牙处无血迹、无锈迹、无污渍。

(10)橡胶类干爽,管内壁干净、无血迹。

(11)按要求进行清洗、制水设备的维修、保养并有记录。

(四)注意事项

(1)清洗组应做好个人防护工作,防护用具包括帽子、面罩、口罩、防水罩袍、防护胶鞋、双层手套。清洗过程中,不慎污水溅入眼睛,立即用洗眼器彻底清洗眼睛,防止感染或化学试剂对眼睛的损伤。

(2)清洗时应保证待清洗器械关节全部打开,以保证清洗效果。

(3)手工清洗时应使用软毛刷,在水面下清洗,以防气溶胶对人体的危害。

(4)当使用自动清洗机时,每层摆放数量应最小化,能拆卸的器械拆卸到最小单位。

(5)管道器械应配合管道刷和气枪、水枪清洗。

(6)超声波清洗器(台式)适用于精密、复杂器械的洗涤。超声清洗时间宜3～5分钟,可根据器械污染情况适当延长清洗时间,不宜超过10分钟。

(7)清洗亚光手术器械禁用除锈除垢剂浸泡,以免破坏器械表面镀层而变色。应用清洗酶浸泡时严格掌握浸泡时间和浓度。

二、消毒

(一)目的

通过物理或化学方法,进一步降低清洗后器械、器具和物品的生物负荷,消除和杀灭致病菌,达到无害化的安全水平

(二)操作规程

清洗后的器械、器具和物品应进行消毒处理。根据器械、器具、物品的材质及消毒后用途,选择消毒方式。消毒可分为物理消毒和化学消毒。物理消毒包括机械热力消毒、煮沸消毒,化学消毒应选择取得卫生健康委员会颁发卫生许可批件的安全、低毒、高效的消毒剂。

1.物理消毒

(1)机械热力消毒方法的温度、时间应参照下表的要求。此流程一般经过清洗程序后自动转入消毒程序,无须人工操作,但要密切观察机器运行参数,温度和时间达到表16-1的规定标准。

表16-1　湿热消毒的温度与时间

温度	消毒时间	温度	消毒时间
90 ℃	≥1分钟	75 ℃	≥30分钟
80 ℃	≥10分钟	70 ℃	≥100分钟

(2)煮沸消毒,将清洗后清洁的耐湿热的器械、物品放入盛有软水的加热容器中煮沸,有效消毒时间从水沸腾开始计算并保持连续煮沸。在水中加入1%～2%碳酸氢钠,可提高水沸点5 ℃,有灭菌防腐作用。一般在水沸后再煮5～15分钟即可达到消毒目的,可杀死细菌繁殖体、真菌、立克次氏体、螺旋体和病毒。水温100 ℃,时间≥30分钟,即可杀死细菌芽孢达到高水平消毒。

2.化学消毒

(1)按要求着装。

(2)根据选用的化学消毒剂使用说明配制消毒液。消毒供应中心常用的化学消毒剂,一般为高水平消毒剂和中度水平消毒剂。高水平消毒剂包括:2%戊二醛,浸泡20～90分钟,主要用于内窥镜的消毒;0.2%过氧乙酸,浸泡10分钟,或0.08%过氧乙酸,浸泡25分钟,主要用于手工清洗器械的消毒处理。中水平消毒剂包括:500～1 000 ppm(百万分之一)含氯消毒剂,浸泡10～30分钟,主要用于手工清洗器械的消毒;250～500 ppm含氯消毒剂用于擦拭操作台面、车、储物

架等物品消毒。75%乙醇,用于台面、手的消毒。0.5%碘伏,用于皮肤损伤时的消毒。2%三效热原灭活剂,浸泡1小时以上,主要用于器械的消毒和去热原。

(3)将清洗达标的器械、物品浸泡在消毒液面以下,记录时间。

(4)浸泡规定的时间后进行自来水彻底冲洗,去离子水再次冲洗后进入干燥程序。

(三)质量标准

(1)消毒后直接使用的诊疗器械、器具和物品,湿热消毒温度应≥90 ℃,时间≥5分钟,或A0值≥3 000;消毒后继续灭菌处理的,其湿热消毒温度应≥90 ℃,时间≥1分钟,或A0值≥600。

(2)在全自动或半自动清洗消毒器工作运行中要密切观察各项参数并有记录,以保证消毒质量。

(3)煮沸消毒每次消毒物品的锅次、器械名称、数量、水沸腾时间、停止煮沸时间有记录。

(4)化学消毒剂配制浓度、浸泡时间有记录,可测试浓度的,将测试结果留档。消毒剂在有效期内使用。

(四)注意事项

严格按照器械、物品的材质要求选择消毒方式。

1.物理消毒

(1)煮沸消毒时,器械、物品浸没在水面以下,煮沸时容器要加盖。

(2)水沸腾开始计时后,中途不增加其他物品。

(3)防止烫伤。

2.化学消毒

(1)配置化学消毒剂时要注意安全防护,戴手套、口罩和眼罩。

(2)正确选择和使用消毒剂,严格按照产品使用说明书配置消毒剂浓度,测试消毒剂浓度达到有效浓度标准时方可使用。

(3)消毒剂现用现配,浸泡消毒时一定要加盖。

(4)使用对金属器械有强腐蚀作用的消毒剂时,按产品要求加放抗腐蚀剂,并严格控制浸泡时间,以免损坏器械。

(5)亚光金属器械禁止使用强腐蚀性消毒剂,以防破坏表面镀层而变色。

三、保养干燥

(一)目的

防止器械表面及轴节腐蚀生锈、藏污纳垢,保证各种灭菌方法的灭菌质量,延长器械的使用寿命。

(二)操作规程

清洗消毒后的器械应及时干燥处理。保养干燥目前也有机械和手工两种方式,如经济条件允许应首选机械保养干燥。消毒后直接使用的物品,应机械干燥,不允许使用手工干燥或自然干燥方法,以防止细菌污染。

1.机械器械保养干燥

保养液应该使用水溶性润滑剂,以利于灭菌因子穿透,保证灭菌效果。其流程如下。

(1)根据选用的水溶性润滑剂的产品使用说明书,调节全自动或半自动清洗消毒器抽吸润滑剂的时间,达到需要的浓度。

(2)根据器械的材质选择适宜的干燥温度,金属类干燥温度70~90 ℃,需时间为20~30分钟;塑胶类干燥温度65~75 ℃,防止温度过高造成器械变形,材质老化等问题,一般烘干所需时间约需要40分钟。

(3)机器根据设定的干燥时间结束程序自动开门。

2.手工器械保养干燥

(1)根据选用的水溶性润滑剂的产品使用说明书配置润滑剂浓度。

(2)将器械浸泡在润滑剂液面以下,浸泡时间遵照产品说明书的要求。

(3)捞出器械,用低纤维絮擦布擦干。穿刺套管针及手术吸引头等管腔器械可用高压气枪或95%的乙醇干燥,软式内窥镜等器械和物品根据厂商说明书和指导手册可用也可选用95%的乙醇处理,保证腔内彻底干燥。

(三)质量标准

(1)器械、物品干燥无水迹。

(2)器械有光泽,无锈迹(润滑剂浓度过低易生锈)。

(3)器械表面无白斑、花纹(出现此现象可能是润滑剂浓度过高或水质不达标所致)。

(4)操作台面用500 mg/L。含氯消毒剂擦拭2次/天。

(5)低纤维絮擦布一用一清洗、消毒、干燥备用。

(四)注意事项

(1)禁止使用液状石蜡(石蜡油)作为润滑剂保养。液状石蜡为非水溶性油剂,阻碍水蒸气等灭菌因子的穿透,影响灭菌效果。

(2)消毒后直接使用的器械、物品禁止采用手工干燥处理,以防在擦拭过程中再次污染。

(3)不使用容易脱落棉纤维的棉布类擦布,如纱布等。避免影响器械洁净度,造成微粒污染。

(4)不允许采用自然干燥方法进行器材干燥。

(刘振勤)

第三节 物品的检查、制作、包装

一、检查

(一)目的

保证器械物品的清洗、消毒、干燥质量,以及器械物品的功能完好,便于临床科室使用。

(二)操作规程

(1)物品准备:设备设施(应备带光源的放大镜、带光源的包布检查操作台)、棉签、纱布等。

(2)着装:戴圆帽、口罩,穿专用鞋,戴手套。

(3)器械检查:在打开光源的放大镜下逐个查看器械,如刀子、剪子、各种钳子表面、轴节、齿牙是否光亮、洁净,用棉签检查穿刺针座内部是否清洁。用纱布检查管腔器械腔体内部是否洁净,擦拭器械表面是否有油污。

(4)将检查出的有污渍、锈迹的器械进行登记,并由传递窗传回去污区,重新浸泡、去污、除锈、清洗处理,按登记数目及时索要,保证临床供应数目相对恒定。

(5)检查有轴节松动的器械,将轴节螺钉拧紧。穿刺针尖有钩、不锋利的可在磨石上修复。

检查剪刀是否锋利,尖部完好。

(6)将不能修复的坏损器械进行登记,交护士长报损并以旧换新。

(7)检查合规的器械进入包装程序。

(8)敷料检查:将各种敷料如包布、手术中单、手术衣等单张放在打开光源的包布检查操作台上检查,检查是否有小的破洞、棉布纱织密度是否均匀、清洁、干燥。检查手术衣带子是否齐全、牢固,袖口松紧是否适度。洗手衣腰带、橡皮带、扣子是否整齐牢固。

(9)将不合规的手术敷料挑拣并登记数量,以备到总务处报损,领取新敷料。护士长补充当天检出的敷料,保证临床和手术室无菌物品的供应。

(10)检查质量合规的敷料进入包装程序。

(三)质量标准

1.日常检查有记录

其意义有二,首先便于器械物品流通时的查找,保证器械物品数量的恒定,满足临床工作需要;其次,为管理者提供数据资料,便于管理者发现问题,保证器械物品清洗、消毒质量,使灭菌合格率达100%。

2.每周定期抽查有记录

记录内容包括检查时间、检查内容、检查者、责任人、出现的问题、原因分析、整改措施。

3.每月定期总结有记录

记录整月出现问题整改后的效果,对屡次出现而本科室采取积极措施不能解决的问题,报有关职能部门请求帮助解决。

(四)注意事项

(1)有效应用带光源放大镜和操作台,使其保持功能完好。

(2)各项检查记录要翔实,不能流于形式,对工作确实起到督促指导作用,以保证工作质量。

(3)定期进行清洗、消毒等各个环节质量标准的培训学习,对检查中发现的问题及时组织讨论,查找原因,提高消毒供应中心全员的责任心和业务水平。

二、制作

(一)目的

根据临床各个科室的工作特点和需要,制作出不同规格、数量、材质的无菌物品。

(二)操作规程

制作过程是消毒供应中心一项细致而严谨的工作。把好这一关,不但能满足临床工作需要,提高临床科室对消毒供应中心的满意度,而且能降低消耗,避免浪费。需要制作的物品种类繁多,大体可遵循如下原则。

(1)明确物品的用途。

(2)明确物品制作的标准。

(3)物品、原料准备。

(4)制作后、包装前检查核对(此项工作需双人进行)。

(5)放置灭菌检测用品(生物或化学指示物)。

(6)进入包装流程。

(三)质量标准

(1)用物准备齐全,做到省时省力。

(2)物品制作符合制作标准。

(3)器械、物品数量和功能满足临床科室需要。

(4)例行节约原则,无浪费。

(四)注意事项

(1)敷料类、器械包类分室制作,以防棉絮污染。

(2)临床科室的特殊需求,要与科室护士长或使用者充分沟通并得到其认可后制作。

(3)定期随访临床科室使用情况,根据反馈信息及时调整制作方法。

三、包装

(一)目的

需要灭菌的物品,避免灭菌后遭受外界污染,需要进行打包处理。

(二)操作规程

1.包装材料的准备

根据包装工艺和消毒工艺的需要选择包装材料的材质、规格。无菌包装材料包括医用皱纹纸、纸塑包装袋、棉布、医用无纺布等。

(1)医用皱纹纸:有多种规格型号,用于包装各种诊疗器械及小型手术器械,为一次性使用包装材料,造价贵,抗拉扯性差。

(2)纸塑包装袋:用于各种器械和敷料的包装,需要封口机封口包装。为一次性使用包装材料,造价贵,对灭菌方式有要求,高温高压蒸汽灭菌的有效期相对低温灭菌短,适用于低温灭菌。

(3)棉布:用于各种器械、敷料的包装。要求为非漂白棉布。初次使用应使用 90 ℃水反复去浆洗涤,防止带浆消毒后变硬、变色。严禁使用漂白剂、柔顺剂,防止对棉纱的损伤和化学物品的残留。棉质包布可重复使用,价格低廉,其适用于高温高压蒸汽灭菌,皱褶性、柔顺性强,抗拉扯性强。但需要记录使用次数,每次使用前要检查其质量完好状态。当出现小的破洞、断纱、致密度降低(使用 30～50 次)时,其阻菌效果降低,应检出报废。

(4)医用无纺布:用于各种器械、敷料的包装。其皱褶性、柔顺性强,抗拉扯性次于棉布。阻菌性强,适用于高温高压蒸汽灭菌和指定低温灭菌的包装。为一次性使用包装材料,造价贵。

(5)包装材料的规格根据需要包装的物品大小制定。

2.包装

(1)打器械包和敷料包的方法通常采用信封式折叠或包裹式折叠,这样打开外包装平铺在器械台上,形成了一个无菌界面,有利于无菌操作。这种打包方法适用于布类、纸类和无纺布类包装材料。①信封式包装折叠方法:内层包装,将内外双层包布平铺在打包台上,将器械托盘沿包布对角线放置包布中央,将离身体近的一角折向器械托盘,将角尖向上反折,将有侧一角折向器械,角尖向上反折,重复左侧,将对侧一角盖向器械,此角尖端折叠塞入包内,外留置角尖约 5 cm长度。外层包布的包装方法同内层。用封包胶带粘贴两道封严包裹,在一侧封包胶带上粘贴5 cm长带有化学指示剂的胶带。并贴上标有科室、名称、包装者、失效日期的标示卡。②包裹式包装折叠方法:内层包装,将内外双层包布平铺在打包台上,将器械托盘沿包布边缘平行的十字线放置包布中央,将身体近侧一端盖到器械托盘上,向上反折 10 cm,将对侧一端盖到器械托盘上，包裹严密，边缘再向上反折 10 cm，将左有两侧分别折叠包裹严密。外层包布的包装方法同内层。用封包胶带粘贴两道封严包裹，在一侧封包胶带上粘贴 5 cm 长带有化学指示剂的胶带。并贴上标有科室、名称、包装者、失效日期的标示卡。

(2)用包装袋包装的物品，应根据所包装物品的大小选择不同规格的包装袋，剪所需要的长度，装好物品，尖锐物品应包裹尖端，以免穿破包装袋。包内放化学指示卡，能透过包装材料看到指示卡变色的包外不再贴化学指示标签。用医用封口机封口。在封口外缘注明科室、名称、包装者、失效日期。

(三)质量标准

(1)包装材料符合要求。有生产许可证、营业执照、卫生检验报告。

(2)物品齐全。

(3)体积、重量不超标。用下排气式压力蒸汽灭菌器灭菌，灭菌包体积不超过 30 cm×30 cm×25 cm，预真空或脉动真空压力灭菌器灭菌，灭菌包体积不超过 30 cm×30 cm×50 cm，敷料包重量不超过 5 kg。金属器械包重量不超过 7 kg。

(4)标示清楚。包外注明无菌包名称、科室、包装者、失效日期。

(5)植入性器械包内中央放置生物灭菌监测指示剂或五类化学指示卡或称爬行卡，其他可放普通化学指示卡以监测灭菌效果。

(6)准确的有效期。布类和医用皱纹纸类包装材料包装的物品有效期为 1 周，其他根据包装材料使用说明而定。

(7)清洁后的物品应在 4 小时内进行灭菌处理。

(8)包布干燥无破洞，一用一清洗。

(9)封口应严密。

(四)注意事项

(1)手术器械应进行双层包装，即包装两次。

(2)手术器械筐或托盘上垫吸水巾。

(3)手术器械码放两层时中间放吸水巾，有利于器械的干燥。

(4)纸塑包装袋封口和压边宽度不少于 6 mm。

(5)新的棉布包装必须彻底洗涤脱浆后使用，否则变硬、变黄呈地图状。每次使用后要清洗。

(6)化学气体低温灭菌应使用一次性包装材料。

(7)等离子气体低温灭菌使用专用的一次性包装材料。

(刘振勤)

第四节 物品的灭菌、储存、发放

一、灭菌

(一)目的

通过压力蒸汽或气体等灭菌方法对需要灭菌的物品进行处理，使其达到无菌状态。

(二)操作规程

压力蒸汽灭菌器。

1.灭菌操作前灭菌器的准备

(1)清洁灭菌器体腔,保证排汽口滤网清洁。

(2)检查门框与橡胶垫圈有无损坏、是否平整、门的锁扣是否灵活、有效。

(3)检查压力表、温度表是否在零位。

(4)由灭菌器体腔排汽口倒入 500 mL 水,检查有无阻塞。

(5)检查蒸汽、水源、电源情况及管道有无漏气、漏水情况。打开压缩机电源、水源、蒸汽、压缩机,蒸气压力达到 300～500 kPa;水源压力 150～300 kPa;压缩气体压力≥400 kPa 等运行条件符合设备要求。

(6)检查与设备相连接的记录或打印装置处于备用状态。

(7)进行灭菌器预热,当夹层压力≥200 kPa 时,则表示预热完成。排尽冷凝水,特别是冬天,冷凝水是导致湿包的主要原因。

(8)预真空压力蒸汽灭菌器做 B-D 试验,以测试灭菌器真空系统的有效性,B-D 测试合格后方可使用。

具体操作如下:①待灭菌器预热之后,由消毒员将 B-D 测试包平放于排气孔上方约 10 cm 处,关闭灭菌器门,启动 B-D 运行程序(标准的 B-D 测试程序即 121 ℃、15 分钟或 134 ℃、3.5 分钟)。②B-D 程序运行结束,即在 B-D 测试纸上注明 B-D 测试的日期、灭菌锅编号、测试条件及操作者姓名或工号。③查看B-D测试结果:查看 B-D 测试纸变色是否均匀,而非变黑的程度。B-D 测试纸变色均匀则为 B-D 测试成功,即可开始运行灭菌程序;否则 B-D 测试失败,查找失败原因予以处理后,连续进行 3 次 B-D 测试,均合格后方可使用。④B-D 测试资料需留存 3 年以上。

标准 B-D 测试包的制作方法如下:①100％脱脂纯棉布折叠成长 30±2 cm、宽 25±2 cm、高 25～28 cm大小的布包,将专门的 B-D 测试纸放入布包中心位置;所使用的纯棉布必须一用一清洗。②测试包的重量为 4 kg+5％(欧洲标准为 7 kg;美国标准为 4 kg)。

标准 B-D 包与一次性 B-D 包的区别如下:①标准 B-D 包需每次打包,费时费力;打包所用材料多次洗涤,洗涤剂的残留,影响到测试的稳定性;受人为因素影响大,打包的松紧程度不同会影响到测试的结果。②一次性 B-D 包使用简便,受人为及环境因素影响小,但成本较高。③模拟 B-D 测试装置,使用简便,包装小,灭菌难度可控,但处于发展阶段。

2.灭菌物品装载

装载前检查灭菌包外标志内容,并注明灭菌器编号、灭菌批次、灭菌日期及失效日期。

具体装载要求如下。

(1)装载时应使用专用灭菌架或篮筐装载灭菌物品,物品不可堆放,容器上下均有一定的空间,灭菌包之间间隔距离≥2.5 cm(物品之间至少有足够的空间可以插入伸直的手),以利灭菌介质的穿透,避免空气滞留、液体积聚,避免湿包产生。

(2)灭菌物品不能接触灭菌器的内壁及门,以防吸入冷凝水。

(3)应将同类材质的器械、器具和物品,置于同一批次进行灭菌。若纺织类物品与金属类物品混装时,纺织类物品应放置于灭菌架上层竖放,且装载应比较宽松;金属类则置于灭菌架下层平放;底部无孔的盘、碗、盆等物品应斜放,且开口方向一致;纸袋、纸塑袋亦应斜放。

(4)预真空灭菌器的装载量不得超过柜室容积的 90%,下排气灭菌器的装载量不能超过柜室容积的 80%,同时预真空和脉动真空压力蒸汽灭菌器的装载量分别不得小于柜室容积的 10%和 5%,以防止“小装量效应”残留空气影响灭菌效果。

(5)各个储槽的筛孔需完全打开。

(6)易碎物品需轻拿轻放,轻柔操作。

(7)将批量监测随同已装载好的灭菌物品一同推入灭菌器内,批量监测放置在灭菌柜腔内下部、排气孔上方。

3.灭菌器工作运行中

(1)关闭密封门,根据被灭菌物品的性质选择灭菌程序,检查灭菌参数是否正确,启动运行程序。如根据蒸汽供给的压力,判断灭菌所能达到的最高温度,选择采用温度 132~134 ℃,压力 205.8 kPa,灭菌维持时间 4 分钟;或温度 121 ℃,压力 102.9 kPa,灭菌维持时间 20~30 分钟。目前多数灭菌器采用电脑自动控制程序,当温度达不到 132 ℃时自动转入 121 ℃灭菌程序。

(2)灭菌过程中,操作人员必须密切观察设备的运行时仪表和显示屏的压力、温度、时间、运行曲线等物理参数,如有异常,以及时处理。

(3)每批次灭菌物品按要求做好登记工作:灭菌日期、灭菌器编号、批次号、装载的主要物品、灭菌程序号、主要运行参数、操作员签名或工号,便于物品的跟踪、追溯。

4.无菌物品卸载

(1)灭菌程序结束后,从灭菌器中拉出灭菌器柜架或容器,放于无菌保持区或交通量小的地方,直至冷却至室温,冷却时间应>30 分钟,防止湿包产生。

(2)灭菌质量确认。确认每批次的化学批量监测或生物批量监测是否合格;对每个灭菌包进行目测,检查包外的化学指示标签及化学指示胶带是否合格,检查有无湿包现象,湿包或无菌包掉落地上均应视为污染包,污染包应重新进入污染物品处理程序,不得烘烤。

(三)质量标准

(1)物品装载正确:①包与包之间留有空间符合要求。②各种材质物品摆放位置、方式符合要求。③在灭菌器柜室内物品的摆放符合要求,避免接触门或侧壁,以防湿包。④有筛孔的容器必须把筛孔打开,其开口的平面与水平面垂直。

(2)按《消毒技术规范》要求完成灭菌设备每天检查内容。

(3)灭菌包规格、重量符合标准。装载容量符合要求,容量不能超出限定的最大值和最小值。

(4)灭菌包外应有标志,内容包括物品名称、检查打包者姓名或编号、灭菌器编号、批次号、灭菌日期和失效日期。

(5)每天灭菌前必须进行 B-D 检测,检测结果合格方可使用,B-D 检测图整理存档,保留 3 年。

(6)根据灭菌物品的性能,所能耐受的温度和压力确定灭菌方式。凡能耐受高温、高压的医疗用品采用压力蒸汽灭菌。油剂、粉剂采用干热灭菌。不耐高温的精密仪器、塑料制品等采用低温灭菌。

(7)选择正确的灭菌程序。根据灭菌物品的材质如器械、敷料等选择相应的灭菌程序。

(8)选择正确的灭菌参数,每锅次灭菌的温度、压力、灭菌时间等物理参数有记录。

(9)严格执行灭菌与非灭菌物品分开放置。

(10)每周每台灭菌器进行生物检测 1 次,结果登记并存档保留 3 年。

(11)每批次有化学指示卡检测,检测结果有记录并存档保留3年。

(12)植入性器械每批次有生物检测合格后方可发放,急诊手术有五类化学指示卡批量检测合格后可临时发放并做好登记以备召回。

(13)无菌物品合格率达100%。确认灭菌合格后,批量监测物存档并做好登记。

(14)按要求做好设备的维护和保养,并有记录。

(四)注意事项

(1)开放式的储槽不应用于灭菌物品的包装。

(2)严格执行安全操作,消毒员经过培训合格,持证上岗。

(3)排冷凝水阀门开放大小要适当,过大蒸汽大量释放造成浪费,过小冷凝水不能排尽,造成湿包,灭菌失败。

(4)灭菌器运行过程,消毒员不得离开设备,应密切观察各个物理参数和机器运行情况,出现漏气、漏水情况及时解决。

(5)灭菌结束,开门操作时身体避开灭菌器的门,以防热蒸汽烫伤。

(6)待冷却的灭菌架应挂有防烫伤标示牌,卸载时戴防护手套,防止烫伤。

(7)压力蒸汽灭菌器不能用于凡士林等油类和粉剂的灭菌,不能用于液体的灭菌。

二、储存

(一)目的

灭菌物品在适宜的温度、湿度独立空间集中保存,在有效期内保持无菌状态。

(二)操作规程

1.空间要求

无菌物品应存放在消毒供应中心洁净度最高的区域,尽管卫生健康委员会对无菌物品存放区未做净化要求,对其空气流向及压强梯度做了明确规定:空气流向由洁到污;无菌物品存放区为洁净区,其气压应保持相对正压。相对湿度低于70%,温度低于24 ℃。目前有些医院消毒供应中心的无菌物品存放区与消毒间无菌物品出口区域连通,其弊端是造成无菌物品储存区域温度、湿度超标。无菌物品存放间与灭菌间的无菌物品出口区域应设屏障。

2.无菌物品储存架准备

无菌物品的储存架最好选用可移动、各层挡板为镂空的不锈钢架子,优点是根据灭菌日期排序时不用搬动无菌包,直接推动架子,减少对无菌包的触摸次数且省时省力。挡板为镂空式,有利于散热,以及时散发无菌包内残留的热量,防止大面积接触金属,蒸汽转化为冷凝水造成湿包现象。

3.无菌物品有序存放

无菌物品品种名称标示醒目且位置固定。根据灭菌时间的先后顺序固定排列,先灭菌的物品先发放,后灭菌的后发放。库存无菌物品基数有备案,每天或每班次物品查对有记录。

4.及时增补

根据临床需要无菌物品情况,以及时增补,以保证满足临床使用。

(三)质量标准

(1)进入无菌物品存放区按要求着装。

(2)无菌物品存放区不得有未灭菌或标示不清物品存放。

(3)外购的一次性使用无菌物品，须先去掉外包装方可进入无菌物品存放区。

(4)室内温度保持在 24 ℃以下，相对湿度在 70%以下。

(5)存放间每月监测 1 次：空气细菌数≤200 cfu/m^3；物体表面数<5 cfu/cm^2；工作人员手细菌数<5 cfu/cm^2；灭菌后物品及一次性无菌医疗器具不得检出任何种类微生物及热原体。

(6)物品存放离地 20～25 cm、离顶 50 cm、离墙 5 cm。

(7)无菌包包装完整，手感干燥，化学指示剂变色均匀，湿包视为污染包应重新清洗灭菌。

(8)无菌包一经拆开，虽未使用应重新包装灭菌，无过期物品存放，物品放置部位标示清楚醒目，并按灭菌日期有序存放，先人先发，后人后发。

(9)凡出无菌室的物品应视为污染，应重新灭菌。

(四)注意事项

环境的温度、湿度达到标准时，使用纺织品材料包装的无菌物品有效期宜为 14 天；未达到环境标准时，有效期宜为 7 天。医用一次性纸袋包装的无菌物品，有效期宜为1 个月；使用一次性医用皱纹纸、医用无纺布包装的无菌物品，有效期宜为 6 个月；使用一次性纸塑袋包装的无菌物品，有效期宜为 6 个月。硬质容器包装的无菌物品，有效期宜为 6 个月。

三、发放

(一)目的

根据临床需要，将无菌物品安全、及时运送到使用科室。

(二)操作规程

(1)与临床科室联系，确定各科室需要的无菌物品名称、数量。并记录在无菌物品下送登记本上。根据本院工作量进行分组，按省时省力的原则分配各组负责的科室。

(2)准备下送工具。无菌物品下送工具应根据工作量采用封闭的下送车或封闭的整理箱等。下送工具每天进行有效消毒处理，并存放在固定的清洁区域内。

(3)于无菌物品发放窗口领取并清点下送无菌物品。

(4)发放车上应备有下送物品登记本，科室意见反馈本。与科室负责治疗室工作人员认真交接，并在物品登记本上双方签字。定期征求科室意见，并将科室意见反馈给护士长。

(三)质量标准

(1)运送工具定点存放标示清楚。

(2)无菌物品下送车或容器不得接触污染物品，污车、洁车严格区分，并分别定点放置。每次使用后彻底清洗、消毒，擦干备用。

(3)严格查对无菌物品的名称、数量、灭菌日期、失效期、包装的完整性、灭菌合格标示及使用科室。

(4)物品数目登记完善准确；下发物品账目清楚。

(5)及时准确将消毒物品送到临床科室。

(6)对科室意见有记录，并有相应整改措施和评价。

(四)注意事项

发放无菌物品剩余物品不得返回无菌物品存放区，按污染物品重新处理。

(刘振勤)

第五节　超声波消毒

近20年来，人们一直在努力寻找一种更迅速、更便宜而又能克服高温（饱和蒸汽或干热）消毒灭菌方法和化学消毒法的弱点的消毒方法，超声波消毒就是其中的一种。随着超声波的使用越来越广泛，人们对其安全性产生了担忧。事实上，临床实践证明，即使以超过临床使用数倍的剂量也难以观察到其对人体的损伤，现在普遍认为，强度小于20 mW/cm^2 的超声波对人体无害，但对大功率超声波照射还是应注意防护。

一、超声波的本质与特性

超声波和声波一样，也是由振动在弹性介质中的传播过程形成的，超声波是一种特殊的声波，它的声振频率超过了正常人听觉的最高限额，达到20 000 Hz以上，所以人听不到超声波。

超声波具有声波的一切特性，它可以在固体、液体和气体中传播。超声波在介质中的传播速度除了与温度、压强及媒介的密度等有关外，还与声源的振动频率有关。在媒介中传播时，其强度随传播距离的增长而减弱。超声波也具有光的特性。可发生辐射和衍射等现象，波长越长，其衍射现象越明显。但由于超声波的波长仅有几毫米，所以超声波的衍射现象并不明显。高频超声波也可以聚焦和定向发射，经聚焦而定向发射的超声波的声压和声强可以很大，能贯穿液体或固体。

二、超声波消毒的研究与应用

（一）超声波的单独杀菌效果

用2.6 kHz的超声波进行微生物杀灭实验，发现某些细菌对超声波是敏感的，如大肠埃希菌、巨大芽孢杆菌、铜绿假单胞菌等可被超声波完全破坏。此外，超声波还可使烟草花叶病毒、脊髓灰质炎病毒、狂犬病毒、流行性乙型脑炎病毒和天花病毒等失去活性。但超声波对葡萄球菌、链球菌等效力较小，对白喉毒素则完全无作用。

（二）超声波与其他消毒方法的协同作用

虽然超声波对微生物的作用在理论上已获得较为满意的解释。但是，在实际应用上还存在一些问题。例如，超声波对水、空气的消毒效果较差，很难达到消毒作用，而要获得具有消毒价值的超声波，必须首先具有高频率、高强度的超声波波源，这样，不仅在经济上费用较大，而且与所得到的实际效果相比是不经济的。因此，人们用超声波与其他消毒方法协同作用的方式，来提高其对微生物的杀灭效果。例如，超声波与紫外线结合，对细菌的杀灭率增加；超声波与热协同，能明显提高对链球菌的杀灭率；超声波与化学消毒剂合用，即声化学消毒，对芽孢的杀灭效果明显增强。

1.超声波与戊二醛的协同消毒作用

据报道，单独使用戊二醛完全杀灭芽孢，要数小时，在一定温度下戊二醛与超声波协同可将杀灭时间缩短为原来的1/2～1/12。如果事先将菌悬液经超声波处理，则它对戊二醛的抵抗力是一样的。将戊二醛与超声波协同作用，才能提高戊二醛对芽孢的杀灭能力（表16-2）。

表 16-2 超声波与戊二醛协同杀菌效果

戊二醛含量(%)	温度(℃)	超声波频率(kHz)	完全杀灭芽孢所需时间(分钟)
1	55	无超声波	60
1	55	20	5
2	25	无超声波	180
2	25	250	30

2.超声波与环氧乙烷的协同消毒作用

Boucher 等用频率为 30.4 kHz,强度为 2.3 W/cm^2 的连续性超声波与浓度 125 mg/L 的环氧乙烷协同,在 50 ℃恒温,相对湿度 40%的条件下对枯草杆菌芽孢进行消毒,作用 40 分钟可使芽孢的杀灭率超过 99.99%,如果单用超声波时只能使芽孢的菌落数大约减少 50%。因此认为环氧乙烷与超声波协同作用的效果比单独使用环氧乙烷或超声波消毒效果好,而且还认为用上述频率与强度的超声波,在上述的温度与相对湿度的条件下,与环氧乙烷协同消毒是最理想的条件。环氧乙烷与超声波协同消毒在不同药物浓度、不同温度条件及不同作用时间的条件下消毒效果有所不同。环氧乙烷与超声波协同消毒在相同药物浓度、相同温度时,超声波照射时间越长,杀菌率越高;在相同药物浓度、相同照射时间下,温度越高,杀菌率越高;而在相同照射时间、相同温度下,药物浓度越高,杀菌率也越高。

3.超声波与环氧丙烷的协同消毒作用

有报道,在 10 ℃,相对湿度为 40%的条件下,暴露时间为 120 分钟时,不同强度的超声波与环氧丙烷协同消毒的结果不同,在环氧丙烷浓度为 500 mg/L,作用时间为 120 分钟时,用强度为 1.6 W/cm^2 的超声波与环氧丙烷协同作用,可完全杀灭细菌芽孢。在相同条件下,单独使用环氧丙烷后,不能完全杀灭。而且,在超声波与环氧丙烷协同消毒时,存活芽孢数是随声强的增加而呈指数下降。

4.超声波与强氧化高电位酸性水协同杀菌

强氧化高电位酸性水是一种无毒无不良气味的杀菌水,技术指标是:氧化还原电位值≥1 100 MV,pH≤2.7,有效氯≤60 mg/L。如单独使用超声波处理 10 分钟,对大肠埃希菌杀灭率为89.9%;单独使用强氧化高电位酸性水作用 30 秒,对大肠埃希菌杀灭率为 100%;超声波与氧化水协同作用 15 秒,杀灭率亦达到 100%。单用超声波处理 10 分钟、单独用强氧化高电位酸性水作用 1.5 分钟,可将悬液内 HBsAg 阳性血清的抗原性完全灭活,两者协同作用仅需 30 秒即可达到完全灭活。

5.超声波与其他消毒液的协同杀菌作用

据闫傲霜等试验表明,用超声波(10 W/cm^2)与多种消毒液对芽孢的杀灭均有协同作用,特别是对一些原来没有杀芽孢作用的消毒剂,如氯己定(洗必泰)、苯扎溴铵(新洁尔灭)、醛醇合剂等,这种协同作用不仅对悬液中的芽孢有效,对浸于液体中的载体表面上的芽孢也有同样效果。Ahemd 等报道,超声波可加强过氧化氢的杀菌作用,使其杀芽孢时间从 25 分钟以上缩短到 10 分钟。Jagenberg-Werke 用超声波使过氧化氢形成气溶胶,使之均匀附着在消毒物表面,从而提高消毒效果。

Burleson 用超声波与臭氧协同消毒污水,有明显增效作用,可能是因为超声波:①增加臭氧溶解量;②打碎细菌团块和外围有机物;③降低液体表面张力;④促进氧的分散,形成小气泡,增加接触面积；⑤加强氧化还原作用。声化学消毒的主要机制是由于超声波快速而连续性的压缩与松弛作用，使化学消毒剂的分子打破细菌外层屏障，加速化学消毒剂对细菌的渗透，细菌则被进入体内的化学消毒剂的化学反应杀死。超声波本身对这种化学杀菌反应是没有作用的，但它能加速化学消毒剂在菌体内的扩散。在声化学消毒中，超声波的振幅与频率最为重要。

（三）超声波的破碎作用

利用高强度超声波照射菌液，由于液体的对流作用，整个容器中的细菌都能被破碎（图 16-1）。超声波的破碎作用应用于生物研究中，能提高从器官组织或其他生物学基质中分离病毒及其他生物活性物质（如维生素、细菌毒素等）的阳性率。

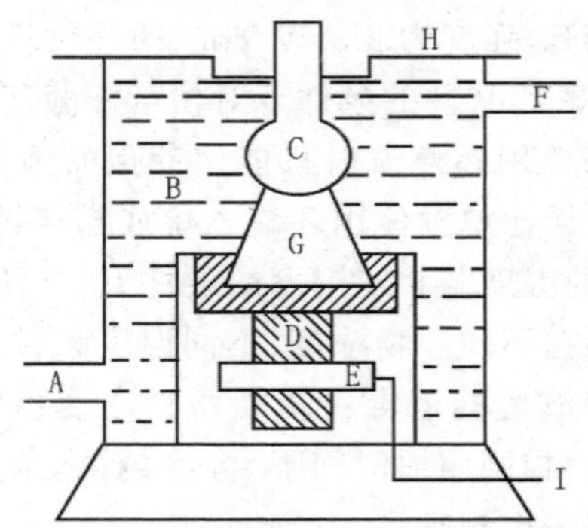

图 16-1　超声波细胞破碎器结构示意图

A.冷却水进口；B.冷却水；C.处理容器；D.换能器；E.高频线圈；F.冷却水出口；G.增幅杆；H.固定容器装置；I.电源输入

三、影响超声波消毒效果的因素

超声波的消毒效果受到多种因素的影响，常见的有超声波的频率、强度、照射时间、媒质的性质、细菌的浓度等。

（一）超声波频率

在一定频率范围内，超声波频率高，能量大，则杀菌效果好，反之，低频率超声波效果较差。但超声波频率太高则不易产生空化作用，杀菌效果反而降低。

（二）超声波的强度

利用高强度超声波处理菌液，由于液体的对流作用，整个容器中的细菌都能被破碎。据报道，当驱动功率为 50 W 时，容器底部的振幅为 10.5 μm，对 50 mL 含有大肠埃希菌的水作用 10 分钟后，细菌 100%破碎。驱动功率增加，作用时间减少。

（三）作用时间和菌液浓度

超声波消毒的消毒效果与其作用时间成正比，作用时间越长，消毒效果越好。作用时间相同时，菌液浓度高比浓度低时消毒效果差，但差别不很大。有人用大肠埃希菌试验，发现 30 mL 浓度为3×10^{6} CFU/mL的菌液需作用 40 分钟，若浓度为 2×10^{7} CFU/mL 则需作用 80 分钟。15 mL浓度为4.5×10^{6} CFU/mL的菌液只需作用 20 分钟即可杀死。另有人用大肠埃希菌、金黄色葡萄球菌、枯草杆菌、铜绿假单胞菌试验发现，随超声波作用时间的延长，其杀灭率皆明显提高，而且在较低强度的超声波作用下以铜绿假单胞菌提高最快，经统计学处理发现，铜绿假单胞菌、枯草杆菌的杀灭率和超声波作用时间之间的相关系数有统计学意义。

(四)盛装菌液容器

R.Davis 用不锈钢管作为容器，管长从 25 cm 不断缩短，内盛 50%酵母菌液 5 mL，用26 kHz 的超声波作用一定时间，结果发现，细菌破碎的百分数与容器长度有关，在 10～25 cm，出现 2 个波峰和 2 个波谷，两波峰或两波谷间相距约 8 cm。从理论上说盛装容器长度以相当于波长的一半的倍数为最好。

(五)菌液容量

由于超声波在透入媒质的过程中不断将能量传给媒质，自身随着传播距离的增长而逐渐减弱。因此，随着被处理菌悬液的菌液容量的增大，细菌被破坏的百分数降低。R. Davis 用 500 W/cm^2 的超声波对43.5%的酵母菌液作用 2 分钟，结果发现，容量越大，细菌被破坏的百分数越低。此外被处理菌悬液中出现驻波时，细菌常聚集在波节处，在该处的细菌承受的机械张力不大，破碎率也最低。因此，最好使被处理液中不出现驻波，即被处理菌悬液的深度最好短于超声波在该菌悬液中波长的一半。

(六)媒质

一般微生物被洗去附着的有机物后，对超声波更敏感，另外，钙离子的存在，pH 的降低也能提高其敏感性。

(刘振勤)

第六节 紫外线消毒

紫外线属于电磁波辐射，而非电离辐射(图 16-2)，根据其波长范围分为 3 个波段：A 波段(波长为 400.0～315.0 nm)、B 波段(315.0～280.0 nm)、C 波段(280.0～100.0 nm)，是一种不可见光。杀菌力较强的波段为 280.0～250.0 nm，通常紫外线杀菌灯采用的波长为 253.7 nm，广谱杀菌效果比较明显。

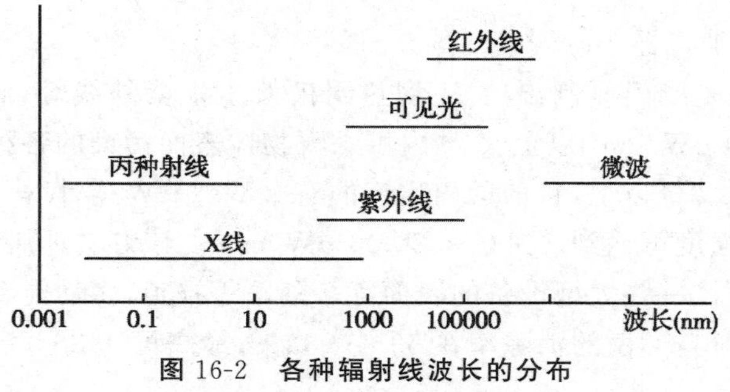

图 16-2 各种辐射线波长的分布

一、紫外线的发生与特性

(一)紫外线的发生

目前用于消毒的紫外线杀菌灯多为低压汞灯，它所产生的紫外线波长 95%为 253.7 nm。用于消毒的紫外线灯分为普通型紫外线灯和低臭氧紫外线灯，低臭氧紫外线灯因能阻挡 184.9 nm

波长的紫外线向外辐射，减少臭氧的产生，因此目前医院多选择低臭氧紫外线灯。

(二)紫外线灯消毒特性

紫外线灯的杀菌特性有以下几点。

(1)杀菌谱广：紫外线可以杀灭各种微生物，包括细菌繁殖体、细菌芽孢、结核杆菌、真菌、病毒和立克次体。

(2)不同微生物对紫外线的抵抗力差异较大，由强到弱依次为真菌孢子＞细菌芽孢＞抗酸杆菌＞病毒＞细菌繁殖体。

(3)穿透力弱：紫外线属于电磁辐射，穿透力极弱，绝大多数物质不能穿透，因此使用受到限制；在空气中可受尘粒与湿度的影响，当空气中每立方厘米含有尘粒800～900个，杀菌效力可降低20%～30%，相对湿度由33%增至56%时，杀菌效能可减少到1/3。在液体中的穿透力随深度增加而降低，小、中杂质对穿透力的影响更大，溶解的糖类、盐类、有机物都可大大降低紫外线的穿透力。酒类、果汁、蛋清等溶液只需0.1～0.5 mm即可阻留90%以上的紫外线。

(4)杀菌效果与照射剂量有关。杀菌效果直接取决于照射剂量(照射强度和照射时间)。

(5)在不同介质中紫外线杀菌效果不同。

(6)杀灭效果受物体表面因素影响。紫外线大多是用来进行表面消毒的，粗糙的表面不适宜用紫外线消毒，当表面有血迹、痰迹等污染物质时，消毒效果亦不理想。

(7)协同消毒作用。有报道，某些化学物质可与紫外线起协同消毒作用，如紫外线与醇类化合物可产生协同杀菌作用，经乙醇湿润过的紫外线口镜消毒器可将杀芽孢时间由60分钟缩短为30分钟，污染有HBsAg的玻璃片经3%过氧化氢溶液湿润后，再经紫外线照射30分钟即可完全灭活，而紫外线或过氧化氢单独灭活上述芽孢菌都需要60分钟左右。

二、紫外线消毒装置

(一)紫外线杀菌灯分类

紫外线灯管根据外形可分为直管、H型管、U型管；根据使用目的不同被分别制成高强度紫外线消毒器、紫外线消毒箱、紫外线消毒风筒、移动式紫外线消毒车、便携式紫外线灯等。

(二)杀菌灯装置

1.高强度紫外线灯消毒器

高强度的紫外线灯是专门研制出的H型热阴极低压汞紫外线灯，它在距离照射表面很近时，照射强度可达5 000 $\mu W/cm^2$以上，5秒内可杀灭物体表面污染的各种细菌、真菌、病毒，对细菌芽孢的杀灭率可达99.9%以上，目前国内生产的有9 W、11 W等小型H型紫外线灯，在3 cm的近距离照射，其辐射强度可达到5 000～12 000 $\mu W/cm^2$。该灯具适用于光滑平面物体的快速消毒，如工作台面、桌面及一些大型设备的表面等。刘军等报道，多功能动态杀菌机内，在常温常湿和有人存在情况下，对自然菌的消除率在59%～83%，最高可达86%。

2.紫外线消毒风筒

在有光滑金属内表面的圆桶内安装高强度紫外线灯具，在圆桶一端装上风扇，进入风量为25～30 m^3/min，开启紫外线灯使室内空气不断经过紫外线照射，不间断地杀灭空气中的微生物，以达到净化空气的目的，适合有人存在的环境消毒。

3.移动式紫外线消毒车

有立式和卧式两种，该车装备有紫外线灯管2支、控制开关和移动轮，机动性强。适合于不经常使用或临时需要消毒的表面和空气的消毒。

4.循环风空气净化(洁净)器

现在市场上有很多种类的空气净化器,这些净化器大多由几种消毒因素组合而成,紫外线在其中起着非常重要的杀菌作用,而且还具有能在各种动态场所进行空气消毒的显著特点。某公司生产的空气洁净器,就是由过滤器、静电场、紫外线、空气负离子等消毒因素和进、出风系统组成。连续消毒45 分钟,可使空气中喷染的金黄色葡萄球菌和大肠埃希菌的杀灭率达到 99.90%以上,对枯草杆菌黑色变种芽孢的杀灭率达到 99.00%以上。朱伯光等研制了动态空气消毒器(图 16-3),由循环箱体、风机、低臭氧紫外线灯、初效和中效过滤器、程控系统等组成。结果在 60 m^3 房间,静态开启 30 分钟,可使自然菌下降 80%,60 分钟下降 90%,动态环境下可保持空气在Ⅱ类环境水平。但循环风空气消毒器内可能存在未被破坏的细菌,重复使用的消毒器内可能存在定植菌,进而造成空气二次污染。

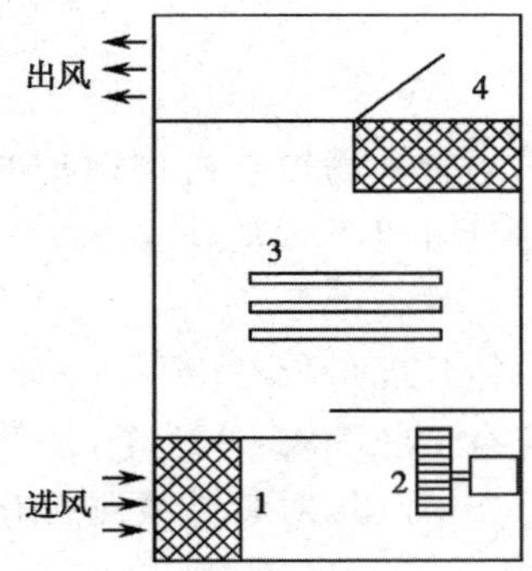

图 16-3　动态空气消毒器结构示意图

1、4.初、中效过滤器;2.轴流抽风机;3.紫外线灯管

5.高臭氧紫外线消毒柜

高臭氧紫外线消毒柜是一种以高臭氧、紫外线为杀菌因子的食具消毒柜。在实验室用载体定量灭活法进行检测,在环境温度 20～25 ℃,相对湿度 50%～70%的条件下,开机 4 分钟,柜内紫外线辐射强度为 1 400～1 600 $\mu W/cm^2$,臭氧浓度 40.0 mg/m^3,消毒作用 60 分钟加上烘干 45 分钟,对玻片上脊髓灰质炎病毒的平均灭活对数值≥4.0。以臭氧和紫外线为杀菌因子的食具消毒柜,工作时臭氧浓度为53.6 mg/L,紫外线辐照值为 675～819 $\mu W/cm^2$,只消毒或只烘干均达不到消毒效果,只有两者协同作用 90 分钟,才可达到杀灭对数值>5.0。

三、影响紫外线消毒效果的因素

与紫外线消毒效果有关的因素很多,概括起来可分为两类:影响紫外线辐射强度和照射剂量的因素与微生物方面的因素。

(一)影响紫外线辐射强度和照射剂量的因素

1.电压

紫外线光源的辐射强度明显受到电压的影响,同一个紫外线光源,当电压不足时,辐射强度明显下降。

2.距离

紫外线灯的辐射强度随灯管距离的增加而降低,辐射强度与距离成反比。

3.温度

消毒环境的温度对紫外线消毒效果的影响是通过影响紫外线光源的辐射强度来实现的。一般,紫外线光源在40 ℃时的辐射强度最强,温度降低时,紫外线的输出减少,温度再高,辐射的紫外线因吸收增多,输出也减少。因此,过高或过低的温度对紫外线的消毒都不利,杀菌试验证明,5～37 ℃范围内,温度对紫外线的杀菌效果影响不大。

4.相对湿度

当进行空气紫外线消毒时,空气的相对湿度(RH)对消毒效果有影响,RH过高时,空气中的水分增多,可以阻挡紫外线,因此用紫外线消毒空气时,要求相对湿度最好在60%以下。

5.照射时间

紫外线的消毒效果与照射剂量呈指数关系,照射剂量为照射时间和辐照强度的乘积,所以要杀灭率达到一定程度,必须保证足够的照射剂量,在光源达到要求的情况下,可以通过保证足够的时间来达到要求剂量。

6.有机物的保护

有机物对消毒效果有明显影响,当微生物被有机物保护时,需要加大照射剂量,因为有机物可以影响紫外线对微生物的穿透,并且可以吸收紫外线。

7.悬浮物的类型

紫外线是一种低能量的电磁辐射,其能量仅有6eV,穿透力很弱,空气尘埃能吸收紫外线而降低杀菌率,当空气中每立方厘米含有尘粒800～900个,杀菌效能可降低20%～30%。如枯草杆菌芽孢在灰尘中悬浮比在气溶胶中悬浮时,对紫外线照射有更大的抗性。

8.紫外线反射器的使用

为了更有效地对被辐照表面进行消毒,必须使用对波长为253.7 nm的紫外线具有高反射率的反射罩,反射罩的使用,还可以避免操作者受紫外线的直接照射。

(二)微生物方面的因素

1.微生物的类型

紫外线对细菌、病毒、真菌、芽孢、衣原体等均有杀灭作用,不同微生物对紫外线照射的敏感性不同。细菌芽孢对紫外线的抗性比繁殖体细胞大,革兰阴性杆菌最易被紫外线杀死,紧接着依次为葡萄球菌属、链球菌属和细菌芽孢,真菌孢子抗性最强。抗酸杆菌的抗力,较白色葡萄球菌、铜绿假单胞菌、肠炎沙门菌等要强3～4个对数级。即使在抗酸杆菌中,不同种类对紫外线的抗性亦不相同。

根据抗力大致可将微生物分为3类:高抗性的有真菌孢子、枯草杆菌黑色变种芽孢、耐辐射微球菌等;中度抗性的有鼠伤寒沙门菌、酵母菌等;低抗性的有大肠埃希菌、金黄色葡萄球菌、普通变形杆菌等。

2.微生物的数量

微生物的数量越多,需要产生相同致死作用的紫外线照射剂量也就越大,因此,消毒污染严重的物品需要延长照射时间,加大照射剂量。

四、紫外线消毒应用

(一)空气消毒

紫外线的最佳用途是对空气消毒,也是空气消毒的最简便方法。紫外线对空气的消毒方式主要有 3 种。

1.固定式照射

紫外线灯固定在天花板上的方法有以下几种:①将紫外线灯直接固定在天花板上,离地约 2.5 m;②固定吊装在天花板或墙壁上,离地约 2.5 m,上有反光罩,往上方向的紫外线也可被反向下来;③安装在墙壁上,使紫外线照射在与水平面呈 3°~80°范围内;④将紫外线灯管固定在天花板上,下有反光罩,这样使上部空气受到紫外线的直接照射,而当上下层空气对流交换时,整个空气都会被消毒(图 16-4)。

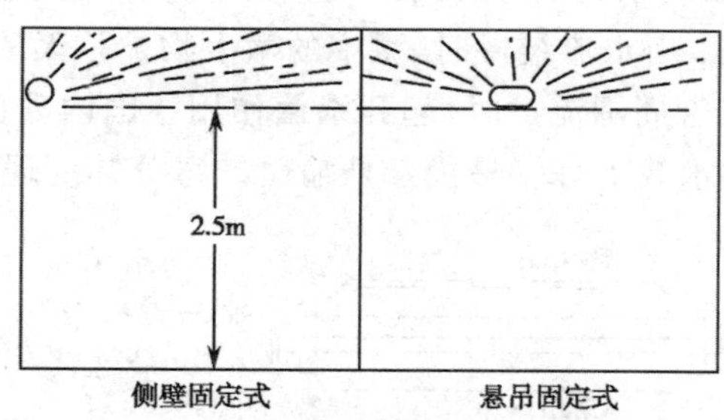

图 16-4 固定式紫外线空气消毒

通常灯管距地面 1.8~2.2 m 的高度比较适宜,这个高度可使人的呼吸带受到最高辐射强度有效照射,使用中的 30 W 紫外线灯在垂直 1 m 处辐照强度应高于 70 $\mu W/cm^2$(新灯管 >90 $\mu W/cm^2$),每立方米分配功率不少于 1.5 $\mu W/cm^2$,最常用的直接照射法时间应不少于 30 分钟。唐贯文等报道,60 m^3 烧伤病房,住患者 2~3 人,悬持 3 支 30 W 无臭氧石英紫外线灯,辐照度值>90 $\mu W/cm^2$,直接照射30 分钟,可使烧伤病房空气达到Ⅱ类标准(空气细菌总数 ≤200 CFU/cm^3)的合格率为 70%,60 分钟合格率达到 80%。

2.移动式照射

移动式照射法主要是利用其机动性,即可对某一局部或物体表面进行照射,也可对整个房间的空气进行照射。

3.间接照射

间接照射是指利用紫外线灯制成各种空气消毒器,通过空气的不断循环达到空气消毒的目的。

(二)污染物体表面消毒

1.室内表面的消毒

紫外线用于室内表面的消毒主要是医院的病房、产房、婴儿室、监护病房、换药室等场所,某些食品加工业的操作间也比较常用。一般较难达到卫生学要求,必要时可以在灯管上加反射罩或更换高强度灯管,提高消毒效果。

2.设备表面的消毒

用高强度紫外线消毒器进行近距离照射可以对平坦光滑表面进行消毒。如便携式紫外线消毒器可以在近距离表面 3 cm 以内进行移动式照射,每处停留 5 秒,对表面细菌杀灭率可达 99.99%。

3.特殊器械消毒的应用

针对某些特殊器械专门设计制造的紫外线消毒器,近几年已开发使用。如紫外线口镜消毒器,内装3 支高强度紫外线灯管,采用高反射镜和载物台,1 次可放 30 多支口镜,消毒 30 分钟可灭活 HBsAg。紫外线票据消毒器可用于医院化验单、纸币和其他医疗文件的消毒。

(三)饮用水和污水的消毒

紫外线消毒技术正以迅猛发展的态势出现在各种类型的水消毒领域,许多大型水厂和污水处理厂开始使用紫外线消毒技术和装置。紫外线用于水消毒,具有杀菌力强,不残留对人体有害有毒物质和安装维修便捷等特点。目前,紫外线水消毒技术已在许多国家得到推广和使用。按紫外线灯管与水是否接触,紫外线消毒装置分为灯管内置式和外置式两类。目前正在使用和开发的大多数紫外线消毒技术均为灯管内置式装置。

紫外线用于水的消毒有饮用水的消毒和污水的消毒。饮用水的消毒是将紫外线灯管固定在水面上,水的深度应小于 2 cm,当水流缓慢时,水中的微生物被杀灭。另一种方法是制成套管式的紫外线灯(图 16-5),水从灯管周围流过时,起到杀菌作用。国内现已研制出纯水消毒器,使用特殊的石英套,能确保在正常水温下灯管最优紫外输出。每分钟处理水量 5.7 L,每小时 342 L。

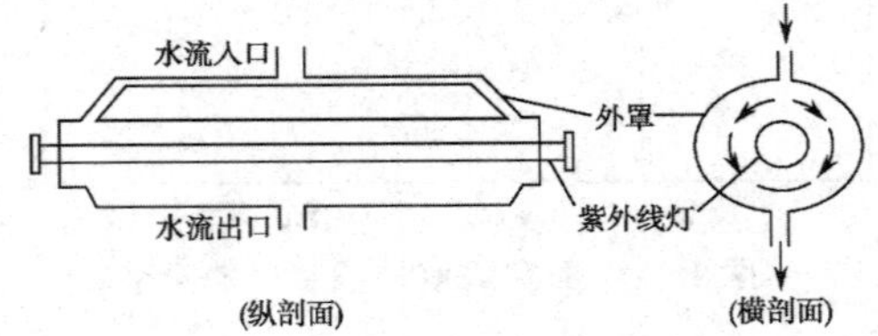

图 16-5　套管式紫外线灯水消毒

(四)食具消毒

餐具保洁柜以臭氧和紫外线为杀菌因子。实验室载体定量杀菌试验,启动保洁柜 60 分钟,对侧立于柜内碗架上左、中、右三点瓷碗内表面玻片上大肠埃希菌的平均杀灭率分别为 99.89%、99.99%、99.98%,对金黄色葡萄球菌的平均杀灭率为 99.87%、99.98%、99.96%,但是启动保洁柜 180 分钟,对平铺于保洁柜底部碗、碟内的玻片 HBsAg 的抗原性不能完全破坏。

五、消毒效果的监测

紫外线灯具随着使用时间的延长,辐射强度不断衰减,杀菌效果亦会受到诸多因素的影响,因此对紫外线灯做经常性监测是确保其有效使用的重要措施,监测分为物理监测、生物监测两种,在卫生健康委员会的《消毒技术规范》里均有较详细说明。

(一)物理监测

物理监测器材是利用紫外线特异敏感元件制成的紫外线辐射照度计,直接测定辐照度值,间接确定紫外线的杀菌能力,国家消毒技术规范将其列入测试仪器系列。

仪器组成:由受光器、信号传输系统、信号放大电路、指示仪(或液晶显示板)等部件组成。测试原理:当光敏元件受到照射时,光信号转变成电信号,通过信号传输放大器由仪表指示出读值或转变成数字信号,在显示窗口显示出来。测试前先开紫外线灯 5 分钟,打开仪器后稳定 5 分钟再读数。

(二)生物监测

生物监测是通过测定紫外线对特定表面污染菌的杀灭率来确定紫外线灯的杀菌强度。方法是:先在无菌表面画出染菌面积 5 cm×5 cm,要求对照组回收菌量达到 5×10^5～5×10^6 CFU/cm^2。打开紫外线灯后 5 分钟,待其辐射稳定后移至待消毒表面垂直上方 1 m 处,消毒至预定时间后采样并做活菌培养计数,计算杀菌率,以评价杀菌效果。

(刘振勤)

第七节　等离子体消毒

等离子体消毒技术是消毒学领域近年来出现的一项新的物理消毒灭菌技术，等离子体灭菌技术创始于 20 世纪 60 年代。美国首先对等离子体杀灭微生物的效果进行了研究，Menashi 等对卤素类气体等离子体进行杀灭微生物研究证明，等离子体具有很强的杀菌作用，并于 1968 年研制出等离子体灭菌设备。现已有不少关于等离子体灭菌技术的研究报道和专利产品。等离子体灭菌是继甲醛、环氧乙烷、戊二醛等低温灭菌技术之后，又一新的低温灭菌技术，它克服了其他化学灭菌方法时间长、有毒性的缺点，这一技术在国内发展比较快，国内生产厂家已经有不少产品上市，主要用于一些不耐高温的精密医疗仪器，如纤维内镜和其他畏热材料的灭菌，现已在工业、农业、医学等领域被广泛使用。

一、基本概念

等离子体是指高度电离的电子云，等离子体的生成是某些气体或其他汽化物质在强电磁场作用下，形成气体电晕放电，电离气体而产生的，是在物质固态、液态、气态基础上，提出的物质第四态，即等离子体状态，它是由电子、离子和中子等组合而成的带电状态云状物质，据分析还含有分子、激发态原子、亚稳态原子、自由基等粒子，以及紫外线、γ 射线、β 粒子等，其中的自由基、单态氧、紫外线等都具有很强的杀菌作用(图 16-6)。等离子体在宇宙中普遍存在，如星云、太阳火焰、地球极光等。人工制造的等离子体是通过极度高温或强烈电场、磁场激发等使某些气体产生等离子体状态，在等离子体状态下，物质发生一系列物理和化学变化，如电子交换、电子能量转换、分子碰撞、化学解离和重组等，根据激发形式不同，等离子体可在交直流电弧光激发下产生，高频、超高频激光、微波等都可以激发产生等离子体。

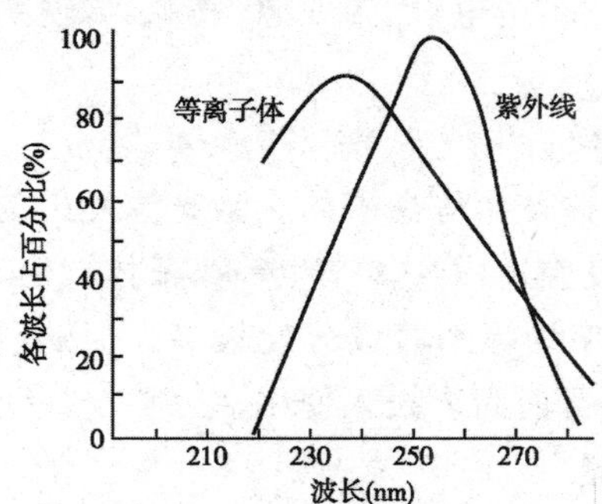

图 16-6　等离子体灭菌与紫外线杀菌所产生的紫外线波长比较

二、物理性质

等离子体是物质存在的一种形式，因而具有自己特定的物质属性。

(一)存在形式

等离子体是一种电离气体云，这是等离子体的客观存在形式即所谓物质第四态。随着温度的升高，物质由固态变成液态，进而变成气态；但这并未使物质分子发生质的变化，当继续向气体施加能量时，分子中原子获得足够的能量，开始分离成自由电子、离子及其他粒子，形成了一种新的物态体系即等离子体。

（二）存在时间（寿命）

气体分子吸收足够的能量，价电子由低能轨道跃迁到高能轨道成为激发态，这时各种粒子都是不稳定的。在气体分子的辉光放电过程中，空间电子弛豫时间从 10^{-10} 秒到 10^{-2} 秒。若要使等离子体保持稳定，维持气体云浓度，需不断施加能量。

（三）等离子体温度与浓度

等离子体中各种粒子的存在都是短时间的，且没有热平衡，所以电子温度与气体温度相差很大。电子温度受其产生过程和真空度的影响，放电真空度下降，功率不变，电子温度下降。等离子体浓度随输入功率增加而增加，可以通过控制真空度、电磁场强度来维持等离子体浓度。

（四）空间特性

由于正离子与电子的空间电荷互相抵消，使等离子体在宏观上呈现电中性，但只有在特定的空间尺度上电中性才成立。德拜长度是描述等离子体空间特性的一个重要参量，用 λD 表示。德拜长度是等离子体中电中性成立的最小空间尺度，也可以说德拜长度是等离子体中因热运动或其他扰动导致电荷分离的最大允许空间尺度限度。

（五）粒子温度

等离子体中不同粒子的温度是不一样的。如果将电子温度设为 Te，离子温度设为 Ti，则依据粒子的温度可将等离子体分为两大类，即热平衡等离子体和非热平衡等离子体。当 Te＝Ti 时，为热平衡等离子体，二者的温度都高，这很难达到。当 Te＞Ti 称为非热平衡等离子体。电子温度达约－169 ℃以上，而原子和离子之类的重粒子温度可低到 27～227 ℃，等离子体的宏观温度取决于重粒子的温度，这类等离子体也叫低温等离子体，其宏观温度并不高，接近室温。

三、等离子体灭菌设备

等离子体灭菌设备的基本组成有：电源、激发源、气源、传输系统和灭菌腔等。等离子体装置因激发源不同有如下几种类型。

（一）激光等离子体灭菌装置

以激光作为激发能源激发气体产生等离子体。激光源发出的激光通过一个棱镜将激光束折射经过透镜聚焦在灭菌腔内，激发腔体内气体产生等离子体。由于激光能量高，在等离子体成分里含紫外线、γ 射线、β 射线及软 X 线等杀菌成分比较多。但这种装置腔体小，距离实用相差较远，加之产生的等离子体温度高，目前尚未投入使用。

（二）微波等离子体灭菌装置

微波等离子体是一种非平衡态低温等离子体。微波或微波与激光耦合等离子体是灭菌应用研究较多的类型。微波等离子体具有以下特点：①电离分解度高，成分比较丰富；②电子温度与气体温度比值大，即电子温度高而底衬材料温度低；③可以在高气压下维持等离子体浓度；④属于静态等离子体，无噪声。

（三）高频等离子体灭菌装置

此类装置采用高频电磁场作为激发源，利用这种装置产生等离子体的程序是先将灭菌腔内抽真空，然后通入气体再施加能量，激发产生等离子体对腔内物品进行灭菌。

四、等离子体的杀菌作用

(一)普通气体等离子体消毒

采用非热放电等离子体 NTP-8T 型净化器放电功率为 40 W,风机量为 800 m^3/h,在 84 m^3 室内运行 60 分钟,可使空气中的悬浮颗粒下降 83%,自然菌下降 97%;用直接暴露方式大气压辉光放电等离子体作用 30 秒,对大肠埃希菌和金黄色葡萄球菌杀灭率分别为 99.91%和 99.99%,间接暴露法大气压辉光放电等离子体作用 120 秒,对以上两种细菌杀灭率分别为 99.97%和 99.99%。

(二)协同杀菌作用

Fensmeyer 等将激光与微波耦合,以激光产生等离子体,靠微波能维持其浓度,获得良好的杀菌效果。有学者在两者耦合设备条件下,观察不同功率产生的等离子体对 10 mL 玻璃瓶内污染的枯草杆菌芽孢杀灭效果。结果证明,200 W 耦合等离子体杀灭细菌芽孢 D10 值为 2.2 秒,500 W 则 D_10 值降到 0.3 秒。

(三)消毒剂等离子体消毒

研究发现,将某些消毒剂汽化作为等离子体基础气体可显示出更强的杀菌作用。Boueher 用多种醛类化合物分别混入氧气、氩气和氮气,激发产生混合气体等离子体,观察其对污染在专用瓷杯上的枯草杆菌芽孢的杀灭作用。结果证明,混合气体等离子体的杀菌作用比单一气体更好。结果显示,在氧气、氩气和氮气中分别混入甲醛、丙二醛、丁二醛、戊二醛、羟基乙醛和苯甲醛等,激发产生混合等离子体,其中甲醛、丁二醛和戊二醛明显比单一气体杀菌效果好。这些气体等离子体虽然具有良好的杀菌作用,但由于作用温度偏高,不适合于怕热器材的灭菌。

近年来,等离子体灭菌技术获得了很大发展,Johnson 公司研制成了低温等离子体灭菌装置,采用过氧化氢气体作为基础气体在高频电场激发下产生低温过氧化氢等离子体,经过低温过氧化氢等离子体(Sterrad 装置)一个灭菌周期的处理(50～75 分钟),可完全达到灭菌要求。

五、灭菌影响因素

等离子体气体消毒剂对微生物的杀灭效果受很多因素的影响,具体如下。

(一)激发源功率

不同功率的电磁场产生的等离子体的数量可能不同,对微生物的杀灭效果也有所不同。Nelson 等对此做过研究,结果证明不同功率的高频电磁场所产生的氧气等离子体对两种细菌芽孢的杀灭效果有明显区别,完全杀灭枯草杆菌黑色变种芽孢在 50 W 时需分钟,在 200 W 功率时则只需 5 分钟。所以等离子体的杀菌效果与激发源功率有直接关系,功率增加 3 倍,作用时间缩短 10 倍以上。

(二)激发源种类

如用激光作激发源,激光功率可以很高。输送激光能量在 $2\times10^5\sim2\times10^8$ W,但所产生的等离子体在腔底部直径仅 1 mm,高度 10 mm,维持时间不到 5 μs。若要维持等离子体只有加快激光脉冲次数,因为杀菌效果与单位时间内激光脉冲数有直接关系。Tensmeyer 等把激光与微波耦合,以激光激发等离子体,用微波能维持,获得良好的效果。将 2 450 MHz 的微波源与激光设备耦合,在 200 W 和 500 W 条件下,观察对 10 mL 玻璃瓶内污染的枯草杆菌芽孢杀灭效果,耦合等离子体杀芽孢效果明显改善,速度加快,功率 200 W 时,D 值为 2.2 秒,500 W 时,D 值为

0.3。故不同的激发源产生的等离子体的杀菌效果不同。

(三)加入的消毒剂气体种类

在等离子体杀菌作用研究中发现,把某些消毒剂汽化加入载气流中,以混合气体进入反应腔,这种混合气体等离子体可以增强杀菌效果。不同气体作为底气发生的等离子体的灭菌效果也不同。用氧气、二氧化碳、氮气、氩气等离子体处理过的污染多聚体,结果发现,用氧气和二氧化碳等离子体处理15分钟后多聚体为无菌,用氩气和氮气等离子体处理后在同样条件下,仅70%的样品为无菌,延长到30分钟,功率提高后灭菌效果并未提高。顾春英、薛广波等利用等离子体-臭氧对空气中微生物进行联合消毒的效果研究,结果显示,等离子体-臭氧对空气中的金黄色葡萄球菌作用1分钟,杀灭率为99.99%,作用10分钟杀灭率为100%;对白色念珠菌作用6分钟可全部杀灭;对枯草杆菌黑色变种芽孢作用15分钟,杀灭率达到99.90%以上,30分钟可全部杀灭。在菌液中加入10%小牛血清,对消毒效果无明显影响。

(四)有机物的影响

Aif等研究了等离子体灭菌器对放入其腔体内的物体的灭菌效果受有机物影响的情况,发现10%的血清和0.65%的氯化钠使效果减弱。Bryce等也报道氯化钠和蛋白均会影响等离子体灭菌器的效果。Holler等研究表明,5%的血清对低温等离子体灭菌器的效果无明显影响,但10%的血清会使效果降低。因此,研究者建议等离子体不能用于被血清和氯化钠污染的器械的灭菌,尤其是狭窄腔体如内镜的灭菌,如要使用,应先将器械清洗干净。

六、等离子体的应用

研究发明等离子体灭菌技术目的之一就是要克服环氧乙烷和戊二醛等低温灭菌技术所存在的缺点。其突出特点是作用快速、杀菌效果可靠、作用温度低、清洁而无残留毒性。目前,等离子体灭菌技术已在许多国家得到应用,主要用于怕热医疗器材的消毒灭菌。

(一)医疗卫生方面的运用

1.内镜的灭菌

要求用环氧乙烷或戊二醛来实现对无菌内镜的彻底灭菌是不现实的,10小时以上的作用时间和残留毒性的去除就使临床难以接受。低温过氧化氢等离子体灭菌技术能在45～75分钟范围内实现对怕热的内镜达到灭菌要求,真正实现无毒、快速和灭菌彻底的要求。

2.畏热器材、设备的灭菌

某些直接进入人体内的高分子材料对灭菌方法要求极高,既怕湿亦不可有毒,如心脏外科材料、一些人工器官及某些需置入体内的医疗用品。这些器材都可以用低温等离子体进行灭菌处理。

3.各种金属器械、玻璃器械和陶瓷制品的灭菌

现在使用的低温过氧化氢等离子体灭菌装置可用于各种外科器械的灭菌处理,某些玻璃和陶瓷器材也可以用等离子体进行灭菌。试验证明,外科使用的电线、电极、电池等特殊器材均可用等离子体灭菌处理。

4.空气消毒

某等离子体空气消毒机,在温度为20 ℃、相对湿度为60%的条件下开启,在20 m^3 的试验室内,作用30分钟,对白色念珠菌的消除率为99.96%,作用分钟时达99.98%。

5.生物材料表面的清洁和消毒

生物材料的表面清洗和消毒在电子制造业和表面科学中使用较多,使用非沉积气体的等离

子体辐射作用进行表面清洗已有多年。等离子体处理用于去除表面的接触污染,消除溅射留下的残渣,减小表面吸附等。

(二)食品加工工业中的应用

随着食品加工业的大规模发展,人们在期望食品安全性的同时,对食品的营养性需求也在不断扩大。特别是常规的高温压力蒸汽灭菌造成的各种营养元素的损失已经引起人们的普遍关注。实践证明,应用低温等离子体技术来杀灭食品本身及加工过程中污染的细菌,很少会影响到产品的鲜度、风味和滋味。

1.用于食品表面的消毒

蔬菜、水果在种植、加工、运输过程中,因与外界接触表面经常附着具有传染性的病原微生物,其中包括国际标准中严格限制的1项微生物指标——大肠埃希菌。利用微波激发氩气等离子体,证实了等离子体不仅能够杀灭物体表面的大肠埃希菌,而且通过改变各个等离子体处理参数,找到了影响该微生物杀灭率的条件。而美国自20世纪90年代起,利用等离子体对食品表面进行杀菌消毒就获得了美国食品和药品监督管理局的批准,并且很快应用于商业。实践证明,各类食品表面的大肠埃希菌经空气等离子体20秒至90分钟的处理,细菌总数可下降2～7个对数值。日本学者开发的组合大气压下等离子体发生器,可将待消毒产品置于反应器腔体内,使其表面直接受到活性粒子的轰击以达到杀菌消毒目的。如使用反应器,则可以使这些物料在远程等离子体(至少距等离子体发生中心20 cm)的范围内被空气强制对流,被迫沿着迂回的通道流经3个或更多折返,这使得待消毒产品可以不与等离子体直接接触,在一定意义上克服了某些领域不能应用该技术的限制,为该技术的应用开辟了更为广阔的前景。

2.用于液体食品的消毒

液体食品属于一类特殊的食品。通过向液体中鼓泡(通入空气和纯氧),同时将电场直接作用于液体与气体的混合态而成功地杀灭了大肠埃希菌和沙门菌。基于这一原理设计出的低温等离子体反应器在实际生产操作中可以根据微生物指标要求采用串联方式用多个反应单元对产品进行消毒,实验表明,杀菌效果随着反应器数量的增加而提高。利用该技术对牛奶与橙汁进行消毒,细菌总数下降了5个对数值。可见,用低温等离子体对液体食品杀菌消毒的研究,为更多的液体食品如苹果酒、啤酒、去离子水、液态全蛋、番茄汁等的杀菌提供了新的思路。

3.用于小包装食品的消毒

小包装食品在食品保质期内一般不会发生霉变,但有时也不排除因包装材料的阻氧性能和透气性能改变而引起的微生物污染,为确保产品的货架寿命,提高产品的安全性,仍需要对已包装食品进行消毒。尽管对于等离子体活性粒子(包括激发原子、分子及紫外光子)能否透过包装材料的问题尚存在异议,但Bithell的研究表明利用射频激发的氧气等离子体能够对包装袋内的产品进行消毒。之后,相继有工作者利用过氧化氢等离子体实现了对纸包装、塑料及锡箔包装食品的消毒。

七、使用注意事项

(一)灭菌注意事项

使用等离子体灭菌技术必须注意:①灭菌物品必须清洁干燥,带有水分湿气的物品易造成灭菌失败。②能吸收水分和气体的物品不可用常规等离子体进行灭菌,因其可吸收进入灭菌腔内的气体或药物,影响等离子体质量,如亚麻制品、棉纤维制品、手术缝合线、纸张等。③带有小于

3 mm 细孔的长管道或死角器械的灭菌效果难以保证，主要是等离子体穿透不到管腔内从而影响灭菌效果；器械长度大于 400 mm 亦不能用 Sterrad 系列灭菌器处理，因为其灭菌腔容积受限；各种液体均不能用 Sterrad 系列灭菌器处理。④灭菌物品必须用专门包装材料和容器包装。⑤使用等离子体灭菌时可在灭菌包内放化学指示剂和生物指示剂，以便进行灭菌效果监测，化学指示剂可与过氧化氢反应指示其穿透情况，生物指示剂为嗜热脂肪杆菌芽孢。

(二)注意安全操作规则

虽然等离子体中的某些成分如 γ 射线、β 粒子、紫外线等都可能对人体造成损害，但等离子体灭菌装置采用绝缘传输系统，灭菌腔门的内衬及垫圈材料均可吸收各种光子和射线，无外露现象。只要操作者严格执行操作规程，不会对操作人员构成危害。

(刘振勤)

第八节　电离辐射灭菌

20 世纪 50 年代，美国科学家用电子加速器进行实验，证明电子辐射能使外科缝合线灭菌，这种利用γ射线、X 线或离子辐射穿透物品、杀死其中的微生物的低温灭菌方法，统称为电离辐射灭菌。由于电离辐射灭菌是低温灭菌，不发生热的交换，与常用的压力蒸汽灭菌相比，具有穿透力强、灭菌彻底、可对包装后的产品灭菌、不污染环境、在常温常湿下处理等优点，所以尤其适用于怕热怕湿物品的灭菌，而且适合大规模的灭菌。目前，不少国家对大量医疗用品、药品、食品均采用辐射灭菌。对电离辐射中的安全问题，各国都有不同的法律和规章制度来保证。

一、辐射能的种类

电离辐射能可以大致分为两类：即电离辐射(非粒子性的)和粒子辐射(加速电子流)。按其来源分为 X 线、γ 射线。

(一)γ 射线

γ 射线是光子流，其波长很短，由于它们不带电，所以在磁场中不发生偏转。γ 射线通常是在原子核进行衰变或衰变中伴随发射出来的。原子核发生 α 或 β 衰变时，所产生的子核常常处于较高的状态——核激发态，而当子核从激发态跃迁到能量较低的激发态或基态时，就会放出 γ 射线。

(二)X 线

X 线与 γ 射线的本质是一样的，统属电磁辐射。但它们发起的方式不同，X 线的发射是从原子发生的，当有一个电子从外壳层跃迁到内壳层时将能量以 X 线发射出来，或用人工制造的加速器产生的快中子轰击重金属所产生。

(三)粒子辐射

粒子的辐射有多种，有天然的和人为的，包括 α 射线、β 射线、高能电子、正电子、质子、中子、重于氢的元素离子、各种介子。天然存在的 α 射线、β 射线穿透力弱，不适用于辐射加工。而人为的正电子、质子、中子、介子和重离子束穿透物质的能力有限，且价格昂贵难于生产，另一方面会导致被照物质呈现明显的放射性。电子加速器将电子加速到非常高的速度时，即获得了能量和穿透力，实际上是将电子获得的能量限制在不超过 10 MeV 的水平上（如果再增加能量将可能使被照物质获得放射性），其在单位密度的物质里的穿透深度是 0.33 cm/MeV，远低于 γ 射线。

二、电离辐射剂量和剂量单位

（一）能量

电子伏特（eV）指单个电子在 1 V 电压作用下移动获得的能量。1 电子伏特（eV）等于 1.602×10^{-19} 焦耳（J），该单位可用于电磁辐射和粒子辐射。1 MeV$=10^{6}$ eV。

（二）吸收剂量

电离辐射照射物体时，通过上述的种种作用，将全部或部分能量传给受照射物体，或者说，受照射物体吸收电离辐射的全部或部分能量，这个能量通常称为剂量。

（三）照射量

照射量是 X 或 γ 射线在每单位质量空气中释放出来的所有电子被空气完全阻止时，在空气中产生的带正电或负电的离子总电荷，照射量的单位是伦琴（R）。

（四）剂量当量

一定的吸收剂量所产生的生物效应，除了与吸收剂量有密切关系外，还与电离辐射的类型、能量及照射条件等因素有关。对吸收剂量采用适当的修正因子后就可以与生物效应有直接的联系。这种经过修正的吸收剂量就称为剂量当量，专用单位是雷姆（rem）。

（五）放射性强度及其单位

放射性强度是用来描写放射性物质衰变强弱的，表示单位时间内发生衰变的原子核数（以每秒若干衰变数表示），放射性强度常用的单位为居里（Ci），其定义为某一放射源每秒能产生 3.7×10^{10} 次原子核衰变，该源的放射性强度即为 1 Ci。

三、电离辐射装置

大规模辐射灭菌通常使用两种类型的辐射源，一种是用放射性核素（如 ^{60}Co）作辐射源的装置，另一种是将电子加速到高能的电子加速器。

（一）^{60}Co 辐射源装置

^{60}Co 是放射性核素，它是在反应堆中用于照射 ^{59}Co 产生的人工放射性核素，其半衰期为 5.3 年，每年放射性强度下降 12.6%，^{60}Co 是一种发电中核产物的副产品，造价相当低廉。常用的源强为 105～106 Ci，辐射装置必须放在能防辐射的特殊混凝土中，不用时放射源放入深水井中，工作人员可安全进入，需要照射时升到照射位置即可。

（二）^{60}Se 辐射源装置

^{60}Se 也可释放 γ 射线，是一种常用的 γ 射线辐射源。

（三）电子加速器

电子加速器实质上是把带电的粒子，例如，电子或质子，或其他的重离子，在强电场力的作用下，经过真空管道，加速到一定能量的设备。辐射灭菌应用的加速器与工业上应用的加速器一样，必须具备以下的一些基本要求：①能连续地可靠工作；②有足够大的输出功率；③性能稳定；④有较高的效率；⑤操作方便，维修简单；⑥屏蔽条件良好，可以保证操作人员安全。加速的电场，可以是静电场，也可以是高频周期电场。一般将加速器分为两种：一种是脉冲流加速器，另一种是直流加速器。电子加速器的发明和完善,逐步替代了放射性核素的地位,与放射性核素相比,具有功率大、可以随时停机、停机后不消耗能量,没有剩余射线、可以直接利用电子进行辐射,射线的利用率高等特点。通常用于辐照灭菌的机器是5～10 MeV的电子加速器。

四、影响辐射灭菌效应的因素及剂量选择

(一)影响因素

1.微生物的种类和数量

微生物对辐射固有的耐受性叫抗性,不同类型的微生物对辐射灭菌的效应是不同的,同一菌种其含菌量不同,则辐射敏感性也不同。

电离辐射灭菌剂量的确定与物品的初始污染菌对辐射的敏感性和拟达到的灭菌保证水平等因素有关。在众多因素中,以初始污染菌的数目与灭菌剂量的关系最为密切。初始污染菌量越多,灭菌后留下杀死的菌体多,这些死菌体都将成为致热原,因此必须降低产品的初始污染菌量。初始污染菌量与三大污染要素有关,即原料、环境和人员因素,操作技术因素,产品的存贮条件(时间、温度、湿度)因素等。

初始污染菌数量是决定该产品辐照灭菌剂量的一个重要依据,也关系到其他医疗产品辐射灭菌剂量和临床应用的安全性。

(1)样品细菌回收率计算:平均回收率=(洗脱的平均菌数/洗脱前染菌平均菌数)×100%。

(2)校正因子的计算:校正因子=100/平均回收率。

(3)辐照剂量的确定:根据初始污染菌数,查找ISO1137标准附录B方法1获得最低灭菌剂量。

辐照产品初始污染菌情况是企业生产先进程度评判的重要指标之一,反映了企业生产环境的控制能力。因此,企业应通过改进生产工艺、治理生产环境,以高标准的卫生环境设施,精密的卫生学测试手段和易于清扫、消毒、净化、秩序井然的生产控制水平来降低初始污染菌量,确保产品卫生质量。

2.介质

微生物所依附的介质对辐射效应影响很大。辐射灭菌间接作用是主要的,不同介质辐射后产生不同的自由基,这些不同的自由基和微生物相互作用的效果不同,因此,不同介质对辐射效应的影响是比较明显的。

3.温度

许多生物大分子和生物系统的辐射敏感性随照射时温度降低而降低,这种效应主要原因是温度降低,使早期辐射作用产生的自由基减少或在低温下(冰点以下)限制了水自由基的扩散,从而减少了酶分子和自由基相互作用的机会,所以高温可使酶对辐射敏感增加。

4.氧气

在氧气或空气中照射生物大分子(酶和核酸),其辐射敏感性一般比在真空或在惰性气体中照射高。但这种现象是在电离辐照干燥的生物大分子产生的。如在稀水溶液中,氧的增强作用极小或不增强,甚至还出现防护作用。这主要是因为氧气与辐射诱发的自由基具有高度亲和力,在水溶液中氧有清除水产生的自由基的作用。

5.化学药剂

化学药品中的保护剂使微生物不敏感,如含巯基化合物、抗坏血酸盐、乙醇、甘油、硫脲、二甲

亚砜、甲酸钠、蛋白等;而敏化剂使微生物致敏,如氨基苯酚、碘乙酰胺、N-乙基马来酰亚胺、卤化物、硝酸盐、亚硝酸盐、维生素 K 等。

(二)剂量选择

剂量的选择直接关系到辐射灭菌的效果,通常考虑如下。

1.从微生物学角度计算灭菌剂量

一般采用下式计算:$SD=D_1 0\times\log(\frac{N_0}{N})$

式中:SD:灭菌剂量;$D_1 0$:杀灭 90%指示菌所需剂量;N_0:灭菌前污染菌数;N:灭菌后残存菌数。

指示菌一般采用短小芽孢杆菌芽孢;灭菌前的污染菌数 N_0 是影响灭菌剂量的重要因素,不必每次都测,但应定期测定,以观察有关变化及特殊情况;灭菌后的残余细菌数,一般采用 10^{-6},这一数值是以灭菌处理 100 万个试样品,全部作灭菌试验时,试验样品残余细菌发现率在 1 或 1 以下。

2.从被灭菌的材料方面确定灭菌剂量

射线辐照被消毒用品,由于射线与物质发生一系列物理化学变化,将对材料产生影响,因此要综合考虑材料性能和微生物杀灭条件来确定灭菌剂量。

3.2.5 Mrad 剂量的确定

不论灭菌的医疗用品类型如何,在大多数国家,最小或平均的吸收剂量以 2.5 Mrad 被认为是合适的灭菌剂量。

五、辐射灭菌的应用

(一)医疗用品的灭菌

1.使用情况

辐射灭菌应用于医疗用品是从 20 世纪 50 年代逐步发展起来的。1975 年,世界上只有65 个 γ 射线辐照消毒装置,10 多台加速器用于辐射消毒,其中绝大多数是在 60 年代末到 70 年代初投入运行的。目前,辐射灭菌用于医疗用品的灭菌已经非常普遍,我国各大中城市、医学院校几乎都有放射源,并且对外开展辐射灭菌技术服务,灭菌服务的领域已经延伸到敷料、缝合线、注射器和输液器、采血器械、导管和插管、手术衣、精密器械、人工医学制品、各种化验设备、节育器材、一次性使用医疗用品、患者和婴幼儿日常用品等。

2.可用辐射灭菌的医疗用品

有手术缝合线、注射针头、塑料检查手套、气管内插管、产科毛巾、输血工具、牙钻、脱脂棉、卫生纸、塑料皮下注射器、塑料及橡皮塞导管、塑料解剖刀、覆盖纱布、输血器杯、血管内开口术套管、外科刀具、透析带、人造血管、塑料容器、人工瓣膜、采血板、手术敷料、病员服、被褥等。

3.灭菌效果

用酶联免疫吸附法确定电离辐射杀灭乙肝病毒的效果,用物理性能试验,确定其对高分子材料的影响。结果以 ^{60}Co 为照射源,当剂量 20 kGy 时灭菌效果可靠,且不改变被消毒物(包括镀铬金属、乳胶、聚丙烯等)材料的理化性质,患者使用电离辐射灭菌后的物品无不良反应,进一步证明了电离辐射灭菌法是一种较为理想的灭菌方法。

(二)药品的辐射灭菌

1.应用情况

因为很多药品对湿、热敏感,特别是中药材、成药由于加工和保管困难,难于达到卫生指标,我国自20世纪70年代以来,已对数百个品种的中成药做了研究,对其质量控制和保存作出了突出贡献。西药方面,药厂对抗生素、激素、甾体化合物、复合维生素制剂等大都采用辐射灭菌。照射后发现,经2 Mrad照射后除了少数例外,一般稳定性可保存四年,没有发现不利的化学反应。污染短小芽孢杆菌的冷冻干燥青霉素,用γ射线照射发现与在水中有同样的D值为200 krad,没有发现有破坏效应,试验中发现大剂量照射对牛痘苗中病毒可能有些破坏,同时发现电离辐射对胰岛素有有害的影响。

2.可用于辐射灭菌的药品

(1)抗生素类:青霉素G钾(钠)、苯基青霉素钠、普鲁卡因青霉素油剂(或水混悬液),氯唑西林、氨苄西林、链霉素、四环素、金霉素、红霉素、万古霉素、硫酸多粘菌素,两性霉素B,利福平,双氢链霉素、土霉素、氯霉素、卡那霉素、硫酸新霉素等。

(2)激素类:丙酸睾酮及其油溶液、己烯雌酚、醋酸孕烯醇酮、可的松、雌二醇、孕甾醇、醋酸可的松、泼尼龙等。

(3)巴比妥类:巴比妥、戊巴比妥、阿普巴比妥钠、苯巴比妥、异戊巴比妥、甲苯比妥等。

(三)食品的辐射灭菌

1.国内外食品辐照灭菌研究概况

我国自1958年开始食品照射研究以来,先后开展了辐射保藏粮食、蔬菜、水果、肉类、蛋类、鱼类和家禽等的研究,获得了较好的杀虫、灭菌和抑制发芽、延长保存期和提高保藏质量的效果。辐射杀菌过程包括以下步骤:①加热到65～75 ℃。②在真空中包装。即在不透湿气、空气、光和微生物的密封容器中包装。③冷却至辐射温度(通常为－30 ℃)。④辐射4～5 Mrad剂量。在辐射工艺方面,辐射源和辐射装置不断增加和扩大,已经实现了食品辐照的商业化。1982年不完全统计,世界上约有300个电子束装置和110个钴源装置用于辐射应用。1980年10月底联合国粮农组织、国际原子能机构和世界卫生组织三个组织,组成辐照食品安全卫生专家委员会,通过一项重要建议"总体剂量为100万rad(1 Mrad)照射的任何食品不存在毒理学上的危害,用这样剂量照射的食品不再需要做毒理试验"。这一决定大大有利于减少人们对辐照食品是否安全卫生的疑虑,亦进一步推动食品辐照加工工业的发展。

2.食品辐射灭菌的发展

近年来,世界各国批准的辐射食品品种有了很大发展,1974年只有19种,1976年增加到25种,目前已有超过40个国家的卫健委对上百种辐射食品商业化进行了暂行批准,这些食品包括谷物、土豆、洋葱、大蒜、蘑菇、可可籽、草莓、肉类半成品、鱼肉、鸡肉、鲜鱼片、虾、患者灭菌食物等,随之而来的是一批商业化的食品加工企业诞生。

(四)蛋白制品辐射灭菌

近年来,γ射线辐照灭活蛋白制品中病毒的研究越来越多,如处理凝血因子、清蛋白、纤维蛋白原、α_1-蛋白酶抑制剂、单克隆抗体、免疫球蛋白等。

1.γ射线处理凝血因子Ⅷ

γ射线辐照处理冻干凝血因子Ⅷ,14 kGy剂量可灭活≥4 log的牛腹泻病毒,23 kGy剂量可灭活4 log的猪细小病毒,在经28 kGy和42 kGy γ射线辐照后,凝血因子Ⅷ活性分别可保留

65％和 50％。

2.γ 射线处理单克隆抗体

液态和冻干状态下的单克隆抗体在加和不加保护剂抗坏血酸盐的情况下分别用 15 kGy、45 kGy的γ 射线辐照，ELISA 试验显示：15 kGy 辐照下，加保护剂的液态单克隆抗体，其活性及抗体结合力与照射前基本一致，不加保护剂的抗体活性下降了 3 个数量级。在 45 kGy 剂量辐照下，加保护剂的抗体结合力依然存在，而不加保护剂的抗体结合力消失。冻干状态下的单克隆抗体经 45 kGy 辐照后，不加保护剂组仍有抗体结合力，而加保护剂组抗体结合力更强，且前后试验对照发现不加保护剂时经 45 kGy，辐照冻干状态产品比液态产品表现出更强的抗体结合力。同样，在不加保护剂的情况下分别用 15 kGy、45 kGy 的 γ 射线辐照，聚丙烯酰胺凝胶电泳显示，在重链和轻链的位置上没有可观察到的蛋白条带，相反，加保护剂后有明显的蛋白条带。聚合酶链反应试验显示，加和不加保护剂的样品在 45 kGy γ 射线辐照后，猪细小病毒的核酸经聚合酶链反应扩增后无可见产物。研究表明，加保护剂或将样品处理成冻干状态均能降低 γ 射线辐照对蛋白活性的损伤。

3.γ 射线处理蛋白制品

(1)处理纤维蛋白原：在 27 kGy 剂量照射下，至少有 4 log 的猪细小病毒被灭活，在 30 kGy 剂量照射下，光密度测量显示，纤维蛋白原的稳定性＞90％。

(2)处理清蛋白：聚丙烯酰胺凝胶电泳显示，随着照射剂量从 18 kGy 增加到 30 kGy，清蛋白降解和聚集性都有所增加，HPLC 试验显示，二聚体或多聚体含量有所增加。

(3)处理 α_1-蛋白酶抑制剂：30 kGy 剂量照射下，≥4 log 的猪细小病毒被灭活，当照射剂量率为1 kGy/h时，α_1-蛋白酶在 25 kGy 剂量照射下活性保留 90％以上，在剂量增加到 35 kGy 时，其活性保留大约 80％。

(4)处理免疫球蛋白(I VIG)：50 kGy 剂量照射下，聚丙烯酰胺凝胶电泳显示，I VIG 基本未产生降解，也没有发生交联，免疫化学染色显示，Fc 区的裂解≤3％，免疫学实验表明照射前后 IVIG 的 Fab 区介导的抗原抗体结合力和 Fc 区与 Fcγ 受体结合力均没有大的改变，定量逆转录-聚合酶链反应显示，照射前后 I VIG 的 Fc 区介导 1L-1βmRNA 表达的功能性是一致的。

(5)处理冻干免疫球蛋白：30 kGy 处理冻干免疫球蛋白 G 制品中德比斯病毒灭活对数值≥5.5 TCID50。免疫球蛋白 G 制品外观无变化，pH 与未处理组相近，运用抗坏血酸、抗坏血酸钠、茶多酚等作为保护剂，效果明显。

一般情况下，20～50 kGy 剂量的 γ 射线辐照几乎能灭活所有的病毒，但灭活病毒的同时，辐照剂量越大，对蛋白制品成分的损伤也越大，如何在灭活病毒的同时又保留蛋白有效成分、不破坏蛋白成分的活性，这将是 γ 射线辐照应用于蛋白制品病毒灭活的关键。下列条件可减少蛋白成分损伤：①清蛋白含量高；②加入辛酸钠；③低照射剂量率；④缺氧状态。加入抗氧化剂或自由基清除剂，或者利用一种手段使辐照过程中产生最小量的活性氧都可减少射线对蛋白成分的损伤。冻干状态下的蛋白制品由于所含水分少，经电离辐射后所产生自由基少，对蛋白制品的损伤也会减弱。

(6)消毒冻干血浆：^{60}Co γ 射线经 30 kGy 的辐照剂量能完全灭活冻干血浆中的有包膜病毒和无包膜病毒，照射后的血浆清蛋白等成分含量略有下降，凝血因子活性减少了 30％～40％，因此消毒效果可靠但对血浆蛋白活性有一定影响。

(五)辐射灭菌的优缺点

1.优点

(1)消毒均匀彻底:由于射线具有很强的穿透力,在一定剂量条件下能杀死各种微生物(包括病毒),所以它是一种非常有效的消毒方法。

(2)价格便宜、节约能源:在能源消耗方面辐射法也比加热法低几倍。

(3)可在常温下消毒:特别适用于热敏材料,如塑料制品、生物制品等。

(4)不破坏包装:消毒后用品可长期保存,特别适用于战备需要。

(5)速度快、操作简便:可连续作业,辐射灭菌法将参数选好后,只需控制辐射时间,而其他方法须同时控制很多因素。

(6)穿透力强:常规的消毒方法只能消毒到它的外部,无法深入到内部,如中药丸这种直径十几毫米的固态样品,气体蒸熏或紫外线无法深入到它的中心去杀死菌体,从这一角度,辐射灭菌是个理想的方法。

(7)最适于封装消毒:目前世界大量高分子材料应用于注射器、导管、连管、输液袋、输血袋、人工脏器、手套、各式医用瓶、罐和用具。而且很多国家对这些医疗用品采取“一次性使用”的政策。为此出厂前要灭菌好,并要求在包装封装好后再灭菌,以防止再污染,对这种封装消毒的要求,辐射处理是一种好方法。

(8)便于连续操作:因为“一次性使用”的医疗用品用量很大,所以消毒过程要求进行连续的流水作业,以西欧、北美为例,这种用品的消耗量从1970年的10亿打(120亿件)增加到1980年的30亿打(360亿件),澳大利亚每年灭菌一次性使用的注射器8 000万只,此外还有大量的缝合线、针头等。只有采取连续操作流水作业,才能满足需要,一炉一炉、一锅一锅地消毒,远不能满足需要。

2.缺点

(1)一次性投资大。

(2)需要专门的技术人员管理。

六、电离辐射的损伤及防护

使用电离辐射灭菌时,不得不考虑电离辐射的损伤,一是对人的不慎损害;二是对被辐照物品的损害;三是要做好防护。

(一)电离辐射的损害

1.电离辐射对人体的损害

当电离辐射作用于人体组织或器官时,会引起全身性疾病,因接触射线的剂量大小、时间长短、发病缓急也有所不同,多数专家认为,本病的发展是按一定的顺序呈阶梯式发展的,电离辐射是引起放射病的特异因子。

2.对物品的损害

电离辐射对物品的损害主要表现在对稳定性产生的影响,电离辐射对聚合分子可引起交联或降解,并放出H_2、C_2H_6、CO、CO_2或HCl等气体,高剂量可使其丧失机械强度,如聚烯烃类塑料可变硬、变脆,聚四氟乙烯可破碎成粉末。但常用的塑料在灭菌剂量范围内影响不大,如聚乙烯和酚醛照射8 Mrad无明显破坏,甚至照射100 Mrad损坏也不大。

(二)电离辐射的防护

电离辐射作用于机体的途径有内照射和外照射,从事开放源作业的危害主要是内照射,从事封闭源接触的主要是外照射。

1.内照射防护

根据开放源的种类和工作场所进行分类和分级,对不同类、不同级的开放型工作单位的卫生防护均应按有关规定严格要求。

2.外照射防护

从事这一行的操作人员须经专门的培训,合格后方可上岗,并且在操作过程中采取以下的防护措施。①时间防护:尽量减少照射时间。②距离防护:尽可能增加作业人员与辐射源的距离。③屏蔽防护:尽量在屏蔽条件下作业。④控制辐射源的强度。

(刘振勤)

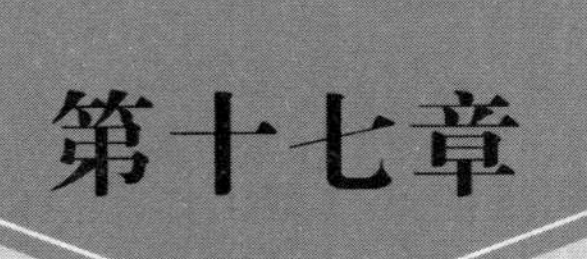

第十七章 职业病护理

第一节 常用的急救技术

危重患者的急救技术是急救成功的关键,它直接影响到患者的生命安全和生命质量。护理人员必须熟练掌握常用的急救技术,保证急救工作及时、准确、有效地进行。

一、吸氧法

氧气疗法是指通过给氧,增加吸入空气中氧的浓度,提高肺泡内的氧浓度,进而提高动脉血氧分压(PaO_2)和动脉血氧饱和度(SaO_2),增加动脉血氧含量(CaO_2),纠正各种原因造成的缺氧状态,促进组织的新陈代谢,维持机体生命活动的一种治疗方法。其是临床常用的急救技术之一。

(一)缺氧的分类

根据发病原因不同,缺氧可分为四种类型。不同类型的缺氧具有不同的血氧变化特征,氧疗的效果也不尽相同。

1.低张性缺氧

低张性缺氧是指由于吸入气体中氧分压过低、肺泡通气不足、气体弥散障碍、静脉血分流入动脉而引起的缺氧。主要特点是 CaO_2 降低,SaO_2 降低,组织供氧不足。常见于慢性阻塞性肺部疾病、呼吸中枢抑制、先天性心脏病等。

2.血液性缺氧

血液性缺氧是指由于血红蛋白数量减少或性质改变使血红蛋白携氧能力降低而引起的缺氧。主要特点是 CaO_2 降低,PaO_2 一般正常。常见于严重贫血、一氧化碳中毒、高铁血红蛋白症、输入大量库存血等。

3.循环性缺氧

循环性缺氧是指由于动脉血灌注不足、静脉血回流障碍引起的缺氧。主要特点是 PaO_2、SaO_2、CaO_2 均正常,而动-静脉氧压差增加。常见于休克、心力衰竭、大动脉栓塞等。

4.组织性缺氧

组织性缺氧是指由于组织细胞生物氧化过程障碍,利用氧能力降低而引起的缺氧。主要特

点是 PaO_2、SaO_2、CaO_2 均正常，而静脉血氧含量和氧分压较高，动-静脉氧压差小于正常。常见于氰化物中毒、组织损伤、大量放射线照射等。

以上四种类型的缺氧中，氧疗对低张性缺氧的疗效最好，吸氧能提高 PaO_2、SaO_2、CaO_2，使组织供氧增加。氧疗对心功能不全、严重贫血、一氧化碳中毒、休克等患者也有一定的疗效。

（二）缺氧的症状和程度判断及给氧的标准

1.判断缺氧程度

对缺氧程度的判断，除患者的临床表现外，主要根据血气分析检查结果来判断（表 17-1）。

表 17-1　缺氧的症状和程度判断

程度	发绀	呼吸困难	神志	血气分析			
				氧分压（PaO_2）		二氧化碳分压（$PaCO_2$）	
				kPa	mmHg	kPa	mmHg
轻度	轻	不明显	清楚	6.6～9.3	50～70	＞6.6	＞50
中度	明显	明显	正常或烦躁不安	4.6～6.6	35～50	＞9.3	＞70
重度	显著	严重，三凹征明显	昏迷或半昏迷	4.6 以下	35 以下	＞12.0	＞90

注：动脉血气分析正常值：PaO_2 80～100 mmHg，$PaCO_2$ 35～45 mmHg，SaO_2 95%。

2.给氧指征

（1）轻度缺氧：一般不需要给氧，如果患者有呼吸困难可给予低流量的氧气（1～2 L/min）。

（2）中度缺氧：须给氧。当患者 PaO_2＜6.7 kPa（50 mmHg），均应给氧。对于慢性阻塞性肺疾病并发冠心病患者，其 PaO_2＜8.0 kPa（60 mmHg）时即需要给氧。

（3）重度缺氧：是给氧的绝对适应证。

（三）氧气疗法的种类及适用范围

动脉血二氧化碳分压（$PaCO_2$）是评价通气状态的指标，是决定以何种方式给氧的重要依据。

1.低浓度氧疗

低浓度氧疗又称控制性氧疗，吸氧浓度低于 40%，用于低氧血症伴二氧化碳潴留的患者。例如，慢性阻塞性肺部疾病和慢性呼吸衰竭的患者，呼吸中枢对二氧化碳增高的反应很弱，呼吸的维持主要依靠缺氧刺激外周化学感受器；如果给予高浓度的氧气吸入，低氧血症迅速解除，同时也解除了缺氧兴奋呼吸中枢的作用，因此可导致呼吸进一步抑制，加重二氧化碳的潴留，甚至发生二氧化碳麻醉。

2.中等浓度氧疗

中等浓度氧疗吸氧浓度为 40%～60%，主要用于有明显通气/灌注比例失调或显著弥散障碍的患者，特别是血红蛋白浓度很低或心排血量不足者，如肺水肿、心肌梗死、休克等。

3.高浓度氧疗

高浓度氧疗吸氧浓度在 60%以上，应用于单纯缺氧而无二氧化碳潴留的患者，如心肺复苏后的生命支持阶段、成人型呼吸窘迫综合征等。

（四）供氧装置

供氧装置有氧气筒、氧气压力表和管道氧气装置（中心供氧装置）。

1.氧气筒装置

（1）氧气筒为柱形无缝钢筒，筒内可耐高压达 14.7 MPa，容纳氧气约6 000 L。

(2)总开关:在筒的顶部,可控制氧气的放出。使用时,将总开关向逆时针方向旋转 1/4 周,即可放出足够的氧气,不用时可按顺时针方向将总开关旋紧。

(3)氧气筒装置气门:在氧气筒颈部的侧面,有一气门与氧气表相连,是氧气自筒中输出的途径。

2.氧气表装置

(1)组成:由以下几部分组成。①压力表:从表上的指针能测知筒内氧气的压力,以 MPa 或 kgf/cm^2(非法定计量单位,1 ksf/cm^2 ≈0.1 MPa)表示。压力越大,则说明氧气储存量越多。②减压器:是一种弹簧自动减压装置,可将来自氧气气筒内的压力降至 0.2～0.3 MPa,使流量平衡,保证安全,便于使用。③流量表:可以测知每分钟氧气的流出量,用 L/min 表示,以浮标上端平面所指刻度读数为标准。④湿化瓶:用于湿润氧气,以免呼吸道黏膜被干燥的气体所刺激。瓶内装入 1/3～1/2 的冷开水,通气管浸入水中,出气管和鼻导管相连。湿化瓶应每天换水一次。⑤安全阀:由于氧气表的种类不同,安全阀有的在湿化瓶上端,有的在流量表下端。当氧气流量过大、压力过高时,安全阀的内部活塞即自行上推,使过多的氧气由四周小孔流出,以保证安全。

(2)装表法。①吹尘:将氧气筒置于架上,取下氧气筒帽,用手将总开关按逆时针方向打开,使少量氧气从气门处流出,随即迅速关好总开关,以达清洁该处的目的,避免灰尘吹入氧气表内。②接氧气表:是将氧气表的旋紧螺帽口与氧气筒气门处的螺丝接头衔接,将表稍向后倾,用手按顺时针方向初步旋紧,然后再用扳手旋紧,使氧气表直立于氧气筒旁。③接湿化瓶:连接通气管和湿化瓶。④接管与检查:连接出气橡胶管于氧气表上,检查流量调节阀关好后,打开氧气筒总开关,再打开流量调节阀,检查氧气流出是否通畅、有无漏气及全套装置是否适用。最后关上流量调节阀,推至病房待用。

(3)卸表法。①放余气:旋紧氧气筒总开关,打开氧气流量调节阀,放出余气,再关好流量调节阀,卸下湿化瓶和通气管。②卸氧气表:一手持表,一手用扳手将氧气表上的螺帽旋松,然后再用手旋开,将表卸下。

3.管道氧气装置

管道氧气装置即中心供氧装置。氧气通过中心供氧站提供,中心供氧站通过管道将氧气输送至各病区床单位、门诊、急诊科。中心供氧站通过总开关进行管理,各用氧单位有分开关,并配有氧气表,患者需要时,打开床头流量表开关,调整好氧流量即可使用。

(五)氧气成分、浓度及关于用氧的计算

1.氧气成分

根据条件和患者的需要,一般常用 99%氧气,也可用 5%二氧化碳和纯氧混合的气体。

2.氧气吸入浓度

氧气在空气中占 20.93%,二氧化碳为 0.03%,其余 79.04%为氮气、氢气和微量的惰性气体。掌握吸氧浓度对纠正缺氧起着重要的作用,低于 25%的氧浓度则和空气中氧含量相似,无治疗价值;高于 70%的浓度,持续时间超过 1 天,则可能发生氧中毒,表现为恶心、烦躁不安、面色苍白、进行性呼吸困难。故掌握吸氧浓度至关重要。

3.氧浓度和氧流量的换算方法

吸氧浓度(%)=21+4×氧流量(L/min)

4.氧气筒内的氧气量的计算

氧气筒内的氧气量(L)=氧气筒容积(L)×压力表指示的压力(kgf/cm^2)÷1 kgf/cm^2

5.氧气筒内氧气的可供应时间的计算

氧气筒内的氧气可供应的时间(h)=(压力表压力－5)(kgf/cm^2)×氧气筒容积(L)÷1 kgf/cm^2÷氧流量(L/min)÷60 分钟

公式中 5 是指氧气筒内应保留压力值。

(六)鼻导管给氧法

鼻导管给氧法有单侧鼻导管给氧法和双侧鼻导管给氧法两种。①单侧鼻导管给氧法:是将一细鼻导管插入一侧鼻孔,经鼻腔到达鼻咽部,末端连接氧气的供氧方法。此法节省氧气,但可刺激鼻腔黏膜,长时间应用,患者感觉不适。因此目前不常用。②双侧鼻导管给氧法:是将特制双侧鼻导管插入双鼻孔内,末端连接氧气的供氧方法。插入深约 1 cm,导管环稳妥固定即可。此法操作简单,对患者刺激性小,适用于长期用氧的患者。其是目前临床上常用的给氧方法之一。

1.目的

(1)改善各种原因导致的缺氧状况。

(2)提高 PaO_2 和 SaO_2。

(3)促进组织代谢,维持机体生命活动。

2.评估

(1)患者:了解患者病情,缺氧原因、缺氧程度及缺氧类型,患者呼吸道是否通畅、鼻腔黏膜情况、有无鼻中隔偏曲等。

(2)操作者双手不可接触油剂。

(3)用物氧气筒是否悬挂有“有氧”及“四防”标志。

(4)环境病房有无烟火及易燃品。

3.计划

(1)用物准备。①治疗盘内备:治疗碗(内放鼻导管、纱布数块)、小药杯(内盛冷开水)、通气管、棉签、乙醇、弯盘、胶布、玻璃接管、湿化瓶(内装 1/3～1/2 湿化液)、安全别针、扳手。②治疗盘外备:氧气筒及氧气压力表装置、吸氧记录单、笔。

(2)患者准备:体位舒适,情绪稳定,理解目的,愿意配合。

(3)环境准备:清洁,安静,光线充足,室温适宜,1 m 之内无热源,5 m 之内无明火,远离易燃易爆品。

4.评价

(1)患者缺氧症状得到改善,无鼻黏膜损伤,无氧疗不良反应发生。

(2)氧气装置无漏气,护士操作规范,用氧安全。

(3)患者知晓用氧安全注意事项,能主动配合操作。

5.健康教育

(1)指导患者及其家属认识氧疗的重要性和配合氧疗的方法。

(2)指导患者及探视者用氧时禁止吸烟,保证用氧安全。

(3)告知患者及其家属不要自行摘除鼻导管或者调节氧流量。

(4)告知患者如感到鼻咽部干燥不适或者胸闷憋气,应及时通知医务人员。

6.其他注意事项

(1)注意用氧安全,切实做好“四防”,即防震、防火、防热、防油。氧气筒内压力很高,在搬运时避免倾倒撞击，防止爆炸；氧气助燃，氧气筒应放阴凉处，在筒的周围严禁烟火和易燃品，至少距明火 5 m，暖气1 m；氧气表及螺旋口上勿涂油，也不可用带油的手拧螺旋，避免引起燃烧。

(2)氧气筒的氧气不可全部用尽，当压力表上指针降至 0.5 MPa(5 kgf/cm^2)时，即不可再用，以防灰尘进入筒内，再次充气时发生爆炸的危险。

(3)对未用和已用完的氧气筒应分别注明“满”或“空”的字样，便于及时储备，以应急需。

(4)保护鼻黏膜防止交叉感染：①用鼻导管持续吸氧者，每天更换鼻导管两次以上，双侧鼻孔交替使用，以减少对鼻黏膜的刺激。②及时清洁鼻腔，防止导管阻塞。③湿化瓶一人一用一消毒，连续吸氧患者应每天更换湿化瓶、湿化液及一次性吸氧管。

(七)鼻塞给氧法

鼻塞给氧法是将鼻塞塞于一侧鼻孔内的给氧方法。鼻塞是用塑料或有机玻璃制成带有管腔的球状物，大小以恰能塞鼻孔为宜。此法可避免鼻导管对鼻黏膜的刺激，两侧鼻孔可交替使用，患者较为舒适，适用于慢性缺氧者长期氧疗时。

(八)面罩给氧法

将面罩置于患者口鼻部供氧，用松紧带固定，氧气自下端输入，呼出的气体从面罩侧孔排出的方法是面罩给氧法。由于口、鼻部都能吸入氧气，效果较好，同时此法对呼吸道黏膜刺激性小，简单易行，患者较为舒适。可用于病情较重，氧分压明显下降者。面罩给氧时必须要足够的氧流量，一般为 6～8 L/min。

(九)氧气袋给氧法

氧气袋为一长方形橡胶袋，袋的一角有橡胶管，上有调节器以调节流量。使用时将氧气袋充满氧气，连接湿化瓶、鼻导管，调节好流量，让患者头部枕于氧气袋上，借助重力使氧气流出。主要用于家庭氧疗、危重患者的急救或转运途中。

(十)头罩给氧法

头罩给氧法适用于新生儿、婴幼儿的给氧，将患儿头部置于头罩里，将氧气接于进气孔上，可以保证罩内一定的氧浓度。此法简便，无刺激，同时透明的头罩也易于观察病情变化。

(十一)氧疗监护

1.缺氧症状改善

患者由烦躁不安变为安静、心率变慢、血压上升、呼吸平稳、皮肤红润温暖、发绀消失，说明缺氧症状改善。

2.实验室检查

实验室检查可作为氧疗监护的客观指标。主要观察氧疗后 PaO_2、$PaCO_2$、SaO_2 等指标的变化。

3.氧气装置

有无漏气，管道是否通畅。

4.氧疗的不良反应及预防

当氧浓度高于 60%、持续时间超过 24 小时，可能出现氧疗的不良反应。

常见的不良反应有以下几种。

(1)氧中毒：长时间高浓度氧气吸入的患者可导致肺实质的改变，如肺泡壁增厚、出血。氧中毒患者常表现为胸骨后不适、疼痛、灼热感，继而出现干咳、恶心呕吐、烦躁不安、进行性呼吸困难，继续增加吸氧浓度患者的 PaO_2 不能保持在理想水平。

预防措施：预防氧中毒的关键是避免长时间、高浓度吸氧；密切观察给氧的效果和不良反应；定时进行血气分析，根据分析结果调节氧流量。

(2)肺不张：呼吸空气时，肺内含有大量不被血液吸收的氮气，构成肺内气体的主要成分。当高浓度氧疗时，肺泡气中氮逐渐被氧所取代，一旦发生支气管阻塞时肺泡内的气体更易被血液吸收而发生肺泡萎缩，从而引起吸收性肺不张。患者表现为烦躁不安，呼吸、心率增快，血压上升，继而出现呼吸困难、发绀，甚至昏迷。

预防措施：控制吸氧浓度；鼓励患者深呼吸、有效咳嗽、经常翻身叩背以促进痰液排出，防止分泌物阻塞。

(3)呼吸道分泌物干燥：如持续吸入未经湿化且浓度较高的氧气，超过 48 小时，支气管黏膜因干燥气体的直接刺激而产生损害，使分泌物黏稠、结痂、不易咳出。特别是气管插管或气管切开的患者，因失去了上呼吸道对气体的湿化作用则更易发生。

预防措施：氧气吸入前一定要先湿化，必要时配合做超声波雾化吸入。

(4)眼晶状体后纤维组织增生：仅见于新生儿，尤其是早产儿。当患儿长时间吸入高浓度氧时，可导致患儿视网膜血管收缩，从而发生视网膜纤维化，最后导致不可逆的失明。

预防措施：新生儿吸氧浓度应严格控制在 40%以下，并控制吸氧的时间。

(5)呼吸抑制：常发生于低氧血症伴二氧化碳潴留的患者吸入高浓度的氧气之后。由于 $PaCO_2$ 长期升高，呼吸中枢失去了对二氧化碳的敏感性，呼吸的调节主要依靠缺氧对外周感受器的刺激来维持，如果吸入高浓度氧，虽然缺氧得到某种程度的改善，但却解除了缺氧对呼吸的刺激作用，使呼吸中枢抑制加重，甚至呼吸停止。

预防措施：低浓度低流量持续给氧，并检测 PaO_2 的变化，维持患者的 PaO_2 在 8.0 kPa (60 mmHg)左右。

二、吸痰法

吸痰法是指利用机械吸引的方法，经口、鼻腔、人工气道将呼吸道的分泌物吸出，以保持呼吸道通畅的一种治疗方法。临床上主要用于年老体弱、危重、昏迷、麻醉未清醒前、气管切开等不能有效咳嗽、排痰者。

(一)吸痰装置

临床上常用的吸痰装置有电动吸引器和中心负压吸引装置两种，它们利用负压吸引原理，连接导管吸出痰液。

1.电动吸引器

(1)构造：主要由电动机、偏心轮、气体过滤器、压力表及安全瓶和储液瓶组成。安全瓶和储液瓶是两个容量为 1 000 mL 的容器，瓶塞上各有两个玻璃管，并通过橡胶管相互连接。

(2)原理：接通电源后，电动机带动偏心轮，从吸气孔吸出瓶内的空气，并由排气孔排出，这样不断地循环转动，使瓶内产生负压，将痰吸出。

2.中心负压吸引装置

目前各大医院均设中心负压吸引装置，吸引管道连接到各病房床单位，使用十分方便。

(二)电动吸引器吸痰法

1.目的

清除呼吸道分泌物，保持呼吸道通畅；预防肺不张、坠积性肺炎、窒息等并发症的发生。

2.评估

(1)患者:评估患者鼻腔有无分泌物堵塞,有无鼻息肉、鼻中隔偏曲等情况;评估患者的意识及有无将呼吸道分泌物排出的能力,以判断是否具有吸痰的指征,是否需要同时备压舌板或开口器及舌钳。

(2)环境:病房是否安静,温、湿度是否适宜。

(3)用物:吸痰管型号是否合适,吸痰用物是否保持无菌状态;备好不同型号的无菌吸痰管或消毒吸痰管(成人 12～14 号,小儿 8～12 号);将内盛消毒液的瓶子系于吸引器一侧(内放吸痰后的玻璃接管);电动吸引器性能是否良好,各管道连接是否正确。

3.计划

(1)患者准备:体位舒适,情绪稳定,理解目的,愿意配合。

(2)操作者准备:根据患者情况及痰液的黏稠度调节负压(成人 39.9～53.3 kPa,儿童<39.9 kPa)。

(3)用物准备。①无菌治疗盘内备:无菌持物镊或血管钳、无菌纱布、无菌治疗碗,必要时备压舌板、开口器、舌钳。②无菌治疗盘外备:盖罐 2 个(分别盛 0.9%氯化钠注射液和消毒吸痰管数根,也可用一次性无菌吸痰管)、弯盘、无菌手套。③吸痰装置:电动吸引器 1 台、多头电插板。

4.评价

(1)患者呼吸道内分泌物及时清除,气道通畅,缺氧症状得到缓解。

(2)护士操作规范,操作中未发现呼吸道黏膜损伤。

5.健康教育

(1)告诉清醒患者不要紧张并教会患者正确配合吸痰。

(2)告知患者适当饮水,以利痰液排出。

6.其他注意事项

(1)电动吸引器连续使用不得超过 2 小时。

(2)储液瓶内应放少量消毒液,使吸出液不致黏附于瓶底,便于清洗消毒;储液瓶内吸出液应及时倾倒,液面不应超过储液瓶的 2/3 满,以免痰液被吸入电动机而损坏机器。

(3)按照无菌技术操作原则,治疗盘内吸痰用物应每天更换 1～2 次,吸痰管每次更换,储液瓶及连接导管每天清洁消毒,避免交叉感染。

(4)小儿吸痰时,吸痰管要细,吸力要小。

(5)痰液黏稠者,可以配合翻身叩背、雾化吸入等方法,增强吸痰效果。

(6)经鼻气管内吸引时插入导管长度:成人 20 cm、儿童 14～20 cm、婴幼儿 8～14 cm。

(7)颅底骨折患者严禁从鼻腔吸痰,以免引起颅内感染及脑脊液被吸出。

(三)中心负压吸引装置吸痰法

使用中心负压吸引装置吸痰时,只需将吸痰导管和负压吸引管道相连接,开动吸引开关即可抽吸痰液。因中心负压吸引装置无脚踏开关,手控开关打开后即为持续吸引,因此每次插管前均需反折吸痰管,以免负压吸附黏膜,引起损伤。

(四)注射器吸痰法

一般用 50 mL 或 100 mL 注射器连接吸痰管进行抽吸。适用于紧急状态下吸痰。

三、洗胃法

洗胃是将胃管插入患者胃内，反复注入和吸出一定量的溶液，以冲洗并排出胃内容物，减轻或避免吸收毒物的胃灌洗方法。

(一)目的

1.解毒

清除胃内毒物或刺激物，减少毒物吸收，还可利用不同灌洗液进行中和解毒，用于急性食物或药物中毒。服毒后6小时内洗胃效果最有效。

2.减轻胃黏膜水肿

幽门梗阻患者，饭后常有滞留现象，引起上腹胀闷、恶心、呕吐等不适，通过洗胃可将胃内潴留食物洗出，减轻潴留物对胃黏膜的刺激，从而减轻胃黏膜水肿。

3.为手术或检查做准备

如行胃部、食管下段、十二指肠等手术前，洗胃可减少术中并发症，便于手术操作。

(二)口服催吐法

口服催吐法适用于清醒又能合作的患者。

1.用物

治疗盘内备量杯(按需要备10 000～20 000 mL洗胃溶液，温度为25～38 ℃)、压舌板、橡胶围裙、盛水桶、水温计。

2.操作方法

(1)患者取坐位或半坐卧位，戴好橡胶围裙，盛水桶置患者座位前。

(2)嘱患者在短时间内自饮大量灌洗液，即可引起呕吐，不易吐出时，可用压舌板压其舌根部引起呕吐。如此反复进行，直至吐出的灌洗液澄清无味为止。

(3)协助患者漱口、擦脸，必要时更换衣服，卧床休息。

(4)记录灌洗液名称及量，呕吐物的量、颜色、气味，患者主诉，必要时送检标本。

(三)自动洗胃机洗胃法

自动洗胃机洗胃法是利用电磁泵作为动力源，通过自控电路的控制，使电磁阀自动转换动作，先向胃内注入冲洗药液，随后从胃内吸出内容物的洗胃过程。自动洗胃机台面上装有电子钟、调节药量的开关(顺时针为开，冲洗时压力在39.2～58.8 kPa，流量约2.3 L/min)、停机、手吸、手冲、自动清洗键等，洗胃机侧面装有药管、胃管、污水管口等，机内备滤清器(防止食物残渣堵塞管道)，背面装有电源插头。用自动洗胃机洗胃能迅速、彻底地清除胃内毒物。

1.评估

(1)患者：①评估患者意识及有无配合的能力以方便操作及减轻患者的痛苦。②了解患者中毒情况、既往健康状况以便掌握洗胃禁忌证，增加洗胃的安全性。③患者口腔黏膜情况，有无活动义齿等。

(2)用物：自动洗胃机性能是否良好。

(3)环境：病房是否安静、整洁、宽敞。

2.计划

(1)环境准备：环境安静、整洁、宽敞，避免人群围观，必要时备屏风以保护患者隐私。

(2)操作者准备：洗手，戴口罩，必要时戴手套。

(3)用物准备:①备洗胃溶液:根据毒物性质准备洗胃溶液,毒物性质不明时可选用温开水或等渗盐水洗胃;一般用量为10 000~20 000 mL,温度为25~38 ℃。②备洗胃用物:备无菌洗胃包(内有胃管、纱布、镊子或使用一次性胃管)、止血钳,液状石蜡、棉签、弯盘、治疗巾、橡胶围裙或橡胶单、胶布、检验标本容器或试管、量杯、水温计、压舌板、50 mL注射器、听诊器、手电筒,必要时备开口器、牙垫、舌钳于治疗碗中;水桶两只(分别盛放洗胃液、污水)。③备洗胃机:接通电源,连接各种管道,将三根橡胶管分别与机器的药水管(进液管)、胃管、污水管(出液管)连接,将已配好的洗胃液倒入洗胃液桶内,药管的一端放入洗胃液桶内;污水管的一端放入空水桶内。调节药量流速,备用。

(4)患者准备:有义齿者取下,体位舒适,清醒者愿意配合。

3.实施

自动洗胃机洗胃步骤见表17-2。

表17-2 自动洗胃机洗胃法

流程	步骤详解	要点与注意事项
1.备物核对	携用物至床旁,核对并再次解释	◇尊重患者,取得合作,昏迷者取得家属配合
2.插胃管		
(1)卧位:	协助患者取合适的卧位:清醒或中毒较轻者可取坐位或半坐卧位;中毒较重者取侧卧位,昏迷患者取去枕仰卧位,头偏向一侧	◇左侧卧位可减慢胃排空,延缓毒物进入十二指肠
(2)保护衣被:	围橡胶单于胸前	
(3)插胃管:	弯盘放于口角处,润滑胃管,由口腔插入,方法同鼻饲法	◇昏迷者使用张口器和牙垫协助打开口腔 ◇插管时动作要轻柔,切忌损伤食管黏膜或误入气管
(4)验证固定:	确定胃管在胃内,用胶布固定	◇同鼻饲法
3.连接胃管	洗胃机胃管的一端与已插好的患者的胃管相连	
4.自动洗胃	(1)按"手吸"按钮,吸出胃内容物。	◇以彻底有效清除胃内毒物
	(2)按"自动"按钮,机器即开始对胃进行自动冲洗,直至洗出液澄清无味为止	◇冲洗时"冲"灯亮,吸引时"吸"灯亮 ◇提示胃内残留毒物已基本洗净
5.观察	洗胃过程中,随时注意洗出液的性质、颜色、气味、量及患者的面色、脉搏、呼吸和血压的变化	◇如患者有腹痛、休克、洗出液呈血性,应立即停止洗胃,通知医师采取相应的急救措施
6.拔管	洗毕,反折胃管、拔出	◇防止管内液体误入气管
7.整理记录	(1)协助患者漱口、必要时更换衣服,取舒适卧位,整理床单位。	◇使患者清洁、舒适
	(2)清理用物,洗手。	
	(3)记录灌洗液名称、量,洗出液的颜色、气味、性质、量,患者的反应。	◇自动洗胃机三管(进液管、胃管、污水管)同时放入清水中,按"清洗"键清洗各管腔,洗毕将各管同时取出,待机器内水完全排尽后,按"停机"键关机

4.评价

(1)患者痛苦减轻,毒物或胃内潴留物被有效清除,症状缓解。

(2)护士操作规范,操作中患者未发生并发症。

5.健康教育

(1)告知患者及其家属洗胃后的注意事项。

(2)对自服毒物者应给予针对性的心理护理。

6.其他注意事项

(1)急性中毒者,应先迅速采用口服催吐法,必要时进行洗胃,以减少毒物被吸收。

(2)当所服毒物性质不明时,应先抽吸胃内容物送检,以明确毒物性质,同时可选用温开水或0.9%氯化钠注射液洗胃,待毒物性质明确后,再采用拮抗剂洗胃。

(3)若服强酸或强碱等腐蚀性毒物,则禁忌洗胃,以免导致胃穿孔。可按医嘱给予药物或物理性对抗剂,如喝牛奶、豆浆、蛋清(用生鸡蛋清调水至200 mL)、米汤等,以保护胃黏膜。

(4)食管、贲门狭窄或梗阻,主动脉弓瘤,最近曾有上消化道出血、食管静脉曲张、胃癌等患者均禁忌洗胃,昏迷患者洗胃宜谨慎。

(5)每次灌洗液量以300～500 mL为宜,如灌洗液量过多可引起急性胃扩张,胃内压增加,加速毒物吸收;也可引起液体反流致呛咳、误吸。并且要注意每次入量和出量应基本平衡,防止胃潴留。

(6)洗胃结束后应立即清洗洗胃机各管腔,以免被污物堵塞或腐蚀。

(四)电动吸引器洗胃法

电动吸引器洗胃法是利用负压吸引原理,吸出胃内容物和毒物的方法。用于急救急性中毒患者。

1.操作方法

(1)接通电源,检查吸引器功能。

(2)将灌洗液倒入输液瓶,悬挂于输液架上,夹紧输液管。

(3)同自动洗胃机洗胃法插入、固定胃管。

(4)取"Y"形管(三通管),将其主干与输液管相连,两个分支分别连接胃管末端、吸引器的储液瓶引流管。

(5)开动吸引器,吸出胃内容物,留取第一次标本送检。

(6)将吸引器关闭,夹住引流管,开放输液管,使溶液流入胃内300～500 mL。夹住输液管,开放引流管,开动吸引器,吸出灌入的液体。

(7)如此反复灌洗,直到吸出的液体澄清无味为止。

2.注意事项

负压应保持在13.3 kPa(100 mmHg)左右,以防损伤胃黏膜。其余同自动洗胃机洗胃。

(五)漏斗胃管洗胃法

漏斗胃管洗胃法是利用虹吸原理,将洗胃溶液灌入胃内后,再吸引出来的方法。适用于家庭和社区现场急救缺乏仪器的情况下。

1.操作方法

(1)同自动洗胃机洗胃法插入、固定胃管。

(2)将胃管漏斗部分放置低于胃部,挤压橡胶球,吸出胃内容物。

(3)举漏斗高过头部 30～50 cm,将洗胃液缓慢倒出 300～500 mL 于漏斗内,当漏斗内尚余少量溶液时,迅速将漏斗降至低于胃的位置,倒置于盛水桶内,利用虹吸作用引出胃内灌洗液;流完后,再举漏斗注入溶液。

(4)反复灌洗,直至洗出液澄清为止。

2.注意事项

若引流不畅,可将胃管中段的皮球挤压吸引,即先将皮球末端胃管反折,然后捏皮球,再放开胃管。其余同自动洗胃机洗胃。

(六)注洗器洗胃法

注洗器洗胃法适用于幽门梗阻、胃手术前准备及术后吻合口水肿、吻合口狭窄者。

1.用物

治疗盘内放治疗碗、胃管、镊子、50 mL 注洗器、纱布、液状石蜡及棉签,另备橡皮单、治疗巾、弯盘、污水桶,灌洗液及量按需要准备。

2.操作方法

插入洗胃管方法同前,证实胃管在胃内并固定后,用注洗器吸尽胃内容物,注入洗胃液约 200 mL 后抽出弃去,反复冲洗,直到洗净为止。

3.注意事项

(1)为幽门梗阻患者洗胃,可在饭后 4～6 小时或空腹进行。应记录胃内潴留量,以了解梗阻情况,胃内潴留量=洗出量－灌入量。

(2)胃手术后吻合口水肿宜用 3%氯化钠洗胃,每天两次,有消除水肿的作用。

(张荣青)

第二节　尘肺的护理

尘肺是由于在职业活动中长期吸入生产性粉尘并在肺内潴留而引起的以肺组织弥漫性纤维化为主的全身性疾病。中国尘肺病患者累计超过 60 万,目前尚无根治的药物。我国法定十二种尘肺,包括矽肺、煤工尘肺、石墨尘肺、碳墨尘肺、滑石尘肺、水泥尘肺、云母尘肺、陶工尘肺、铝尘肺、电焊工尘肺、铸工尘肺、石棉肺。

一、发病原因

粉尘吸入后绝大部分被排除,但仍有一部分长期滞留在细支气管与肺泡内,不断被肺泡巨噬细胞吞噬,这些粉尘及吞噬粉尘的巨噬细胞是主要致病因素。一系列的研究表明,尘肺病变形成后,肺内残留的粉尘还继续与肺泡巨噬细胞起作用,这是尘肺患者虽然脱离粉尘作业但病变仍继续发展的主要原因。

二、诊断原则

(1)尘肺诊断的前提条件是必须有确切的职业性粉尘接触史。

(2)尘肺患者虽可有不同程度的呼吸系统症状和体征及某些实验室检查的异常,但均不具有明确的特异性，因此只能作为尘肺诊断的参考。

(3)临床检查和实验室检查重点是排除其他肺部疾病，如肺结核、肺癌及其他各种弥漫性肺纤维化、结节病、含铁血红素沉着症等。

三、临床表现

(一)尘肺病的症状

包括胸痛、呼吸困难、咳嗽、咳痰、反复感染、咯血等局部症状和其他全身症状。

(二)体征

1.呼吸道

可见鼻腔黏膜萎缩、咽部发红、黏液增多等，病情进展或出现并发症时可见唇、甲发绀及呼吸困难等。

2.肺部体征

早期多无明显阳性体征，有时可听到呼吸音粗糙、减弱等，晚期肺部体征常与并发症有关。

3.心脏体征

合并肺源性心脏病时临床可以检查到心力衰竭各种征象，其余多无阳性体征。

四、并发症

常见的并发症有呼吸道感染、肺结核，晚期尘肺可导致肺源性心脏病、呼吸衰竭、气胸；肺癌、间皮瘤主要见于石棉肺患者。

五、治疗

(一)治疗原则

(1)尘肺患者应及时调离粉尘作业，并根据病情需要进行综合治疗。积极预防和治疗肺结核及其他并发症，以期减轻症状、延缓病情进展，提高患者寿命、提高患者生活质量。

(2)医学界常用克矽平、柠檬酸、粉防己碱、羟基哌哇、磷酸哌哇等这些药物来减轻症状、延缓病情进展。在用上述药物治疗的同时应积极对症治疗，预防并发症，增强营养，生活规律化和适当的体育锻炼。

(二)并发症治疗

1.合并感染的治疗

合并肺结核时加用抗结核药物治疗，合并细菌感染加用抗生素治疗。

2.气胸的治疗

单侧少量气胸且症状不明显者给予吸氧、卧床休息即可，咳嗽剧烈者可给予镇咳药，大量气胸者给予胸腔闭式引流。

3.肺源性心脏病

控制感染，控制心力衰竭，低流量持续给氧，血管扩张剂的使用以减轻心脏负担增加排心血量，改善通气，纠正电解质平衡紊乱。

4.呼吸衰竭的治疗

最重要的措施是足量、有效的抗生素迅速控制肺部和支气管的感染；解除支气管痉挛保持呼吸道通畅，清除阻塞呼吸道的黏稠分泌物，必要时插管吸痰；吸氧：缓解缺氧、改善症状；改善通气：可采用呼吸兴奋剂，严重通气不良者，给予呼吸机辅助通气，提高氧分压，排出二氧化碳；纠正酸中毒。

5.大容量全肺灌洗术

基本方法：患者在静脉复合麻醉下，双腔支气管导管对位及两肺分隔满意后，对侧肺接纯氧通气，灌洗侧肺接灌洗装置。灌洗液用 37 ℃无菌生理盐水，每次灌洗量 500～1 500 mL，每侧灌洗不超过 15 次，灌洗总量 10～20 L，历时约 1 小时。直到灌洗回收液由黑色浑浊变为无色澄清为止。

六、护理

(一)护理评估

职业史、既往史、精神状态、身高体重、生命体征、呼吸型态、肺部体征、动脉血气分析值、痰液情况、自理能力、神志意识、食欲、皮肤完整性、皮肤及指(趾)甲有无发绀。

(二)冬季护理

冬季是呼吸道感染、支气管喘息等疾病患发的高发期。做好尘肺患者的冬季护理，减少上述疾病的发生发展，对延缓患者的病情，延长尘肺病患者的寿命有着至关重要的意义。尘肺病患者的冬季护理措施主要有以下几点。

1.保持室内气温适宜

气温寒冷是导致上呼吸道、肺内感染的主要因素。因此要保持居室的适宜温度，整洁及空气新鲜，对减少上呼吸道感染有积极的预防意义。

2.心理护理

保持良好的情绪和乐观的精神状态，避免不良的应激性精神因素刺激，积极配合医疗保健，可使疾病向有利于健康的方面转化。

3.增强患者的体质

患者根据实际情况，坚持做医疗体操，以提高机体的抗病能力，如打太极拳、练气功，清早散步等。既能增强体质，又能锻炼心肺功能，避免过度劳累。

4.饮食及生活起居的护理

由于尘肺病患者的脾胃运动功能失常，因此应选择健脾开胃，有营养易吸收的饮食，如瘦肉、鸡蛋、牛奶、豆粉、新鲜蔬菜和水果。忌服过冷和油腻性食物。尘肺病患者应格外注意气候的变化，增减衣物，预防感冒。

(三)尘肺并发症的护理

1.合并呼吸道感染的护理

(1)保持病室空气新鲜，每天通风 2 次，每次 15～20 分钟，冬季注意保暖，避免着凉。

(2)遵医嘱正确留取痰标本，并根据药敏使用抗生素。

(3)观察患者咳嗽的性质，痰液的色、质、量及气味，发现异常及时通知医师。

(4)定时测量并密切观察体温变化，高热需卧床休息。

(5)遵医嘱持续低流量吸氧 2 L/min。

(6)保证湿化吸氧，定时消毒湿化瓶及更换湿化瓶内的液体。

(7)指导并鼓励患者有效排痰，必要时予以协助，痰液黏稠者可遵医嘱予雾化吸入或祛痰剂。

(8)避免烟雾及灰尘的刺激，吸烟者劝告其戒烟。

(9)鼓励患者多饮水，每天 1 000～1 500 mL。适当补充蛋白质和维生素增强机体抵抗力。

2.合并气胸的护理

(1)做好心理护理。

(2)观察患者胸痛、咳嗽、呼吸困难的程度，以及时与医师联系采取相应的措施。

(3)卧床休息，给予吸氧，避免用力和屏气。

(4)给予高蛋白饮食，适当进粗纤维饮食，保持大便通畅。

(5)有胸管按胸腔闭式引流护理。

3.合并肺源性心脏病的护理

(1)加强巡视，并观察呼吸、心率、心律、血压、尿量及意识等生命体征的变化。

(2)正确记录出入量。

(3)根据病情限制输液量、控制输液速度，输液量每天不超过 1 000 mL，速度不超过30 滴/分。

(4)必要时，遵医嘱给予洋地黄等药物，注意观察药效及毒性反应。

(四)大容量全肺灌洗术护理

1.术前准备

(1)环境：治疗室紫外线照射 30 分钟，有效氯消毒液擦拭物品表面。

(2)用物：①全麻用物一套，包括麻醉用药、呼吸机。②负压吸引及引流瓶装置一套。③0.9%氯化钠 10 000～15 000 mL，加温至 37 ℃，放入恒温箱内。④静脉输液用物一套。⑤输血装置 2 套。

(3)患者准备：①术前完善各项检查，包括胸部 X 线、胸部 CT、肺功能、血气分析、心电图、肝肾功能及血常规等。②向患者解释目的和配合注意事项。③术前 12 小时禁食、禁水。④备纸巾若干。

2.术中护理

(1)核对患者床号、姓名。

(2)患者去枕平卧，取下活动义齿。

(3)给予患者吸氧，连接心电监护。

(4)协助麻醉师行气管插管等步骤，确保灌洗可以进行。

(5)灌洗前检查负压吸引及引流瓶装置，调节负压吸引为 0.05 MPa，建立静脉通道，将 0.9%氯化钠通过输液管道与气管插管的灌洗侧连接，先输入灌洗液 500 mL，无异常后快速输入灌洗液 1 000 mL 左右，密切观察患者生命体征变化。之后，开放负压吸引管道，使灌洗液被吸引出。灌洗过程可重复进行直至流出液变清澈为止。

(6)严格记录灌洗液出、入量，如出现出入量差＞1 000 mL，应立即暂停灌洗。

(7)灌洗完毕，协助麻醉师拔除气管插管等。

3.术后护理

(1)患者卧床 6 小时，禁食禁水 6 小时。

(2)心电监护，观察患者生命体征及并发症症状，做好记录。

(3)给予鼻导管吸氧，根据氧饱和度情况调节氧流量，鼓励、协助患者咳嗽、咳痰，以及时清除口鼻腔分泌物，保持呼吸道通畅。

(4)根据医嘱予术后用药，注意控制补液滴速。

4.大容量全肺灌洗术健康宣教

(1)肺泡灌洗前一天 20:00 后禁食,当天早晨禁水。

(2)患者单穿病患衣、病患裤(病患衣里面不要穿衣服),穿拖鞋,去除金属物品。

(3)手术当天早晨,患者不要离开病房,准备一盒纸巾,备尿壶一个。

(4)肺泡灌洗当天家属 8:00 到病房,配合医师签字,家属在患者手术期间不要离开手术室门口,术后 24 小时由家属陪护。

(5)患者术后去枕平卧 6 小时,禁饮禁食 6 小时。

(6)术后遵医嘱予以心电监护及吸氧,卧床休息,不得自行取下导联线及氧气管,更不可离开病房,如有需要可按铃呼叫护士。

七、健康指导

尘肺早期的患者虽应调离接触矽尘的作业岗位,但可参加力所能及的工作,在医师指导下积极参加体育活动,如打太极拳和做呼吸体操,对改善呼吸功能、增进气体交换有很大好处。坚持以上的护理措施,长期住院的尘肺病患者就能够安度冬季,避免和减少呼吸道感染的发生,增强尘肺病患者的心肺功能,缓解病情的进展,延长患者的寿命。

(张荣青)

第三节　急性一氧化碳中毒的护理

急性一氧化碳中毒是指人体短时间内吸入过量一氧化碳,使血红蛋白失去了携氧能力,造成人体不同程度的缺氧,累及脑、心、肺等重要器官,严重者出现昏迷、休克,甚至死亡。一氧化碳中毒俗称煤气中毒。既可以发生于生活中,也可以发生于生产中。

一、来源

(一)工业生产中的一氧化碳中毒

此种中毒多为接触一氧化碳的工人在工作中中毒,如以一氧化碳为原料的工厂,如生产合成氨、甲醇、丙醇和光气;以一氧化碳为废气排放的工厂,如冶炼厂、焦炭厂、耐火材料厂、陶瓷制造厂;以一氧化碳为产品的工厂。这些行业中可因工人违规操作、设备问题等而发生群体一氧化碳中毒。此外,井下作业、坑道作业及瓦斯爆炸均可导致一氧化碳中毒。

(二)生活中的一氧化碳中毒

如燃气热水器安装不当;家用煤炉、火炉无烟囱或烟囱堵塞、漏气、倒风等使一氧化碳滞留室内而发生中毒。在火灾中一氧化碳中毒是重要的死亡原因。

二、发生机制

一氧化碳(carbon monoxide,CO)是一种无色、无味、无刺激性的气体,比空气稍轻,不溶于水。通常大气中的一氧化碳的含量小于 10 μL/L。当环境中一氧化碳浓度为 0.02%,2～3 小时可出现症状;浓度达 0.08%,2 小时昏迷。当人体吸入一氧化碳进入肺泡,迅速弥散入血并与血红蛋白结合形成碳氧血红蛋白（HbCO），一氧化碳与血红蛋白的亲和力比氧与血红蛋白（HbO_2）的亲和力大300倍，碳氧血红蛋白无携氧能力，能阻碍氧与血红蛋白的结合，抑制HbO_2的解离，使氧的传递、释放障碍，导致低氧血症，引起组织缺氧。脑组织对缺氧最敏感，表现为血管扩张、血管内皮肿胀，造成脑循环障碍，进一步加重脑组织缺血、缺氧，形成脑水肿。

三、病情评估

（一）病史

有一氧化碳吸入病史。

（二）急性中毒表现

轻度中毒：血液HbCO为10%～20%。表现为头痛、头晕、恶心、呕吐、耳鸣、心悸、四肢无力。中度中毒：血液HbCO为30%～40%，上述症状加重，颜面、口唇、甲床及其他部位皮肤、黏膜呈樱桃红色，呼吸困难、站立不稳、肌肉痉挛或抽搐，意识丧失或昏迷。重度中毒：血液HbCO达50%以上，持续深度昏迷，各种生理反射消失、大小便失禁，肌张力增强，病理反射阳性，可有高热、阵发性或持续性去大脑强直、抽搐或惊厥、脑水肿、脑病、呼吸衰竭等。部分患者可有心肌损害、心律失常、肺水肿、消化道出血、休克等。

（三）实验室检查

血液HbCO测定：采用加减法或分光镜检查法可有阳性反应。一氧化碳检查法：①血液呈樱桃红色。②取血一滴加至一杯水中呈微红色（正常人为黄色）。③取血数滴加水10 mL，加10%氢氧化钠数滴，呈粉红色（正常人呈绿色）。

四、应急护理

（一）脱离有毒场所

因一氧化碳的比重比空气略轻，故浮于上层，救助者进入和撤离现场时，匍匐行动。迅速使中毒者脱离中毒环境，转移到空气新鲜的地方平卧，头偏向一侧，解开衣领及腰带，保持呼吸道通畅，迅速作出伤情判断，呼吸心搏骤停者行心肺复苏。

（二）吸氧

吸入一氧化碳的后果是严重的低氧血症，从而引起组织缺氧。吸氧可以促使血红蛋白解离，增加一氧化碳的排出。吸入新鲜空气时，一氧化碳由HbCO释放出半量约需4小时，吸入纯氧可缩短至30～40分钟。轻度中毒者给予鼻导管吸氧1～5 L/min；中重度中毒者给予面罩吸氧8～10 L/min；严重中毒者尽快进行高压氧治疗。

（三）建立静脉通路

中重度患者给予输液，选择便于固定的大静脉，使用静脉留置针进行穿刺。应用脱水剂如20%甘露醇125～250 mL、呋塞米等减少脑水肿的发生，同时应用糖皮质激素，如地塞米松10 mg缓解脑水肿症状，如有抽搐、脑性高热，适当应用中枢兴奋剂，如纳洛酮，使用脑细胞激活剂，如胞磷胆碱促进脑细胞恢复。

（四）转运中的护理

监测生命体征，严密观察患者的意识状态，呼吸频率、节律，昏迷患者观察瞳孔大小、对光反射、肌张力，途中予以心电、血压监护，做好抢救、观察、监护记录。转运途中向指挥中心报告病情，通知相关科室及人员做好抢救准备。

（张荣青）

第四节　急性铅中毒的护理

铅是一种有害的重金属元素，任何铅暴露均可以导致人体一定的损害。短时间接触大量铅及化合物可以发生急性或亚急性铅中毒，慢性低水平的环境铅暴露（职业/非职业）可引起慢性铅中毒。

一、毒物来源

铅是质地软、强度不高的灰白色重金属。密度为 11.35 g/cm^3，熔点为 601 K。铅加热到 400～500 ℃时有大量铅烟逸出，并在空气中氧化、凝集成氧化铅烟尘。

（一）工业生产

除铅的开采与冶炼外，还有三四百种工业品及其生产与铅有关。含铅金属和合金的熔炼；蓄电池制造；印刷业铸字和浇板。铅的化合物的接触机会更为广泛，生产和使用油漆、颜料的行业；塑料行业；橡胶行业；玻璃、陶瓷行业等。当前国内危害最重的行业是蓄电池制造、铅熔炼及拆旧船熔割。

（二）生活中接触的铅

包括饮食与用具的污染，服用含铅（氧化铅）的中药；误食铅白、鱼鳞粉或珠光粉；含铅工业废水超标排放等。

二、急性中毒机制

铅及其化合物通过呼吸道、消化道及皮肤吸收，进入组织细胞内，抑制细胞内含巯基的酶，使细胞代谢障碍，结构受损，以肝、肾和脑的病理改变为显著，表现为肝细胞变形、坏死；肾血管痉挛，肾血流量减少，肾小管变性。使肠壁平滑肌痉挛导致腹绞痛。脑细胞能量代谢障碍致脑组织水肿，呈灶性坏死，出现中毒性脑病。使肠壁平滑肌痉挛，导致腹绞痛。铅亦能抑制血红蛋白合成过程中需要的巯基酶，使血红蛋白合成障碍，导致贫血。

三、病情评估

（一）接触史

有铅接触史。

（二）临床症状

急性铅中毒以腹绞痛、贫血、中毒性肝炎为主要表现。严重者出现中毒性肾病及中毒性脑病。表现为患者口内有金属味，流涎、恶心、不能进食、阵发性腹绞痛；头晕、乏力、指甲苍白；肝大、转氨酶增高等。急性铅中毒严重者出现血尿，甚至少尿、无尿；尿素氮、肌酐升高等肾衰竭的表现。中毒性脑病表现为顽固性头痛、精神症状，伴有眼睑、舌及手指震颤，出现癫痫样发作或类似于麻痹性痴呆的表现。

（三）实验室检查

血铅增高＞2.4 mol/L。

四、应急护理

(一)口服中毒

用0.5%～1%硫酸铜或1%硫酸锌溶液催吐;用1%硫酸钠或硫酸镁溶液反复、彻底洗胃;洗胃后导泻。

(二)吸入中毒

立即离开中毒环境,脱去污染的衣物、鞋帽,依次用汽油、酒精擦拭污染的皮肤,然后用肥皂水或清水洗干净。

(三)解毒剂应用

二巯丁二钠为铅中毒的解毒剂,首剂2.0 g加入注射用水10～20 mL中缓慢静脉注射;20%甘露醇250 mL静脉滴注脱水利尿;腹绞痛,10%葡萄糖酸钙10～20 mL缓慢静脉推注;阿托品0.5～1 mg或东莨菪碱10 mg肌内注射,迅速后送。

(张荣青)

第五节　硫化氢中毒的护理

硫化氢是一种刺激性和窒息性的无色气体,具有臭蛋气味,对细胞有窒息作用及中枢抑制作用。患者吸入高浓度硫化氢,可立即失去知觉,甚至呼吸停止而死亡。

一、毒物来源

(一)工业生产

目前有70多种职业有机会接触到硫化氢,如采矿、石油开采和提炼、皮革制造、橡胶合成、煤气制取、人造纤维、造纸、染料制造、食品加工等。硫化氢中毒多由于生产设备损坏、输送硫化氢管道和阀门漏气、违反操作规程及生产故障等致使硫化氢大量逸出而引起。

(二)有机物腐败场所产生硫化氢

如水井、下水道、隧道、阴沟、粪池等。在此种环境中由于通风不良、无个人保护或违规操作,可引起硫化氢中毒。

二、中毒机制

硫化氢是窒息性和刺激性气体,无色,有臭蛋气味,比重为1.19,易溶于水,易积聚在低洼积水处,局部形成高浓度,硫化氢为某些化学反应(硫化反应、水解反应等)和蛋白质自然水解过程的产物,有机腐败场所可产生大量硫化氢。硫化氢有剧毒,低浓度硫化氢吸入后,与眼及呼吸道内水分接触后很快溶解,并与钠离子结合形成硫化钠,对眼及呼吸道黏膜产生强烈的刺激和腐蚀作用。硫化氢吸收后主要与呼吸链中细胞色素氧化酶及二硫键(-S-S-)起作用,影响细胞氧化过程,造成组织缺氧。吸入高浓度硫化氢(1 000 mg/m^3以上),强烈刺激颈动脉球和主动脉体化学感受器,反射性引起呼吸停止;也可直接引起呼吸中枢麻痹,导致窒息,在数秒钟内造成闪电型(或称电击样)死亡。

三、病情评估

(一)病史

有硫化氢吸入病史。

(二)急性中毒表现

轻度中毒：接触浓度为30～300 mg/m^3，眼胀痛、畏光、咽干、咳嗽，以及轻度头痛、头晕、乏力、恶心等症状。中度中毒：接触浓度为300～700 mg/m^3，有明显的头痛、头晕等症状，出现轻度意识障碍；或有明显的黏膜刺激症状，肺部闻及干性或湿性啰音，X线胸片显示肺纹理增强或有片状阴影。重度中毒：接触浓度为700 mg/m^3以上，昏迷或肺水肿或呼吸、循环衰竭或闪电型死亡。

四、应急护理

(一)脱离有毒环境

迅速将患者移至空气新鲜处，给予平卧、头偏向一侧，立即清除口鼻分泌物，松解衣扣、裤带，对患者进行快速全面检查，准确判断病情轻重，进行救治。

(二)保证有效氧供

建立有效的呼吸通道，保证有效氧供，轻度中毒者给予鼻导管低流量吸氧(2～3 L/min)，中重度中毒者面罩高流量吸氧(5～8 L/min)。

(三)冲洗眼睛

用生理盐水或清水反复冲洗眼睛，防止毒物继续吸收。

(四)建立静脉通路

及时准确用药，遵医嘱给予激素、甘露醇、细胞色素C、50%葡萄糖溶液、维生素C等，以保护细胞的生理代谢功能和降低颅内压，减少肺水肿的发生。

(五)转运途中护理

密切观察病情，必要时应用心电监护仪；取平卧位头偏向一侧；保持各管路通畅；护理记录及时准确；通知医院做好抢救准备。

(张荣青)

第六节　氰化物中毒的护理

氰化物是一种化工原料，氰化物中毒事件时有发生。2000年，国外曾经报道有一起9人氰化物中毒事故，其中3人猝死；2004年，北京怀柔某金矿冶炼厂发生氰化物泄漏事故，导致18人中毒，其中3人猝死。氰化物中毒主要引起全身中毒反应，一般无局部损伤。

一、毒物来源

氰化物为化工原料，工业上使用氰化物比较广泛，常用的有氢氰酸、氯化氰、氰化钾、氰化铵等。从事电镀、洗注、选矿、油漆、染料、橡胶等行业的人员接触氰化物的机会较多。此外，氰化物也用于仓库、船舶的灭鼠杀虫剂。氢氰酸作为军事毒剂，美军代号为AC，为无色液体，有苦杏仁味，沸点 26 ℃，熔点 −14 ℃，易挥发。

二、中毒机制

氰化物的毒性与其在体内代谢过程中释放出氰离子（CN^-）的速度和数量有关，氰离子（CN^-）主要抑制细胞色素氧化酶的活性，氰离子（CN^-）能迅速与氧化性细胞色素氧化酶（Fe^{3+}）结合，使细胞色素氧化酶失去传递电子的能力，使呼吸链中断，引起组织缺氧、细胞内窒息。中枢神经系统对缺氧极为敏感，尤以生命中枢敏感，致患者突然意识丧失、抽搐、呼吸停止而死亡。浓度为 15 mg/L 的氢氰酸经呼吸道吸入 3 分钟可致死，口服致死量为 50～100 mg。

三、病情评估

（一）前驱期

表现为逐渐加重的眼、咽喉及上呼吸道的局部刺激症状。同时伴有逐渐加重的头痛、头晕、全身无力、胸闷、耳鸣、大便紧迫感。

（二）呼吸困难期

胸部压迫感、心悸、呼吸困难，呼出气有苦杏仁味、血压升高、心律失常及传导阻滞、瞳孔逐渐散大、眼球突出。听力、视力逐渐减退，神志逐渐模糊，甚至昏迷，皮肤黏膜呈鲜红色。

（三）痉挛期

出现强直性或阵发性惊厥，甚至角弓反张，大小便失禁、大汗、血压下降、呼吸表浅，意识丧失。

（四）麻痹期

全身肌肉松弛，感觉和反射消失，呼吸浅慢，甚至呼吸肌麻痹。

四、应急护理

（一）立即脱离现场

口服中毒立即应用氧化剂溶液，如 5%硫代硫酸钠或 0.02%高锰酸钾洗胃，并灌服活性炭。皮肤及眼染毒时脱去污染的衣物，用清水冲洗皮肤。将亚硝酸异戊酯 1～2 支掰碎给患者吸入。

（二）中流量吸氧

症状较重者给予鼻面罩辅助通气。

（三）解毒治疗

常用的药物有硫代硫酸钠、亚硝酸异戊酯、亚硝酸钠、4-二甲基氨基苯酚。3%亚硝酸钠10～15 mL，加入 25%葡萄糖溶液 20 mL 缓慢静脉推注，不少于 10 分钟，并迅速后送。

（张荣青）

第七节　汞中毒的护理

一、理化特性

汞（Hg）又称水银，为银白色液态金属，比重 13.59，熔点 −38.87 ℃，沸点 357 ℃。汞在常温下即能蒸发，气温越高蒸发越快，汞蒸气比空气约重6倍。汞表面张力大、黏度小、易流动，在生产和使用过程中一旦流散或溅落即形成许多小汞珠，无孔不入地留存于地面、工作台等处的缝隙中。汞蒸气可吸附于墙壁、天花板、衣物上，洒落和吸附的汞则成为作业场所的二次污染源。汞不溶于水和有机溶剂，可溶于热硫酸、硝酸和类脂质中，另外，汞能与金、银等金属生成汞齐。

二、接触机会

(1)汞矿开采及冶炼，尤其是火法冶炼，将矿石放在炉中焙烧分解出汞蒸气，再冷凝成金属汞。

(2)化学工业用汞作为生产汞化合物的原料；氯碱行业用汞作为阴极电解食盐制造氯气和烧碱；有机合成工业，如乙炔法生产氯乙烯用 $HgCl_2$ 作为触媒。

(3)仪表行业，如温度计、气压计、血压计、流量计的制造、校验和维修。

(4)电气行业，如荧光灯、汞整流器、X线球管、石英灯、电子管等的生产和维修。

(5)其他行业，如用银汞柱填补龋齿，用汞齐法提取金银等贵重金属，以及镀金、镏金，用雷汞制造起爆剂雷管，用金属汞做钚反应堆的冷却剂，用硝酸汞处理毛绒制毡，用醋酸苯汞处理皮革等。

三、毒理

(一)吸收

在生产条件下，金属汞主要以蒸气形态经呼吸道进入人体。汞蒸气具有高蒸气压、高脂溶性和单原子性质，故易透过肺泡壁，吸入肺内的汞蒸气约有80%吸收入血。金属汞经消化道吸收量甚微，基本不能通过完整的皮肤吸收，但汞盐和有机汞易被消化道吸收。汞的无机化合物虽可经呼吸道和皮肤吸收，但吸收量不大，主要侵入途径是消化道。经消化道吸收率取决于其溶解度，一般仅为7%～15%，溶解度较高的可达30%。

(二)分布

汞及其化合物进入机体后，在血液内通过过氧化氢酶将其氧化为二价汞离子，最初分布于红细胞和血浆中，主要与血红蛋白和血浆蛋白的巯基结合。血浆中的蛋白结合汞不仅与红细胞中的汞形成动态平衡，而且还不断地解离成低分子的“可扩散”汞，进而分布于全身各组织器官中。汞及其化合物进入体内的初期，在体内各组织中的含量与其血流量有关，并且大致平衡。数小时后开始向肾脏转移，肾脏中汞含量高达体内总汞量的70%～80%，主要分布在肾皮质，以近曲小管含量为最多，并大部分与金属硫蛋白结合形成较稳定的汞硫蛋白，贮存于近曲小管上皮细胞中。汞可通过血-脑屏障进入脑组织，以小脑和脑干含量最多。汞也能通过胎盘进入胎儿体内，可影响胎儿的发育。

(三)排出

体内的汞主要经肾脏随尿排出。在尚未产生肾损害时，尿排汞量约占总排汞量的70%。汞经尿排出较为缓慢，在停止接触后300天，尿中可检出较多量的汞，脱离汞作业多年后尿汞仍可高于正常值。少量汞可随粪便、呼气、汗液、唾液、乳汁等排出。

(四)中毒机制

汞中毒机制尚不完全清楚。目前研究认为，Hg^{2+} 与酶、结构蛋白质等大分子物质发生共价结合，造成功能和结构损伤。体内的 Hg^{2+} 具有高度亲电子性，可与体内含有硫、氧、氮等电子供体的巯基、羰基、羧基、羟基、氨基等共价结合，使体内这些最重要的活性基团失去活性，而影响机体的生理生化功能。尤其是 Hg^{2+} 对巯基有高度亲和力，血液和组织中的汞易与蛋白质及酶系统中的巯基结合，可通过抑制多种含巯基酶及与低分子巯基化合物结合，影响机体正常代谢。例如，与含巯基的硫辛酸、泛酰硫氢乙胺及辅酶 A 结合，影响大脑丙酮酸代谢。汞作用于还原型谷胱甘肽，损害其氧化还原功能。汞与体内蛋白质结合可由半抗原成为抗原，引起变态反应，出现肾病综合征。

四、临床表现

（一）急性中毒

职业性急性中毒很少发生，多见于意外事故，因短时间吸入大量高浓度汞蒸气所致。患者起病急骤，有咳嗽、咳痰、胸闷、胸痛、呼吸困难等呼吸道症状和头痛、头晕、全身酸痛、乏力、寒战、发热等全身症状，以及胃肠道与口腔炎症状，如恶心、呕吐、腹痛、腹泻、流涎及牙龈肿痛、溃疡、出血等，严重者可发生化学性支气管炎或肺水肿。部分患者 3 天后可出现肾损害和汞毒性皮炎。

（二）慢性中毒

职业性汞中毒多为慢性，为长期接触一定浓度的汞蒸气所引起。初期常表现为类神经症，如头晕、头痛、健忘、失眠、多梦、食欲减退等，部分患者可伴有心悸、多汗、皮肤划痕试验阳性等自主神经功能紊乱症状。病情进一步发展，则出现易兴奋症、震颤、口腔炎三大典型表现。

(1)易兴奋症：为慢性汞中毒时所特有的精神症状和性格改变，具有重要的诊断意义，如急躁、易怒、胆怯、害羞、多疑、好哭等。

(2)震颤：最初为眼睑、舌、手指出现细小震颤，病情加重时向肢体发展，则为粗大的抖动式震颤，手腕、前臂，甚至小腿、两脚也有震颤；震颤具有意向性，即震颤开始于动作时，在动作过程中加重，动作完成后停止，越想加以控制，震颤越明显。

(3)口腔牙龈炎：主要表现有牙龈肿痛、易出血、流涎、舌和口腔黏膜肿胀、牙齿松动脱落等。

(4)其他：除上述中枢神经系统和口腔病变外，汞还可引起肾脏损害、生殖功能异常、汞毒性皮炎和影响免疫功能。一般表现为近端肾小管功能障碍，如出现低分子蛋白尿、氨基酸尿和糖尿等，严重者可出现肾病综合征。动物实验和接触人群调查结果表明，汞可引起性欲减退、月经失调、精子畸形和不育等。

五、处理原则

驱汞治疗主要应用巯基络合剂，常用二巯基丙磺酸钠和二巯丁二钠。急性中毒时，可用二巯基丙磺酸钠 125～250 mg，肌内注射，每 4～6 小时 1 次。2 天后 125 mg，每天 1 次，疗程视病情而定。

对症治疗原则与内科相同。急性中毒时应迅速脱离现场，脱去被污染的衣服，静卧保暖。特别要注意的是口服汞盐患者不应洗胃，需尽快服蛋清、牛奶或豆浆等，以使汞与蛋白质结合，保护被腐蚀的胃壁。也可用 0.2%～0.5%的活性炭洗胃，同时用 50%硫酸镁导泻。

六、护理评估

(1)口腔黏膜有无出血、牙龈有无肿胀及皮肤情况。

(2)肢体颤抖的程度、躯体协调性。

(3)血压、尿量变化。

(4)有无胸痛、呼吸困难、全身酸痛、恶心、呕吐及食欲下降。

(5)心理状况。

七、症状护理

(一)口腔炎护理

(1)做好口腔护理,保持口腔清洁,防止发生感染。

(2)饭前和饭后给予朵贝尔氏液和3%过氧化氢漱口。

(3)急性中毒出现口腔糜烂时,局部可涂金霉素软膏。

(二)震颤护理

(1)环境要求:避免精神刺激,保持环境安静,以免加重震颤。

(2)安全要求:做各项检查应有专人陪护,轻者可下床活动,严重震颤麻痹应卧床休息,病床应加床挡。移开环境中的障碍物,注意患者起动和停止行走时的安全。

(3)吞咽障碍:吞咽困难者给予鼻饲,高能量营养素。

(4)防止便秘:鼓励患者多做主动运动和腹肌运动,如腹式呼吸等。

(三)肾脏损伤的护理

(1)每天监测体重,记24小时出入量,限制液体入量。

(2)严重损伤时限制钠、蛋白质摄入。

(3)遵医嘱监测电解质、酸碱平衡、肌酐、尿素氮、尿常规等。

(4)注意保暖和个人卫生,做好皮肤护理。

(四)专科药物治疗护理

(1)驱汞药物应用时应严格执行医嘱,并注意观察药物的不良反应,如有无发热、皮疹等变态反应。

(2)急性中毒有肾脏损害时,在密切观察下小量试用。

(3)二巯丁二钠水溶液不稳定,静脉注射时配成5%～10%溶液,于10～15分钟缓慢注入。应现用现配,以免失去驱汞作用并氧化增加毒性。

八、一般护理

(1)急性中毒要求卧床休息,慢性中毒有精神神经症状者,除卧床休息外,应避免不良刺激,做好心理护理。

(2)密切观察患者意识呼吸、血压变化。

(3)中毒患者宜进易消化无刺激性饮食。急性中毒出现咽喉水肿、吞咽困难者应禁食,病情好转可进流食或半流食,必要时给予鼻饲。

(4)对升汞中毒者应严密观察有无严重腐蚀性胃炎的发生。有中毒性心肌损害及肾脏损害时,应及时通知医师,并根据病情对症护理。

(5)误服所致急性中毒,立即用2%碳酸氢钠液洗胃,随后注入牛奶、蛋清,使其与汞结合以延缓汞的吸收。

(6)驱汞治疗中,准确留取尿汞测定。嘱患者禁烟、酒、浓茶及过咸食物,并注意休息。

九、健康教育

(1)保持情绪稳定,消除不安、恐惧、愤怒、忧郁等不利因素,保持心情舒畅。

(2)保持良好的休息、劳逸结合、合理饮食,多食蔬菜水果,预防便秘。

(3)有口腔炎患者应注意口腔卫生。可用2%碳酸氢钠及0.02%的氯己定漱口。不吸烟。

(张荣青)

第八节 高温、高湿环境下疾病的护理

高温指温度≥35 ℃;高湿指湿度≥80%。我国长江以南的东南沿海地区,如浙江、福建、广东、广西、海南、台湾,以及江苏南部、云南南部和西南部,海拔在1 500 m以下的谷地为热带地区,属湿热气候。高温、高湿环境对伤员的创伤有着巨大的影响,对救护处理提出更高的要求,这需要护理人员学习高温、高湿环境下的护理知识,熟练掌握救护技术,使伤员得到有效救护。

一、高温、高湿环境特点

(一)气候特点

气温高、热期长、日辐射强,气温常年较高,寒暑差异较小,季节不甚明显。各地年平均气温多在20 ℃以上。最冷月份为1月、2月,平均气温在15 ℃左右;7月、8月,极端最高气温达35~41 ℃。太阳辐射强度夏季为4.1 841~7.1 130 J/(cm^2·min)。一天内气温变化受太阳辐射影响很大,以日间11~15时最闷热。阴天、雨天及夜间则较凉爽。

(二)湿热的气候环境

雨水多、湿度大,大部分地区有7个多月平均相对湿度在80%以上,沿海地区终年高湿,年降水量在1 000mm以上,台湾、海南和广东降水量最丰富。一般4~9月份为雨季。雨季中有1/3~1/2的天数下雨,有些地区雨季降水量占全年雨量的80%~90%,雨季气候多变,晴雨不定,降雨多,有时一日内降雨量可达100~200 mm,且来得急、下得猛、晴得快。

二、高温、高湿环境对人体的影响

(一)高温对体温调节的影响

皮肤温度是反映高温气象条件对人体综合作用和体温调节的敏感指标,一般比较稳定,躯干为31~34 ℃,四肢较低,相差不超过4 ℃。高温劳动时,体内产生的热量由血液传至体表,皮下血管反射性扩张,周围血流量增多,流速加大,皮肤温度升高,皮肤温度与环境温度之差增大,有利于辐射、传导、对流散热。如外界气温过高和辐射热的直接作用使皮肤温度迅速升高,则皮肤散热功能减弱;如皮肤温度升高到接近或高于血液和内脏温度时,则散热受阻。通常平均皮肤温度超过34 ℃时,就会产生过热感。

(二)高温对心血管系统的影响

1.心率

机体单纯受热时,心率平均增加20%~40%,而高温和热辐射、增强劳动对心血管系统的影响，如夏季特别是出汗量超过 4 L 的强劳动，则会引起血液浓缩和黏稠度增高，每搏量将更加降低，以致心排血量反而降低。心排血量取决于心率和每搏量。热环境劳动时常因热作用使每搏量的增加受到限制，心排血量主要靠增加心脏搏动次数来补偿。心率的增加与热强度、劳动强度直接相关，故心率是评价机体对热环境劳动心血管系统紧张程度的重要指标。通常心率应保持在生理安全上限 145 次/分以下，活动停止后 1 分钟和 5 分钟应分别降至 125 次/分和 100 次/分；耐受上限为 162 次/分，此时机体已处于不适应状态，应适当减轻体力活动强度；耐受极限为 174 次/分，则应暂停体力活动，并增加休息次数和时间。

2.血压

在高温作用下，末梢血管紧张度降低、血压稍降。高温劳动的血压变化，则视体力活动的升压因素对高温的降压因素的拮抗结果而定。强体力活动超过高温作用，则收缩压升高，舒张压变化不大或稍下降，因而脉压趋于增加。高温劳动强度过大或时间过长，使体温过度升高、血压下降，反射性引起心率显著加快，静脉回流减少，心血管和心脏充盈降低，使每搏量减少，以致血压不能恢复，表明血压已低至不能继续劳动的水平。动物试验表明，体温达 41 ℃时，心肌收缩力受抑制；超过 42 ℃，心排血量突然骤降，引起急性循环衰竭和组织缺氧。

(三)高温对呼吸系统的影响

呼吸道蒸发散热是机体热平衡机制中的一个重要方式。在外部高温环境中，体内热蓄积使血液的 pH、渗透压及离子强度在内的多项血浆生理生化性质发生改变。这种改变通过对下丘脑体温调节中枢和外周化学感受器的刺激，激活脑干中的呼吸中枢，反射性加强呼吸运动，导致呼吸频率(RF)增加，从而使肺通气量增高，以利于气体交换和肺蒸发散热；当肛温升高时，代谢率也随之增加，机体产热也增加。内环境的高热也使 RF 迅速增加。

呼吸过快可发生换气过度，出现动脉 PCO_2、血压、心排血量和肝脏血流量下降，肝脏血乳酸的利用率减少，血乳酸增多。此外，当机体过热时，肺换气与气体交换之间形成负平衡，呼出气体中氧含量高；而且，机体血液酸碱度及温度的改变降低了血红蛋白对氧的结合及在组织中的解离能力，机体出现缺氧；随着 RF 的不断增加，组织代谢增强，耗氧量增加，加剧了过热机体的缺氧状态。

(四)高温对内分泌系统的影响

研究显示，热体力负荷时肛温达 39 ℃和心率达 175 次/分以上时，血清皮质醇(CS)和醛固酮(ALD)分别增高 57.6%和 138.6%。皮质醇可增强机体对各种有害刺激的适应力和抵抗力，因而糖皮质激素分泌增加，对提高机体的热适应和热耐受起着极重要作用；醛固酮的增加主要是血管紧张素和 ACTH 升高所致，同时糖皮质激素增加，可使醛固酮代谢清除率明显减少。高温抑制促甲状腺素(TSH)分泌；高温体力劳动后，血清三碘甲腺原氨酸(T_3)量升高 50%以上，而甲状腺素(T_4)变化甚少，T_3/T_4 比值降低，加速了蛋白质的分解代谢，引起氧耗和产热量的增加，反映出热体力应激导致机体内环境失稳。急性热暴露时交感肾上腺髓质系统功能加强，慢性热衰竭时肾上腺髓质激素儿茶酚胺(CA)不足，故儿茶酚胺是热应激的主要指标，是促进热习服的重要机制。

三、应急护理

(一)冷疗法

冷疗法是高温、高湿环境创伤的重要护理技术之一，它利用低于人体温度的物质，作用于局部或全身而达到止血、止痛、抗感染、退热和舒适的目的。冷疗的作用机制依据的是热传递原理，热传递有三种基本方式，即热传导、热对流和热辐射。传统的冷疗技术以热传导原理降温为主，如冰、冷水、井水、井底泥的使用。冷疗装备有冰帽、冰枕、冰袋、温控循环水床垫、冰毯、颅脑降温仪、循环式高热患者降温系统、便携式带囊降温装置等。冷疗还是一种古老的烧伤急救方法，源于北欧冰岛，20 世纪 70～80 年代在临床和现场急救中广泛使用。

冷疗适用于烧伤总面积(TBSA)在 20%以下的二度烧伤部位。一般在烧伤后即刻用冷水局部湿敷、浸泡或冲洗，但是这些方法有时受条件所限。现有报道的冷疗敷料以水凝胶作为基质，水凝胶中含有 96%的水，由于水分和一些挥发性物质缓慢蒸发使局部皮肤冷却，冷却作用长达 6 小时。冷疗敷料以创伤伤口局部蒸发散热为其主要方式，在高温、高湿条件下，冷疗敷料可以降低创面的余热及对抗湿热因素所致热损伤的叠加作用，减轻创面病理损伤，有效阻止创面损伤的进程，缩短其愈合时间。早期应用冷疗还可以减少创面及其周围组织的渗出，切断渗出—水肿—缺氧—加重渗出—缺氧的恶性循环，对创面起到保护作用。烧伤创面使用冷疗敷料降温，具有无毒、无刺激、易操作、不粘连、持久降温、使用方便等优点，与传统冷疗技术相比，更适用于战伤烧伤创面的处理，也可用于非军事烧伤或其他创伤伤口的急救处理。

(二)伤口冲洗

1.冲洗方法的选择

橡皮球冲洗器冲洗、静脉吊瓶喷射水冲洗、注射器冲洗、电动脉冲冲洗机冲洗等，其目的是彻底清除伤口内的细菌、异物；减少和预防伤口感染，促进组织愈合。只要能达到冲洗目的，可因地制宜地选择伤口冲洗方法。

2.冲洗要求

(1)冲洗与切除创面组织并用：因为创面的任何部位均有被细菌污染的可能，故应充分暴露创面，特别注意是否有创袋、创腔存在，必要时适当剪开皮肤，显露最深、最远的盲角。冲洗既要足量，又要有一定冲击力，才能取得较好的效果。

(2)注意水压：冲洗清创时，水压不要过高，否则会损伤组织。有出血倾向的伤口不宜用冲洗法清创，因为可能阻碍凝血或损伤裸露的神经纤维末梢。冲洗压力以能去除伤口表面的杂质、细菌和敷料残留物等，又不损伤细胞，不延误愈合为准。

(3)高度重视高危人群：受伤时间超过 6 小时，创口内细菌大量繁殖并向深层组织渗透，增加了清创的困难。创口面积较大而深、伤情复杂、全身情况较差的伤员，是术后感染的高危人群，冲洗时应引起高度重视。

(4)减少冲洗后创面再污染：医务人员的无菌观念和操作技术是影响冲洗效果优劣的关键因素，医务人员应耐心细致地实施冲洗术，无菌操作应贯穿清创术的每个环节和步骤。

(5)冲洗机的使用：使用冲洗机时，冲洗机的消毒类似于内镜的消毒，采用的是甲醛溶液蒸熏消毒法，甲醛溶液经高锰酸钾催化，其用量比例为 2∶1，密闭消毒 30 分钟以上。消毒时注意各个部件摆放有序，避免冲洗机管道被折，确保消毒蒸气的畅通。冲洗机喷枪可采用高压灭菌，杜绝交叉感染。

(三)伤口局部氧疗

高温复合创伤将是常遇到的应激因素，在湿热和创伤双重因素作用下，创伤机体组织的耗氧量将急剧增加，致使氧代谢发生严重的病理性改变，创面修复受到一定程度的影响。近年来，许多临床护理工作者研究发现，在常温常压下用局部吹氧的方法，同样可缓解局部组织氧代谢的不足，对伤口愈合具有一定的促进作用。在高温、高湿环境中，局部氧疗可起到物理降温的作用，局部氧疗可通过热对流的方式，借助氧气的流动带走一部分热量，而达到散热降温的目的。局部氧疗可在创面组织形成高氧环境，增加局部组织供氧，有效地改善局部创面组织缺血缺氧的状态，促使坏死组织氧化分解，促进正常组织细胞的氧合，从而改善创伤机体的免疫功能；同时，局部氧疗可有效地抑制创面组织细菌繁殖生长，减轻炎症反应，控制感染，从而减少感染性发热。因此，高温、高湿环境局部氧气干预对创面修复具有促进作用。局部氧疗法方便、实用、经济，对降低南方战区创伤伤员伤口感染率、伤残率，提高部队战斗力具有重要的意义。

（四）营养干预

创伤或高温应激后应激激素分泌持续增加，大量炎症介质和细胞因子的释放及继发感染等因素，可使机体结构蛋白、脂肪等物质大量分解，导致机体过度消耗，功能障碍。胃肠道损害可引起细菌/内毒素易位，导致肠源性感染，加重应激反应。早期肠道营养可明显减轻应激反应，预防并发症的发生。早期营养干预是一种效果明确，且安全、简便的措施。

（五）中暑的应急护理

1.现场评估

高温是发生中暑的根本原因，体内热量不断产生，散热困难；外界高温又作用于人体，体内热量越积越多，身体无法调节，最后引起中暑。先兆：在高温环境下出现大汗、口渴、无力、头晕、眼花、耳鸣、恶心、胸闷、心悸、注意力不集中，四肢发麻。体温不超过 37.5 ℃。轻度中暑：体温在38 ℃以上，面色潮红或苍白、大汗、皮肤湿冷，脉搏细弱、心率快，血压下降等呼吸及循环衰弱的症状。重度中暑：体温在 40 ℃以上，头痛、不安、嗜睡，甚至昏迷，面色潮红、汗闭、皮肤干热、血压下降、呼吸急促、心率快，可出现昏厥、痉挛等症状。

2.病情处置

(1)迅速将患者转移至阴凉通风处或有空调的房间，平卧休息。

(2)轻者饮淡盐水或淡茶水，可服用藿香正气水、人丹等。

(3)体温升高者，用凉水擦洗全身，水的温度要逐步降低，在头部、腋窝、大腿根部等处可敷以冷水或冰袋，以加快散热。

(4)中暑严重者，经降温处理后，以及早获得专业治疗。

(5)启动 EMS，获得专业急救。

3.后送转运注意事项

首先应将患者迅速脱离高热环境，移至通风好的阴凉地方，解开衣扣，让患者平卧，用冷水毛巾敷其头部，扇扇子，并给清凉饮料。轻型患者可服人丹、十滴水，也可采用针刺疗法（大椎、委中、合谷或曲池、百会、人中等穴）。对轻症患者要进行降温。可以根据现场环境特点，采取冷水、冰水降温或药物降温。补充水分和无机盐类，对能饮水的患者，给其喝凉盐开水或其他的清凉盐水。不能饮水者，给患者静脉滴注生理盐水或林格液 1 000 mL（可根据具体情况掌握用量）。除非患者有周围循环衰竭或大量呕吐、腹泻的情况，不需要输入太多的液体，以免引起心力衰竭或肺水肿。呼吸循环衰竭者，酌情用呼吸、心脏兴奋剂，呼吸困难者吸氧，必要时人工呼吸。抽搐者可给予镇静剂。对病情危重或经适当处理无好转者，应在继续抢救的同时立即送往有条件的医院。

（张荣青）

第九节 职业性中毒性呼吸系统疾病的护理

职业性中毒性呼吸系统疾病是指在职业活动中，某些化学物直接作用于呼吸系统，导致气道与肺组织炎症、结构破坏而引起以呼吸功能障碍为主的全身性疾病。短时间内吸入较高浓度的刺激性化学物可引起肺泡上皮细胞和肺毛细血管内皮通透性增加而导致的非心源性肺水肿；长时间接触低浓度刺激性气体则可引起慢性阻塞性肺病。

一、化学病因

在生产与生活环境中有许多化学物以气态或气溶胶状态通过呼吸道吸入而直接损害呼吸系统，高浓度接触可引起急性呼吸系统损害；如因生产布局不合理、工艺落后、管道设备保养不当而长期发生跑、冒、滴、漏现象，劳动者在此环境下，则可引起慢性阻塞性肺病。

二、临床类型及表现

(一)急性化学性呼吸系统疾病

1.急性化学性气管-支气管炎

短时间内吸入高浓度刺激性气体后，出现咳嗽、胸闷、胸骨后痛、咳痰，可有痰中带血、气急；常伴有鼻塞、流涕、咽痛、畏光、流泪，并可有眼结膜、咽部充血及水肿。

2.化学性肺炎

可分为以下两种类型。

(1)中毒性肺炎：因短时间内吸入高浓度具有刺激性的化学物引起，临床上主要表现为咳嗽、咳痰、气急、咯血、胸痛、发热等，常先有或伴有流泪、眼刺痛、畏光、咽痛、呛咳、胸部紧迫感、声音嘶哑等眼及上呼吸道刺激症状。

(2)吸入性肺炎：因吞吸液体性化学物如汽油、煤油等类脂质化合物所致肺炎。临床表现为剧烈呛咳、胸痛、痰中带血或铁锈色痰、呼吸困难、乏力、发热。

3.化学性(中毒性)肺水肿

肺水肿是吸入刺激性气体后较严重的临床表现，由于它的发生是化学物质作用于肺组织并引起损伤的结果，故需一定的演进时间，临床称为“诱导期”，常称潜伏期。诱导期的长短与刺激性气体本身的理化性质、化学物的毒性强度及作用时间有直接关系；与患者的体力负荷、心肺功能、个体敏感性、联合致病因子、治疗情况等因素有关。

化学性肺水肿的临床特点为在呼吸道刺激反应的基础上，可经一段症状缓解期后，一般在接触化学物后数小时至 24 小时变化最常见，常称“水肿期”，表现为突然发生呼吸急促、严重胸闷气憋、剧烈咳嗽，大量泡沫痰，呼吸频率常达 40 次/分以上，并明显发绀、烦躁不安、大汗淋漓，不能平卧。36 小时左右常为中毒性肺水肿的发展高峰，重者可发生气胸、纵隔气肿，甚至急性呼吸窘迫综合征、多脏器功能障碍，危重患者到晚期则可因通气功能障碍而引起 CO_2 潴留。

4.急性呼吸窘迫综合征

急性呼吸窘迫综合征是化学性肺水肿发展到最严重阶段，其临床表现为：①突然发生进行性呼吸窘迫，呼吸频率＞28 次/分。②氧合指数（ PaO_2/FiO_2 ）≤40.0kPa(300 mmHg)。③正位X 射线胸片显示双肺均有斑片状阴影。④肺动脉嵌顿压＞4.0 kPa(30 mmHg)。

5.阻塞性细支气管炎

有些刺激性气体如光气、氮氧化物、有机氟热裂解气等引起的肺水肿，在恢复后 2～6 周又可出现逐渐加重的咳嗽、发热、呼吸困难，甚至死于急性呼吸衰竭。

6.反应性气道功能不全综合征

某些刺激化学物急性吸入后所致临床表现仅为哮喘样发作，伴有明显呼吸困难、咳嗽、胸闷、双肺哮鸣音等，且症状不易缓解，病程常持续 3 个月以上。

(二)慢性阻塞性肺疾病

主要症状如下。①呼吸困难：为 COPD 最重要的症状。②慢性咳嗽：通常为首发症状，初起咳嗽呈间歇性，早晨较重。以后早晚或整日均有咳嗽，少数病例咳嗽伴有咳痰，也有少数病例虽有明显气流受阻但无咳嗽症状。③咳痰：咳嗽后通常咳少量黏液性痰，部分患者在清晨较多，合并感染时痰量增多，常有脓性痰。④喘息和胸闷。⑤其他症状：全身性症状，如体重下降、食欲减退、外周肌肉萎缩和功能障碍、精神抑郁和/或焦虑等。

三、诊断原则

(一)职业性急性化学物中毒呼吸系统疾病的诊断原则

根据短期内接触较大剂量化学物的职业史，以急性呼吸系统损害为主的临床表现，结合实验室检查和现场职业卫生学调查资料，经综合分析排除其他病因所致类似疾病后，方可诊断。

(二)职业性刺激性化学物致慢性阻塞性肺疾病的诊断原则

根据长期刺激性化学物高风险职业接触史、相应的呼吸系统损害的临床表现和实验室检查结果，以及发病、病程及职业暴露的关系，结合工作场所动态职业卫生学调查、有害因素监测资料及上岗前的健康检查和系统的职业健康监护资料，综合分析，排除其他非职业因素的影响，方可作出诊断。

四、治疗

(一)职业性急性化学物中毒性呼吸系统疾病的治疗

1.现场急救处理及病因治疗

迅速安全脱离现场，安静、保暖；彻底清洗眼、皮肤污染；严密观察病情，对症处理。

2.保持呼吸道通畅

给予支气管解痉剂、止咳化痰药、雾化吸入消泡剂；对吸入具有腐蚀性的气体，应及时开展电子喉镜检查，清除脱落黏膜组织，必要时气管切开。

3.合理氧疗

原则是根据病情选择合适的给氧方法，用最低的有效浓度的氧，在最短时间内达到纠正低氧血症的目的，使动脉血氧分压维持在 10.7～13.3 kPa(80～100 mmHg)。

4.液体管理

高通透性肺水肿是急性化学性肺损伤的病理生理特征，肺水肿的程度与预后呈正相关，因此，通过积极的液体管理，改善肺水肿具有重要的临床意义。

5.非异性的拮抗剂

局部的炎症反应是化学性肺水肿发生和发展的重要机制，针对发病主要环节予以糖皮质激素，减轻肺部和全身炎症反应，达到拮抗作用。

6.控制继发感染

采用静脉给予抗生素，同时口服或咽部局部应用抗生素。

7.其他治疗

其他治疗包括自由基清除剂、改善微循环、利尿、雾化吸入、加强营养支持。

(二)职业性刺激性化学物所致慢性阻塞性肺疾病的治疗

(1)职业性刺激性化学物致COPD患者，应尽早脱离接触刺激性化学物的工作环境。

(2)尽量避免接触环境中刺激性烟、雾、尘等。

(3)药物治疗：包括局部用药和全身用药，局部用药如支气管舒张剂、糖皮质激素，全身用药包括磷酸二酯酶4抑制剂、祛痰剂、抗氧化剂等治疗。

(4)氧疗：长期氧疗目的是使患者在海平面水平静息状态下达到 $PaO_2>8.0$ kPa(60 mmHg)和/或使 SaO_2 升至90%，以维持重要器官的功能，保持周围组织的氧气供应。

(5)通气支持：无创通气可用于极重度职业刺激化学物致COPD稳定期患者。

(6)康复治疗：包括呼吸生理治疗、肌肉训练、营养支持、精神治疗等多方面措施。

五、护理

(一)护理评估

职业史、毒物接触史、既往史、精神状态、身高体重、生命体征、呼吸型态、肺部体征、动脉血气分析值、痰液情况、自理能力、神志意识、食欲、皮肤完整性、皮肤及指(趾)甲有无发绀。

(二)一般护理

保持环境安静、舒适、空气新鲜。给予卧床休息和生活护理，满足患者生活需要。保持床单位的清洁、干燥、平整、无污迹。遵医嘱正确给药，维持体液、电解质、酸碱平衡、正确调整补液速度。定时翻身，预防压疮发生。高热时按高热护理常规。急性期禁食，以后根据病情给予相应饮食。

(三)呼吸道护理

1.保持呼吸道通畅

(1)雾化吸入：采用面罩式氧驱动雾化吸入装置，可通过高速氧气把药物变成细微的气雾，吸入至气管、支气管和肺泡，起到稀释痰液、利于排痰、消炎、解痉、平喘等作用。同时面罩式氧驱动雾化吸入治疗过程中患者可持续得到充足的氧气供给。雾化吸入后协助患者翻身叩背，以便于排痰。因雾化液中含有糖皮质激素，用药后必须漱口，否则会导致口腔真菌感染或被咽下进入消化道进而作用于胃部。

(2)协助患者翻身叩背：每2小时翻身1次，翻身同时，可用手掌均匀叩击患者的背部。叩击时手掌微曲呈勺状，自下而上，由远及近进行，使气管及支气管壁上的痰块松动、脱落，以利于痰液及时排出。操作时需注意观察患者意识、血压、心率、呼吸、血氧饱和度等指标变化，如有异常立即暂停。

(3)床旁备好吸引器、气管切开备用物等抢救物品，以备患者出现喉痉挛或喉头水肿产生窒息时采取急救措施。

2.氧疗护理

入院早期给予吸氧,氧流量为 3～5 L/min,缺氧较重者使用面罩吸氧 5 L/min。如给予普通氧疗难以改善低氧血症,可改用双水平气道正压通气。护理中,要注意保持吸氧管路的通畅,每天 2 次鼻腔护理,氧气导管勿扭曲受压,有堵塞及时更换,以保证患者有效地吸入氧气。同时密切观察患者的缺氧症状有无改善,监测氧饱和度、血气分析的变化,根据病情变化合理选择氧疗装置及调整氧流量。

3.机械通气

患者如因普通氧疗未明显改善低氧血症,可改用经口鼻面罩 BIPAP 呼吸机无创通气。治疗 2 小时后,动脉血气分析示氧分压明显回升,患者恢复稳定的自主呼吸及血氧分压后可撤除呼吸机。目前认为,双水平气道正压通气可使呼气时肺泡仍能维持正压,能阻止肺泡萎缩,并可使部分已关闭的肺泡又重新充气,增加功能残气,并减少毛细血管渗出,促进水肿液的吸收,从而防止病情加重。

(1)宣教指导:患者及家属不可擅自调节氧流量,指导其连接和拆除面罩的方法。解释呼吸机有自动漏气补偿功能,因此漏气时会出现流速增大的现象,可能造成患者不适,不必紧张。指导患者放松呼吸并尽量做到经鼻呼吸,保持口腔关闭,否则气体进入消化道,会引起胃胀气,影响治疗效果。指导患者保持咳痰意识,定时咳痰,保持一定的饮水量(每天 500 mL 以上),以保持气道湿润,痰不干结。进食、说话、下床活动等可摘下面罩。

(2)观察要点:观察患者的无创通气治疗效果,如呼吸频率、意识变化,监测血气分析指标变化。观察呼吸机工作状态、同步性、管道流畅等。观察面罩位置、松紧度及皮肤是否受压。注意观察管道连接是否正确、有无漏气,湿化液量、温度,集水瓶方向保持向下。每次交接班时查看参数设置有无变化,以及时处理报警信号。

(3)呼吸机管路消毒:呼吸机在使用中需维持一定的湿化度,反而有利于细菌生长繁殖,故应定期消毒呼吸机的过滤膜、管道、鼻面罩、湿化器。如沾有分泌物、痰痂、血渍,消毒前应先用清洗剂浸泡、清除。

(张荣青)

参考文献

[1] 刘峥.临床专科疾病护理要点[M].开封:河南大学出版社,2021.
[2] 李雪梅.实用护理学与护理管理[M].哈尔滨:黑龙江科学技术出版社,2021.
[3] 戴波,薛礼.康复护理[M].武汉:华中科技大学出版社,2020.
[4] 丁明星,彭兰,姚水洪.基础医学与护理[M].北京:高等教育出版社,2021.
[5] 吴小玲.临床护理基础及专科护理[M].长春:吉林科学技术出版社,2019.
[6] 蔡华娟,马小琴.护理基本技能[M].杭州:浙江大学出版社,2020.
[7] 张纯英.现代临床护理及护理管理[M].长春:吉林科学技术出版社,2019.
[8] 张金兰.实用临床肿瘤护理[M].沈阳:沈阳出版社,2020.
[9] 吕巧英.医学临床护理实践[M].开封:河南大学出版社,2020.
[10] 高正春.护理综合技术[M].武汉:华中科技大学出版社,2021.
[11] 王春雷.实用护理技术与护理教学[M].长春:吉林科学技术出版社,2019.
[12] 张晓霞,于丽丽.外科护理[M].济南:山东人民出版社,2021.
[13] 陈凌,杨满青,林丽霞.心血管疾病临床护理[M].广州:广东科学技术出版社,2021.
[14] 孙丽博.现代临床护理精要[M].北京:中国纺织出版社,2020.
[15] 程萃华,张卫军,王忆春.临床护理基础与实践[M].长春:吉林科学技术出版社,2019.
[16] 王秀卿.实用专科护理指导[M].天津:天津科学技术出版社,2020.
[17] 潘忠伦.临床专科常规护理[M].北京:中国中医药出版社,2020.
[18] 张薇薇.基础护理技术与各科护理实践[M].开封:河南大学出版社,2021.
[19] 王虹.实用临床护理指南[M].天津:天津科学技术出版社,2020.
[20] 颜德仁.儿科护理[M].上海:同济大学出版社,2020.
[21] 程娟.临床专科护理理论与实践[M].开封:河南大学出版社,2020.
[22] 周红梅.实用临床综合护理[M].汕头:汕头大学出版社,2021.
[23] 李秋华.实用专科护理常规[M].哈尔滨:黑龙江科学技术出版社,2020.
[24] 梁玉玲.基础护理与专科护理操作[M].哈尔滨:黑龙江科学技术出版社,2020.
[25] 刘楠楠.内科护理[M].北京:人民卫生出版社,2021.
[26] 王钰,王丽华,吴鹏飞.急救护理学[M].镇江:江苏大学出版社,2020.
[27] 杨志敏.临床护理探索与实践[M].长春:吉林科学技术出版社,2020.
[28] 秦玉荣.临床常见管道护理规范[M].合肥:中国科学技术大学出版社,2021.
[29] 沈晓岑,王雪菲.护理综合技能实训[M].武汉:华中科技大学出版社,2019.

[30] 吴雯婷.实用临床护理技术与护理管理[M].北京:中国纺织出版社,2021.

[31] 李勇,郑思琳.外科护理[M].北京:人民卫生出版社,2019.

[32] 程宁宁.临床专科护理实践[M].沈阳:沈阳出版社,2020.

[33] 刘奉,成红英.儿科护理[M].武汉:华中科技大学出版社,2020.

[34] 张秀萍.外科疾病临床护理[M].天津:天津科学技术出版社,2020.

[35] 王秀兰.外科护理与风险防范[M].哈尔滨:黑龙江科学技术出版社,2021.

[36] 张昱.股骨颈骨折患者术后应用阶段性康复功能训练对提高患者髋关节功能及降低患者疼痛的思考[J].中国药物与临床,2021,21(3):462-463.

[37] 冯笑.内科护理沟通中存在的问题及解决措施[J].世界最新医学信息文摘,2021,21(30):164-165.

[38] 张雪辉,韩春蕾,王钦习.急性阑尾炎患者临床诊断中多层螺旋 CT 的应用及其准确性研究[J].中国 CT 和 MRI 杂志,2021,19(10):163-166.

[39] 曹雪艳.股骨骨折护理的疗效观察[J].中国伤残医学,2021,29(8):68-69.

[40] 周付娇.基于护理实践技能为导向的护理技术教学改革的探索[J].国际医药卫生导报,2021,27(3):343-345.